作 者 介 绍

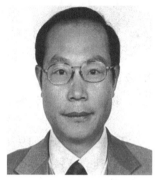

万崇华，1964 年出生，医学博士，管理学硕士，博士生导师，1999 年破格晋升为教授。曾任昆明医学院公共卫生学院副院长、云南省中青年学术技术带头人和云南省高等学校教学科研带头人、云南省政协委员和民进云南省委员会常务委员。现任广东医科大学生命质量与应用心理研究中心主任、人文与管理学院院长、心理学一级学科带头人、二级教授、国际生命质量研究会（ISOQOL）委员、世界华人生存质量研究学会（WACQOL）副会长、中国信息学会医学统计教育专业委员会常委、中国卫生经济学会卫生费用与政策专业委员会常委、广东省卫生经济学会常委及卫生资源配置与绩效评价专委会副主任委员、广东省医学会行为与心身医学分会副主任委员。

主要从事流行病学与卫生统计学、社会医学与卫生管理学及心理学的教学科研工作，主要研究方向是：生命质量与现代心理测评、卫生改革与医疗保险、生物信息挖掘与疾病诊疗。主持国家自然科学基金项目 4 项，国家 973、科技支撑计划及基础专项子项目各 1 项，以及省部级项目多项。以第一作者或通讯作者发表论文 200 多篇（其中英文 SCI 刊物 20 多篇），著（主编）专著、教材 10 多部。主持"癌症患者生命质量测定量表体系"和"慢性疾病患者生命质量测定量表体系"的研制。获国家级教学成果二等奖 1 项、省教学成果一等奖和二等奖各 1 项、省科技进步奖三等奖 3 项，获国家版权证书 14 项。

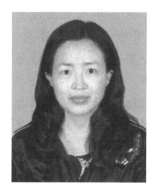

杨　铮，女，汉族，1974 年 6 月出生，博士，教授，硕士生导师。目前在广东医科大学流行病学与卫生统计学系从事教学与科研工作。主要研究方向是癌症和慢性疾病患者生命质量量表研制及其应用。主持国家自然科学基金青年基金项目、广东省科技计划项目和广东省医学科研基金项目各 1 项。作为主要成员参与了多个国家自然科学基金面上项目。近 5 年以第一作者发表论文 15 篇（SCI 收录 6 篇）。参编《卫生统计学》（案例版，第 2 版，科学出版社）和成人高等医学教育教材《医学统计学》。参与了专著《癌症患者生命质量测定与应用》《生命质量测评在肿瘤临床中的应用》《健康测量》《卫生资源配置与区域卫生规划的理论与实践》等的撰写，累计完成章节字数 20 多万字。

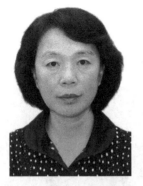

李晓梅，女，1962 年出生，1979～1984 年就读于华西医科大学卫生系卫生专业，获医学学士学位。1998～2000 年就读于泰国曼谷 Mahidol 大学社会科学与人文学院，获文学（健康社会学）硕士学位。现任昆明医科大学公共卫生学院流行病学与卫生统计学系教授、副主任，长期从事卫生统计学与流行病学的教学及科研工作，参与多部《卫生统计学》教材的编写工作，研究方向主要为卫生服务研究和生命质量研究，主持及参与多项国家自然科学基金项目及云南省自然科学基金项目，发表论文 50 余篇，获云南省科技进步奖三等奖 2 项，教学成果奖 1 项。

张晓磬，女，1976 年 8 月出生，社会医学与卫生事业管理学硕士，副教授，硕士生导师。现就职于昆明医科大学公共卫生学院卫生事业管理学与卫生经济学系。从事教学工作 17 年，承担本科、研究生学生等多个层次、多个专业的教学，包括"管理学基础""管理心理学""卫生事业管理学""卫生信息管理学""医学统计学""医学计算机及其软件应用"等多门课程。主要研究方向是卫生资源配置和区域卫生规划、生命

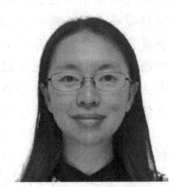

质量量表开发及应用等。主持云南省教育厅项目 1 项，主持并参与横向课题多项，参与国家自然科学基金项目和云南省自然科学基金项目多项，公开发表学术论文 50 余篇，合著专著 2 部，参编教材 6 部，获湛江市科技进步奖一等奖 1 项，国家著作权登记 4 项。

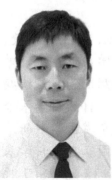

许传志，教授，硕士生导师。现任昆明医科大学公共卫生学院副院长、云南省高校卓越青年教师、世界华人生活质素学会执行常委、中国信息学会卫生统计教育专业委员会委员、中华医学会临床流行病学和循证医学分会委员、全国高等医学教育学会医学心理学教育分会常务理事、中华医学会公共卫生分会委员、云南省高校公共卫生与预防医学专业教学指导委员会秘书长、云南省应用统计学会副理事长、云南省医师协会公共卫生医师分会副主任委员。

多年来从事生命质量的相关研究工作，近 5 年主持国家自然科学基金等科研项目 21 项，主编教材 3 部，担任副主编 5 部，获国家版权专利 2 项及省级科技进步奖 5 项。

李武，男，白族，1965 年出生，二级主任医师，医学硕士，硕士生导师。现任昆明医科大学第一附属医院感染与肝病科主任、传染病学教研室主任、云南省感染性疾病临床重点专科负责人、云南省 NMPA（国家药品监督管理局）药物临床试验机构肝病专业组负责人、国家中医药防治传染病重点研究室主任、中国乙肝随访与临床科研平台云南分中心负责人、中华医学会肝病学分会委员、中华医学会肝病学分会代谢性肝病协作组成员、中华医学会组织修复与再生分会自身免疫性肝病学组委员、中国中西医结合学会传染病专业委员会委员、云南省医学会感染分会副主任委员、云南省医学会肝病学分会副主任委员、云南省医师学会感染分会副主任委员、云南省医院协会传染病专委副主任委员、云南省传染病质控中心副主任委员。《中华肝脏病杂志》特约编委、《临床肝胆病杂志》编委、*Gut*（中文版）编委。主持或参与国家科技重大专项子课题、国家基金、省科技厅-昆明医科大学联合基金重点项目、省科技厅基金、教育厅基金多项。主编或参编专著 6 部，参编《传染病学》教材 1 部，发表专业论文 80 余篇。目前研究方向：肝纤维化的基础和临床、肝细胞移植、慢性肝炎患者生命质量量表研究。擅长肝病及感染性疾病的临床诊治。

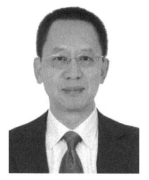

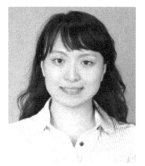

潘海燕，女，1982 年 2 月出生，博士，副教授。广东医科大学公共卫生学院流行病与卫生统计学系教师。从事流行病学与卫生统计学和预防医学专业本科生的教学工作 11 年。主要从事慢性疾病患者生命质量及统计方法学研究。广东省"千百十工程"第七批培养对象，广东省优秀青年教师培养对象。

参编教材（专著）8 部。近 5 年来主持国家自然科学基金项目 1 项、省级教改课题 2 项、市厅级 3 项、校级 2 项。近 5 年以第一或通讯作者发表论文 17 篇，其中 SCI 论文 4 篇，中文核心期刊论文 5 篇。学术兼职：世界华人生活质素学会永久委员、广东省生物统计学会会员、东莞市预防医学会会员、东莞市博士创业促进会会员。2017 年主持获第八届广东医科大学教育教学成果二等奖、广东医科大学优秀教师、广东医科大学理论授课比赛优秀奖。

刘琼玲，女，教授，硕士生导师。现任广东医科大学护理学院副院长，妇产科、儿科护理学教研室主任兼基础护理学研究室副主任、广东省高等教育教学护理学专业指导委员会委员、东莞市科技项目评审专家、《广东医科大学学报》编委。

本书获国家自然科学基金项目（30360092、30860248、71373058、81402771、81460519），科技部科技基础性工作专项项目（2015FY111600），广东省科技计划项目（2013B021800074）及东莞市医疗卫生单位科技计划重点项目（2011105102008）的资助。

慢性病患者生命质量测评手册

万崇华　杨　铮　李晓梅　张晓磬

许传志　李　武　潘海燕　刘琼玲　著

科学出版社

北　京

内 容 简 介

本书主要针对慢性病患者生命质量测定特异量表进行介绍。总论部分对生命质量的概念、构成、常见测定量表、测评应用等进行了较系统的概括介绍。各论部分则是针对肺结核、高血压、糖尿病等 30 余种常见慢性病，既侧重慢性病患者生命质量测定量表体系（QLICD 量表）的测量学特性评价与具体应用设计、实施、计分规则、得分解释等，又给出各种疾病常用的特异量表介绍，让读者可以很快地了解和选择相关量表以及使用 QLICD 量表。对每个量表均给出了重要的参考文献，便于读者进一步查阅。同时，采用多种方法结合制定 QLICD 量表得分的最小重要性差值（MCID），促进生命质量得分的解释和推广应用。附录中还给出了常用的量表，便于读者选用。

本书可供广大医务工作者与研究人员学习参阅。

图书在版编目（CIP）数据

慢性病患者生命质量测评手册 / 万崇华等著. —北京：科学出版社，2019.11

ISBN 978-7-03-062931-9

Ⅰ. ①慢…　Ⅱ. ①万…　Ⅲ. ①慢性病–病人–生命–质量评价–手册　Ⅳ. ①R442.9-62

中国版本图书馆 CIP 数据核字（2019）第 242705 号

责任编辑：胡治国　朱　华 / 责任校对：郭瑞芝
责任印制：吴兆东 / 封面设计：陈　敬

科 学 出 版 社 出版
北京东黄城根北街 16 号
邮政编码：100717
http://www.sciencep.com

北京厚诚则铭印刷科技有限公司印刷
科学出版社发行　各地新华书店经销

*

2019 年 11 月第 一 版　开本：787×1092　1/16
2025 年 3 月第二次印刷　印张：18
字数：490 000

定价：158.00 元
（如有印装质量问题，我社负责调换）

课题参加者（按姓氏笔画排序）

广东医科大学：丁元林　万崇华　王丹丹　全　鹏　刘琼玲　刘腾飞　孙小媛　杨　铮　禹玉兰　曾伟楠　褚成静　谭健烽　潘海燕

广东医科大学附属医院：伍　俊　刘付贞　吴　斌　陈　敏　林志雄　林举达　洪杰斐　殷静雯　黄志文　谢　彤　黎东明

昆明医科大学：许传志　李晓梅　张晓馨　陈　莹　姜润生　常　巍

昆明医科大学第一附属医院：左　帆　白云凯　吕昭萍　杨玉萍　李　红　李　武　李　娜　李红缨　周曾芬　赵　虹　赵芝焕　段丽萍　翁　敏　常履华　潘家华

昆明医科大学第二附属医院：杨德林

同济大学医学院：赵旭东

个旧市传染病医院：向青青　李　松　黄峇缅

云南省疾病预防控制中心：许　琳　陈留萍

昆明市强制戒毒所：沈　杰　张玉祖

深圳市第二人民医院：谢小华　黎列娥

深圳市松岗人民医院：万克艳　何均辉　罗灵敏　晏洁影　雷平光

东莞市石龙博爱医院：范雪金　黄新萍　梁红生

东莞市大朗医院：叶应春　吴钧俊

广东三九脑科医院：胡湘蜀　温金烽

参与研究生（按年级排序）

杨瑞雪　高　丽　田建军　王国辉　罗　娜　蒋建明　王贯红　梁　维
孙凤琴　王超秀　张凤兰　张海娇　陈留萍　黄聿明　黄新萍　周甲东
万丹丹　张晴晴　于　磊　黎列娥　冯　丽　冼君定　宣　辉　陈铭扬
张传猛　柳　旭　阮景昊　许清安　梁　煜　薛红红　周　琳　张江艳
黄　琳　张丽阁　沈方力　李晓静　丁梦珂

前　　言

伴随着疾病谱和医学模式的改变,"以患者为中心"的人本理念要求从患者角度提供疗效证据。一些传统的仅关注生命的保存与局部躯体功能改善的方法和评价指标体系面临着严重挑战,主要包括:①未能表达健康的全部内涵;②未能体现具有生物、心理和社会属性的人的整体性和全面性;③未体现以人为本的治"人"而非治"病"理念;④未能反映现代人更看重活得好而不是活得长的积极心态。鉴于此,生命质量(quality of life)研究日益受到关注。1994 年,国际生命质量研究协会(ISOQOL)成立,并每年召开一次专门的国际会议对有关问题进行探讨。2008 年,ISOQOL 成立了亚洲华人分会(ISOQOL-ACC),并在此基础上于 2014 年成立了世界华人生存质量研究学会(WACQOL)。生命质量的提高已经成为许多国家社会与政府工作的目标及医药卫生工作的主要目标,美国食品药品监督管理局(FDA)也明确将生命质量作为抗癌新药评价的必需项目之一。我国也将生命质量作为全面建设小康社会与和谐社会的基本标尺,一些学者正在敦促制定新的临床疗效评价体系,以便把生命质量评价纳入其中。

20 世纪 80 年代以后,生命质量研究在医药卫生领域的应用越来越多。生命质量测评被广泛用于癌症和慢性疾病的药物和治疗方案评价选择、保健干预措施评价、预后及影响因素分析、卫生决策等方面。但中国的生命质量研究起步较晚,医学领域尤其缺乏适宜的测定量表,严重阻碍生命质量测评工作的开展。为此,在国家自然科学基金项目(30360092、30860248、71373058、81402771、81460519),科技部科技基础性工作专项项目(2015FY111600),广东省科技计划项目(2013B021800074)及东莞市医疗卫生单位科技计划重点项目(2011105102008)的资助下,我们从 2003 年起开展了慢性疾病患者生命质量测定量表体系(Quality of Life Instruments for Chronic Diseases,QLICD)的研制与应用。这些研究概括起来具有如下特色:

1. 现代测量理论与经典测量理论结合下的先进的模块式研制方法　借鉴国际上常用的普适性量表及特异性量表,采取现代测量理论与经典测量理论结合、共性模块与特异性模块结合的方式来系统研制中国的慢性疾病生命质量(QOL)量表体系,不但与国际流行趋势衔接,而且与国际医学发展中所强调的"以人为本""以患者为中心"及日益重视患者主观感受体验相符合。其中,经典测量理论与现代测量理论结合、共性模块与特异性模块结合方式系统研制量表体系在国际上尚未见报道,可望达到世界先进或领先水平。

2. 系统性强,适用性广,能满足多方面需求　我们力图系统地研制我国各种常见或严重的慢性疾病的 QOL 测定量表,以便形成一个完整的测定量表体系。这样既可弥补零散研制各量表存在的互不连贯的弊端,又可满足不同病种的测评需求。研究成果中包括 30 多个最常见慢性疾病(包括药物依赖、网络成瘾等)的 QOL 测定量表,涵盖了大部分的慢性疾病,形成了一个相对完善和全面的新的疾病治疗或干预措施评价体系,基本能满足临床上的测评需求。对于还没有特异量表的疾病,可以利用共性模块来进行测评,相当于覆盖了所有的慢性疾病。另外,由于整个体系的共性模块相同,用共性模块对各种疾病患者 QOL 的测定结果可以相互比较。如果研制出该体系的不同语言版本,还能进行国际间的跨文化研究和比较，将会其具有较广阔的临床应用前景。

3. 多种方法结合制定最小临床有意义差异（MCID），促进 QOL 得分的解释和推广应用于临床 多种统计方法（典型相关分析、结构方程模型等）相结合，系统探讨各慢性疾病的 QOL 与临床和实验室指标的关系，并采用基于分布和基于锚定位相结合的方法来制定各慢性疾病的 MCID，从而推动 QOL 真正应用于临床。

作为这些研究成果的集中反映，本书紧紧围绕 30 多种慢性疾病，侧重 QLICD 量表的测量学特征评价与具体应用设计、实施、计分规则与得分解释等的同时，又介绍了各种常用的特异量表，让读者可以很快地了解、选择并使用相关量表。

本书介绍的量表大部分是在国内外学术期刊中发表的权威量表。重要的量表从开发情况、量表的结构、测量学特性、计分方法等方面做了详细介绍；一般量表仅以列表形式做简单介绍，但对每个量表均给出了重要的参考文献，便于读者进一步查阅。附录中还给出了常用的量表，便于读者选用。

本书分为二十八章，其中一、七、九、十一、十二章由万崇华撰写，三、四、五、六章由杨铮撰写，十三、十四、十五、十七章由张晓磬撰写，八、十六、二十二章由李晓梅撰写，十八、十九、二十章由许传志撰写，十、二十一章由李武撰写，二十三、二十四、二十八章由潘海燕撰写，二十五、二十六、二十七章由刘琼玲撰写，第二章由李晓梅和万崇华共同撰写。

在课题研究和本书的撰写过程中，国内外很多生命质量研究领域的专家学者都给予了大力的支持帮助，如方积乾，梁国辉，林露娟，方以德，黄韵婷，丁明丽，黄婉霞，刘凤斌，郝元涛，David Cella，Neil Aaronson，John Ware，Fabio Efficace，Gary Lyman，Dennis Revicki，Mona Martin，Benjamin Arnold，Karen West，Linda DeWolf 等。很多课题参与者和研究生也付出了辛勤的努力，梁煜、薛红红、陈铭扬、张传猛、阮景昊、许清安、周琳、沈方力、黎列娥、冯丽、柳旭、黄琳、张江艳、张丽阁、李晓静等不仅参与了课题研究，还参与了部分书稿的撰写工作。广东省医学会行为与心身医学分会耿庆山教授、杨云滨教授等同道也提出了许多宝贵意见。科学出版社相关人员经过精心策划和核对修改，确保本书如期出版。谨对他们无私的帮助和支持致以衷心的感谢！

尽管本书经过全体作者反复讨论修改，但由于水平有限，书中难免存在缺点或不足，欢迎读者批评指正。

万崇华

2018 年 8 月于广东医科大学

目　　录

第一篇　总　　论

第二篇　各　　论

第一篇

总　论

第一章 生命质量简介

第一节 生命质量研究的起源与现状

一、生命质量研究的起源与发展

生命质量（quality of life，QOL），又可称为生活质量或生存质量等，其主要反映人对于自身健康状况及周围环境的感受和体验，包括生理状况、心理状况、社会功能及宗教等不同维度，体现了以人为本的思想，能全面评价不同人群的健康状况及生活状况，因此生命质量的研究在世界各国蓬勃兴起，方兴未艾。

现今普遍认为，生命质量这个概念由经济学家加尔布雷思（J.K.Galbraith）于1958年在其所著的《富裕社会》一书中首次正式提出。实际上，有关生命质量的研究和实践要早得多。人类的发展史就是不断地适应自然、改造自然，同时改善和完善自我的过程，人们在生产生活的过程中一直在自觉和不自觉地寻求提高生命质量的方法。

生命质量作为一个专门的术语并引出一片广阔的研究领域可以追溯到20世纪20年代，30年代已经有生命质量专著问世，50~60年代其研究悄然兴起。最初生命质量的研究应用于经济学和社会学，70年代末期开始在医学领域也备受瞩目，80年代后形成了新的研究热潮，其应用领域及研究人群不断拓宽。生命质量研究的兴起得益于无数专家学者孜孜不倦的钻研，以及时代赋予的需求和神圣使命，其发展过程大致可以分为三个重要阶段：酝酿阶段（20世纪20~50年代）、兴起阶段（20世纪50~60年代）、发展融合阶段（20世纪70年代以后）。

1. 酝酿阶段 生命质量研究源于20世纪20年代的美国，其最初被应用于社会学，为社会学的一个指标。在那个年代，经济复苏后的美国并没有因为经济总量的巨大增长而实现人们梦寐以求的生活安康、安居乐业及社会和谐，反而出现了世风日下、犯罪率增加、社会动荡等不匹配的局面。是什么原因导致了这一切呢？应该通过怎样的途径来全面反映人民生活质量的高低呢？为了解决这一系列的问题，社会研究者认为评价人民生活质量的高低不能单纯考虑经济学指标，要建立除单纯经济学指标外的其他社会学指标，以便更全面地反映社会发展水平和人民生活好坏等。在此背景下开始了社会学指标体系建设研究。其中，在学者Ogburn的领导下，胡佛研究院于1933年先后推出了两本关于近期美国社会动向的专著，讨论并报告美国各个生活方面的动向。此后，这方面的研究日益增多，逐渐形成两大主流：社会指标研究和生活质量研究。

2. 兴起阶段 20世纪50~60年代生命质量研究逐渐兴起，产生了不少研究成果，引领生命质量研究不断向前发展。生命质量研究兴起的原因主要有两个：其一，研究方法逐渐趋于成熟，生命质量研究得到社会的认同，在相关研究中取得了良好的成果；其二，生命质量研究在政治领域得到承认。因此，很多学者在此阶段开始了这方面的研究，并发表相关论文、专著等。例如，Cantril对包括美国在内的13个国家进行了关于生活满意度（life satisfaction）和良好感觉的比较研究；Campbell等采用Cantril量表对美国人民生活总的满意度及13个具体方面的满意度进行了调查分析。

3. 发展融合阶段 随着生命质量在社会学领域的研究不断发展，加之医学、行为学等的不断发展，生命质量被引入到各个不同的领域，形成不同领域相互融合发展的景象。人们普遍认为生命质量研究于 20 世纪 70 年代进入医学研究领域（具体年限不详）并形成了一个研究热潮。实际上，医学界人士一直在探讨生命质量的测评问题并开展了相关探索性研究，早在 20 世纪 40 年代末，Karnofsky 就研制了著名的 KPS 量表并用于医学领域研究，但那个年代威胁人类生命安全的主要是急性传染病，因此导致该研究不能引起足够的重视。随着人民生活水平及医学诊疗水平的不断提高，威胁人类生存的疾病已经从急性传染病转变为癌症、心脑血管疾病等慢性非传染性疾病。慢性病治疗效果的评价不能单单使用治愈率、生存率等指标，其迫切需要综合性的评价指标。随着医学模式向生物–心理–社会模式的转变，健康已经不再是简单的没有疾病或身体强壮，而是身体、精神和社会活动都处于完好状态。传统健康评价体系和生物学客观指标面临严重挑战，其既不能全面表达健康的内涵，也不能体现具有生物、心理和社会属性的人的整体性和全面性，因此，相关研究者纷纷将对生物学客观指标的关注转向生命质量领域，并日益重视具有整体性、综合性及体现以人为本的生命质量研究。医学工作者将生命质量引入后，借用大量普适性量表测评患者生命质量。随着研究的深入，相关学者研制出大量针对不同疾病的生命质量特异性测定量表并应用于临床评价中。

二、生命质量研究现状

经历了上述三个不同阶段的发展，国外的生命质量研究无论是在社会学领域还是在医学领域均已达到很高的水平，且应用越来越广泛，几乎涉及人类生活的各个方面，论文发表的数量也日益增长。笔者曾查阅 PubMed 文献数据库，标题包含 quality of life 一词的文章多达 33 万篇，其中 1966~1969 年仅有 3 篇；1970~1979 年有 185 篇（平均每年 18.5 篇）；1980~1989 年有 916 篇（平均每年 91.6 篇）；1990~2000 年平均每年有 200 篇以上；2001~2010 年每年有 1000 篇以上；到了 2010 年以后，每年多达 3000 篇以上。从逐年增长的论文数量趋势可以看出，生命质量研究越来越火热，成果越来越丰硕。

在生命质量发展史上具有重要意义的是国际生命质量研究协会（International Society for Quality of life Research，ISOQOL）的成立。该协会的成立经过了 2 年多的酝酿和筹备，于 1994 年正式成立。协会发行了相应的生命质量研究通讯（Quality of Life Newsletter），并规定每年召开一次国际学术会议，对生命质量有关问题进行探讨。

生命质量专业杂志方面的创刊工作也稳步进行，专业杂志《生存质量研究》（Quality of Life Research）于 1992 年创立；专业杂志《健康与生存质量结局》（Health & Quality of Life Outcomes）于 2003 年创立。这两本专业杂志主要刊登生命质量相关的研究成果，为生命质量的发展插上了翅膀。

另外，美国 FDA 于 1985 年规定将生命质量作为抗癌新药评价的必需项目之一，明确了生命质量的一个应用方向。同时，由 20 多个国家和地区共同参与成立的欧洲癌症治疗与研究组织（European Organization for Research and Treatment of Cancer，EORTC）也要求在癌症患者疗效评价中必须包含生命质量的内容，该组织创立了生命质量研究组，致力于生命质量的研究和管理。总的来说，提高生命质量的研究水平及成果转化是医药卫生研究的主要目标，同时也是政府工作及社会和谐的工作目标。

生命质量的发展离不开中国，作为世界第二大经济体的中国同样需要生命质量研究，通过对生命质量的研究维持我国社会的和谐与稳定。我国医学界对生命质量的研究始于 20

世纪 80 年代中期，初始阶段主要是翻译国外的生命质量量表并应用于我国不同人群（癌症、糖尿病及心脑血管疾病等）生命质量的评价。但在随后的研究中发现中西方文化存在很大的差异，仅仅靠翻译国外量表应用于我国人群评价不仅不利于生命质量的测评工作，也不利于生命质量在我国的推广应用。因此，我国学者借鉴国外的经验，根据中华民族特有的文化特色研制了一些针对中华文化背景人群的生命质量测定量表并在我国推广应用。早在 20 世纪 90 年代，罗健等（1997）专门针对癌症患者开发了中国癌症患者化学生物治疗生活质量量表（Quality of Life Questionnaire for Chinese Cancer Patients with Chemobiotherapy，QOL-CCC）；同一时期，由学者万崇华带领的生命质量研究团队也开始采用共性模块与特异模块结合的方法，系统研制癌症患者生命质量测定量表体系（Quality of Life Instruments for Cancer Patients，QLICP）（万崇华，1999；2007），至今已经基本完成第二版量表的研制。香港梁国辉带领的团队在生命质量研究、推广、宣教等方面都做了大量工作，并成立了香港生活质素研究会。同时期，经济学、社会学领域的冯立天、周长城等团队做了大量的生活质量研究工作，出版了不少专著，如《中国人口生活质量研究》（冯天立等，1992）、《中国人口生活质量再研究》（冯立天、戴星冀等，1996）、《全面小康：生活质量与测量——国际视野下的生活质量指标》（周长城等，2003）、《中国生活质量：现状与评价》（周长城等，2003）、《生活质量的指标构建及其现状评价》（周长城等，2009）。

进入 21 世纪后，生命质量研究遍地开花，研究的广度和深度不断扩展，应用更广泛。学者刘凤斌带领的团队开展中医领域生命质量的研究工作，根据中医中药理论研制了一系列量表，并在临床上开始应用。学者万崇华带领的团队继续深入研究，结合糖尿病、冠心病及高血压等慢性病的不同特点，系统研制慢性病患者生命质量测定量表体系（Quality of Life Instruments for Chronic Diseases，QLICD）（万崇华，2005，2009），目前大多数疾病已经完成第二版量表的研制工作，量表在不同领域的应用及效果也很好。刘保延带领的团队则开展了中医领域 10 多种疾病（证候）的患者报告结局研究（patient reported outcomes，PRO），研制了相应的测量量表并出版了国内第一本 PRO 研究专著——《患者报告结局的测量——原理、方法与应用》（刘保延等，2011）。

虽然我国医学领域的生命质量研究开始相对晚，但各个方面的成果都比较突出。在专著出版方面，从 20 世纪 90 年代开始已经出版的专著主要有《生命质量的测定与评价方法》（万崇华，1999）、《生存质量测定方法及应用》（方积乾等，2000）、《医学生存质量评估》（郑良成等，2005）、《癌症患者生命质量测定与应用》（万崇华等，2007）、《生命质量测评在肿瘤临床中的应用》（汤学良等，2009）、《生命质量（QOL）测量与评价》（朱燕波等，2010）、《慢性病患者生命质量测评与应用》（万崇华等，2015）、《生命质量研究导论：测定·评价·提升》（万崇华等，2016）。另外，有一批教材、工具书也相继问世。这些专著及工具书直接指导了生命质量研究成果在我国的推广应用，促进了生命质量的发展。

学术研究的发展离不开学术组织的引领，经过周密的筹备工作，热衷于生命质量研究的人士定期或不定期举办生命质量研讨会。我国第一届全国生存质量研讨会于 2000 年在广州举办，会议就生命质量存在的问题进行研讨。此后，深圳、广州分别于 2002 年和 2004 年举办会议。值得一提的是，在 2008 年举办的全国生命质量研讨会上成立了国际生命质量研究协会下属的亚洲华人分会（International Society for Quality of life Research-Asian Chinese Chapter，ISOQOL-ACC），并举办了第一届年会，协会决定以后每两年举办一次分会年会和全国生命质量研讨会议。此外，2014 年 8 月在广州成立了世界华人生命质量研究学会（World Association for Chinese Quality of Life，WACQOL）并成功举办了第一届世界华人生存质量学会暨第六届全国生存质量学术交流会，此后的第二届世界华人生存质量学会暨第七届全国生存质量学术交流会于 2016 年 5 月在广东东莞成功举办，第三届世界华人生存质量学会暨第八届全国生存质量学术交流会于 2018 年 4 月在北京成功举办。这些学会组织的成立及相关学术研讨会的举办指导了生命质量的推广应用，极大地推动了我国生命质量研究的开展。

目前，国内涉及生命质量研究的网站主要有世界华人生命质量研究学会网（http：//wacqol.org/index.php）、广东医科大学生命质量与应用心理研究中心网（https：//qolpsy.gdmu.edu.cn/）等。

第二节　生命质量的概念与构成

一、生命质量的概念

迄今为止，在生命质量研究领域对生命质量的概念和内涵仍存在很多争议，包括生命质量的可测性、内涵本质、涵盖维度及客观指标的纳入等。生命质量至今没有形成一个完全公认的、统一的概念，严重影响着生命质量研究的发展及生命质量量表的推广应用。

一直以来，很多专家、学者对生命质量内涵的研究源源不断，但是受到不同专业、领域的局限性，大多数人往往只从自己专业领域的角度看问题，产生了不同的理解和回答，从哪个角度来看都有一定的依据，从而导致了生命质量的多义性，并随着研究的不同出现不同的层次。

有部分学者，主要是一些社会学者和泛政治主义者从根本上否定生命质量的测评，认为生命质量测评是将不同人的生命质量分出高低，给人贴上不平等的标签，是对人人平等的社会价值理念的否定，是不道德的，也是不可取且不能被接受的。另外，有些学者认为生命质量看不见摸不着，是虚无缥缈、不可触摸的，生命质量全靠研究者和被研究者的主观操作和判断，生命质量是不可测的，也是无法测量的。甚至在生命质量研究领域做出过显著成绩的学者 Aaronson 也曾发出过这样的感叹："生命质量是漂浮不定、难以触摸的客观存在"。很多人不禁会有疑问，生命质量测评意义何在？

值得庆幸的是，大多数学者认为生命质量是可测的，且生命质量是医学人文中的重要组成部分，体现着以人为本的人本思想，很有必要进行生命质量的测定。如此，大量学者致力于生命质量的研究，并根据研究的不同提出了大量的生命质量概念。

Holmes 认为生命质量意味着一种幸福，是在生活中体现真正的自我，摆脱虚伪，泰然处世的状态。Dubos 认为生命质量是对自己每日生活活动有深切的满足感。Andrew 认为生命质量是良好的感觉，良好生活适应状态的一种综合测量，而测量结果是用幸福感、满意度或满足感来表示的（Andrews FM，1976）。Szalai 认为生命质量是对生存满意的综合评价（Szalai A，1980）。Fayos 认为生命质量是患者自我管理生活的能力。Hornquist 认为生命质量是对特定生存的需要（外界标准和个体感觉）的满意程度（Hornquist，1982）。Calman 认为某一特定时点个体期望与现实体验的差别或距离可随时间而改变，并可为个人成长所修正。改进生命质量包括改进有缺陷的生存方面（如疼痛）及调整个体期望，使之与客观现实更为接近（Calman，K.C.，1984）。Cribb 认为生命质量是对现实生活的满意程度。Levi 认为生命质量是对由个人或群体所感受到的躯体、心理、社会各方面的良好状态的一种综合测量。Calla 认为生命质量是患者对现在的功能状态与其预期或认为可到达的功能状态相比时产生的赞同感和满足感。Shumaker 认为生命质量是个体对生活和个人良好状态的总体满足感。Schipper 认为生命质量是患者对疾病与治疗产生的躯体、心理和社会反应的一种实用的、日常的功能描述。Fayers 认为生命质量是对自己相关事情的幸福感和满足感。

尽管生命质量概念众说纷纭，但是大体上可以概括为两种情况，即社会经济领域生命质量及医学领域的健康相关生命质量。前者指对一般人群生活条件及环境好坏的综合评价，后者主要针对患者及其疾病、治疗造成的身心功能和社会功能损害的一种主观感受和体验。

从生命质量评价的主体意识上看则存在着认知和情感两个层次之争。在过去的研究中，很多人用对生活的满意度来衡量生命质量，另一些人则用个人的幸福感来衡量，分别是在态度的认识层次和情感层次上进行探讨。究竟哪一个好，迄今为止仍无定论，一般认为，对生活的满意程度反映了比较稳定和长久的态度意愿，而对生活的幸福感却仅反映一时的情绪，为此，Schuessler 等（1985）认为用满意度来评价生命质量是比较合适的。笔者也赞同此看法，生命质量是一种主观评价和认识，这种评价显然与评价主体的生活经历、文化背景和价值体系等有关，而大部分生命质量概念中也多采用满意度、满足感表述。

值得注意的是在社会学及经济学领域中，有不少学者把生命质量作为客观的社会经济发展指标，而不是完全主观体验指标，如冯天立等（1992）将生活质量定义为一定经济发展阶段上人口生活条件的综合状况，即生活条件（生活环境、教育、供给、卫生保健、社会服务、文化娱乐、社会风尚、社会治安、社会福利等）的综合反映，他们进而通过一系列的客观指标如文化程度、平均预期寿命、婴儿死亡率、城乡居民收入等来说明中国人的生命质量。世界银行在 1989 年的《世界发展报告》中将生活质量归纳为平均多少人有一名医师、平均每天摄取热量、通货膨胀率和人均能源消耗量 4 项指标；1998～1999 年的《世界发展报告》中用 7 个指标来评估世界各国的生活质量状况：人均私人消费增长、儿童营养不良状况、5 岁以下儿童死亡率、出生时预期寿命、成人文盲率、城市人口、城市地区获得环卫服务人口。中国科学院"社会发展与社会指标"课题组将生活质量界定为居民消费、收入、劳保福利、文化支出、吃穿用住等 16 项客观指标。这些显然是沿袭了早期的生活质量概念，也就是按"社会指标"派的观点来研究生活质量。笔者认为，这种研究虽然具有历史根据，也具有一定的现实意义，但还是将生命质量界定为纯主观认识和体验为好，具体原因如下所述。

1. 生命质量已经从"社会指标"派中分化出来，是专指对客观条件的主观评价和体验。作为客观的社会经济指标研究（有时可能包含一些主观的满意度评价）主要强调的是客观物质状况，最好不要再称为生命质量，可称为国民生活水准或生活水平等词，以免发生混淆和误解，即使要称为生命质量，也要加以一定的限制词，以示区别。

2. 客观的外部物质条件指标虽然对人的主观感觉有一定影响，但不存在必然的因果联系。如有的人可能对住 30m^2 的住房感到相当满意，而有的人则可能相当不满意；工资收入等客观指标同样如此。

3. 长期以来，不少学者认为应包括客观指标的主要原因在于主观满意度与需求的满足程度有关，而需求的满足程度取决于客观的物质条件。温饱没有解决与温饱已经解决者的需求显然是不一样的，因此抛开物质条件谈生命质量是不适宜的。但是也要看到，生命质量注重的是被测者的主观感受和体验，应将生命质量界定为主观体验指标，同时把客观条件指标作为生命质量的影响因素来参与调查分析，由此可以知道哪些客观条件对生命质量影响较大，有利于通过改变或控制这些客观条件来提高生命质量。这样，既有客观的物质条件指标，又有主观的生命质量结局指标，两者相辅相成，能够更好地解释及评价生命质量。因为这样做并没有抛开客观指标，而是将其作为协变量，可以在不同的因素分层上（如同是城市人、同是男性、同是经济收入差不多者等）来研究生命质量，从而既有可比性又有针对性。

4. 生命质量概念中如果同时包括主、客观指标，则二者如何融合（如最简单的一个问题，两者各占多少比例）将会成为一个长期争议而难定论的问题。

为了促进生命质量概念的统一，规范生命质量研究，WHO 生命质量研究组综合各方面生命质量研究，将生命质量定义为：不同文化和价值体系中的个体对与他们的目标、期望、标准及所关心的事情有关的生存状况的体验（quality of life is defined as individual's perceptions of their position in life in the context of the culture and value systems in which they live and in relation to their goals, expectations, standards and concerns）（WHO, 1993）。这个说法得到大部分人的赞同，现已成为生命质量概念的共识。

尽管生命质量概念尚未完全统一，但在医学领域比较公认的有以下几点：①生命质量是一个多维的概念，包括身体功能、心理功能、社会功能及疾病或治疗有关的症状；②生命质量是主观的评价指标，即主观的感受和体验，应由被测者自己评价；③生命质量有文化依赖性，必须建立在一定的文化价值体系下。显然，WHO 定义的生命质量概念及测定方法较好地体现了以上认识，既说明生命质量是对生活各个方面的主观体验，又界定于一定的文化背景和价值体系下。但是，如果完全按 WHO 的生命质量概念则很难在医学领域中应用，尤其是在临床中的应用，因为其虽然全面，但内涵和内容均过于宽泛，缺乏临床应用的敏感性和可操作性。鉴于此，我们提出生命质量最好分层次进行研究和测定，从而提出生命质量的层次、动态与相对模型（万崇华，1999）。

首先，生命质量的概念是有层次性的。①底层强调的是维持生存，保持躯体完好，消除病痛及维持生存所需的基本功能，主要面向患者。这曾经是医学的唯一目的，也是目前医学（尤其是临床医学）的主要目的之一。因此，这个层次的研究可翻译为生存质量，其内涵可界定为患者对其疾病和相关的医学治疗所产生的在躯体、心理、社会上的影响的主观认知和体验。②第二层次不仅维持生存，而且强调生活丰富、心情舒畅和社会和谐，以及生活得好。这个层次的研究主要面向一般人群，是社会学和预防医学研究的主要内容之一，可翻译为生活质量，其内涵可界定为人类对其生活的自然、社会条件及其自身状况的主观评价和体验。③第三层次不但强调前两者，而且还看重自身价值的实现和对社会的作用，可翻译为生命质量，其内涵可采用 WHO 的界定，同时强调对自身价值和自我实现的认知。

其次，这种层次性不是绝对的，而是相对的和动态的。不论医学还是社会学，最终目的都是相同的，即全面提高人们的生命质量，两者的研究也必将融合进行。因此，如果要用一个统一的名词的话，最终还是将"quality of life"统一翻译为生命质量为好。尤其提出与健康相关的概念后更是如此，因为与健康相关生命质量即生命质量中侧重于医学的那一面，即生存质量。因此，生存质量、生命和生活质量都是生命质量中的一部分，根据不同的实际需求，可在不同层次上研究生命质量。

另外，随着医学的发展，现代医学已经很难与社会相分离，尤其是预防医学与保健医学，其着眼点已不仅仅在于患者，而更在正常人，因此，上述层次划分的不足及相对性也是显而易见的。需要明确的是，分层和取不同的名只是为了研究的方便，融合发展才是最好的出路。

生命质量的相对性和动态性还表现在人们的生命质量是与价值评价的参照系和时间紧密相关的，即时间依赖性（time-dependent）。就个体而言，在不同的发展阶段上生命质量不同，如儿童期、青年期、老年期等生命质量不同，这种不同是整个环境的改变及个体自身在身心和认知方面的发展造成的，处于不同时期的人往往有不同的价值评判标准，因而其主观感受很不相同。如年轻人多喜欢横向比较，其评判标准是同时期周围的人群和环境状况；而老年人则喜欢纵向比较，其评判标准是自己过去的经历。就群体而言，即使处于同一发展时期，不同的文化价值体系下的人，其主观评价也是不相同，因此，生命质量也是具有文化依赖性的。

综上所述，尽管生命质量的概念仍未完全统一，但从其内涵看，经历了由"客观社会经济指标"到"主观体验指标"的转变，这不但反映了社会物质条件的发展（从生理需求过渡到精神需求），而且体现了人本主义精神。将生命质量界定为主观的体验和感受，既考虑到了一定的文化价值体系，又能充分尊重个体的个性和意愿。

二、生命质量的构成

生命质量由哪些内容构成一直以来是生命质量研究领域中争论的话题，纵观生命质量的研究发展史，对于生命质量理解及认知不同，对生命质量构成的理解也不相同，总体上讲可以分为以下 3 种情况。

1. 早期研究中，多局限于所谓"硬指标"范畴，如生存时间、人均收入、身体结构完整、受良好的教育、工作时间合理等客观指标。如 Alexanda 认为，生命质量就是物质的，代表人们的物质要求，具体的指标是：在郊区有一套住宅、有便于交通的轿车、孩子能受到良好教育、有更多更好的家庭设施、有旅游的经费和养老金等。

在这方面比较典型的是：①物质生活质量指数（the physical quality of life index，PQLI），这是由美国海外发展委员会（ODC）提出的，由 15 岁以上人口识字率、婴儿死亡率和预期寿命 3 个客观指标综合构成；②人类发展指数（human development index，HDI），由联合国开发计划署（UNDP）在《1990 年人文发展报告》中首次提出，它由 3 个客观指标（收入、教育、期望寿命）的简单算术平均数构成，其中收入由人均国内生产总值的购买力平价来测算，教育通过成人识字率（1/3 权重）和小学、中学、大学的综合入学率（2/3 权重）的加权平均数来衡量；③ASHA 指数，由美国社会卫生组织提出，由 6 个客观指标构成：就业率、成人识字率、期望寿命、人均国民生产总值增长率、人口出生率、婴儿死亡率。

2. 从 1960 年开始，生命质量的社会性在政治领域被接受，此时人们追求的是个体主观的幸福而不仅是生存的时间的长短。因此，不能仅用数量来描述收入或财产，而必须拥有评价对象主观感受上的指标体系，其构成以主观感觉指标为主，兼顾客观指标。

John 认为，人生存状态的好坏取决于两个基本条件：一是作为主体的人的存在状态；二是维持人生存的环境条件，故生命质量包括人的健康状态（生理状态、功能状态、心理健康和社会幸福感）和社会环境状态（经济来源、家庭生活和工作状况）。

Mcsweeny 等（1980）认为生命质量的构成包括：①情绪功能，如精神症状的变化；②社会角色功能；③基本行为功能，如自我保健行为；④娱乐和享受。

Grogono 等（1971）将生命质量的构成分为 10 个部分，包括：①工作；②娱乐；③躯体疾患；④心理疾患；⑤交往；⑥睡眠；⑦独立性；⑧饮食；⑨排泄；⑩性行为。

Najman 等（1981）强调测定生命质量的改变应包括：客观的可察及的改变及个体主观感觉的改变。

3. 进入 1980 年中期后，生命质量的界定及测量更加精确和规范化，越来越趋向于测量被测者的主观感觉指标，尤其以美国为代表的美洲派更是如此。虽然此阶段同样涉及一些客观项目（如住房状况等），但是侧重的不是住房本身有多大、装备是否豪华等，而是转向个体对住房状况的满意度等主观感受。

Ware（1987）认为癌症患者的生命质量应测量癌症本身及治疗所造成的生活等方面的改变，至少应包括身体、心理和社会 3 个方面。

Schipper 等（1985）指出生命质量的构成有 4 个主要方面：①身体功能；②心理状态；③社会活动；④身体良好状况。

Bloom（1991）也认为生命质量测量至少应包括 4 个方面：①身体状态；②心理状态；③精神健康；④社会良好状态。

Aronson（1991）提出 6 个方面的构成：①疾病症状和治疗不良反应；②功能状态；③对不幸的心理承受能力；④社交活动；⑤性行为和体型；⑥对医疗的满意程度。

Ferrell 等（1995）也提出了一个四维模式结构，即身体健康状况（包括各种生理功能活动有无限制、休息与睡眠是否正常等）、心理健康情况（含智力、情绪、紧张刺激等）、社会健康状况（含社会交往和社会活动、家庭关系、社会地位等）和精神健康状况（含对生命价值的认识、宗教信仰和精神文化等）。

WHO 的生命质量测定包括 6 个领域（domain）（图 1-1）：①身体功能；②心理状况；③独立能力；④社会关系；⑤生活环境；⑥宗教信仰与精神寄托。每个领域下包含一些小方面，也称侧面（facet），共 24 个小方面（WHO，1993）。

从上面的对生命质量的构成观点看，Ferrell 和 WHO 的观点比较明确、全面，层次也比较分明，但由于其全面性，难免会增加条目的长度，从而影响其临床实用性，因此在临床测定中量表应有所侧重，省去一些不太重要的小方面，达到精简的目的。但最好还是按照上述层次的观点，分层次进行生

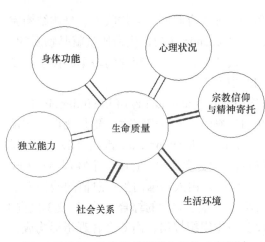

图 1-1 WHO 生命质量测定包括的 6 个领域

命质量的测评，不同层次之间可以有不同的侧重点，不建议各研究者随意删减，以免影响研究结果的可比性。因此，目前的趋向是逐步形成统一界定的生命质量构成，并研发一个代表不同人群共性的多维量表，同时附加一个较短的特异模块来评定特定人群的生命质量，使得研究结果既有针对性又有可比性，这就是所谓的"共性"与"特异性"结合的量表开发模式，这也是目前比较高效的量表开发模式。目前采用这种模式开发的量表主要有：欧洲癌症研究治疗组织（European Organization for Research and Treatment of Cancer，EORTC）的 QLQ-C30 及其特异模块；美国结局、研究和教育中心（Center on Outcomes，Research and Education，CORE）研制的癌症治疗功能评价系统共性模块（FACT-G）及其

特异模块；笔者借鉴国外共性模块和特异模块结合的量表研发模式，结合中华文化价值体系，系统、独立研制的慢性病患者生命质量评价体系系列量表（QLICD），量表在后面章节有详细介绍。

总的来说，关于生命质量的构成目前争论最大的是客观指标是否包含在内的问题。这个争论源于对生命质量概念的不同认识，尤其是在生活质量层次上，不少学者认为应包括反映物质生活条件的客观指标，因为个体的生存条件（如收入、住房、生态环境等）无不与每天的生活息息相关，无不影响着个体的健康与疾病的发生、发展。Aloba 等（2013）指出现在普遍认为患者自己主观地衡量他们的生命质量是评价疗效的首选，因为患者主观评价比客观指标更能反映患者的真实感受及对临床治疗和生活的满意度。笔者赞同上述观点，生命质量本身强调的是被测者的主观感受和体验，不应包括客观的物质条件指标，可以把客观指标作为生命质量的影响因素研究，因为在相同的物质条件下的人，其感受和体验可能大相径庭，反之，有相似生活感受的人，其物质条件可能相去万里。此外，生命质量不包含客观指标，则很容易分析其对生命质量的影响作用，有利于通过改善这些条件来提高生命质量。

第三节　生命质量的测评与应用

一、生命质量的测定

（一）生命质量的测定方法

按照研究目的及测评的内容不同，生命质量的测定有不同的方法，在实际工作中经常使用的方法有访谈法、观察法、主观报告法、症状定式检查法及标准化量表评价法等。这些测定方法适用的条件、测定层次和重点各不相同，他们都曾在生命质量研究的发展过程中使用过，目前测定的主流方法是标准化量表评价法。以下简要介绍这些常用的生命质量测定方法。

1. 访谈法　访谈法（interview）又称为晤谈法，是指通过访谈人员和受访者面对面地交谈来了解受访者的心理和行为的研究方法。通过访谈可以深入了解受访者的心理特点、行为方式、健康状况、生活水平及兴趣爱好等内容，进而对其生命质量进行客观评价。按照提问和回答的结构方式不同，访谈法可以分为结构型访谈和非结构型访谈。结构型访谈是按定向的标准程序进行，通常采用问卷或调查表；非结构型访谈则没有设定定向的标准化程序，而是自由交谈，了解被试者的情况。在生命质量测定工作中可两者兼用。访谈法优缺点并存，研究者可以根据实际情况选用。

访谈法的优点：①处理灵活。访谈可以按照研究需要向不同类型的人了解不同类型的材料，在访谈过程中，双方可以随时改变谈话形式、变换话题，以便了解到一些量表无法反映的深层次内容。②适用面广。可用于不同类型的人员，包括文盲、儿童及因病不能活动者。③了解深入。访谈过程中可以根据研究者的需求深入展开，同时可以观察被访者的动作、表情等非语言行为，以此鉴别回答内容的真伪和了解被访者心理状态。

访谈法的主要缺点：①主观性强。访谈中访谈员的价值观、态度、谈话水平等都会影响被访者的反应及判断，也可出现诱导现象，造成访谈结果的偏差。②成本较高。访谈付出较多的时间、人力和物力，各方成本均较高。③缺乏隐秘性。面对面访谈会使受访者感觉缺乏隐秘性而产生顾虑，尤其是对于一些敏感问题，往往会使受访者回避或不做真实回答。④结果难处理。访谈的结果多种多样，没有统一答案，且主要是文字材料，很难量化及标准化，难以进行统计分析。

访谈法与当前生命质量测定的主观自我评价趋势略有不同，在实际工作中应用受到限制。然而，目前已经认识到生命质量是多层次、多维度、多含义的，即使界定为完全的主观体验，很多场合只靠量表评价是不够的，甚至难以完成（如文盲、重病者等不能阅读自评时）。可以说，访谈法是生命质量测定的一种灵活的方法，可以根据生命质量测评工作中的实际情况应用。

2. 观察法 观察法（observation）是在自然条件下，研究者有目的、有计划地对受试者的行为言谈、表情、动作等进行观察，从而了解他们的心理活动及生命质量的一种研究方法。在生命质量测定时，研究者对特定个体的心理行为表现或活动、疾病症状及不良反应等进行观察，从而判断被测者的生命质量情况。在实际工作中，观察法多用于不能作答或不可能提供可靠回答的特殊患者的生命质量测定，如精神病、阿尔茨海默病及植物人等患者。

3. 主观报告法 主观报告法是由受试者根据自己当前的健康状况和对生命质量的主观感受和体验，自己报告一个对自己生命质量的评价，可设定为分数或等级。这种方法是一种简单、一维的全局评价，主观性强。其优点是容易对个体不同阶段的生命质量情况进行对比分析，缺点是得到的生命质量的可靠性和综合性差，因此，此方法一般不用或不单独使用，而是作为其他方法的补充。

4. 症状定式检查法 症状定式检查法（symptom checklist）主要用于测定生命质量中的疾病症状和治疗的副作用。研究者把各种可能的症状和不良反应列成表格，由评价者或患者逐一选择其选项，选项根据不同程度可以设置不同的等级。由患者的选择综合评价患者的生命质量情况。

5. 标准化量表评价法 标准化的量表法（standard testing）是目前生命质量测定的主流方法，施测者使用具有较好信度、效度及反应度等测量学特性的正式标准化测定量表（rating scale）对被测者的生命质量进行综合评价，根据评价主体的不同可以分为自评法和他评法两种。该方法的优点是客观性强、可比性好、程式标准化和易于操作；缺点是制定一份较好的具有文化特色的测定量表较复杂。

（二）生命质量的评价工具

生命质量的测定涉及3个要素。第一，测定的工具，即生命质量测定量表；第二，量表的使用方法和计分规则；第三，测定的数值，即用测定得到的数值去确定测定对象的生命质量水平如何，从而对得分做出适当解释。严格说来，第三要素实际上是生命质量评价的内容了。

常见生命质量测定量表有以下几种。

1. 普适性量表（generic scale） 包括：由世界卫生组织研制的 WHOQOL-100 和 WHOQOL-BREF、健康状况调查问卷 SF-36（the MOS-36-item short form health survey）、社区人群功能测定量表（COOP/WONCA）等。

2. 疾病特异性量表（disease-specific scale） 包括：反映癌症患者共性的核心量表 QLQ-C30（万崇华等，2005）、癌症治疗功能评价系统 FACT（functional assessment of cancer therapy）共性量表 FACT-G（万崇华等，2006）、癌症患者生活功能指数（functional living index-cancer scale，FLIC）、针对糖尿病的生存质量量表 DCCT 等。

3. 领域特异性量表（domain-specific scale） 包括：用于老年人日常生活活动测定的量表、用于心理健康测量的量表、用于社会健康测量的量表、主观生活质量测量量表、疾病影响量表（sickness impact profile）、Karnofsky 功能状况量表（Karnofsky performance index）、健康良好状态指数综合评价（index of well-being，IWB）等量表。

二、生命质量的评价

生命质量评价是指对具有一定生命质量的人在一定时点上的生命质量表现的评判和得分解释。生命质量资料不同于一般资料，其包括多个领域，每个领域又可分为多个维度和条目，它是一种多指标、多终点的资料，对生命质量进行评价就需要对生命质量资料进行分析处理，这都是建立在对生命质量资料了解及测量工作规范化的基础上。生命质量资料是不可直接观察的主观资料，生命质量的分析不同于一般客观指标的分析，开始时需要进行很多的过渡性预处理工作，资料规范了才能进行按层次分析比较及得分解释说明等评价工作。

（一）生命质量评价预处理工作

目前生命质量测评的主流方法是标准化测量法，要对生命质量的数据进行分析评价，首先要做好数据的预处理工作，包括量表的计分和明确分析的层次。

对于生命质量测量的计分，每一个成熟的量表都会有计分规则，研究者在使用的时候参照计分规则进行计分即可。但需注意的是量表的计分是分层次的，通常可分为条目、侧面、领域、模块及总量表等层次，且分数有原始分（raw score）和转化分（prorate score）之分，计算得分时一定要分清楚正、负向条目，否则可能导致相反的结果。

对于条目的计分一般采用线性、等距与等级计分法。其中，线性计分法一般给出一定的长度的线段，通常是 0～10cm，并定出两端的选项，此方法适用于一些反映心理感受和社会功能状态的条目；等距计分法设定计分的距离，通常采用 5 级或 7 级距离，计分是根据回答的取值"1、2、3、……"分别取为"1 分、2 分、3 分、……"即可，适用于测量客观功能状态和行为；不等距计分则通过调查确定每个等级的定位情况，对中间一些等级的得分进行适当的调整，并对每个等值赋予一个权重，根据不同的权重计分即可。需特别注意的是不管使用什么样的方法，若是逆向条目，其得分要进行正向变换，否则会导致相反的结果。

生命质量的测定量表各层次计分可分为原始分和标准分的计算，原始分是标准分计算的基础。对于原始分的计算通常采用直接累加法和加权累加法，其中，直接累加法就是将各个条目得分累计相加得到不同层面的得分，如 SF-36、WHOQOL-100Q、QLICD 量表体系均是采用此方法；加权累加法是因为量表的每个条目都被赋予了一个权重系数，根据不同的权重进行加权累加。

有时为了消除条目数量的影响或比较各个维度之间的得分，需要进行分数的标准化转换，计算标准化分的方法很多，最常使用的是极差法，其计算公式如下所示。

$$标准化分 = \frac{原始分 - 理论最低分}{理论最高分 - 理论最低分} \times 100\%$$

不管采用什么样的方法，在量表应用的时候根据量表提供的计分规则计算量表得分即可。

（二）生命质量资料分析

前面已经提过，生命质量资料是有层次特点的，可涉及的层次包括条目、侧面、领域、模块及总量表等层次，研究者可以根据自己研究的目的选择不同的层次进行研究。同时，生命质量资料具有时间依赖性，对于生命质量资料的分析可按照时间的不同采用不同的方法：横向分析、纵向分析及结合客观指标进行分析。

横向分析又称横切面分析，是生命质量资料分析中最常用的方法，其目的是比较某个特定时点不同特征组的生命质量状况。横向分析时常用的统计学方法有单变量比较分析方法（t检验、方差分析、秩和检验等）、多变量分析方法（多元方差分析和Hotelling T^2检验等），以及关联及影响因素分析方法（多重逐步回归分析、逐步判别分析、主成分回归分析、典型相关分析及结构方程模型等）。

纵向分析指的是对同一个体在不同时点重复多次进行生命质量测定，比较生命质量的变化情况，这种比较方法能评价生命质量的动态变化，能真正体现生命质量测评的精髓。纵向测评主要用于比较同一组人群不同时点的生命质量，揭示生命质量在时间上的变化；比较两组或多组人群生命质量在时间上的变化规律是否相同；比较治疗方案及干预措施的效果；比较不同组、不同时点的生命质量变化情况。研究者可以根据不同的研究目的及资料的特点和侧重点，确定相应的统计学方法，比较常用的统计学方法有重复测量资料的方差分析和广义估计方程等。

结合客观指标进行分析是生命质量资料结合一般人口学资料、临床客观资料及生物学资料等客观资料进行分析。因为生命质量资料是被测者的主观感受和体验，主观性强，能与客观指标结合分析，打开分析通路，使得评价结果更加可靠，尤其是与生存时间的结合分析更具重要意义。

生命质量的评价目的主要是为了评估人群生命质量的高低，并找出影响生命质量的因素，为提高生命质量提供依据。生命质量评价涉及的重要内容是生命质量得分的解释，对生命质量的好坏做出评判。最常使用的方法是制定参照体系（类似常模），得分与参照体系进行比较，评判生命质量情况。此外，涉及得分变化多少才有临床意义的时候还要制定最小临床有意义差异值（MCID）。

三、生命质量测评的应用

生命质量测评目前已广泛应用于社会各领域，成为不可或缺的重要指标和评定工具。在医学领域 Cox（1992）提出了4个方面的应用：①人群健康状况的测量；②资源利用的效益评价；③临床疗法及干预措施的比较；④治疗方法的选择与决策。陈友仁等（2007）提出了8个方面的应用：①一般人群健康状况评定；②预防性干预及保健措施效果评价；③临床治疗措施效果评价；④临终患者应用；⑤癌症患者使用；⑥慢性病患者使用；⑦卫生效益评价、卫生政策制定；⑧药物不良反应评价。

显然，生命质量测评根据不同的目的或从不同角度可以有不同的应用方面。概括起来，主要有6个方面的应用：①评定人群健康状况及探讨健康影响因素；②临床治疗方案或药物的评价与选择；③临床预后及影响因素分析；④预防性干预及保健措施的效果评价；⑤卫生资源配置与利用的决策；⑥促进医患沟通和个体化治疗。

（一）人群健康状况评价及探讨健康影响因素

为了了解具有不同性别、文化程度、经济状况及年龄等特征的人群的综合健康状况，甚至作为一种综合的社会经济和医疗卫生指标，以便比较不同国家、地区、社区人民的生活质量和发展水平研究时，往往采用普适性生命质量测定量表进行横向研究。Gurine 等于1957 年联合美国的几所大院校进行了一次全国抽样调查，主要研究美国民众的精神健康和幸福感。Campbell 等（1981）于 1976 年采用 Cantril 量表对美国生活总的满意度及其 13个具体方面的满意度进行了调查分析。在国内，林南等（1987）根据千户抽样调查资料研究了天津市市民的生活质量；王滨燕等（1989）对北京中年知识分子的健康和生活质量进行了综合分析评价。此外，很多研究将 GHQ、NPH、MHIQ、SF-36、WHOQOL 等普适性量表应用于一般健康人群的生命质量测定。如 Sun S 等（2012）运用 EQ-5D 调查了解斯德哥尔摩无家可归者健康相关生活质量情况；Pittman JO 等（2012）调查了退伍军人的生命质量情况；李净海（2009）调查了丹东市贫困人群生命质量；张燕（2011）采用 SF-36 量表对泰山市警察群体生命质量进行了研究等。

当生命质量评价的对象是某些特殊人群，研究目的是了解健康状况及影响健康的因素时，可研制及应用专门针对某一特定人群的生命质量特异量表。如 Pearlman 等（1987）专门为测定老年人的功能状况而建立了老年综合评价量表（COPE）；万崇华团队针对我国慢性非传染性疾病，研制了慢性病生命质量量表体系（万崇华，2005），专门用于测定这些慢性病患者的生命质量并对他们的生命质量进行评价，分析影响生命质量的因素，寻找提高患者生命质量的具体措施，目前已经成功应用在冠状动脉硬化性心脏病（冠心病）、糖尿病、高血压及脑卒中等疾病上。

生命质量测定的应用范围正在被逐渐扩大，一般来讲，只要是有正常的自我意识能力的个体，其生活状态的评估都可以运用生命质量作为指标。当前，生命质量已经作为一个评价健康状况与生活水平的综合指标，与社会经济发展等密切相关，并成功应用于医学及社会学等领域。对生命质量影响因素的探讨有利于找出防治重点，从而促进整体健康水平的提高。

（二）临床治疗方案或药物的评价与选择

肿瘤和慢性病患者生命质量测评是目前医学领域生命质量研究的主流，对这些患者进行生命质量测评不仅是为了了解患者的生命质量状况，更重要的是用于评价与选择药物和临床治疗方案。通过对应用不同疗法或治疗措施的患者生命质量的测定与评价，寻找最好的治疗方法，为其治疗与康复措施的提供新的结局指标，从而以生命质量（或结合其他指标，如生存时间）来综合评价与选择治疗方案。此时，生命质量测定多采用特异性量表，对象的选择方法为随机对照设计，并进行纵向测定，即治疗前后各测定一次。此类应用的例子有很多，比较典型的是 Sugarbaker 等对肢体肉瘤的治疗方案的评价，在临床上肢体肉瘤的治疗方案通常有截肢、非手术治疗并辅以大剂量的放射治疗，传统观点认为能不截肢则尽量保留肢体，Sugarbaker 等（1982）对应用两种治疗方案的患者进行生命质量评定发现其总的生命质量没有统计学差异，但是截肢组在情绪行为、自我照顾、性行为等方面优于保留肢体方案，据此得出结论：从生命质量的观点看，保留肢体方案并不优于截肢方案，从减少复发的愿望出发，有截肢指征的尽量考虑截肢；此外，Willians（1983）等通过低位直肠癌患者直肠切除术后生命质量的测评，发现低位括约肌保留切除术的患者在饮食、性功能、情绪等方面均优于传统的经腹部会阴切除术，从而说明低位括约肌保留切除术优于传统方法。类似的研究还有很多，在此不一一赘述。

除了治疗方案的选择外，生命质量也可应用于药物的疗效和不良反应分析，多应用于癌症及慢性病药物评价，为药物的筛选提供依据。如意大利老年肺癌研究组以 QLQ-C30和 QLQ-LC13 为测评工具，对 161 例采用 vinorelbine（一种半合成的长春花属类生物碱）治疗的 70 岁以上的老年肺癌患者进行了分析，发现该药能改善其生存时间和生命质量，从而证实了该类药物的疗效。目前，美国 FDA 明确规定，新药审批上市必须要包含生命质量评价的资料。

（三）临床预后及其影响因素分析

预后（prognosis）指某种疾病的可能结局或后果，以及这些后果发生的可能性大小，是临床医师和患者都非常关心的问题。传统的预后分析往往采用疾病存活、复发、死亡及 x 年生存率等终点指标来衡量，没有采用反映患者的症状、不良反应、心理功能及社会适应性等的综合指标。随着医学的发展及医学模式的转变，"活得长"和"活得好"的取舍成为争论的焦点，尤其是对肿瘤患者，活得好的"带瘤生存""人瘤共存"成为新的医学目标。此外，生物治疗、中医药治疗等着重整体功能改善的疗法，难以用传统疗效评价指标评价预后。因此，生命质量这个具有整体性、综合性和体现以人为本的指标可作为临床预后指标纳入随访研究，并对影响生命质量的因素进行探讨。如 Cole 等（2005）用参数模型分析了乳腺癌术后对生命质量与生存时间影响的预后因素，发现与术后的辅助疗法、肿瘤大小及年龄等有关。

此外，生命质量本身也可以作为预后的影响因素（预测因子）。如 Coates 等（1997）的研究显示晚期癌症患者的生命质量是其生存时间的重要预后因素，QLQ-C30 量表中总生命质量条目（Q30）得分高的患者死亡风险是得分低患者的 87%（95%可信区间是0.80～0.94）。

（四）预防性干预及保健措施的效果评价

预防性干预及保健措施是临床和公共卫生的职责之一，主要面向的人群是社区一般人群，随着预防医学和初级卫生保健的发展，对干预措施的效果评价日益重视，对预防性干预及保健措施的效果评价可借生命质量这一高度概括的指标进行。这与第二方面的应用非常相似，在干预前后进行生命质量测量，比较生命质量的变化，得出相应结论。Brovold等（2014）比较出院的老年慢性病患者进行高强度有氧锻炼（HIA）和家庭锻炼（HB）的干预效果，经过 3 个月的锻炼后发现两组患者的生命质量及身体活动性均有改善，而体能测试中，HIA 组改善大于 HB 组，认为体育锻炼能提高老年人生命质量及体能，应该纳入治疗功能下降的措施当中。

国内，王秀丽（2014）探讨了音乐疗法对改善癌症患者身心症状和睡眠质量的疗效研究，实施音乐疗法后，评价音乐疗法对癌症患者的焦虑、抑郁症状、睡眠质量及患者的生命质量的效果。罗雪婷等（2011）分析了运动干预对大一新生生命质量的影响，结果表明，运动组生理功能、总体健康、活力、社会职能、精神健康等 5 个方面评分明显高于对照组。张静文等（2011）进行了太极拳干预社区中老年人亚健康状态的临床随机对照试验，结果显示，太极拳干预组生命质量干预前后评分差值与一般体育运动组比较，在总体健康和生命活力两个维度的差异有统计学意义。

（五）卫生资源配置与利用的决策

卫生资源配置与利用决策分析的主要任务就是选择投资重点，合理分配与利用卫生资源并产生最大的收益，这在卫生经济学中有着重要地位，通常通过成本–效益或成本–效果分析来实现，其综合的效益指标常用预期寿命来衡量。随着生命质量研究的深入和广泛开展，人们越来越倾向于用"质量调整生命年（QALYs）"这个指标来综合反映投资的效益。因为 QALYs 综合考虑了生存时间与生命质量，克服了以往将健康人生存时间和患者生存时间同等看待的不足，医疗卫生决策的原则是相同成本产生最大 QALYs 或同一 QALYs 对应最小成本。生命质量以患者为中心，充分尊重患者的主观感受和体验，是构成 QALYs 的重要指标，可把生命质量测定应用于卫生资源配置与利用的决策中。

据此，Drummond 等（1987）将生命质量测定用于资源分配中；Mosteller（1987）将生命质量测定用于卫生立法和卫生政策的制定。我国王煜（2010）采用欧洲生存质量测定量表（EQ-5D）对中国居民健康相关生命质量及其对卫生服务利用影响进行了研究，还建立了高血压患者门诊和住院服务概率及费用预测模型，计算了总人群质量调整生命年，结果显示，每 10 万人群中，每年因患循环系统疾病造成质量调整生命年下降 238.7 年；其次为肌肉骨骼系统疾病，每年降低质量调整生命年 145.1 年。

（六）促进医患沟通和个体化治疗

生命质量的测评是多维度、多条目的，可以在不同的层面（条目、侧面、领域及总量表等）进行分析，从而得到更多的患者信息，有利于促进医患沟通，推广和完善个体化治疗。这方面的应用在癌症及慢性病患者中最为广泛，有些癌症患者心理承受能力很差，治疗中要加强心理辅导、同伴教育等，增强其治疗的信心和治疗效果；有的患者"标签"作用很明显，难以适应社会，治疗中就要加强社会适应方面的训练。通过对患者生命质量的测定，充分了解患者的主观感受和体验，找出患者特点，打开最有效的沟通之路，可以让患者对自己的情况有更深入的理解，同时更相信和配合医师的治疗，达到最理想的治疗效果，同时可以促进医护工作者开展和完善个体化治疗。

第二章　慢性病患者生命质量测评

慢性病一般指慢性非传染性疾病，是一类起病隐匿、病程漫长、病情迁延不愈或反复发作加重的疾病，会对患者、家庭及社会造成重大经济损失。慢性病的范围十分广泛，常见的慢性病主要为慢性心脑血管疾病、慢性呼吸系统疾病、内分泌及代谢性疾病、慢性骨关节疾病、慢性消化系统疾病、慢性泌尿生殖系统疾病、慢性神经精神疾病、慢性皮肤疾病、血液系统疾病、免疫系统疾病、先天性疾病、癌症等；还包括结核病、获得性免疫缺陷综合征等慢性传染性疾病，因其也具有慢性病的特点，同时具有传染性，较一般慢性病的危害更大。

伴随着人们生活水平的不断提高，人口老龄化日趋严重，慢性病的发生呈现快速上升趋势。世界卫生组织（WHO）的资料显示（World Health Organization, 2013），仅 2008 年，慢性非传染性疾病就导致了 3600 万例以上的死亡，占全球死亡总人数的 63%，其中 1400 万例以上为 30～70 岁的过早死亡，占低等和中等收入国家疾病负担的 86%。WHO 预计，在未来的 15 年，这些疾病将导致累计 7 万亿美元的经济损失，使数百万人陷入贫困。我国的慢性病发病率及患病率也不断升高，防控形势日益严峻。每年有 800 万人死于非传染性疾病，其中 300 万人属于过早死亡，由恶性肿瘤及其他慢性病导致的死亡占总死亡的 85%，其导致的疾病负担占总疾病负担的 70%（卫生部，2012）。除恶性肿瘤发病率和死亡率持续增长外，几种主要慢性病的患病率也呈持续增长的态势。

慢性病具有病程长、不能治愈、反复发作且逐渐加重的特点，可能会削弱患者的生理、心理功能及社会交往能力，从而对患者的工作、生活造成不同程度的影响，而传统的评价疾病严重程度的指标，如患病率、病死率、死亡率、生存率等无法关注疾病对患者存活状态下功能的影响；用于评价治疗措施的指标，如好转率、有效率、缓解率等则没有全面关注患者的心理和社会功能的改善。因此，生命质量的测定成为评价人群健康状况和治疗措施的指标，其在慢性病领域日益得到重视，成为慢性病及肿瘤研究领域的热点之一。鉴于肿瘤患者生命质量研究的特殊性，本书所涉及的慢性病不包括肿瘤。

第一节　常用普适性量表介绍

慢性病生命质量的测定主要通过量表实现，测定量表可以分为普适性量表和疾病特异性量表。普适性量表的开发不针对特定的疾病，可用于不同疾病患者及正常人群生命质量或健康状况的研究；疾病特异性量表则针对特定的疾病或状况开发，可用于特定疾病患者生命质量测定及影响因素的研究，对干预的敏感性一般较普适性量表强，其对疾病特定领域的关注为临床选择干预措施及改善患者预后提供了一定的依据，同时为临床干预的效果提供了新的评价指标。

一、国外生命质量普适性量表介绍

用于测定慢性病患者生命质量的普适性量表较多，常用的有简明健康状况调查问卷

（SF-36）、世界卫生组织生存质量测定量表（WHOQOL-100）或简表（WHOQOL-BREF）、诺丁汉健康调查问卷（NHP）、欧洲生存质量测定量表（EQ-5D）、健康质量指数（QWB）等。Coons 等（2000）通过对 7 种普适性量表的比较性研究，认为每个量表开发的目的和适用范围不同，研究者应主要依据研究的目的、测量对象的特征和环境选择具有所需评价生命质量相关特性的量表。我们把国外常用普适性量表列于表 2-1，为读者选择适宜的生命质量测定量表提供参考。

表 2-1　国外常用生命质量普适性量表

量表	参考译名	条目数	领域	填表方式	分制
SF-36	简明健康状况调查问卷	36	生理功能、生理角色、躯体疼痛、总体健康、活力、情感角色、心理健康、社会功能	自填	1～5
WHOQOL-100	世界卫生组织生存质量测定量表	100	生理、心理、社会关系、环境、精神/宗教/个人信仰、总体生命质量及一般健康状况	自填	1～5
WHOQOL-BREF	世界卫生组织生存质量测定简表	26	生理、心理、社会关系、环境	自填	1～5
SIP	疾病影响量表	136	睡眠和休息、进食、工作、家务、娱乐与消遣、行走、灵活性、身体保健和运动、社会交往、警觉、情感、交流	自填、访谈	是/否
NHP	诺丁汉健康调查问卷	45	第1部分：躯体移动、疼痛、睡眠、精力、情绪反应、社会关系 第2部分：健康问题对就业、家务、社会生活、性生活、家庭关系、兴趣爱好和假期的影响	自填	是/否
EQ-5D	欧洲生存质量测定量表	5	移动性、自我照顾、平常活动、疼痛/不适、焦虑/抑郁	自填	1～5、0～100VAS
HAQ	健康评估问卷	20	穿衣和修饰、起身、进食、行走、个人卫生、伸手拿东西、握紧事物、其他活动	自填、访谈	1～3
QWB（Kaplan RM，1979；Kaplan RM，1998）	健康质量指数	59	移动性、生理活动、社会活动、症状	自填	是/否
15D	生命质量15个领域测定量表	75	移动性、视力、听力、呼吸、睡眠、进食、讲话、排泄（大小便）、平常活动、脑功能、不适和症状、忧郁、悲痛、活力、性活动	自填	描述性
COOP/WONCA	达特茅斯COOP功能性健康评估图		身体健康、感觉、日常活动、社会活动、健康变化、总体健康状况	自填	1～5、描述性
HUI（Torrance GW，1982）	健康效用指数	HUI2：7 HUI3：8	HUI2：感觉、移动性、情感、认知、自我照顾、疼痛、生育力 HUI3：视觉、听觉、说话、行走、灵活性、情感、认知、疼痛	自填	描述性
FACIT-G	慢性病治疗功能评价-共性模块	27	生理健康、社会/家庭健康、功能健康、情感健康	自填	1～5
GHQ（Tennant C，1977）	一般健康问卷	60	抑郁/不幸、焦虑/心理失调、社会功能失调、疑病症	自填	1～4
LQoLP	兰克夏生命质量量表	105	工作和教育、闲暇和参与、宗教、经济、生活状况、法律地位和安全、家庭关系、社会关系、健康	自填	是/否
PedsQL-GC（Varni JW，1999；Varni JW，2001；Varni JW，2002）	儿科生命质量量表-共性核心模块	23	生理、情感、社会、学校	自填、家长填	1～5

续表

量表	参考译名	条目数	领域	填表方式	分制
DISABKIDS- CG	失能儿童生命质量量表-慢性病共性量表	56	情感、独立、躯体、社会包容、社会排斥、药物治疗	自填、代评	1～5
MILQ	生命质量多维度指数	35	心理健康、躯体健康、躯体功能、认知功能、社会功能、亲密关系、生产力、经济地位、与卫生人员的关系	自填	1～5
AQoL	生命质量评价量表	35	独立生活、疼痛、感觉、心理健康、幸福感、应对、关系、自我价值	自填	VAS

1. 简明健康状况调查问卷（The Medical Outcomes Study Short-form 36，SF-36） 由美国医学结局研究组（Medical Outcomes Study，MOS）研制开发（Ware JE，1992；McHorney CA，1993；McHorney CA，1994）。SF-36 包含了 8 个领域：生理功能（physical functioning，PF，10 个条目）、生理健康问题导致的角色受限（role limitations due to physical health problems，RF，4 个条目）、情感问题导致的角色受限（role limitations due to emotional problems，RE，3 个条目）、社会功能（social functioning，SF，2 个条目）、疼痛（body pain，BP，2 个条目）、活力（vitality，VT，4 个条目）、心理健康（mental health，MH，5 个条目）和总体健康状况（general health，GH，5 个条目），此外还有 1 个条目用来测量过去 1 年健康状况的变化。其中 RF 和 RE 的条目回答为"是/否"，其余条目则采用 3～6 级利克特（Likert）评分。1996 年，第 2 版 SF-36（SF-36v2）修订完成，对文字进行了修改，使其更简短和明确；对问题和回答的布局进行了调整，使阅读和填写都更容易，同时减少了缺失的发生；还将整个量表的回答选项统一成相同的 Likert 5 级评分。

SF-36 被翻译为数十种语言，在世界各地的社区人群健康调查、社区干预性试验、临床试验中得到广泛应用，使用的文献有万余篇。由于研究者对 SF-36 的广泛肯定，其也常被用作新量表开发校标效度的评价标准。数量众多的研究产生了不同人群间大量的常模及基准数据，为比较不同人群的生命质量提供了数据基础。SF-36 多次被翻译为中文，在不同地区的华人中被广泛应用，国内也有较多的 SF-36 中文版本。

SF-36 作为普适性量表，不可能适合所有疾病，在特定疾病的研究中，其可能对生命质量的变化不敏感。此外，SF-36 缺乏一些生命质量的基本内容，如睡眠、性功能、家庭功能等；在以改善功能为主的干预中，SF-36 可能会出现"地板效应"或"天花板效应"，使其使用受到一定限制（Patel，2007）。SF-36 的普适特性决定了其不可能对所有的研究都适用，如果研究者在研究中关注的是患者生命质量某些特殊领域的变化，选择特异性量表是明智的。而对于不同人群的比较，SF-36 的优势无法替代。SF-36 也可以作为总体健康状况的测量指标，结合其他特异性测量指标，对研究对象进行全面的评价。

2. 世界卫生组织生存质量测定量表（The World Health Organization Quality of Life Assessment，WHOQOL） 是由 WHO 1991 年组织 15 个不同国家和地区的研究中心，历经 4 年研制出的跨文化多语种的普适性量表（WHOQOL Group，1994；WHOQOL Group，1998）。WHOQOL-100 包含 100 个条目、6 个领域及 24 个侧面：①生理功能领域（physical capacity），包含疼痛和不适（pain and discomfort）、精力与疲乏（energy and fatigue）、睡眠与休息（sleep and rest）3 个侧面；②心理功能领域（psychological），包含积极感受（positive feeling）及思考、学习、记忆和注意（thinking，learning，memory and concentration），以及自尊（self-esteem）、身体形象和外貌（body image and appearance）、消极感受（negative feeling）5 个侧面；③独立性领域（level of independence），包含移动性（mobility）、日常生活的活动性（activities of daily living）、对药物或治疗的依赖（dependence on medication or treatment）、工作能力（work capacity）4 个侧面；④社会关系领域（social relationships），包含个人关系（personal relationships）、社会支持（social support）、性活动（sexual activity）3 个侧面；⑤环境领域（environment），包含身体安全和保障（physical safety and security）、家庭环境（home environment）、经济来源（financial resources）、医疗和社会照顾的可及性和质量（health and social care：accessibility and quality）、获得新信息和技能的机会（opportunities for acquiring new information and skills）、娱乐/休闲活动的参与和机会（participation in and opportunities for recreation/leisure activities）、物理环境（污染/噪声/交通/气候）〔physical environment（pollution/noise/traffic/climate）〕、交通工具（transport）8 个侧面；⑥精神/宗教/个人信仰领域（spirituality/religion/personal beliefs）和总体生命质量及一般健康状况评价（overall quality of life and general health perceptions）（各算一个侧面）。每个侧面由 4 个条目组成，分别测量该方面的强度、频度、能力及评价。每个条目为 5 级 Likert 评分。

研究组在 WHOQOL-100 的基础上，研制出含 26 个条目的简表 WHOQOL-BREF（WHOQOL Group，1998）。由于精神领域只有一个条目，总体生命质量和健康状况条目不参与量表的结构分析，所以，在进行结构效度等的分析时按照 4 个领域进行。每个领域的得分为该领域条目的平均分乘以 4（便于与 WHOQOL-100 领域得分进行直接比较），其中 Q3、Q4 和 Q26 为负性条目，其得分为 "6-回答选项"。领域原始得分通过公式 SS=（RS-4）×（100/16）转换为 0～100 分的标准分。

WHOQOL 量表在全世界的使用非常广泛，由于参与研究的人员来自不同的文化背景，使量表具有了较好的文化适应性。量表广泛使用于一般人群或不同疾病的患者，被证实具有较好的信度和效度，但在某些疾病患者中的信度低于 SF-36（Najafi M，2009）。在临床试验中，WHOQOL 量表也是使用较多的量表之一，由于量表的长度问题，WHOQOL-100 在临床研究中的应用比 WHOQOL-BREF 要少。WHOQOL 量表具有普适性量表的局限性，如对特殊疾病或特定领域的关注不够，因此其在临床研究中的应用受到一定限制。研究者可以借鉴 WHOQOL 量表模块开发的模式，在 WHOQOL 量表的基础上，结合一些简短的特异性量表，对患者的生命质量进行全面的研究，同时可以对不同患者间的生命质量进行比较性研究。

3. 疾病影响量表（Sickness Impact Profile，SIP）　是美国华盛顿大学的 Gilson 和 Bergner 博士等于 1972 年起，耗时 6 年研制出的用于测量与疾病有关的行为功能失调以评价卫生保健服务效果的健康状况测定量表（Gilson BS，1975；Bergner M，1981；de Bruin AF，1994）。目前使用的 136 个条目的量表包含 12 个领域：睡眠和休息（sleep and rest，7 个条目）、进食（eating，9 个条目）、工作（work，9 个条目）、家务管理（home management，10 个条目）、娱乐与消遣（recreation and pastimes，8 个条目）、行走（ambulation，12 个条目）、灵活性（mobility，10 个条目）、身体保健及运动（body care and movement，23 个条目）、社会交往（social interaction，20 个条目）、警觉行为（alertness behavior，10 个条目）、情感行为（emotional behavior，9 个条目）、交流（communication，9 个条目）。其中，行走、灵活性、身体保健和运动可以合并为生理功能领域，社会交往、交流、警觉行为和情感行为可以合并为社会心理功能领域。每个条目为两分类回答 "同意/不同意"，各条目回答"同意"得分，"不同意"不得分，各条目的得分多少按照事先给定的标准权重计算，各领域得分或总分为各领域或总量表的条目得分合计，除以该领域或总量表得分的最大值，再乘以 100，领域及总量表得分范围为 0～100 分，得分越高，表示疾病的影响越大。

4. 诺丁汉健康调查问卷（The Nottingham Health Profile，NHP） 是由英国诺丁汉大学的 Carlos J. Martinih 和 Ian McDowell 医生负责的研究团队于 1975 年开始研制的用于评价初级卫生保健效果的普适性生命质量量表（Martini CJ，1976；McDowell I，1976；Hunt SM，1980；Hunt SM，1981；Hunt SM，1980）。其包含 82 个条目，涵盖了从社会关系到身体移动的 12 个日常生活领域，包括睡眠（sleeping）、进食（eating）、工作及家务（work, including housework）、身体移动（body movement）、穿衣和如厕（dressing, toileting）、行走（walking）、集中注意力的能力（ability to concentrate）、外出（going out）、心理反应（mental reactions）、社会交往（sociability）、家庭关系（family relationships）和业余活动（leisure activities）。1980 年修订为 6 个领域、38 个条目：躯体活动（8 个条目）、疼痛（8 个条目）、睡眠（5 个条目）、社会孤独感（5 个条目）、情绪反应（9 个条目）和精力（3 个条目）。为评价健康问题对社会功能的影响，作者又在量表中增加了 7 个条目的第 2 部分，涵盖就业（paid employment）、家务（jobs around the home）、社会生活（social life）、性生活（sex life）、家庭关系（family relationships）、爱好/兴趣（hobbies/interests）、假期（holidays）。

由于第 2 部分的形式不同且不必硬性测定，故一般研究中只使用量表的第 1 部分。每个问题的回答为"是"或"否"，如果陈述符合目前的情况并持续 1 周以上的，回答"是"。由于每个条目代表的问题的严重性不同，所以给予不同的权重。领域得分为该领域回答"是"的条目得分之和除以全部条目均回答"是"的得分，得分范围为 0～100 分，得分越高，该领域受健康问题的影响越大。

5. 欧洲生存质量测定量表（European Quality of Life Index，EQ-5D） 是欧洲生命质量研究组（EuroQol Group）于 1990 年研制的普适性生命质量测定量表（EoruQol，1990；Van Agt HM，1994；Nord E，1991）。EQ-5D 包括两个部分，第一部分为描述部分，包含 5 个领域：移动性、自我照顾、一般性活动、疼痛/不适、焦虑/抑郁。每个领域有 3 个回答选项（问卷称为 EQ-5D-3L）：没有问题、有些问题、有严重问题，分别以 1、2、3 的数字表示，5 个领域的回答获得 5 个数字的代码，该代码通过加权转换为 0～1 的得分，在研究社区一般人群时，由于选择 3 的比例较少，也可以将 2～3 类合并为有问题，则每个领域就成为两类问题（无/有）。第二部分是视觉模拟评分法（Visual Analogue Scale，VAS），要求被调查者在 1 段 20cm 长的垂直线上用一条水平线标注出自己目前的健康状况，线的两端分别代表"可想象的最好的健康状况"和"可想象的最差的健康状况"。VAS 得分为 0～100 分。2005 年，EQ-5D 的描述部分由 3 级答案增加为 5 级（问卷称为 EQ-5D-5L）：没有问题、有轻微问题、有中度问题、有严重问题、有非常严重（极度）的问题，分别以 1～5 的数字代表。

6. 慢性病治疗功能评价量表体系（functional assessment of chronic illness therapy，FACIT） 是美国西北大学的 David Cella 博士领衔研制的生命质量量表群（Cella DF，1993；Webster K，1999）。该量表体系从 1987 年开始研制，采用共性模块加特异模块的方式，即可用于所有患者的共性模块，当用于特定疾病时，在此基础上增加该疾病的特异性条目（即特异模块）形成该疾病的特异性量表，这样既可以在不同人群中使用以比较其生命质量的差异，也可以用于特定疾病的临床研究，以了解疾病对患者生命质量特定方面的影响，有利于临床治疗措施的选择及疗效的评价。首先研制出的是用于癌症患者的癌症治疗功能评价量表（functional assessment of cancer therapy，fACT）系列的核心量表，即共性模块FACT-G。第 4 版 FACT-G 于 1997 年扩展到其他慢性病的研究，并正式命名为慢性病治疗功能评价量表，FACT-G 也随之成为 FACIT-G。FACIT-G 包含 27 个条目、4 个领域：生理健康（physical well-being，PWB；7 个条目，GP1-GP7）、社会/家庭健康（social/Family well-being，SWB；7 个条目，GS1-GS7）、情绪健康（emotional well-being，EWB；6 个条目，GE1-GE6）和功能健康（functional well-being，FWB；7 个条目，GF1-GF7）。条目采用 5 级 Likert 评分，从一点也不（0 分）到非常（4 分）。得分越高，生命质量越好。若有缺失值，则以该领域实际回答条目的得分均值代替。

FACIT 量表主要应用于癌症患者的生命质量测定，在慢性病领域的应用相对较少，目前已研制出的慢性病特异量表包括 HIV/AIDS 量表（FAHI）、多发性硬化症量表（FAMS）、帕金森病量表（FAPD）、风湿性关节炎量表（FARA）等。此外，FACIT 系统还开发了一系列的非癌症领域特异性量表（non-cancer specific measures）、症状特异性量表（symptom specific measures）及治疗特异性量表（treatment specific measures），如乏力量表（FACIT-F）、精神量表（FACIT-SP）、治疗满意度量表（FACIT-TS）等，其中，FACIT-F 的应用较多。

二、国内普适性量表介绍

国内研究者也开发了一些生命质量的普适性量表（表 2-2），如李凌江等（1995）研制的生活质量问卷（QOLI）、许军等（2000）研制的自评健康测定量表、于善林等（1996）研制的老年人生活质量调查问卷等。其中，李凌江等研制的 QOLI 是国内使用最广的由国内学者编制的生命质量普适性问卷，被广泛应用于临床生命质量的研究。

1. 生活质量问卷（quality of life inventory，QOLI）　是原湖南医科大学李凌江博士及其团队于 1995 年研制的生命质量普适性量表，主要用于评价社区一般人群的生命质量（李凌江，1995）。量表包含了 64 个条目，分为躯体功能（包括躯体运动与感官功能、性与食、睡眠与精力、躯体不适感与疾病 4 个方面）、心理功能（包括正负性情绪、认知、自尊、精神应激量 4 个方面）、社会功能（包括社会交往与社会支持、业余娱乐、职业功能、家庭功能 4 个方面）和物质生活条件（包括收入与消费、住房、生活环境、生活便利性 4 个方面）4 个领域。每个领域均包含主观条目和客观条目，采用 5 级 Likert 计分，主观条目得分为 1 分（极不满意）到 5 分（非常满意），客观条目得分为 1 分（极差）到 5 分（极佳），条目得分相加即得领域粗分，再根据公式计算标准分，最后计算各领域主观、客观得分。得分越高，生命质量越好。

2. 慢性病生命质量测定量表-共性模块（quality of life instrument for chronic diseases-general module，QLICD-GM）　是万崇华等于 2003 年起研制的慢性病患者生命质量测定量表体系中的共性量表。该体系由一个共性模块（GM）和一系列疾病特异模块（SM）构成，共性模块测定慢性病患者共性部分，可以单独使用于不同的慢性病患者，具有普适性量表的特性，同时也可以结合特异模块应用于特定慢性病患者，具有特异性量表的作用（万崇华等，2015）。其中，第一版的 QLICD（V1.0）体系含一个共性量表 QLICD-GM 及慢性阻塞性肺疾病（COPD）、哮喘、肺源性心脏病（肺心病）、消化性溃疡、肠易激综合征、慢性胃炎、高血压、冠心病、糖尿病 9 种疾病的测定量表（万崇华等，2009），各量表均具有较好的测量学特性（信度、效度、反应度），并得到了广泛的应用。从 2008 年起开始了第 2 版的 QLICD（V2.0）研制，目前研制出了一个含有 3 个领域、10 个侧面、28

个条目的共性模块量表 QLICD-GM（V2.0）及近 30 种慢性病特异性量表。本章之后几节将详细介绍 QLICD-GM（V2.0）。

表 2-2　国内学者研制的普适性量表

量表	条目数	领域	填表方式	分制
生活质量问卷（QOLI）	64	躯体功能、心理功能、社会功能、物质生活条件	自填	1～5
自评健康测定量表（SRHMS）（许军，2000；许军，2003）	48	生理健康、心理健康、社会健康	自填	0～10
老年人生活质量调查问卷（于善林，1996）	11	健康状况、生活习惯、日常生活功能、家庭和睦、居住条件、经济收入、营养状况、心理卫生、社会交往、生活满意度、体能检查	自填	1～3
中华生存质量量表（赵利，2006；刘凤斌，2007）	50	形（气色、睡眠、精力、饮食、气候适应性）、神（精神状态、思维与眼神、语言表达）、情志（包括喜、怒、悲、忧、惊恐）	自填	1～5
生活质量普适性量表（QOL-35）（武阳丰，2005）	35	总体健康和生活质量、生理功能、独立生活能力、心理功能、社会功能、生活条件	自填	1～5
汤旦林生命质量测定量表（邓开叔，1997）	16	生理、心理、社会、尽职责的能力、自我健康意识	自填	1～5

第二节　QLICD-GM 的结构与特性

一、量表的结构

QLICD-GM（V2.0）是慢性病患者生命质量测定量表体系（quality of life instruments for chronic diseases，QLICD）中的共性模块 QLICD-GM（general module）量表，是在 QLICD-GM（V1.0）基础上研制而成的。该模块包括生理功能（9 个条目）、心理功能（11 个条目）、社会功能（8 个条目）3 个领域 9 个侧面共 28 个条目，每个条目均为五级等级式条目。其中，生理功能包括基本生理功能、独立性、精力不适 3 个侧面；心理功能包括认知、情绪、意志与个性 3 个侧面；社会功能包括人际交往、社会支持、社会角色 3 个侧面。其结构见图 2-1，可用于各种慢性病的生命质量共性部分的测定。在此基础上，可研制出 30 多种慢性病特异量表，构成较完整的慢性病患者生命质量测定量表体系 QLICD。

二、量表的测量学特征

通过 1672 例慢性病患者的测定结果对量表的测量学特征进行评价，其中高血压 185 例、慢性胃炎 163 例、消化性溃疡 170 例、COPD 124 例、糖尿病 242 例、骨关节炎 140 例、类风湿关节炎 100 例、系统性红斑狼疮 143 例、脑卒中 100 例、前列腺增生 141 例、慢性肾衰竭 164 例。

1. 量表的效度（validity）

（1）内容效度：本量表按照 WHO 提出的关于健康和生命质量的内涵提出条目，整个研制过程由临床医师、护士、患者、生命质量研究人员等各方面人员参与，并按严格程序筛选，保证了其较好的内容效度。

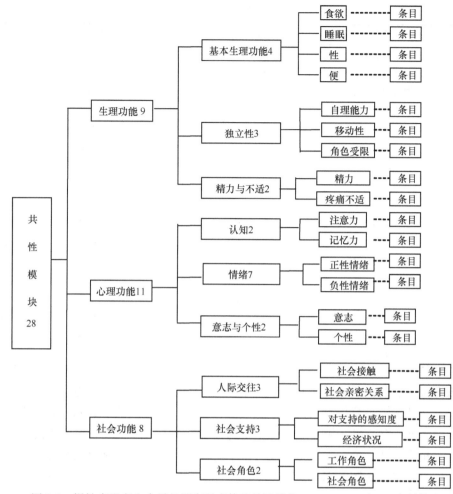

图 2-1 慢性病患者生命质量测定量表体系共性模块 QLICD-GM（V2.0）结构

（2）结构效度：条目与领域相关分析结果（表 2-3）显示，各条目与其所属领域的相关系数（r）大部分在 0.4 以上，各条目与其所属领域的相关系数明显大于与其他领域的相关系数。

表 2-3　QLICD-GM（V2.0）各个条目与各个领域间的相关系数（N=1672）

编号	条目简述	躯体功能	心理功能	社会功能	总量表
GPH1	胃口好吗？	0.58	0.29	0.27	0.45
GPH2	睡眠好吗？	0.49	0.28	0.20	0.39
GPH3	影响性功能吗？	0.44	0.25	0.23	0.36
GPH4	大便正常吗？	0.50	0.26	0.24	0.40
GPH5	疼痛或不舒服感？	0.56	0.42	0.25	0.50
GPH6	能料理日常生活吗？	0.77	0.35	0.40	0.59
GPH7	能劳动吗？	0.78	0.41	0.43	0.64
GPH8	能独立行走吗？	0.75	0.33	0.35	0.56
GPH9	容易疲乏吗？	0.59	0.39	0.24	0.49
GPS1	能集中注意力吗？	0.62	0.54	0.48	0.66
GPS2	记忆力下降了吗？	0.39	0.57	0.25	0.51

续表

编号	条目简述	躯体功能	心理功能	社会功能	总量表
GPS3	生活有乐趣吗？	0.25	0.43	0.38	0.42
GPS4	烦躁或易怒吗？	0.28	0.63	0.24	0.49
GPS5	被视为家庭负担吗？	0.25	0.64	0.42	0.54
GPS6	担心健康变糟吗？	0.27	0.67	0.33	0.53
GPS7	情绪低落或忧伤吗？	0.36	0.78	0.43	0.66
GPS8	悲观失望吗？	0.39	0.79	0.50	0.69
GPS9	对疾病恐惧吗？	0.34	0.72	0.41	0.61
GPS10	积极乐观看疾病吗？	0.45	0.57	0.55	0.62
GPS11	脾气（性格）变坏吗？	0.27	0.69	0.35	0.55
GSO1	像以前与别人来往吗？	0.54	0.44	0.67	0.64
GSO2	与家人关系好吗？	0.09	0.25	0.53	0.32
GSO3	与朋友关系好吗？	0.14	0.25	0.56	0.35
GSO4	家庭关心支持吗？	0.24	0.31	0.63	0.44
GSO5	他人关心支持吗？	0.26	0.31	0.68	0.46
GSO6	家庭经济困难吗？	0.23	0.45	0.54	0.48
GSO7	影响地位了吗？	0.31	0.48	0.60	0.54
GSO8	承担家庭角色吗？	0.43	0.38	0.68	0.56

探索性因子分析显示（表2-4），QLICD-GM（V2.0）共性模块量表在结构上已确定为有9个侧面，故在因子分析时筛选9个主成分，其累计方差贡献率为68.14%。由表可得，第1主成分主要为独立性，第3主成分主要为社会支持，第4主成分主要为情绪，第5主成分主要为精力不适，第6主成分主要为基本生理功能，第7主成分主要为人际交往。除了心理功能领域中的认知侧面和意志与个性侧面条目的归类不太理想外，量表的结构与理论框架基本吻合。

表2-4　QLICD-GM（V2.0）共性模块因子与各条目的因子载荷系数（N=1672）

条目	因子（方差贡献%）								
	1（27.76）	2（10.21）	3（7.91）	4（5.05）	5（4.05）	6（3.87）	7（3.47）	8（2.98）	9（2.85）
GPH1	0.24	0.05	0.07	0.10	0.09	0.76	0.05	0.04	0.02
GPH2	0.02	0.14	0.12	−0.04	0.24	0.74	−0.04	0.03	0.18
GPH3	0.11	0.10	0.08	0.15	0.16	0.07	0.01	0.86	−0.02
GPH4	0.24	0.10	0.02	0.10	0.01	0.60	0.22	0.06	−0.49
GPH5	0.17	0.12	0.05	0.17	0.74	0.18	0.00	−0.09	0.06
GPH6	0.87	0.06	0.15	0.05	0.07	0.11	−0.01	0.06	−0.02
GPH7	0.85	0.07	0.14	0.12	0.14	0.11	0.01	0.05	0.04
GPH8	0.89	0.08	0.09	−0.01	0.09	0.06	0.03	0.02	−0.01
GPH9	0.20	0.11	0.03	0.14	0.67	0.16	0.01	0.22	−0.08
GPS1	0.66	0.17	0.30	0.09	0.19	0.13	0.04	0.02	0.07
GPS2	0.11	0.38	0.06	0.03	0.65	0.03	0.01	0.13	0.01
GPS3	0.19	0.18	0.10	0.12	−0.01	0.17	0.37	−0.01	0.67
GPS4	0.04	0.73	−0.02	−0.03	0.29	0.02	0.08	0.17	0.06
GPS5	0.02	0.37	0.12	0.61	0.15	0.04	0.08	−0.06	−0.02

续表

条目	因子（方差贡献%）								
	1（27.76）	2（10.21）	3（7.91）	4（5.05）	5（4.05）	6（3.87）	7（3.47）	8（2.98）	9（2.85）
GPS6	0.08	0.45	0.02	0.52	0.28	−0.06	0.05	−0.14	−0.20
GPS7	0.09	0.70	0.16	0.36	0.15	0.13	0.05	−0.05	−0.05
GPS8	0.17	0.69	0.22	0.36	0.05	0.13	0.06	−0.05	0.06
GPS9	0.14	0.60	0.15	0.40	0.08	0.11	0.01	−0.14	0.02
GPS10	0.34	0.23	0.52	0.16	0.09	0.20	0.06	−0.09	0.24
GPS11	0.08	0.78	0.05	0.12	0.06	0.04	0.07	0.17	0.09
GSO1	0.49	0.10	0.56	0.13	0.13	0.14	0.02	0.01	0.11
GSO2	−0.03	0.12	0.23	0.06	−0.02	0.05	0.83	0.03	0.09
GSO3	0.06	0.04	0.25	0.07	0.04	0.03	0.85	−0.02	0.05
GSO4	0.09	0.10	0.79	0.03	−0.01	0.03	0.20	0.01	−0.03
GSO5	0.10	0.04	0.78	0.08	0.05	-0.01	0.24	0.07	−0.07
GSO6	0.10	0.14	−0.02	0.79	0.04	0.02	0.13	0.12	0.02
GSO7	0.07	0.15	0.18	0.71	0.09	0.09	−0.06	0.22	0.14
GSO8	0.38	0.10	0.62	0.07	0.03	0.09	0.10	0.09	0.12

（3）效标效度：因为没有金标准，以SF-36量表作为效标，分别做相应领域间的得分相关分析（表2-5）。总的说来两量表相应领域间的相关大于其他领域间的相关。

表2-5 QLICD-GM（V2.0）各领域及其侧面与SF-36各领域的相关系数（N= 1672）

领域/侧面	PF	RP	BP	GH	VT	SF	RE	MH
躯体功能 PHD	0.68	0.46	0.51	0.49	0.49	0.56	0.41	0.38
基本生理功能 BPF	0.72	0.43	0.43	0.37	0.41	0.53	0.37	0.30
独立性 IND	0.34	0.30	0.33	0.37	0.33	0.36	0.28	0.28
精力与不适 EAD	0.43	0.30	0.44	0.40	0.40	0.37	0.27	0.29
心理功能 PSD	0.39	0.33	0.41	0.53	0.52	0.46	0.42	0.58
认知 COG	0.49	0.36	0.39	0.47	0.47	0.45	0.40	0.39
情绪 EMO	0.30	0.26	0.34	0.46	0.45	0.40	0.35	0.53
意志与个性 WIP	0.33	0.30	0.37	0.44	0.45	0.38	0.37	0.53
社会功能 SOD	0.33	0.37	0.38	0.41	0.41	0.44	0.34	0.45
人际交往 INC	0.29	0.27	0.30	0.32	0.35	0.36	0.29	0.37
社会支持 SSS	0.22	0.28	0.33	0.33	0.33	0.33	0.27	0.37
社会角色 SOR	0.31	0.35	0.31	0.36	0.34	0.41	0.29	0.38

2. 量表的信度（reliability）

（1）内部一致性信度：用第1次测定的数据分别计算各个领域的内部一致性信度（克龙巴赫α系数），结果见表2-6。可见，从领域层面看，各领域的克龙巴赫α系数均较大（大于0.7）。

（2）重测信度：用第1、第2次测定的结果计算重测信度（相关系数r），结果见表2-6。可以看出，各领域两次测定的重测相关系数均较大（大于0.8），最低的是社会功能领域0.86；从侧面看也较大，最低的是社会角色0.76。

表 2-6 QLICD-GM（V2.0）各领域及侧面得分的内部一致性信度和重测信度（N=1672）

领域	条目数	克龙巴赫 α 系数	重测相关系数（r）
生理功能	9	0.79	0.88
基本生理的功能	4	0.55	0.81
独立性	3	0.90	0.88
精力与不适	2	0.44	0.75
心理功能	11	0.85	0.87
认知	2	0.49	0.84
情绪	7	0.82	0.83
意志与个性	2	0.41	0.78
社会功能	8	0.74	0.86
人际交往	3	0.56	0.79
社会支持	3	0.45	0.82
社会角色	2	0.37	0.76
总量表	28	0.90	0.90

3. 量表的反应度（responsiveness） 量表的反应度是指量表是否能够探查出患者因治疗等原因其生命质量在纵向时间上的变化，这应该和量表的区分度（即量表是否能够区分不同群体或特质）区别开来。反应度可以是量表应用研究中最重要的指标，直接关系到治疗方案的评价和选择。考评量表的反应度可以通过入院和出院两个时点患者生命质量各领域及总分的比较来反映。

用患者治疗前后量表各领域及特异模块各侧面、量表总分进行配对 t 检验，同时计算标准化反应均数（standardized response mean，SRM）来评价量表的反应度，结果见表 2-7。在领域及总量表层面，治疗前后各领域及总分差异均有统计学意义，且 SRM 均在 0.2 以上（社会功能除外，0.12）；在侧面层面，结果与领域层面类似，SMR 为 0.05～0.51。鉴于社会功能一般在住院期间难以改变或变化不大，可以认为量表能够反映患者住院期间生命质量的变化，具有一定的反应度。

表 2-7 QLICD-GM（V2.0）治疗前与治疗后测定得分均值的比较（N=1462）

领域/侧面	治疗前		治疗后		差值		配对 t 检验		SRM
	均数	标准差	均数	标准差	均数	标准差	t	P	
生理功能	58.61	17.47	64.69	16.62	6.09	13.00	−17.89	<0.001	0.47
基本生理的功能	52.84	15.99	60.30	15.72	7.46	14.69	−19.42	<0.001	0.51
独立性	70.11	30.37	72.77	27.94	2.66	19.50	−5.22	<0.001	0.14
精力与不适	52.88	23.71	61.35	22.72	8.47	22.06	−14.68	<0.001	0.38
心理功能	64.70	17.80	67.80	17.98	3.10	13.35	−8.88	<0.001	0.23
认知	64.00	22.80	67.27	22.07	3.27	18.28	−6.85	<0.001	0.18
情绪	63.84	19.48	67.00	19.71	3.16	15.49	−7.81	<0.001	0.20
意志与个性	68.41	21.29	71.12	20.71	2.71	18.90	−5.48	<0.001	0.14
社会功能	71.90	15.21	73.39	15.44	1.49	12.22	−4.65	<0.001	0.12
人际交往	76.09	16.21	77.78	16.44	1.69	15.15	−4.26	<0.001	0.11
社会支持	70.98	17.97	72.56	18.40	1.58	15.25	−3.96	<0.001	0.10
社会角色	67.01	22.61	68.05	21.61	1.04	19.10	−2.09	0.037	0.05
量表总分	64.80	14.26	68.40	14.59	3.60	10.40	−13.23	<0.001	0.35

4. 量表的其他特性　对患者的依从性、量表完成时间等方面进行分析。绝大多数患者能认真完成调查表，而且大多能在 15min 内完成，问卷回收率与合格率均为 100%，可认为该量表具有较好的可行性和可接受性。

综上所述，QLICD-GM（V2.0）具有较好的信度、效度和反应度，考虑了中国的文化背景和慢性病共性，可作为我国慢性病生命质量的测评工具。而且量表具有结构明确、层次清晰（条目→侧面→领域→总量表），可在不同层面分析的优点。既可以做粗放的分析（领域和总量表层次），也可以做深入精细的分析（侧面层次），以便进一步发现变化和差异在哪里。

整个 QLICD 体系中的量表（含 QLICD-GM 及 30 多种疾病量表）都具有这些特征，后面不再一一赘述。

第三节　QLICD-GM 的使用方法

一、使用 QLICD-GM 的研究设计

1. 患者的选择　该量表适用于所有慢性病患者，尤其适用于没有特异性量表的疾病，可用于发病期、治疗期、康复期等时期患者生命质量的测定。

该量表是自评式量表，要求被测者有一定的文化程度，能阅读和理解调查表内容，同时符合所选定疾病的纳入和排除标准。

2. 研究设计　如果是治疗方法、药物效果评价等应用性研究，应遵循临床试验设计的原则采用随机、有对照组的设计方法，并且在不同时间多次测定（至少在治疗前后各测定 1 次）。

如果是把生命质量作为综合健康状况的反映，从而比较不同人群的生命质量，可以采用横向研究设计。

此外，根据研究目的也可对患者的年龄、性别、病程、病情等进行规定，以达到样本的同质性。

样本含量可根据设计类型参阅有关统计学书籍进行估计。但限于生命质量一般没有现成的文献查询相关指标，可采取大样本原则（调查 100 例以上）或多变量分析原则（变量数的 10~15 倍）。

3. 调查问卷的准备　采用 QLICD-GM 对患者进行生命质量测定，需要在研究前与版权所有者进行联系，签署有关应用协议，获得量表的使用权后方可使用。量表为标准化问卷，一般不能变动其内容，否则量表的测量学特征发生变化，则不能很好地测定患者的生命质量。

除 QLICD-GM 量表外，使用者还可以根据自己的需要设计其他的调查项目，如患者的年龄、性别、职业、文化程度、家庭经济情况及患者的临床类型、临床分期、临床检查化验结果、所采用的治疗方法等基本情况，以及其他的调查项目。

二、实测与质量控制

为保证患者填写的资料客观、真实，可以采取一些措施，如研究者以医师或护士的身份出现，可以获得患者更好的信任和配合；在填表前需要向患者详细说明填表的意义和注

意事项并得到患者同意后才将量表发给患者填写，如果由多人负责资料的收集工作，需要进行统一的培训，以达到以统一的方式和内容向患者说明调查的目的和意义；由于患者需要思考问题的答案，有的问题还涉及患者的隐私，患者需要在单独、安静的环境下填写量表，所以，填写时除调查者外，最好没有家属、医师或其他人员在场，以免影响患者的判断或填写。

在研究开始前需要对拟参与研究的人员进行统一的量表培训，最好能进行实地的预调查，不仅可以了解患者在填写过程中可能出现的情况，在遇到患者提问或有不清楚的问题时应该如何进行统一标准的解答，同时，也使调查人员对量表有进一步的认识，避免在正式调查时一无所知，使患者产生疑问而出现拒绝填写等意外情况。

在患者完成量表的填写后，研究者应立刻收回并对填好的量表进行检查，如果发现漏项，应及时要求患者补上，如果患者拒绝填写，则应问明原因，在量表上加以注明。此外，应该定期对收集的资料进行检查核对，可能的话，采取不同的人进行交叉审核的办法，以保证所收集资料的质量。

填写完的量表应及时输入计算机，数据输入时应注意使用统一的数据库，最好选择能够进行双录入的数据库软件，避免数据输入过程中的错误。对回收量表一般采用 Epdata3.1 或 SPSS 建立数据库并录入数据。按以下原则录入数据：①患者在同一条目同时填写了相邻的两个选项，可取其中一个选项作为条目选项；②同一条目选定了不相邻的选项或条目同时选定至少 3 个选项，该条目可作为缺失值处理，相应条目得分的中位数来填补缺失条目的得分；③量表条目缺失 30%，该份问卷为无效问卷。数据录入完成后对数据进行逻辑核查，并随机抽取 10% 的量表数据与纸质问卷进行逐条核对，确保正确无误后才能进行数据分析。

第四节　QLICD-GM 的计分规则与得分解释

一、QLICD-GM 的计分规则

1. 条目计分　QLICD-GM（V2.0）采取五点等距评分法，正向条目（得分越高代表生命质量越好）根据其回答选项（1~5）依次计为 1、2、3、4、5 分。逆向条目（得分越高代表生命质量越差）需对其进行"正向变换"，即用 6 减去回答选项得到条目得分。

用公式表达为：

正向条目得分=（0+回答选项数码）

逆向条目得分=（6-回答选项数码）

QLICD-GM（V2.0）中正向条目有 GPH1、GPH2、GPH4、GPH6、GPH7、GPH8；GPS1、GPS3、GPS10；GSO1、GSO2、GSO3、GSO4、GSO5、GSO8。其余均为逆向条目。

2. 领域、侧面及总量表计分　首先分别计算各领域、侧面、总量表的原始分（raw score，RS），同一领域/侧面的各个条目得分之和构成该领域/侧面的原始分，各个领域得分之和构成了总量表的原始分。

为了便于相互比较，需要将原始分转化为标准得分（standard score，SS），采用的是极差化方法，即 SS=（RS-min）×100/R。

其中 SS 为标准化分，RS 为原始分，min 为该领域/侧面/总量表得分的最小值，R 为其得分极差，即最大值减去其最小值（$R=\text{max-min}$）。见表2-8。

表2-8 QLICD-GM（V2.0）各个领域及其所属侧面的计分方法

领域/侧面	代码	条目数	min	max	RS	SS
生理功能	PHD	9	9	45	BPF+IND+EAD	（RS－9）×100/36
基本生理功能	BPF	4	4	20	GPH1+GPH2+GPH3+GPH4	（RS－4）×100/16
独立性	IND	3	3	15	GPH6+GPH7+GPH8	（RS－3）×100/12
精力不适	EAD	2	2	10	GPH5+GPH9	（RS－2）×100/8
心理功能	PSD	11	11	55	COG+EMO+WIP	（RS－11）×100/44
认知	COG	2	2	10	GPS1+GPS2	（RS－2）×100/8
情绪	EMO	7	7	35	GPS3+GPS4+…+ GPS8+GPS9	（RS－7）×100/28
意志与个性	WIP	2	2	10	GPS10+ GPS11	（RS－2）×100/8
社会功能	SOD	8	8	40	INC+SSS+SOR	（RS－8）×100/32
人际交往	INC	3	3	15	GSO1+GSO2+GSO3	（RS－3）×100/12
社会支持	SSS	3	3	15	GSO4+GSO5+GSO6	（RS－3）×100/12
社会角色	SOR	2	2	10	GSO7+GSO8	（RS－2）×100/8
量表总分	CGD	28	28	140	PHD+PSD+SOD	（RS－28）×100/112

二、QLICD-GM 的得分解释

为了便于解释，一般要计算取值为 0～100 的标准化得分，这样得分的高低就有了一个相对的标准。如果涉及比较，还需要有参照体系（类似常模），如大样本人群的得分均值；涉及得分变化的临床意义还要有最小临床重要性差异 MCID。

根据前述 11 种疾病 1672 例慢性病患者的测定结果对 QLICD-GM 的得分情况进行统计，其结果见表 2-9 和表 2-10。可见，治疗前各领域平均得分为 60～70 分，治疗后提高了 3～5 分。由于越接近 100 说明生命质量越好，慢性病患者的生命质量处于中等偏上（"及格""良好"）。根据这两个表的分布情况，无论对个体还是群体，知道各自的得分情况就可知道其所处的位置，从而便于得分的解释。

表2-9 QLICD-GM（V2.0）各领域得分统计（治前 $N=1672$）

领域	得分频数分布（%）							得分统计量			
	<40	40–	50–	60–	70–	80–	≥90	最小值	最大值	均数	标准差
躯体功能	256（15.3）	260（15.6）	272（16.3）	420（25.1）	277（16.6）	161（9.6）	26（1.6）	5.56	100.00	59.04	17.47
心理功能	175（10.5）	191（11.4）	277（16.6）	330（19.7）	374（22.4）	223（13.3）	102（6.1）	2.27	100.00	64.26	18.03
社会功能	43（2.6）	138（8.3）	220（13.2）	366（21.9）	329（19.7）	345（20.6）	231（13.8）	15.63	100.00	71.77	15.43
总量表	83（5.0）	195（11.7）	336（20.1）	437（26.1）	362（21.7）	218（13.0）	41（2.5）	10.71	97.32	64.72	14.38

表2-10 QLICD-GM（V2.0）各领域得分统计（治后 $N=1462$）

领域	得分频数分布（%）							得分统计量			
	<40	40–	50–	60–	70–	80–	≥90	最小值	最大值	均数	标准差
躯体功能	120（8.2）	180（12.3）	217（14.8）	364（24.9）	296（20.2）	223（15.3）	62（4.2）	8.33	100.00	64.69	16.62
心理功能	99（6.8）	160（10.9）	246（16.8）	232（15.9）	329（22.5）	225（15.4）	171（11.7）	4.55	100.00	67.80	17.98
社会功能	26（1.8）	116（7.9）	167（11.4）	301（20.6）	301（20.6）	290（19.8）	261（17.9）	18.75	100.00	73.39	15.44
总量表	44（3.0）	126（8.6）	259（17.7）	344（23.5）	326（22.3）	271（18.5）	92（6.3）	17.86	100.00	68.40	14.59

为了进一步说明治疗前后得分变化的临床意义，采用锚法和分布法制定了 QLICD-GM 得分变化的最小临床重要性差值 MCID，结果见表 2-11。其中，锚法以 SF-36 中条目 q1 为锚，"总体来讲您的健康状况"，其选项为：1.非常好；2.很好；3.好；4.一般；5.差。若患者治疗后相较于治疗前在锚问题的选项上正向改变至少一个等级，则归为"改善组"；若患者治疗前后在锚问题的选项上未改变，则归为"无变化组"，以两组差值的均值作为 MCID。

分布法是根据观察到的评分变化分布情况估计 MCID，其分布变异情况可以采用几个效应统计指标，有明确的计算公式并将测量误差纳入计算，如效应尺度（ES）、测量标准误（$S_{\bar{x}}$）、标准化反应均数（SRM）等。本文给出 0.5ES、1$S_{\bar{x}}$ 和 1.96$S_{\bar{x}}$ 法的 MCID 值。

由表 2-11 可见，不管采用何种方法制定的 MCID，治疗后各领域得分大体上要改变 5 分以上才认为有临床意义，而不能仅根据治疗前后量表得分差异的假设检验 P 值来判断疗效。

表 2-11　锚法与分布法制定的 QLICD-GM（V2.0）量表得分的 MCID

领域	MCID 锚法（N=107）	MCID 分布法（N=1672）		
		ES=0.5	$S_{\bar{x}}$ =1	$S_{\bar{x}}$ =1.96
躯体功能	4.96	8.74	6.03	11.81
心理功能	4.27	9.02	6.48	12.69
社会功能	2.16	7.12	5.88	11.52
总量表	3.89	7.19	4.57	8.96

三、缺失值的处理方法

若严格地进行量表收取时的审核检查和返填，一般不会有缺失值。若缺失值较多（一份量表中超过 30%的条目没有回答）则作废表处理；若缺失值较少，则采用如下的任意一个方法。

1. 将缺失的条目用该条目得分的中位数（3 分）来代替。

2. 用实际回答的条目来计算领域得分，并换算为无缺失的情形，即相应领域的计分方法为：该领域各条目得分之和×该领域的条目数÷实际回答的条目数。

方法 1 较简单实用，且结果与方法 2 非常接近。

后面各量表的缺失值处理方法与此相同，不再一一赘述。

第二篇

各 论

第三章　肺结核的生命质量测评

肺结核（pulmonary tuberculosis，PTB）是由结核分枝杆菌引发的肺部感染性疾病，是严重威胁人类健康的疾病。肺结核的传染源主要是排菌的肺结核患者，其可通过呼吸道传播。2015 年 WHO 统计表明，全世界每年新发结核病 1040 万例，每年约 140 万人死于肺结核，肺结核是造成死亡人数最多的单一传染病。1993 年 WHO 宣布"全球结核病紧急状态"，认为结核病已成为全世界重要的公共卫生问题（Zumla，A，2016）。老年人、慢性病及免疫缺陷者机体抵抗力较差，易感染肺结核或继发病灶"死灰复燃"。新生儿出生后都会及时接种卡介苗，因此，婴幼儿及 10 岁以下的儿童发病率最低。农村的肺结核患病率为城市的 2 倍（吴莉，2014）；不同地区患病率从高到低依次为西部、中部及东部；贫困农村地区肺结核病死率高于城市（夏憎憎，2012）。结核病患病率呈随年龄上升趋势，各年龄组患病率均为男性高于女性，男女患病比约为 2∶1（全国第五次结核病流行病学抽样调查技术指导组与全国第五次结核病流行病学抽样调查办公室，2012）。

结核病不仅对患者躯体健康造成伤害，在备受疾病折磨的同时，还要承受家庭的冷落、社会的歧视及经济负担带来的心理压力（庞敏丽，2013）。其病程长、复发率高、损害不易逆转等特点对患者的身心所产生的影响很难用单一的指标进行评价，而传统的用于评价治疗效果的指标如有效率、治愈率等，也由于较低的敏感性而在使用中受到较大的限制。随着健康相关生命质量在临床的应用，这一综合性指标很快受到研究者的关注并成为临床研究的热点。目前，肺结核的防治还处于单纯的药物治疗阶段，测定肺结核患者的生命质量有助于全面评价其生命活动的特征及医疗措施的效果，因此肺结核的生命质量测评已经成为肺结核防治的发展趋势。

第一节　肺结核生命质量测定量表介绍

近年来肺结核生命质量的研究逐渐增多（徐琦，2010；刘秀惠，2008）。截至 2017 年 9 月，Pubmed 文献数据库内标题中有"quality of life"和"pulmonary tuberculosis"两词的文章有 24 篇。国内也有不少关于肺结核生命质量的报道，据了解，截至 2017 年 9 月，中国知网内标题中有"肺结核"和"生命质量"（"生活质量""生存质量"）的文献有 200 余条，主要集中在护理对于肺结核患者生命质量所起作用的研究，使用的多为国外引进的量表，如普适性量表 SF-36 等。国内研究者研制的相关特异性量表少有报道。

一、国外特异性量表介绍

除了 SF-36、WHOQOL-BREF、焦虑自评量表（SAS）、NHP 等普适性量表可用于肺结核患者生命质量的测评外，不少学者还研制了一些肺结核患者生命质量测定的特异性量表。

1. Dhingra 等研制的肺结核特异性量表 DR-12（Dhingra，V.K.，2003）　由 12 个条目组成，其中 7 个条目涵盖了肺结核的症状（咳嗽、痰多、发热、呼吸困难、胸痛、食欲缺乏、体重减轻），其余 5 个条目涵盖了社会、心理适应能力（情绪症状/抑郁、对家务活的兴趣、体育锻炼、社交活动）。Dhingra 等（2005）对该量表进行了进一步的应用和评价，验证 DR-12 是符合心理测量学标准且有效可行的肺结核特异性量表，可推广使用。

2. Dujaili 等编制的肺结核特异性多维健康相关生命质量量表(the functional assessment of chronic illness therapy-tuberculosis questionnaire，FACIT-TB)（Dujaili AJ, 2013） 由 27 个条目的共性模块和 20 个肺结核特异性条目组成。共性模块包括身体健康（PWB）、功能健康（FWB）、社会福祉（SWB）与情绪健康（EWB）；肺结核特异性条目涉及感染部位、不良反应和生命质量维度等相关疾病症状的项目（如疲劳、社会耻辱和经济负担等）。经研究验证（Dujaili, J.A, 2015），删除两条相关性较差的条目，最终形成包含 45 个条目的 FACIT-TB，并证实该量表具有较好的信度，克龙巴赫 α 系数为 0.872（为 0.81～0.93），重测信度为 0.72～0.92，内部一致性为 0.92，可推广使用，使用时应注意文化差异。

二、国内特异性量表介绍

1. 结核病患者生存质量测评量表[QLI-TB（V1.0）] 是杨本付等（2008）研制的专门用于测量和评价国内结核病患者生存质量的特异性量表。QLI-TB（V1.0）量表各领域和总量表的重测相关系数均大于 0.70；总量表的克龙巴赫 α 系数为 0.923，各个领域克龙巴赫 α 系数为 0.848～0.905；各领域的分半信度系数为 0.750～0.938（刘秀惠，2008）。

2. 肺结核患者健康行为量表（HBSOT） 温文沛等（2005）编制了肺结核患者健康行为量表，并对其进行了评价，该量表包括 4 个维度，共 39 个条目，分别是躯体症状（6 个条目）、心理焦虑（9 个条目）、防痨认识（12 个条目）和社会支持（12 个条目）。量表具有部分的稳定性，总量表克龙巴赫 α 系数为 0.625，心理焦虑因子克龙巴赫 α 系数为 0.883，社会支持因子克龙巴赫 α 系数为 0.903，躯体症状因子及防痨认识因子的信度不佳（克龙巴赫 α 系数<0.7），量表分半信度系数为 0.775（徐琦，2010）。

3. 肺结核患者生存质量测定量表（PTBS）**现场试验版** 刘丽红等（2008）使用核心讨论组方法研究了肺结核患者生存质量的构成领域和方面，并研制了结核病患者生存质量测定量表现场试验版。量表包含 4 个领域、8 个方面：生理功能（包含一般生理与疾病生理）、心理功能（包含消极心理、治疗心理与歧视感）、社会功能（包含治疗经济、社会支持与环境）及健康教育领域。梁国添对其反应度等方面的特征进行测评，研究结果显示量表各领域克龙巴赫 α 系数均大于 0.8，总量表克龙巴赫 α 系数为 0.920；肺结核患者治疗前后除心理及经济以外的 6 个方面得分、健康状况及总得分差异均有统计学意义（$P<0.05$），量表可敏感地反映患者治疗前后生存质量的变化。量表的信度、效度达到预期，并通过多次专家组讨论，最终保留 37 个条目，增加 3 个普适性条目，共 40 个条目，量表可敏感地反映患者治疗前后生存质量的变化。

4. 慢性病患者生命质量测定量表体系之肺结核量表 QLICD-PT（V 2.0） 是慢性病患者生命质量测定量表体系（quality of life instruments for chronic diseases，QLICD）中的肺结核（pulmonary tuberculosis，PT）量表第 2 版，由 28 个条目的共性模块（GM）和包含 12 个条目的肺结核特异模块构成。详见本章之后的内容。

为便于查询，我们将国内外常见的肺结核生命质量测定特异性量表概括于表 3-1。

表 3-1 肺结核生命质量测定特异性量表概览

量表名称	量表构成	特性评价	文献来源
DR-12（肺结核特异性量表）	共 12 个条目组成，包括肺结核症状的 7 个条目（咳嗽、痰多、发热、呼吸困难、胸痛、食欲缺乏、体重减轻）和社会、心理适应能力 5 个条目（情绪症状/抑郁、对家务活的兴趣、体育锻炼、社交活动）	符合心理测量学标准且有效可行的肺结核特异性量表，可推广使用	Dhingra V K，Rajpal S，2003. Health related quality of life（Hrql）scoring in tuberculosis. Indian Journal of Tuberculosis，50（4）：833S-834S.
肺结核特异性多维健康相关生命质量量表 FACIT-TB	共性模块 27 个条目，包括身体健康、功能健康、社会福祉与情绪健康，20 个肺结核特异性条目由涉及感染部位、不良反应和生命质量维度等相关疾病症状的项目组成	较好的信度克龙巴赫 α 系数 0.872（为 0.81~0.93），重测信度为 0.72~0.92，内部一致性为 0.92	Dujaili AJ，Blebil AQ，Awaisu A，et al. 2013. Development of a multi-dimensional health related quality of life measure specific for pulmonary tuberculosis patients in iraq. Value In Health，16（3）：A95-A96.
结核病患者生存质量测评量表（QLI-TB V1.0）	包括躯体功能（PH）、心理功能（PS）、社会功能（SO）和治疗（SM）4 个维度，由 30 个条目的普适性模块（共性模块）和 12 个条目的特异性模块（特异模块）组成	重测相关系数均大于 0.70；总量表的克龙巴赫 α 系数为 0.923，各领域克龙巴赫 α 系数为 0.848~0.905；各领域的分半信度系数在 0.750~0.938	杨本付，宋红梅，庄斌，等，2008. 结核病患者生存质量测评量表的应用与适用性评价. 中国全科医学，11（21）：1954-1956.
肺结核患者健康行为量表（HBSOT）	包括躯体症状（6 个条目）、心理焦虑（9 个条目）、防痨认识（12 个条目）、社会支持（12 个条目）4 个维度，共 39 个条目	量表具有部分的稳定性总量表克龙巴赫 α 系数为 0.625	温文沛，郝元涛，徐琦，等，2005. 肺结核病人健康行为量表初步编制与评价. 广州医药，36（04）：67-69.
肺结核患者生存质量测定量表（PTBS）现场试验版	包含 4 个领域、8 个方面，包括：生理功能（包含一般生理与疾病生理）、心理功能（包含消极心理、治疗心理与歧视感）、社会功能（包含治疗经济、社会支持与环境）及健康教育领域	量表各领域克龙巴赫 α 系数均大于 0.8，总量表克龙巴赫 α 系数为 0.920；具有良好的信度、效度、反应度	刘丽红，郝元涛，黎明，等，2008. 使用核心讨论组方法研究肺结核病人生存质量的构成领域和方面. 现代预防医学，35（11）：2088-2091.

第二节　QLICD-PT 的结构与特性

一、量表的结构

QLICD-PT（V2.0）由包含 28 个条目的共性模块和 12 个条目的特异模块组成。共性模块 QLICD-GM 包括生理功能（PHD，9 个条目）、心理功能（PSD，11 个条目）和社会功能（SOD，8 个条目）3 个领域，特异模块由 4 个侧面组成，包括呼吸道症状（RES，6 个条目）、全身症状（COS，3 个条目）、药物副作用（DSE，1 个条目）、特殊心理（SPM，2 个条目）。整个量表 40 个条目，每个条目均为五级等级式条目。

二、量表的测量学特征

通过对肺结核患者的测定结果对量表的测量学特征进行了评价（陈留萍，2012；Sun et al. 2018）。其中治疗前和治疗 2 个月末完成调查的各有 200 例和 184 例。调查对象中男性 136 例，女性 64 例，以农民为主，患者年龄在 15~79 岁，平均 39.22 ± 16.51 岁。

1. 量表的效度

（1）内容效度：本量表按照 WHO 提出的关于健康和生命质量的内涵及肺结核相对特

异的问题提出条目，整个研制过程由临床医师、护士、患者、生命质量研究人员等各方面人员参与讨论而确定，并按严格程序进行条目筛选，因此可认为其有较好的内容效度。

（2）结构效度：可用条目–维度相关性和探索性因子分析来说明。从条目与领域的相关性分析结果可知，大多数特异性条目与其领域的相关性较强，而与其他领域的相关性较弱。探索性因子分析结果显示：肺结核特异模块得分经因子分析提取 4 个主成分。累计方差贡献率为 65.68%，4 个主成分为：第 1 主成分包括条目 PT3、PT4、PT5、PT6、PT9，反映了患者的呼吸道症状和药物副作用，累计方差贡献率为 34.09%；第 2 主成分包括 PT7、PT8、PT12，反映了患者的全身症状，累计方差贡献率为 11.60%；第 3 主成分包括条目 PT1、PT2，反映了患者的呼吸道主要症状，累计方差贡献率为 10.70%；第 4 主成分包括条目 PT10、PT11，反映了患者的特殊心理，累计方差贡献率为 9.29%，理论模型中肺结核特异条目池有 4 个侧面（呼吸道症状、全身症状、药物副作用、特殊心理）。因此根据统计学方法提出的主成分与临床专家预先提出的理论结构基本上是吻合的，可以认为特异模块结构效度较好。

（3）效标效度：以 SF-36 为校标，计算 QLICD-PT（Ⅴ2.0）各领域和 SF-36 各领域的相关系数，结果显示两量表相同或相似领域间的相关系数大于不相同或不相似领域间的相关系数，有较好的效度。QLICD-PT（Ⅴ2.0）各领域和 SF-36 各领域的相关系数在 0.24～0.58 之间，一般认为相关系数大于 0.4 比较理想，QLICD-PT（V2.0）的特异性模块与 SF-36 的 8 个领域的相关系数均相对较低，因为 SF-36 是基于普通人群开发的普适性量表，未包含疾病的特异性内容（表 3-2）。

表 3-2　QLICD-PT（Ⅴ2.0）各领域与 SF-36 各领域间的相关系数（N=200）

SF-36	QLICD-PT					
	PHD	PSD	SOD	SPD	CGD	TOT
躯体功能（PF）	0.54	0.29	0.35	0.31	0.45	0.45
躯体角色（RP）	0.43	0.28	0.32	0.27	0.40	0.40
身体疼痛（BP）	0.48	0.44	0.39	0.45	0.51	0.55
一般健康状况（GH）	0.42	0.34	0.41	0.28	0.45	0.44
生命力（VT）	0.51	0.49	0.42	0.28	0.56	0.52
社会功能（SF）	0.49	0.50	0.47	0.41	0.57	0.58
情绪角色（RE）	0.37	0.30	0.26	0.27	0.36	0.37
心理健康（MH）	0.35	0.50	0.44	0.24	0.50	0.47

PHD、PSD、SOD、SPD、CGD、TOT 为 QLICD-PT 的生理功能、心理功能、社会功能、特异模块、共性模块和总量表

2. 量表的信度　用肺结核患者入院时测定的数据分别计算各个领域及总量表的内部一致性信度（克龙巴赫 α 系数）及分半信度，QLICD-PT（V2.0）量表各领域克龙巴赫 α 系数均大于 0.7，分半信度除社会支持、社会角色、全身症状较低外，其他领域及侧面的分半信度均大于 0.5，各领域的分半信度为 0.61～0.83，总量表的分半信度为 0.82，可以认为 QLICD-TP 量表信度较好。系数越大则量表或层面的信度越高，一般认为克龙巴赫 α 系数为 0.7 是最小接受，以上结果显示量表的信度良好。

3. 量表的反应度　量表的反应度是指量表是否能够探查出患者因治疗等原因其生命质量在纵向时间上的变化，是量表应用研究中最重要的指标，直接关系到治疗方案的评价和选择。

用肺结核患者第 1 次和第 2 次测定（治疗前后）量表各领域及特异模块各侧面、量表总分进行配对 t 检验，同时计算标准化反应均数（SRM）来评价量表的反应度（表 3-3）。一般认为，SMR 的绝对值在 0.2 左右反应度较低，0.5 左右反应度良好，0.8 以上反应度较好。结果显示，治疗前和治疗 2 个月末的生理功能、心理功能、社会功能、共性模块、特异模块、总量表得分差值均有统计学意义（$P<0.05$）。从领域下属的侧面分析来看，除意志与个性外，其余侧面治疗前后的得分差值均有统计学意义。从 SRM 来看，生理功能领域、总量表及特异模块显示了适中到较好的反应度；心理功能和社会功能领域的反应度未达到理想状态，可能是由于慢性病对这两方面的长期影响，难以在治疗期间得到有效改善。

表 3-3　QLICD-PT（V2.0）反应度评价结果

领域/侧面	治疗前		治疗 2 个月末		差值		配对 t 检验		SRM
	均数	标准差	均数	标准差	均值	标准差	t	P	
生理功能（PHD）	68.17	13.88	73.84	13.75	−5.67	13.90	−5.39	<0.001	0.41
基本生理功能（BPF）	58.54	13.37	63.64	15.33	−5.11	16.19	−4.17	<0.001	0.32
独立性（IND）	84.43	22.12	89.24	20.41	−4.81	18.40	−3.46	0.001	0.26
精力与不适（EAD）	63.07	19.91	71.14	20.35	−8.07	23.56	−4.53	<0.001	0.34
心理功能（PSD）	67.77	14.33	70.75	14.87	−2.99	15.30	−2.58	0.011	0.20
认知（COG）	71.00	19.56	74.64	19.39	−3.64	20.33	−2.37	0.019	0.18
情绪（EMO）	65.41	15.95	68.20	15.59	−2.80	17.22	−2.15	0.033	0.16
意志与个性（WIP）	72.79	18.51	75.79	19.52	−3.00	21.61	−1.84	0.068	0.14
社会功能（SOD）	72.16	14.55	75.82	14.75	−3.66	14.31	−3.38	0.001	0.26
人际交往（INC）	73.67	16.64	76.67	16.30	−3.00	17.87	−2.22	0.028	0.17
社会支持（SSS）	71.81	16.75	75.67	17.59	−3.86	16.95	−3.01	0.003	0.23
社会角色（SOR）	70.43	22.40	74.79	19.81	−4.36	20.76	−2.78	0.006	0.21
共性模块（CGD）	69.15	12.26	73.19	12.54	−4.04	12.14	−4.40	<0.001	0.33
特异模块（SPD）	66.50	15.12	77.83	14.49	−11.33	15.85	−9.46	<0.001	0.72
呼吸道症状（RES）	65.24	20.07	81.83	19.18	−16.60	20.09	−10.93	<0.001	0.83
全身症状（COS）	70.29	16.68	74.76	12.77	−4.48	18.61	−3.18	0.002	0.24
药物不良反应（DSE）	82.14	24.10	87.43	21.59	−5.29	27.41	−2.55	0.012	0.19
特殊心理（SPM）	56.79	26.56	65.64	24.91	−8.86	26.09	−4.49	<0.001	0.34
总量表（TOT）	68.36	11.51	74.59	11.19	−6.23	10.93	−7.54	<0.001	0.57

4. 量表的其他测量学特征　在回收的量表中除个别的条目以外，很少有缺失的条目选项，而且在整个的调查中患者大都表示能够清晰地理解条目问题并能容易的回答。患者一般完成一份量表需要 20～30min。以上均说明量表具有简洁明了、语言通俗、内容具有针对性等的特点，在临床上具有较好的可行性。

第三节　QLICD-PT 的使用方法

一、使用 QLICD-PT 的研究设计问题

1. 患者的选择　本量表适用于肺结核患者的生命质量测定，所以使用对象的纳入标准是临床上已确诊的肺结核患者，应该注意有关并发症和（或）合并症的规定。由于本量表

为自填式量表，要求患者自己完成量表的填写过程，所以，选择的患者要具有一定的阅读能力。在纳入标准和排除标准中应加以详细说明。

（1）纳入标准：①具有一定的读写能力，文化程度为小学及以上；②对调查表示理解，并签署知情同意书。

（2）排除标准：①患有任何相关肺部疾病，如肺癌、慢性阻塞性肺疾病、肺结核/HIV双重感染者、哮喘和其他可能影响HRQOL的慢性疾病（即糖尿病和心血管疾病）的患者；②患有潜在免疫抑制（如肾衰竭和癌症）的患者，接受免疫抑制药治疗的受试者；③无法阅读、患有听力障碍或弱智患者；④拒绝参加研究或配合度较低者。

此外，根据研究目的也可对患者的年龄、性别、病程、病情等进行规定，以达到样本的同质性。样本含量可根据设计类型参阅有关统计学书籍进行估计。明确纳入和排出标准。

2. 研究设计 本量表用于肺结核患者生命质量测评，可用于不同治疗方法、不同治疗药物的效果评价等应用性研究，应遵循临床试验设计的原则，采用随机、有对照组的设计方法，并且在不同时间多次测定（至少在治疗前后各测定1次）。

3. 调查问卷的准备 采用QLICD-PT对患者进行生命质量测定，需要在研究前与版权所有者进行联系，签署有关应用协议，获得量表的使用权后方可使用。量表为标准化问卷，一般不能变动其内容，否则量表的测量学特征发生变化，不能很好地测定患者的生命质量。

除QLICD-PT量表外，使用者还可以根据自己的需要设计其他的调查项目，如患者的年龄、性别、职业、文化程度、家庭经济情况、患者的临床类型、临床分期、临床检查化验结果、所采用的治疗方法等基本情况。调查时，使用者可以根据自己的需要设计一个封面，包含由患者自己填写的年龄、性别、职业、文化程度、家庭经济情况等和由医师或调查者填写的患者的临床类型、临床分期、所采用的治疗方法等基本情况。

4. 研究的质量控制 参见第二章，从略。

二、量表的应用情况

QLICD-PT量表研制后已经进行了一些应用，主要用于探讨生命质量影响因素、不同治疗方法比较等。

1. 评定肺结核患者生命质量，探讨患者生命质量影响因素 陈留萍等（2016）对肺结核患者生命质量的影响因素进行分析，该研究以QLICD-PT总得分为因变量，以一般人口学特征（其中包括性别、年龄、文化程度、家庭经济状况等）为自变量，进行多元回归分析，结果显示肺结核患者生命质量与文化程度和家庭经济状况相关较为密切，这与同类相关研究结果一致（董虹，2012）。文化水平高，自我保健意识强，有利于降低负性情感，保持生理和心理的健康，提高患者生命质量。

2. 不同分组方法、不同治疗时间肺结核患者生命质量得分的比较 陈留萍等（2016）用QLICD-PT量表对不同分组方法不同治疗时间肺结核患者生命质量得分进行比较，分别对不同性别、民族、婚姻状况的肺结核患者于不同治疗时间生命质量进行重复测量，其得分资料行方差分析。结果显示，不同性别、婚姻状况与民族肺结核患者随着治疗时间延长，其生命质量得分逐渐升高，说明治疗不仅可以改善患者临床症状，还能改善患者生理、心理和社会功能，提高患者生命质量。

第四节 QLICD-PT 的计分规则与得分解释

一、计 分 规 则

1. 条目计分 QLICD-PT（V2.0）采取五点等距评分法，正向条目（得分越高代表生命质量越好）根据其回答选项（1～5）依次计为1、2、3、4、5分。逆向条目（得分越高代表生命质量越差）需对其进行"正向变换"，即用6减去回答选项得到条目得分。

用公式表达为：

$$正向条目得分=0+回答选项数码$$
$$逆向条目得分=6-回答选项数码$$

QLICD-PT（V2.0）中正向条目有GPH1、GPH2、GPH4、GPH6、GPH7、GPH8；GPS1、GPS3、GPS10；GSO1、GSO2、GSO3、GSO4、GSO5、GSO8。其余均为逆向条目。

2. 领域、侧面及总量表计分 首先分别计算各领域、侧面、总量表的原始分（RS），同一领域/侧面的各个条目得分之和构成该领域/侧面的原始分，各个领域得分之和构成了总量表的原始分。实际应用中，如果不需要进一步的深入分析，可以只计算领域得分和总量表得分。

为便于相互比较，需将原始分转化为标准得分（standard score，SS），采用极差化方法。即 $SS=(RS-min)\times100/R$。其中 SS 为标准化分，RS 为原始分，min 为该领域/侧面/总量表得分的最小值，R 为其得分极差，即最大值减去其最小值（$R=max-min$）。见表3-4。

表 3-4 QLICD-PT（V2.0）各个领域及其所属侧面的计分方法

领域/侧面	代码	条目数	min	max	RS	SS
生理功能	PHD	9	9	45	BPF+IND+EAD	$(RS-9)\times100/36$
基本生理功能	BPF	4	4	20	GPH1+GPH2+GPH3+GPH4	$(RS-4)\times100/16$
独立性	IND	3	3	15	GPH6+GPH7+GPH8	$(RS-3)\times100/12$
精力不适	EAD	2	2	10	GPH5+GPH9	$(RS-2)\times100/8$
心理功能	PSD	11	11	55	COG+EMO+WIP	$(RS-11)\times100/44$
认知	COG	2	2	10	GPS1+GPS2	$(RS-2)\times100/8$
情绪	EMO	7	7	35	GPS3+GPS4+⋯+GPS8+GPS9	$(RS-7)\times100/28$
意志与个性	WIP	2	2	10	GPS10+ GPS11	$(RS-2)\times100/8$
社会功能	SOD	8	8	40	INC+SSS+SOR	$(RS-8)\times100/32$
人际交往	INC	3	3	15	GSO1+GSO2+GSO3	$(RS-3)\times100/12$
社会支持	SSS	3	3	15	GSO4+GSO5+GSO6	$(RS-3)\times100/12$
社会角色	SOR	2	2	10	GSO7+GSO8	$(RS-2)\times100/8$
共性模块总分	CGD	28	28	140	PHD+PSD+SOD	$(RS-28)\times100/112$
特异模块	SPD	12	12	60	RES+COS+DSE+SPM	$(RS-12)\times100/48$
呼吸道症状	RES	6	6	30	PT1+PT2+PT3+PT4+PT5+PT6	$(RS-6)\times100/24$
全身症状	COS	3	3	15	PT7+PT8+PT12	$(RS-3)\times100/12$
药物副作用	DSE	1	1	5	PT9	$(RS-1)\times100/4$
特殊心理	SPM	2	2	10	PT10+PT11	$(RS-2)\times100/8$
量表总分	TOT	40	40	200	PHD+PSD+SOD+SPD	$(RS-40)\times100/160$

二、得 分 解 释

若是治疗方法的比较，可以对总量表得分进行比较，也可以比较领域得分、侧面得分。如果有统计学差异并且得分变化比较大的可认为治疗方法对患者的生命质量有影响。若是与其他慢性疾病相比较，可以比较不同疾病共性模块的得分的高低。若是衡量个体或群体健康状况，则根据其得分进行判断，越接近 100 说明生命质量（健康状况）越好。表 3-5 给出的是调查的 200 例患者的得分分布情况，参考这个结果并知道各自的得分情况就可知道其所处的位置，从而便于得分的解释。

表 3-5　QLICD-PT（V2.0）各领域得分统计（N=200）

领域	得分频数分布（%）							得分统计量			
	<40	40-	50-	60-	70-	80-	≥90	min	max	$\bar{X}$	S
躯体功能	10（5.0）	19（9.5）	30（15.0）	47（23.5）	54（27.0）	33（16.5）	7（3.5）	13.89	100.0	67.35	14.72
心理功能	12（6.0）	17（8.5）	36（18.0）	43（21.5）	50（25.0）	31（15.5）	11（5.5）	13.64	100.0	67.16	15.66
社会功能	2（1.0）	22（11.0）	23（11.5）	36（18.0）	49（24.5）	49（24.5）	19（9.5）	28.13	100.0	71.83	14.95
特异模块	16（8.0）	17（8.5）	23（11.5）	50（25.0）	54（27.0）	39（19.5）	1（0.5）	20.83	91.67	66.24	15.27
总量表	3（1.5）	24（12.0）	19（9.5）	62（31.0）	58（29.0）	32（16.0）	2	34.38	90.63	67.86	12.14

目前量表得分变化多少才有临床意义一般用最小临床重要性差值（minimal clinically important changes，MCID）表示，MCID 的制定常用的方法有两种，以锚为基础的方法和以分布为基础的方法。

1. 以锚为基础的方法制定 MCID　以锚为基础的方法包括应用横断面锚和纵向锚两种，本文应用纵向锚进行制定。以 SF-36 中的 q1 条目"总体来讲，您的健康状况"为主观锚，该条目的回答选项为：1 非常好、2 很好、3 好、4 一般、5 差。筛选出患者治疗前和治疗后完成的两次调查表 SF-36 中的 q1 条目的回答选项相差一个等级的患者进行分析，如患者治疗前选择"一般"、治疗后选择"好"，则纳入分析。计算筛选出来的患者治疗前后两次测定 QLICD-PT（V2.0）量表各领域得分的均数差值为 MCID。结果见表 3-6，可供参考借鉴。

2. 以分布为基础的方法制定 MCID　以分布为基础的方法制定 MCID 相关指标用效应大小 ES（为治疗前后差值均数与治疗前标准差的比值）、测量误差 $S_{\bar{x}}$ 和标准化反应均数（SRM）等。ES 和 SRM 实际上是反应度指标。参照 Gerry 等的方法，分别计算 ES 等于 0.2、0.5、0.8 时的得分差值，取 ES=0.5 时为最小临床重要性差值（MCID=$ES_{0.5} \times S_{治疗前}$），结果见表 3-6。

从表 3-6 可见，按锚法治疗前后至少改变 5 分以上才认为有临床重要性意义，各领域变异较大（5.1~13.31）；按分布法取 ES=0.5，SRM=0.5 时各领域得分基本上改变 7 分以上才认为有临床重要性意义。

表 3-6　锚法与分布法制定的 QLICD-PT（V2.0）量表得分的 MCID

领域	MCID 锚法（N=82）	MCID 分布法（N=200）			MCID 分布法（N=175）	
		ES=0.5	$S_{\bar{x}}$=1	$S_{\bar{x}}$=1.96	SRM=0.5	SRM=0.8
躯体功能	8.16	7.36	7.58	14.85	6.95	11.12
心理功能	5.10	7.83	8.06	15.80	7.65	12.24
社会功能	5.30	7.48	7.70	15.08	7.16	11.45
特异模块	13.31	7.64	7.86	15.41	7.92	12.68
总量表	8.29	6.07	6.25	12.25	5.47	8.75

量表的重测信度系数为 r=0.735

第四章 慢性阻塞性肺疾病的生命质量测评

慢性阻塞性肺疾病（chronic obstructive pulmonary disease，COPD）是以气流受阻为特征，可进一步发展为肺源性心脏病和呼吸衰竭的常见慢性疾病，与肺对吸入烟草烟雾等有害气体或颗粒的异常反应有关。COPD 主要累及肺，但也可引起全身（或称肺外）的不良反应。

COPD 患病率和病死率呈上升趋势。全世界约有 2.7 亿 COPD 患者，发达国家患病率为 5%～15%（原卫生部统计信息中心，2006）。在 1997 年对 45 岁以上的人口普查中，德国 COPD 患者有 270 万人，英国有 300 万人，西班牙有 150 万人，意大利有 260 万人，法国有 260 万人（Stang 等，2000）。近年来亚太呼吸协会的调查显示，在 11 个亚洲国家 COPD 患病率约为 6.2%，我国 40 岁以上人群中，COPD 患病率约为 8.2%，其中男性为 12.4%，高于女性 5.1%；农村为 8.8%，高于城市 7.8%（Zhong 等，2007）。我国已进入老龄社会，2016 年 60 岁以上人口已超过 2 亿，约占总人口的 14%，而我国 50 岁以上的人群 COPD 患病率高达 15%。2004 年实施的全球疾病负担研究显示，每年约 300 万人死于 COPD，其中 180 万死亡病历出现于中等收入国家。至 2007 年，COPD 的死亡率位于心血管疾病、脑血管疾病和急性呼吸道感染性疾病之后，成为全球第四大死亡原因，死因顺位从 1990 年的第 12 位上升至第五位。在美国，至 2009 年 COPD 已超过脑卒中，成为致死人数第三多的疾病，仅次于心脏病和肿瘤，2010 年其死亡率为 6.31 万/人。在亚太地区，COPD 死亡率呈现"男高女低"，男性为 6.4～9.2/万人，女性为 2.1～3.5/万人。COPD 是我国城市居民的第四大死亡原因，而在农村则为首要死亡原因。

COPD 的主要症状有慢性咳嗽、咳痰、气短或呼吸困难、喘息、体重下降、食欲缺乏及精神抑郁和（或）焦虑等。该病的诊断主要是根据发病危险因素、临床症状、体征及肺功能检查等综合分析确定，不完全可逆的气流受限是 COPD 诊断的必备条件。在吸入支气管扩张药后，如果 1 秒钟用力呼气容积占用力肺活量的百分比（FEV1/FVC%）＜70%，则表明存在不完全可逆的气流受阻。少数患者并无咳嗽、咳痰、明显的气短等症状，仅在肺功能检查时发现（FEV1/FVC%）＜70%，在排除其他疾病后，亦可诊断为 COPD。

COPD 的病程分为稳定期和急性加重期，稳定期患者的治疗方案为教育和劝导患者戒烟、长期氧疗及支气管扩张药、祛痰药、糖皮质激素的使用；对于急性加重期患者，需要住院治疗及加用抗生素治疗。支气管扩张药是控制 COPD 症状的重要治疗药物，主要包括 β_2 受体激动药和抗胆碱能药，剂量过大可引起心悸、头晕、手指震颤等不良反应。抗胆碱药的使用会引起头痛、乏力、恶心、感觉异常、胸痛等症状及胃肠道和呼吸系统功能紊乱。

鉴于 COPD 病程长、难以治愈、症状随病程逐渐增多并严重化、治疗副作用较多等特征，人们越来越关注 COPD 的生命质量。

第一节 慢性阻塞性肺疾病生命质量测定量表介绍

一、普适性量表

用于慢性阻塞性肺疾病（慢阻肺）的普适性量表包括一般健康调查问卷（GHQ）、诺丁汉健康调查问卷（NHP）、疾病影响程度量表（SIP）、健康质量指数（QWB）等，见表4-1。

表4-1 常用于COPD生命质量测定的普适性量表

量表	研制情况	特点	举例
一般健康问卷（GHQ）	20世纪60~70年代由英国Berwick等开发	最初的量表从140个条目中选出60个构成。随后开发出30、28、20和12个条目的不同简化版。主要包含4个方面：焦虑/失眠、严重压抑、社会功能障碍和躯体症状	Aghanwa HS用GHQ对COPD患者精神心理进行了评测，指出COPD患者中16.7%的人感到抑郁，10%的人感到焦虑，3.3%的人精神错乱
诺丁汉健康调查问卷（NHP）	20世纪70年代英国诺丁汉大学研制	共45个条目，分两部分：①38个条目的个人体验（睡眠、身体活动、精力、疾病、情绪反应和社会孤独感等）；②7个条目的日常生活活动（职业、家务、社会生活、家庭生活、性生活、嗜好和休假）	Deborah临床试验证明作为一般健康调查问卷的NHP可以反映COPD患者的生理病理状况，并强调了临床治疗前后用健康调查问卷来评估疾病的重要性
疾病影响程度量表（SIP）	1975年由Marilyn Bergner开发（1981）	共分为12个方面、136个问题，包括活动能力、自立能力、社会交往、情绪行为、警觉行为、饮食、工作、睡眠和休息、家务管理、心理、社会健康情况、健康受损程度、健康的自我意识等。由患者独立完成，需20~30min	Engstorm CP用SIP和疾病特异性量表SGRQ研究影响COPD患者QOL的因素，发现与呼吸困难、情绪和运动耐量评估比较，肺功能与QOL的相关性小，提示肺功能对QOL的影响是有限的，并指出仅用疾病特异量表进行测评是不够的
健康质量指数（QWB）	1976年Kaplan建立（1979）	有50项，分3个维度，包括移动、生理活动和社会活动3方面，需访问者参与完成	Wurtemberger G在其综述中讲到一般健康量表中SIP、NHP和QWB量表最常用于COPD患者。但经查阅文献，近5年关于QWB运用于COPD患者的文献报道较少
简明健康状况调查问卷（SF-36）	1990~1992年美国医学研究组开发（Ware JE，1992；McHorney CA，1993；McHorney CA，1994）	包含躯体功能、躯体角色、肌肉疼痛、总的健康状况、活力、社会功能、情绪角色和心理卫生8个领域。由患者独立完成	Sant'Anna CA用SF-36量表评估长期氧疗对COPD患者有较好的反应度。指出呼吸困难与QOL量表的各维度显著相关，呼吸困难的严重性是对COPD患者生命质量各部分预测的一个重要指标

二、特异性量表

对COPD患者的QOL评定，主要通过量表的测评方式来实施。国外用于评价COPD患者生命质量的特异性量表主要有：慢性呼吸系统疾病问卷（chronic respiratory disease questionnaire，CRQ）、圣乔治呼吸问卷（St George's respiratory questionnaire，SGRQ）、肺功能状况和呼吸困难问卷（pulmonary functional status and dyspnea questionnaire，PFSDQ）、呼吸道疾病量表（the airways questionnaire20，AQ20）、西雅图阻塞性肺疾病问卷（Seattle obstructive lung disease questionnaire，SOLQ）、呼吸障碍问卷（breathing problem questionnaire，BPQ）等，见表4-2。

表 4-2　COPD 患者生命质量测定常用特异性量表

量表	研制情况	特点	举例（文献）
慢性呼吸系统疾病问卷（CRQ）	1987 年由 Guyatt 提出	有 20 项，涉及呼吸困难、疲劳、对疾病控制感和情绪障碍，其中呼吸困难部分是"个体化"的，由患者决定 5 个引起最严重呼吸困难的活动	Aaron 等对 66 名 COPD 急性加重期患者治疗 10d 的研究中得出，对于短期治疗有效的患者，生命质量量表 CRQ 的 4 个维度均有中度以上的改善
圣乔治呼吸问卷（SGRQ）	1991 年由 Jones 提出，2000 年美国 Barr JT 重新修订	有 76 项，分三部分：症状、活动和对日常生活的影响。由患者独立完成，10min 左右完成。美国版本的 SGRQ 包括 50 项	Jones PW, Quirk FH, Baveystock CM, 1991. The St George's Respiratory Questionnaire. Respir Med，85：25-31；33-37. Katsura H 用 SGRQ 量表得出 6MWDK 与 COPD 患者 QOL 显著相关
肺功能状况和呼吸困难问卷（PFSDQ）	1994 年由 Lareau 制定	自评量表，包括 164 个问题，分 2 个大的部分，分别测量患者呼吸困难程度及与 79 项日常活动有关的功能改变，评分为 0～10 分。日常活动分为自我照顾、移动、吃饭、家庭管理、社交、娱乐子量表。修订版本（PFSDQ-M）缩减为 40 个条目，分为 3 个方面，分别测量患者经历的变化（CA）、呼吸困难程度（DA）和疲倦（FA）	[1] Lareau SC, Carrieri-Kohlman V, Janson-Bjerklie S, et al. 1994. Development and testing of the pulmonary functional status and dyspnea questionnaire（PFSDQ）. Heart-Lung, 23（3）：242-250. [2] Lareau SC, Meek PM, Roos PJ, 1998. Development and testing of the modified version of the pulmonary functional status and dyspnea Questionnaire（PFSDQ-M）. Heart-Lung, 27（3）：159-168.
呼吸道疾病量表（AQ20/30）	1999 年由 Hajiro 学者确定	简短版由 20 项是非选择题组成，仅需 2min，患者独立完成。长的版本含有 30 个条目。与已广泛应用的 SGRQ 比较，AQ20 具有相近的效度、信度和反应度	Alemayehu B, Aubert RE, Feifer RA, 2002. Comparative analysis of two quality-of-life instruments for patients with chronic obstructive pulmonary disease. Value in Health, 5（5）：437-42.
西雅图阻塞性肺疾病问卷（SOLQ）	1997 年由 Tu 研制	29 个条目，包含 4 个方面：生理功能、情感功能、克服挫折的能力及治疗满意度。4 个方面内部一致性信度分别为 0.93、0.79、0.82、0.90，重测信度（ICC）分别为 0.87、0.79、0.70、0.64	Tu SP, McDonell MB, Spertus JA, et al. 1997. A new self-administered questionnaire to monitor health-related quality of life in patients with COPD. Chest, L12（3）：614-622.
呼吸障碍问卷（BPQ）	1994 年由 Hyland ME 研制	最初用于慢性支气管炎患者。分 2 个部分，33 个问题。在此基础上的简略版本针对肺康复治疗的患者，仅包含 10 个问题，对康复治疗前后的变化十分敏感	Hyland ME, Bott J, Singh S et al. 1994. Domains, constructs, and the development of the breathing problems questionnaire. Qual Life Res, 3（4）：245-256.
COPD 生活质量评估表	1997 年由蔡映云编制	由 35 个项目组成，包含日常生活能力、社会活动、抑郁症状和焦虑症状 4 个因子	金静等对 100 例缓解期 COPD 患者进行综合干预，通过该量表的测评，患者的生活处理能力、社会活动能力和抑郁、焦虑、绝望等不良心理状况均有明显改善
慢性病患者生命质量测定量表体系之慢性阻塞性肺疾病量表（QLICD-COPD）	2007 年由杨铮研制	包含 45 个条目，由 30 个条目的共性模块（QLICD-GM）和 15 个条目的慢性阻塞性肺疾病特异模块组成，4 个领域、14 个侧面，特异模块含 4 个侧面：咳嗽、咳痰、肺功能不全、氧疗和社会心理影响	杨铮，李晓梅，万崇华，等，2007. 慢性阻塞性肺疾病患者生命质量测定量表的研制与考评. 中国全科医学，10（13）：1080-1083.

其中，一些重要的量表概要介绍如下。

1. 慢性呼吸系统疾病问卷 CRQ　由 Guyatt 制定（1987），是第 1 个被用于评价 COPD

患者生命质量的量表，有他评版本（CRQ-IL）及自评版本（CRQ-SR）。自评版本的 CRQ 包括 20 个条目，分为呼吸困难（5 个条目）、疲劳（4 个条目）、情感功能（7 个条目）、对疾病的控制（4 个条目）。每个问题分为 7 个等级，得分为 1~7 分，采用 7 分级评分法（1 为最大障碍，7 为无障碍），其各个领域得分为所含条目得分相加，量表总分为所有条目得分相加，得分越高生活质量最好。CRQ 重测信度为 0.73，其各领域的克龙巴赫 α 系数分别为 0.82、0.85、0.90、0.76、0.93。这个量表对治疗效果敏感，一定水平的改变就有明显的测试反应，不足之处是量表对呼吸困难计分有个体差异。

国内关于 CRQ 量表的研究文献较少，吴尚洁等（2001）对国外的 CRQ 进行翻译并进行信度和效度检验，结果表明，用 CRQ 对 COPD 患者进行临床结果测试，其信度和效度系数检验均具有统计学意义（r 值分别为 0.732，0.565，$P<0.01$）。

2. 圣乔治呼吸问卷 SGRQ 由 Jones 等制定（2009），用于 COPD 及哮喘等呼吸系统疾病患者生命质量测定的自评量表，由 50 个条目组成，分为 3 部分，第 1 部分：症状，主要针对患者咳嗽的频率、痰量、喘鸣、呼吸困难等症状，有 8 个问题；第 2 部分：活动能力，关注哪些活动可以引起呼吸困难或因呼吸问题的影响而不能从事某些活动，有 16 个问题；第 3 部分：疾病影响，包括工作情况、患者对疾病的控制力、是否需要就诊及治疗的不良反应等，有 26 个问题。

SGRQ 的选项得分为 2~5 分，计算方法采用加权平均方法，即每一个问题根据以往的调查研究、经验和统计学处理得出不同的权重（weights），对生活影响越严重，权重越高，分值越大，3 个部分分别得出其分值，量表总得分为所有条目经过加权后得分相加得到的分值，反映了总体健康状况。经过处理得出最后分值，波动为 0~100 分，分值越低代表患者的生命质量越好。SGRQ 的各领域的克龙巴赫 α 系数分别为 0.76、0.96、0.97、0.94。

3. 肺功能状况和呼吸困难问卷 PFSDQ 包括 164 个问题，分为两部分，分别测量患者呼吸困难程度及 79 项与日常活动有关的功能改变，评分为 0~10 分。日常活动进一步分为自我照顾、移动、吃饭、家庭管理、社交、娱乐子量表。PFSDQ 两个部分的内部一致性信度均为 0.91，各子量表在 0.88~0.94。内容效度与结构效度也得到了证实。修订版本（PFSDQ-M）缩减 40 个条目，分为 3 个部分，分别测量患者经历的变化（CA）、呼吸困难（DA）、和疲倦（FA）。PFSDQ-M 的 3 个部分的内部一致性信度分别为 0.93、095、0.95，重测信度分别为 0.70、0.83、0.79。内容效度与结构效度也得到了证实。

4. 呼吸道疾病量表 AQ20 在 St.George 呼吸道疾病量表的基础上简化修改成的一个新型、简便的呼吸系统疾病专用的健康相关生活质量量表，与传统的 SGRQ 量表相比，该量表使用更方便、更容易操作，而且与 SGRQ 一样具有相当高的信度和效度。AQ20 由 20 项是非选择题组成，仅需 2min，由患者独立完成，总分 20 分，得分越高，表明患者生命质量越差。但该量表有显著的"天花板效应"，应用时应注意这一缺陷。

该量表已经有中文版。中英文翻译的回答一致性检验 KAPPA 系数均值为 0.87。我国任建萍等（2002）将量表用于社区干预评价中，认为该量表非常适合我国 COPD 患者的生活质量评价。

5. 慢性病患者生命质量测定量表体系之慢性阻塞性肺疾病量表（quality of life instruments for chronic disease-chronic obstructive pulmonary disease，QLICD-COPD） 是万崇华等（2005）开发的我国慢性病患者生命质量测定量表体系中针对慢性阻塞性肺疾病的量表，具有一般慢性疾病的共性模块和慢性阻塞性肺疾病特异模块。先后研制了两个版本的量表，其中 QLICD-COPD（V1.0）量表内部的一致性为 0.92，重测信度 r 为 0.86，具有较好的反应度和临床可行性，可以作为我国 COPD 患者生命质量的评测工具（杨铮，2007）。2008～2010 年研制了该量表的第二版本 QLICD-COPD（V2.0）（详见第二至第四节），后面没有特别注明均指第 2 版本。

第二节 QLICD-COPD 的结构与特性

一、量表的结构

QLICD-COPD（V2.0）由 37 个条目组成，其中包含 28 个条目的共性模块和 9 个条目的特异模块。

特异模块由 6 个侧面组成，包括咳嗽、咳痰（CAP，4 个条目）及呼吸困难（SHB，3 个条目）、肺性脑病（PUE，1 个条目），以及特殊心理对生活的影响（ILS，1 个条目）。

二、量表的测量学特征

应用 QLICD-COPD（V2.0）和 SF-36 两个量表调查了 124 例 COPD 患者（周甲东，2012），年龄 51～87 岁，平均 69.19±7.99 岁。男性占 80.6%，女性占 19.4%；汉族占绝大多数（94.4%）；家庭经济状况以居中为多（68.5%）；职业以工人最多；文化程度中初中占的比例最大（41.9%），其次为小学（36.3%）。为了对量表进行信度、效度及反应度考评，对患者在入院第 1 天、入院第 2、3 天及出院前进行生命质量调查。

1. 量表的效度

（1）内容效度：类同于其他疾病量表，具有较好的内容效度。

（2）结构效度：大多数特异性条目与其领域的相关性较强，而与其他领域的相关性较弱。探索性因子分析显示，与慢阻肺特异模块理论构想基本相符，可以认为该量表有较好的结构效度。

（3）效标效度：因为没有金标准，权且以 SF-36 量表作为效标。SF-36 不计算总分，分别与相应领域间的得分进行相关分析。总的说来两个量表相同和相似领域间的相关系数大于不相同和不相似领域间的相关系数。QLICD-COPD 的特异模块（SPD）与 SF-36 的一般健康状况（GH）、身体疾病（BP）及生命力（VT）的相关系数，大于与其他领域间的相关系数。这在一定程度上也说明了聚合效度（convergent validity）和离散效度（divergent validity），说明效标效度较好。

2. 量表的信度 用第 1 次测定的数据分别计算各个领域的内部一致性信度（克龙巴赫 α 系数）。躯体功能（PHD）、心理功能（PSD）、社会功能（SOD）、特异模块（SPD）的克龙巴赫 α 系数分别为 0.75、0.78、0.45、0.78，说明量表的信度较好。

3. 量表的反应度 用慢阻肺患者量表治疗前后各领域及特异模块各侧面、量表总分进行配对 t 检验，同时计算标准化反应均数（SRM）来评价量表的反应度（表 4-3）。结果显示，从领域层面看，除心理功能和社会功能领域外，该量表其余领域及总量表得分均存在统计学差异，SMR 也显示了较好的反应度。患者入院后，医务人员主要是针对疾病的症状进行治疗，所以在住院期间得到改善的主要是疾病相关的一些症状及躯体功能；心理功能领域未发现差异的原因可能是由于所患疾病不能治愈，心理长期受到疾病影响；社会功能领域无差异可能是因为患者年龄较大，加上疾病原因，很少参加老年人的活动，甚至很少外出，从而影响患者的人际交往和社会支持，因此在住院期间这一相对较短的时间内是难以得到改善的，也可能是调查的例数还不够多而未发现有统计学意义的差异。从上述结果可以认为量表能够较为敏感地反映患者住院期间生命质量的变化，具有较好的反应度。

表 4-3 QLICD-COPD（V2.0）的反应度评价

领域/侧面	治疗前		治疗后		差值		配对 t 检验		SRM
	均数	标准差	均数	标准差	均数	标准差	t	P	
躯体功能（PHD）	44.71	9.28	53.00	10.37	−8.29	9.57	−9.64	0.000	0.87
基本生理功能（BPF）	39.87	8.68	50.71	10.76	−10.84	11.88	−10.16	0.000	0.91
独立性（IND）	48.59	18.18	53.02	16.51	−4.44	13.21	−3.74	0.000	0.34
精力与不适（EAD）	48.59	17.33	57.56	17.08	−8.97	16.22	−6.16	0.000	0.55
心理功能（PSD）	60.94	11.18	62.23	10.66	−1.28	7.73	−1.85	0.067	0.17
认知（COG）	50.71	12.88	56.05	14.65	−5.34	15.39	−3.87	0.000	0.35
情绪（EMO）	62.85	13.17	63.74	12.06	−0.89	8.99	−1.11	0.271	0.10
意志与个性（WIP）	64.52	14.11	63.10	14.06	1.41	13.36	1.18	0.242	0.11
社会功能（SOD）	68.80	8.84	67.74	10.28	1.06	7.20	1.64	0.104	0.15
人际交往（INC）	75.67	11.38	74.80	13.79	0.87	10.72	0.91	0.366	0.08
社会支持（SSS）	72.78	13.94	70.97	13.71	1.81	10.92	1.85	0.067	0.17
社会角色（SOR）	52.52	12.85	52.32	14.81	0.20	14.61	0.15	0.878	0.01
共性模块（CGD）	57.97	7.34	60.84	8.36	−2.87	6.18	−5.17	0.000	0.46
特异模块（SPD）	50.40	12.98	64.45	13.20	−14.05	13.23	−11.82	0.000	1.06
咳嗽、咳痰（CAV）	50.86	16.44	69.41	16.88	−18.55	17.84	−11.58	0.000	1.04
呼吸困难（SHB）	47.31	16.10	60.75	15.61	−13.44	15.75	−9.50	0.000	0.85
肺性脑病（PUE）	63.71	23.50	66.94	20.30	−3.23	22.76	−1.58	0.117	0.14
特殊心理对生活的影响（ILS）	44.56	19.54	53.23	20.40	−8.67	15.30	−6.31	0.000	0.57
总量表（TOT）	56.13	7.65	61.72	8.51	−5.59	6.86	−9.06	0.000	0.81

4. 量表的其他测量学特征 绝大多数患者首次调查能在 30min 之内将两套量表完成，完成该量表所需的时间一般在 15~20min。问卷的回收率为 100%，其中问卷的完成率为 96.7%。在调查过程中，患者在回答条目时几乎没有阻力，可认为量表的可接受性较好。此外在得到临床医务人员的支持后，该研究以低成本完成了资料的收集工作，因此量表测定在临床上可行性也较好。

第三节 QLICD-COPD 的使用方法

一、使用 QLICD-COPD 的研究设计问题

1. 患者的选择 本量表适用于慢阻肺患者的生命质量测定，所以使用对象应该是确诊的慢阻肺患者。纳入标准：①具有一定读写能力，文化程度为小学及以上；②对调查表示理解，并签署知情同意书。排除标准：①语言表达存在障碍；②入院时病情危重，神志不

清，无法清楚表达自身真实感受；③拒绝参加研究或配合度较低者。

样本含量可根据设计类型参阅有关统计学书籍进行估计。

2. 研究设计与实施　本量表用于慢阻肺患者生命质量测评，可用于不同治疗方法、不同治疗药物的效果评价等应用性研究，应遵循临床试验设计的原则，采用随机、有对照组的设计方法，并且在不同时间、多次测定（至少在治疗前后各测定 1 次）。

具体的设计、问卷准备、质量控制等参见第二章，这里从略。

二、QLICD-COPD 量表的应用情况

QLICD-COPD 量表研制完成后已经有了广泛应用，主要用于探讨生命质量影响因素、不同治疗方法和干预方法（如健康教育）比较等。

1. 慢性阻塞性肺疾病患者的生命质量及其影响因素分析　杨铮等（2007）采用 COPD 患者的生命质量测定量表（QLICD-COPD V1.0）对 86 例 COPD 患者的生命质量进行测定。并采用统计描述、t 检验、方差分析和多元回归分析对调查结果进行统计学分析。结果得出不同年龄、经济状况及医疗保障形式的 COPD 患者其生命质量间差别均有统计学意义（$P < 0.05$）；影响 COPD 患者生命质量的因素进入回归方程的有年龄和经济状况。

2. 反复住院的慢性阻塞性肺疾病患者生命质量影响因素的调查分析　蒋玉华等（2016）采用横向研究方法，以 COPD 患者生命质量测评量表（QLICD-COPD V1.0）为工具，调查符合调查要求的患者共 134 例，观察患者生命质量的主要影响因素。得出反复住院治疗的 COPD 患者生命质量明显下降，其主要影响因素为 5 种以上的肺外基础病或合并症、低体重指数、合并抑郁/焦虑。说明护理人员应关注反复住院的 COPD 患者的生命质量的各种影响因素，制定个性化护理方案，从而提高这一患者群体的生命质量。

3. 慢性阻塞性肺疾病患者生命质量及其与临床客观指标的关系研究　周甲东等（2012）采用 COPD 患者生命质量测定量表（QLICD-COPD V2.0）研究慢性阻塞性肺疾病急性加重期（AECOPD）患者的生存质量、客观指标及其相互间的关系。将 124 例 Ⅱ～Ⅲ级 AECOPD 患者，随机分为实验组（$n=62$）和对照组（$n=62$），对照组仅给予常规治疗，实验组在常规治疗的基础上，吸入 18μg 噻托溴铵，1 次/天。结果显示两组患者治疗前的生存质量得分及第 1 秒用力呼气容积占预计值百分比（$FEV_1\%$）、动脉血氧分压（PaO_2）、C 反应蛋白水平（CRP）比较均无显著性差异（$P > 0.05$）；治疗后与对照组相比，实验组患者的生存质量得分及 $FEV_1\%$，PaO_2，CRP 均有显著性改善（$P < 0.05$），且实验组生存质量评分与 $FEV_1\%$，PaO_2 有显著相关性。得出 AECOPD 患者吸入噻托溴铵后改善了生存质量、$FEV_1\%$、PaO_2、CRP（$P < 0.05$），患者生存质量得分与客观指标 $FEV_1\%$ 和 PaO_2 成正相关。

此外，徐晓芸等（2014）采用 QLICD-COPD 量表和 Barthel 指数评价患者生命质量，探讨健康教育对长期氧疗慢性阻塞性肺疾病患者肺功能和生命质量的影响。王孝明等（2016）采用 COPD 生命质量评价量表（QLICD-COPD）和日常生活功能 Barthel 指数对患者的生命质量进行评定，分析健康教育对慢性阻塞性肺疾病（COPD）患者的肺部指标及生命质量的影响。张明华（2017）采用慢性阻塞性肺疾病量表（QLICD-COPD）进行生命质量评价，观察中医药辨证论治对慢性阻塞性肺疾病急性加重（AECOPD）患者营养状况和生命质量的影响。黄福香（2014）应用 QLICD-COPD 量表测定患者生命质量，探讨机械排痰辅助药物治疗对慢性阻塞性肺疾病（COPD）患者生活质量的影响及其对症状体征

的作用。潘金波等（2016）应用 QLICD-COPD 探讨喘可治注射液对慢性阻塞性肺疾病（COPD）稳定期脾肾阳虚证患者的临床疗效。

第四节　QLICD-COPD 的计分规则与得分解释

一、计分规则

1. 条目计分方法　条目均采用五级 Likert 评分法，正向条目（即等级越高生命质量越好的条目）直接计 1～5 分，逆向条目（即得分越高生命质量越差）则反向计分，即用 6 减去原始得分得到该条目得分。

QLICD-COPD（V2.0）中正向条目有 GPH1、GPH2、GPH4、GPH6、GPH7、GPH8；GPS1、GPS3、GPS10；GSO1、GSO2、GSO3、GSO4、GSO5、GSO8。其余均为逆向条目。

2. 领域、侧面及总量表计分方法　首先分别计算各领域、侧面、总量表的原始分（RS），同一领域/侧面的各个条目得分之和构成该领域/侧面的原始分，5 个领域得分之和构成了总量表的原始分。实际应用中，如果不需要进一步的深入分析，可以只计算领域得分和总量表得分。

为了便于各领域得分的相互比较，采用极差化方法将原始分转化为标准得分（SS）。即 SS=（RS−min）×100/R。其中 SS 为标准化分，RS 为原始分，min 为该领域/侧面/总量表得分的最小值，R 为其得分极差，即最大值减去其最小值（R=max−min）。见表 4-4。

表 4-4　QLICD-COPD（V2.0）各个领域及其所属侧面的计分方法

领域/侧面	代码	条目数	min	max	RS	SS
生理功能	PHD	9	9	45	BPF+IND+EAD	（RS−9）×100/36
基本生理功能	BPF	4	4	20	GPH1+GPH2+GPH3+GPH4	（RS−4）×100/16
独立性	IND	3	3	15	GPH6+GPH7+GPH8	（RS−3）×100/12
精力不适	EAD	2	2	10	GPH5+GPH9	（RS−2）×100/8
心理功能	PSD	11	11	55	COG+EMO+WIP	（RS−11）×100/44
认知	COG	2	2	10	GPS1+GPS2	（RS−2）×100/8
情绪	EMO	7	7	35	GPS3+GPS4+…+GPS8+GPS9	（RS−7）×100/28
意志与个性	WIP	2	2	10	GPS10+ GPS11	（RS−2）×100/8
社会功能	SOD	8	8	40	INC+SSS+SOR	（RS−8）×100/32
人际交往	INC	3	3	15	GSO1+GSO2+GSO3	（RS−3）×100/12
社会支持	SSS	3	3	15	GSO4+GSO5+GSO6	（RS−3）×100/12
社会角色	SOR	2	2	10	GSO7+GSO8	（RS−2）×100/8
共性模块总分	CGD	28	28	140	PHD+PSD+SOD	（RS−28）×100/112
特异模块	SPD	9	9	45	CAP+SHB+ PUE +ILS	（RS−9）×100/36
咳嗽咳痰	CAP	4	4	20	COPD1+COPD2+COPD3+COPD4	（RS−4）×100/16
呼吸困难	SHB	3	3	15	COPD5+COPD6+COPD7	（RS−3）×100/12
肺性脑病	PUE	1	1	5	COPD8	（RS−1）×100/4
特殊心理对生活的影响	ILS	1	1	5	COPD9	（RS−1）×100/4
量表总分	TOT	37	37	185	PHD+PSD+SOD+SPD	（RS−37）×100/148

二、得 分 解 释

若是治疗方法的比较，可以对总量表得分进行比较，也可以比较领域得分、侧面得分，有统计学差异并且得分变化比较大的话可认为治疗方法对患者的生命质量有影响；若是与其他慢性疾病相比较，可以比较不同疾病共性模块的得分的高低；若是衡量个体或群体健康状况，则根据其得分进行判断，越接近100说明生命质量（健康状况）越好。表4-5给出的是调查的124例COPD患者的得分分布情况，参考这个结果并知道各自的得分情况就可知道其所处的位置，从而便于得分的解释。

表4-5 QLICD-COPD（V2.0）各领域得分统计（N=124）

领域	得分频数分布（%）							得分统计量			
	<40	40–	50–	60–	70–	80–	≥90	min	max	$\bar{X}$	S
躯体功能	36（29.0）	61（49.2）	21（16.9）	5（4.0）	1（0.8）	0（0.0）	0（0.0）	13.89	72.22	44.71	9.28
心理功能	8（6.5）	10（8.1）	29（23.4）	56（45.2）	19（15.3）	0（0.0）	2（1.6）	25.00	93.18	60.94	11.18
社会功能	1（0.8）	7（5.6）	9（7.3）	51（41.1）	44（35.5）	11（8.9）	1（0.8）	37.50	93.75	68.80	8.84
特异模块	20（16.1）	36（29.0）	46（37.1）	18（14.5）	3（2.4）	0（0.0）	1（0.8）	5.56	91.67	50.40	12.98
总量表	6（4.8）	13（10.5）	68（54.8）	34（27.4）	2（1.6）	1（0.8）	0（0.0）	29.05	87.84	56.13	7.65

目前量表得分变化多少才有临床意义，还没有定论，在今后的应用中可以注重这方面的研究，使量表更具有临床适用性。我们根据调查124例COPD患者得到的最小临床重要性差值（MCID）见表4-6，可供参考借鉴。其中，锚法是根据SF-36中条目q1为锚，"总体来讲您的健康状况"，其选项为：1.非常好；2.很好；3.好；4.一般；5.差。若患者治疗后相较于治疗前在锚问题的选项上正向改变至少一个等级，则归为"改善组"；若患者治疗前后在锚问题的选项上未改变，则归为"无变化组"，以两组差值的均值作为MCID。由于锚例数较少，结果不稳定，建议主要参考分布法的结果。可见，不论采用什么方法，量表及各领域得分至少要大于3分才能认为治疗前后得分差异有临床意义。

表4-6 锚法与分布法制定的QLICD-COPD（V2.0）量表得分的MCID

领域	MCID锚法（N=27）	MCID分布法（N=124）		
		ES=0.5	SRM=0.5	SRM=0.8
躯体功能	9.05	4.64	4.79	7.66
心理功能	1.18	5.59	3.86	6.18
社会功能	−0.46	4.42	3.60	5.77
特异模块	14.40	6.49	6.62	10.58
总量表	5.96	3.83	3.43	5.49

第五章　慢性肺源性心脏病的生命质量测评

慢性肺源性心脏病（chronic pulmonary heart disease，或 cor pulmonale，以下简称肺心病）是指由肺组织、肺血管或胸廓的慢性病变尤其是肺组织的结构和功能异常，导致肺血管阻力增加，逐渐引起肺动脉高压，进而造成右心室肥厚、扩张，最后发生右侧心功能不全的一类心脏病。通常由慢性阻塞性肺疾病或其他肺部疾病发展而来，在每年死于慢性呼吸系统疾病的人群中占据主导地位，也是造成每年数百万人伤残的罪魁祸首。肺心病的患病年龄多在 40 岁以上，寒冷、高原、农村地区的患病率相对较高。我国的肺心病患病率在 0.4%~0.5%，40 岁以上人口患病率为 1.72%，15 岁以上人口的患病率为 7.2‰，估计患者数超过 500 万。

肺心病患者占住院心脏病患者的 38.5%~55%，多数地区占第 3、4 位。病程进展缓慢，可分为功能代偿期和失代偿期两个阶段。功能代偿期，患者通常有慢性咳嗽、咳痰或哮喘史，逐步出现乏力和呼吸困难等症状，活动或阴冷季节加重。失代偿期则出现心、肺功能衰竭的症状，呼吸衰竭主要有严重缺氧及二氧化碳潴留所引起，表现为气短、胸闷、心悸、食欲缺乏和疲乏无力，并伴有发绀。严重时可出现头胀、头痛、多汗及神经系统症状，如失眠、白天嗜睡、幻觉、神志恍惚等肺性脑病前驱症状，进一步发展可出现精神错乱、抽搐或震颤、神志淡漠、嗜睡等，严重时可导致昏迷或死亡。心力衰竭主要为右侧心力衰竭的症状，表现为咳嗽、气短、心悸、下肢水肿，加重时可出现呼吸困难、少尿、上腹部胀痛及食欲缺乏、恶心、呕吐等，心率增快、发绀、周身水肿也加重，严重者可发生休克。

由于心、肺还可导致身体其他器官或系统的损害，胃肠道黏膜可出现糜烂、坏死、溃疡等，导致呕血、便血；弥漫性血管内凝血可出现皮肤黏膜出血或其他部位出血；肾功能障碍可致原有的少尿、水肿症状加剧；酸碱失衡可导致口渴、尿少、神经和消化道症状；肾上腺皮质功能减退可致面颊色素沉着。

由于绝大多数肺心病是慢性支气管炎、支气管哮喘的疾病的后果，因此防治原发疾病是避免肺心病发生的根本措施。对肺心病患者的治疗，则应针对缓解期和急性期分别加以处理。急性期常伴有呼吸道感染，是发生呼吸衰竭的常见诱因，因此需要积极控制，目前主张联合使用抗生素控制感染，除全身用药外，还可以局部雾化吸入或气管内滴注，长期抗生素治疗要防止真菌感染，必要时给予抗真菌治疗。抗感染的同时要改善呼吸功能，抢救呼吸衰竭，包括缓解支气管痉挛、清除痰液、畅通呼吸道、给氧、应用呼吸兴奋药等。对心力衰竭的控制可采用吸氧、改善呼吸功能、控制感染等，严重者可使用利尿药。激素在控制呼吸衰竭和心力衰竭中有一定的作用。急性期的肺心病患者除了抗感染、改善呼吸功能、控制心力衰竭外，还要对出现的并发症进行及时的治疗，常见的并发症有酸碱平衡紊乱和电解质紊乱、心律失常、消化道出血、休克、弥漫性血管内凝血等。

对缓解期的肺心病患者的治疗以减缓肺心病的发展为主要目的，包括改善呼吸功能的康复锻炼、呼吸道症状的对症治疗和提高机体免疫力。

肺心病具有病程长、复发率高、损害不易逆转等特点，对患者的身心所产生的影响很难用单一的指标进行评价，而传统的用于评价治疗效果的指标如有效率、生存率等，也由于较低的敏感性而在使用中受到较大的限制。随着健康相关生命质量在临床的应用，这一综合指标很快受到研究者的关注。

第一节　慢性肺源性心脏病的生命质量测定量表介绍

一、普适性量表

用于慢性肺心病的普适性量表包括健康调查简表（SF-36）、诺丁汉健康调查问卷（NHP）、世界卫生组织生存质量测定量表（WHOQOL-100）、世界卫生组织生存质量测定量表简表（WHOQOL-BREF）、健康质量指数（QWB）、欧洲生存质量测定量表（EQ-5D）等，见前面章节。

二、特异性量表

除了我们研制的 QLICD-CPHD 外，国内外尚未见慢性肺心病的特异性量表报道。常用的特异性量表主要是肺心病原发疾病或并发症量表，包括呼吸系统疾病量表、肺动脉高压量表和心力衰竭量表等，结构及特性见表 5-1。

表 5-1　肺心病患者生命质量测定常用特异性量表

量表	研制情况	特点	文献来源
明尼苏达心力衰竭问卷（MLHF）	1984 年由 Rectory TS 开发（1997）	用于慢性心力衰竭者，由 21 个条目组成，采用 0~5 分 Likert 6 级尺度，量表还可分为生理维度（8 个条目）、情感维度（5 个条目）和社会经济维度（8 个条目）	Rector TS, FrancisGS, Cohn JN, 1997. Patient'self-assessment of their congestive heart failure. Part 1：Patient perceived dysfunction and its poor correlation with maximal exercise tests. Heart Failure, 192-196.
圣乔治呼吸问卷（SGRQ）	1991 年由 Jones 提出，2000 年美国 Barr JT 重新修订	有 76 项，分 3 部分：症状、活动和对日常生活的影响。由患者独立完成，10min 左右完成。美国版本的 SGRQ 包括 50 项	Jones PW, Quirk FH, Baveystock CM, 1991. The St George's respiratory questionnaire. Respir Med, 85（suppl 2）：25-31；33-37.
剑桥肺动脉高压结局回顾（CAMPHOR）	2006 年由 McKenna SP 提出	用于肺动脉高压患者，由 65 个条目组成，包括症状量表（25 个条目，包含精力、呼吸困难、情绪 3 个方面）、功能量表（15 个条目）和生命质量量表（25 个条目）。症状和生命质量量表采用"是/否"两分类回答，计 1 或 0 分，功能量表采用 3 点（自己做无困难/自己做有可能/自己不能做），计 0、1 和 2 分	McKenna SP, Doughty N, Meads DM, et al. 2006. The Cambridge pulmonary hypertension outcome review(CAMPHOR)：a measure of health-related quality of life and quality of life for patients with pulmonary hypertension. Quality of Life Research, 15（1）：103-115.
呼吸道疾病量表（AQ20/30）	1994 年研制，1998 年形成 20 个条目的简版 AQ20	长的版本含有 30 个条目。简版由 20 项非选择题组成，采用"是/否"两分类回答，计 1 或 0 分，得分为 0~20 分。仅需 2min，患者独立完成。与已广泛应用的 SGRQ 比较，AQ20 具有相近的效度、信度和反应度	[1] Quirk FH, Jones PW, 1994. Repeatability of two new short airways questionnaires. Thorax, 49：1075-1079. [2] Hajiro T, Nishimura K, Jones PW, et al. 1999. A novel, short, and simple questionnaire to measure health-related quality of life in patients with chronic obstructive pulmonary disease. Am J Respir Crit Care Med, 159：1874-1878.

QLICD-CPHD是慢性病患者生命质量测定量表体系QLICD(Quality of Life Instruments for Chronic Diseases)中的慢性肺源性心脏病CPHD(Chronic Pulmonary Heart Diseases)量表，由共性模块QLICD-GM及慢性肺源性心脏病特异模块构成。课题组先后研制了第1版和第2版两个量表，QLICD-CPHD(V1.0)于2007年完成研制，含20个条目的肺心病特异模块和30个条目的共性模块。之后研究组又在第1版的基础上，对量表的结构进行深入分析，调整了条目中部分表述，使其更容易为患者所理解，精简了部分条目，删除了仅在少数患者中出现的非特异性症状条目，形成了16个条目的特异模块，与28个条目的共性模块组成第2版的QLICD-CPHD(V2.0)，后面几节将详细介绍。

第二节　QLICD-CPHD 的结构与特性

一、量表的结构

QLICD-CPHD(V2.0)由44个条目组成，包含28个条目的共性模块和16个条目的特异模块。其中，特异模块由6个侧面组成，包括咳嗽、咳痰(CAP，4个条目)及肺功能不全(LDF，6个条目)、心力衰竭(HEF，3个条目)、肺性脑病(PUE，1个条目)、吸氧(OXT，1个条目)和特殊心理对生活的影响(ILS，1个条目)。

二、量表的测量学特征

第2版量表QLICD-CPHD(V2.0)以140例肺心病患者的测定结果进行测量学方面的评价(王国辉，2009)。评价的患者均为住院确诊为肺心病的患者，在征得患者同意后，由患者本人分别在入院第1天、第2天和出院前各填写1次量表，从量表的效度、信度和反应性等方面进行评价。

1. 量表的效度

（1）内容效度：参见第二、三章陈述，具有较好的内容效度。

（2）结构效度：以条目-维度相关性和因子分析结果来说明。从条目-维度相关性看，大多数特异性条目与其领域的相关性较强（除了CPHD16外均大于0.40)，而与其他领域的相关性较弱。探索性因子分析显示，提取前5个主成分，累计方差贡献率为72.739%，其中，第1主成分主要涵盖了肺功能不全的有关条目，累计方差贡献率为35.535%；第2主成分涵盖了咳嗽、咳痰的有关症状，累计方差贡献率为12.882%；第3、4主成分累计方差贡献率为18.532%，主要涵盖心力衰竭侧面；第5主成分累计方差贡献率为5.789%，涵盖了吸氧侧面。与肺心病特异模块理论构想基本相符。综合看，可以认为该量表有较好的结构效度。

（3）效标效度：以SF-36为校标，计算QLICD-CPHD各领域和SF-36各领域的相关，结果为0.125~0.702，两套量表相同或相似领域的相关系数较大。

2. 量表的信度　用肺心病患者入院时测定的数据分别计算各个领域及总量表的内部一致性信度（克龙巴赫 α 系数）及分半信度，用第1、2次测定结果计算重测信度，结果重测信度系数为0.927~0.988，分半信度系数为0.712~0.873，克龙巴赫 α 系数为0.750~0.931。系数越大则量表或层面的信度越高，有学者认为克龙巴赫 α 系数为0.6是最小接受值。以上结果显示量表的信度良好。

3. 量表的反应度　用肺心病患者第 1 次和第 3 次测定（治疗前后）的量表各领域及特异模块各侧面、量表总分进行配对 t 检验，同时计算标准化反应均数（SRM）来评价量表的反应度。结果显示，除社会功能中的社会角色侧面外，治疗前后配对 t 检验均有统计学差异，SRM 为 0.29～1.03。肺心病量表各领域，尤其是特异模块和总分 SRM 较大（分别为 0.9 和 1.0）。从上述结果可以认为量表能够较为敏感地反映患者住院期间生命质量的变化，具有较好的反应度。

4. 量表的其他测量学特征　绝大多数患者能认真完成调查表，而且大多能在 15min 内完成，问卷回收率与合格率均为 100%，可认为该量表具有较好的可行性和可接受性。

第三节　QLICD-CPHD 的使用方法

一、使用 QLICD-CPHD 的研究设计问题

1. 患者的选择　本量表适用于肺心病患者的生命质量测定，所以使用对象应该是确诊的肺心病患者。应该注意有关并发症和（或）合并症的规定，因为肺心病患者通常是老年人，常伴有其他心血管疾病，如冠心病、高血压等。在纳入标准和排除标准中应加以详细说明。

由于本量表为自填式量表，要求患者自己完成量表的填写过程，所以，选择的患者要有一定的阅读能力。此外，根据研究目的也可对患者的年龄、性别、病程、病情等进行规定，以达到样本的同质性。

样本含量可根据设计类型参阅有关统计学书籍进行估计。

2. 研究设计与实施　本量表用于肺心病患者生命质量测评，可用于不同治疗方法、不同治疗药物的效果评价等应用性研究，应遵循临床试验设计的原则，采用随机、有对照组的设计方法，并且在不同时间多次测定（至少在治疗前后各测定 1 次）。

具体的设计、问卷准备、质量控制等参见第二章，这里从略。

二、QLICD-CPHD 量表的应用情况

QLICD-CPHD 量表研制完成后已经有了一些应用，主要用于探讨生命质量影响因素、不同治疗方法和干预方法（如健康教育）比较等。

1. 肺心病患者生命质量影响因素的分析　罗娜等（2009）利用 QLICD-CPHD 对肺心病患者生命质量的影响因素进行分析，结果显示，患者的年龄、职业、经济状况等因素对生命质量得分有一定影响。

2. 肺心病患者生命质量与临床客观指标的关系研究　李娜等（2012）利用 QLICD-CPHD（V2.0）对肺心病患者生命质量与临床客观指标之间的关系进行了分析。研究发现，肺心病患者的 19 项临床客观指标与生命质量得分相关，肺功能指标对躯体功能、心理功能、社会功能和特异模块及总量表得分有不同程度的影响，按 COPD 分级标准将受试患者的肺功能分为 3 级（Ⅳ级病情危重未纳入），不同级别肺功能患者的生命质量得分存在差异。阮景昊等（2017）利用 QLICD-CPHD（V2.0）对 140 名慢性肺心病急性加重期患者生命质量与临床客观指标之间的关系进行典型相关分析，研究发现在慢性肺心病客观指标中，血液中的氯离子、钠离子、二氧化碳分压及患者的体温等与

患者的生命质量相关。

3. 肺心病患者生命质量最小临床显著性差异研究　利用 QLICD-CPHD（V2.0）对慢性肺心病患者生命质量最小临床重要性差值（minimal clinically important difference，MCID）进行研究。采用以锚为基础的方法，用患者第 1 秒用力呼气容积（forced expiratory volume in 1 second）测定结果作为锚，即按照 FEV_1 水平将受试患者的肺功能分为 3 级，I 级为 FEV_1 ＞80%，Ⅱ级为 80%≥FEV_1＞50%，Ⅲ级为 50%≥FEV_1≥30%（FEV_1＜30%为Ⅳ级，因病情危重未纳入），不同级别肺功能患者的生命质量得分存在差异，以肺功能级别变化为基础计算生命质量各领域得分的变化值作为 MCID，得出躯体功能、心理功能、社会功能领域及特异模块的 MCID 分别为 5.25、2.91、3.27、7.62 和 10.85。

此外，关艳霞等（2015）采用慢性肺源性心脏病患者生命质量测定量表（QLICD-CPHD）探讨微信平台健康教育在慢性肺源性心脏病（肺心病）患者延续护理中的效果，为临床护理工作提供依据。刘益民等（2017）采用 QLICD-CPHD 了解慢性肺源性心脏病（CPHD）患者的生存质量，并分析其与主要心肺功能指标的相关性。

第四节　QLICD-CPHD 的计分规则与得分解释

一、计 分 规 则

1. 条目计分方法　条目均采用五级 Likert 评分法，正向条目（即等级越高生命质量越好的条目）直接计 1～5 分，逆向条目（即得分越高生命质量越差）则反向计分，即用 6 减去原始得分得到该条目得分。

QLICD-CPHD（V2.0）正向条目有 GPH1、GPH2、GPH4、GPH6、GPH7、GPH8；GPS1、GPS3、GPS10；GSO1、GSO2、GSO3、GSO4、GSO5、GSO8；CPHD16。其余均为逆向条目。

2. 领域、侧面及总量表计分方法　首先分别计算各领域、侧面、总量表的原始分（RS），同一领域/侧面的各个条目得分之和构成该领域/侧面的原始分，各个领域的得分之和构成了总量表的原始分。实际应用中，如果不需要进一步的深入分析，可以只计算领域得分和总量表得分。

为了便于各领域得分的相互比较，采用极差化方法将原始分转化为标准得分（SS）。即 SS＝（RS−min）×100/R。其中 SS 为标准化分，RS 为原始分，min 为该领域/侧面/总量表得分的最小值，R 为其得分极差，即最大值减去其最小值（R=max−min）。见表5-2。

表5-2　QLICD-CPHD（V2.0）各个领域及其所属侧面的计分方法

领域/侧面	代码	条目数	min	max	RS	SS
生理功能	PHD	9	9	45	BPF+IND+EAD	（RS−9）×100/36
基本生理功能	BPF	4	4	20	GPH1+GPH2+GPH3+GPH4	（RS−4）×100/16
独立性	IND	3	3	15	GPH6+GPH7+GPH8	（RS−3）×100/12
精力不适	EAD	2	2	10	GPH5+GPH9	（RS−2）×100/8

续表

领域/侧面	代码	条目数	min	max	RS	SS
心理功能	PSD	11	11	55	COG+EMO+WIP	（RS−11）×100/44
认知	COG	2	2	10	GPS1+GPS2	（RS−2）×100/8
情绪	EMO	7	7	35	GPS3+GPS4+⋯+GPS8+GPS9	（RS−7）×100/28
意志与个性	WIP	2	2	10	GPS10+GPS11	（RS−2）×100/8
社会功能	SOD	8	8	40	INC+SSS+SOR	（RS−8）×100/32
人际交往	INC	3	3	15	GSO1+GSO2+GSO3	（RS−3）×100/12
社会支持	SSS	3	3	15	GSO4+GSO5+GSO6	（RS−3）×100/12
社会角色	SOR	2	2	10	GSO7+GSO8	（RS−2）×100/8
共性模块总分	CGD	28	28	140	PHD+PSD+SOD	（RS−28）×100/112
特异模块	SPD	16	16	80	CAP+LDF+HEF+PUE+OXT+ILS	（RS−16）×100/64
咳嗽咳痰	CAP	4	4	20	CPHD1+CPHD2+CPHD3+CPHD4	（RS−4）×100/16
肺功能不全	LDF	6	6	30	CPHD5+CPHD6+⋯+CPHD10	（RS−6）×100/24
心衰	HEF	3	3	15	CPHD11+CPHD13+CPHD15	（RS−3）×100/12
肺性脑病	PUE	1	1	5	CPHD14	（RS−1）×100/4
吸氧	OXT	1	1	5	CPHD16	（RS−1）×100/4
特殊心理对生活的影响	ILS	1	1	5	CPHD12	（RS−1）×100/4
量表总分	TOT	44	44	220	PHD+PSD+SOD+SPD	（RS−44）×100/176

二、得 分 解 释

若是衡量个体或群体健康状况，则根据其得分进行判断，越接近100说明生命质量（健康状况）越好。

表5-3给出的是调查的140例肺心病患者的得分分布情况，参考这个结果并知道各自的得分情况就可知道其所处的位置，从而便于得分的解释。如社会功能领域得分平均分为59.20，大于90的只占2.9%，如果1个患者得分在90以上，说明其非常好了。躯体功能、特异模块则得分比较低，40分以下的分别占了35.7%和50%。

表5-3　QLICD-CPHD（V2.0）各领域得分统计（N=140）

领域	得分频数分布（%）							得分统计量			
	<40	40−	50−	60−	70−	80−	≥90	min	max	$\bar{X}$	S
躯体功能	50（35.7）	43（30.7）	27（19.3）	15（10.7）	3（2.1）	2（1.4）	0（0.0）	8.33	83.33	45.24	14.17
心理功能	37（26.4）	36（25.7）	20（14.3）	22（15.7）	20（14.3）	5（3.6）	0（0.0）	9.09	88.64	51.93	17.05
社会功能	15（10.7）	37（26.4）	27（19.3）	28（20.0）	10（7.1）	19（13.6）	4（2.9）	25.00	96.88	59.20	16.54
特异模块	70（50.0）	29（20.7）	25（17.9）	11（7.9）	3（2.1）	0（0.0）	2（1.4）	12.50	90.63	43.36	13.85
总量表	36（25.7）	42（30.0）	34（24.3）	26（18.6）	2（1.4）	36（25.7）	0（0.0）	24.43	88.07	48.77	11.97

目前量表得分变化多少才有临床意义还没有定论，应用中应注重这方面的研究，使量表更具有临床适用性。根据140例肺心病患者调查得到的最小临床重要性差值MCID见表5-4，可供参考借鉴。尽管不同方法得到的MCID不同，但不论领域还是总量表得分，差异都要大于5分才能认为治疗前后得分差异有临床意义。其中，锚法是根据SF-36中条目

q1 为锚，"总体来讲您的健康状况"，其选项为：1.非常好；2.很好；3.好；4.一般；5.差。若患者治疗后相较于治疗前在锚问题的选项上正向改变至少一个等级，则归为"改善组"；若患者治疗前后在锚问题的选项上未改变，则归为"无变化组"，以两组差值的均值作为 MCID。

表 5-4　锚法与分布法制定的 QLICD-CPHD（V2.0）量表得分的 MCID

领域	MCID 锚法（N=58）	MCID 分布法（N=140）		
		ES=0.5	SRM=0.5	SRM=0.8
躯体功能	13.46	7.09	5.73	9.17
心理功能	12.85	8.53	6.53	10.44
社会功能	5.07	8.27	5.14	8.22
特异模块	23.22	6.93	7.54	12.07
总量表	15.33	5.99	5.10	8.16

第六章　支气管哮喘的生命质量测评

支气管哮喘（bronchial asthma）简称哮喘，是由多种细胞包括嗜酸性粒细胞、肥大细胞、T 淋巴细胞、中性粒细胞、平滑肌细胞、呼吸道上皮细胞等及细胞组分参与的呼吸道慢性炎症性疾病。其临床表现为反复发作性的喘息、气短、胸闷或咳嗽等症状，常在夜间和（或）清晨发作、加剧，多数患者可自行缓解或经治疗缓解，同时伴有可变的气流受限和呼吸道高反应性，随着病程的延长可导致一系列呼吸道结构的改变，即呼吸道重塑，近年来认为哮喘是一种特异质性疾病（中华医学会呼吸病学分会哮喘学组，2016）。

哮喘是常见的慢性呼吸道疾病之一，目前全球至少有 3 亿哮喘患者，中国哮喘患者约 3000 万，且近年来全球哮喘患病率呈逐年增长的趋势。西欧近 10 年间哮喘患者增加了 1 倍，美国自 20 世纪 80 年代初以来哮喘患病率增加了 60% 以上，亚洲的成人哮喘患病率为 0.7%～11.9%（平均≤5%），近年来哮喘平均患病率也呈上升趋势（Song WJ，2014）。我国哮喘患病率也逐年上升，2010 年在我国 8 个省、直辖市进行的"全国支气管哮喘患病情况及相关危险因素流行病学调查"（CARE 研究），采用多层随机整群抽样入户问卷调查，共调查了 164 215 名 14 岁以上人群，结果显示我国 14 岁以上人群哮喘患病率为 1.24%（苏楠，2014）；其中，北京市（1.19%）、上海市（1.14%）、广东省（1.13%）和辽宁省（1.69%）的哮喘患病率分别较 2000～2002 年的数据（北京 0.48%、上海 0.41%、广东 0.99% 和辽宁 1.40%）增高了 147.9%、190.2%、14.5% 和 20.7%。一般认为儿童患病率高于青壮年，老年人群的患病率有增高的趋势。成人男女患病率大致相同，发达国家高于发展中国家，城市高于农村。约 40% 的患者有家族史（上海医学会儿科分会呼吸学组，2002）。全球哮喘病死率为 1/10 万～20/10 万，全世界约 25 万/年哮喘患者死亡，其中年轻人占很大的比例。WHO 估计，全球由于哮喘导致的伤残调整生命年（disability-adjusted life year，DALY）数量估计达到 1500 万/年，约占全球总疾病负担的 1%。由哮喘所带来的经济负担无论从直接医疗费用（住院和药品使用）还是间接的非医疗费用（包括误工及非正常死亡）都相当大。WHO 报道，在全世界范围内计算哮喘相关的经济花费比结核病和获得性免疫缺陷综合征的总数还高。此外，预测到 2025 年还将会出现 1 亿例新的哮喘病患者，哮喘病将带给各国政府、家庭及患者十分沉重的负担。

哮喘的临床症状主要是发作性伴有哮鸣音的呼气性呼吸困难或发作性胸闷和咳嗽，严重者被迫采取坐位或呈端坐呼吸、干咳或咳大量白色泡沫痰，甚至出现发绀等，有时咳嗽可为唯一的症状（咳嗽变异性哮喘）。哮喘症状可在数分钟内发作，经数小时至数天，用支气管扩张药缓解或自行缓解，某些患者在缓解数小时后可再次发作，在夜间及凌晨发作和加重常是哮喘的特征之一。有些青少年，其哮喘症状表现为运动时出现胸闷、咳嗽和呼吸困难（运动性哮喘）。哮喘患者有的常年发病，X 线片呈现肺气肿、肺部感染，血常规检查大多白细胞计数增高，肺功能检查异常。严重患者出现端坐呼吸、行动困难、活动受限、生活不能自理，需住院治疗。患者有的非常悲观，常因哮喘发作心情烦躁，影响睡眠，甚至有想自杀的念头。儿童患者学习成绩受影响，活动能力下降，发育可能迟缓。有人统计 1/3 哮喘患者发病在学龄期，哮喘发作成为学生缺课的最主要的慢性病。哮喘患者有的造成心理上的创伤，对儿童影响尤大，可产生孤僻、自卑、内向等精神状态，亦有部分哮喘患儿性格暴躁、不合作。根据临床表现哮喘可分为急性发作期（acute exacerbation）、慢性持续期（chronic persistent）和临床缓解期（clinical remission）。急性发作期是指气短、咳嗽、胸闷等症状突然发生或症状加重，常有呼吸困难，以呼吸气流量降低为其特征，常因接触变应原等刺激物或治疗不当所致；慢性持续期是指每周均不同频度和（或）不同程度地出现症状（喘息、气短、胸闷、咳嗽等）；临床缓解期系指经过治疗或未经治疗出现症状、体征消失，肺功能恢复到急性发作前水平，并维持 3 个月以上。

哮喘目前尚无特效的治疗方法，但长期规范化治疗可使哮喘症状得到控制，减少复发乃至不发作，长期使用最少量或不用药物能使患者活动不受限制，并能与正常人一样生活、工作和学习。

第一节　支气管哮喘的生命质量测定量表介绍

哮喘严重影响患者的生命质量，哮喘控制的重要目标是让患者的肺功能尽可能保持在正常水平，达到所能达到的最好的生命质量，传统指标对患者虽重要但不能全面反映哮喘对患者生活各方面的影响，而生命质量是对患者躯体、心理和社会适应的综合全面评价。哮喘相关生命质量的研究对哮喘临床科研与医疗质量的评价颇为重要。国内外学者已对哮喘生命质量量表进行了较为广泛和深入的研究，开发了许多测定量表，这里择其有代表性者介绍如下。

1. 哮喘生命质量问卷（asthma quality of life questionnaire，AQLQ）　AQLQ 由 Juniper EF 等（1992）创立，由 32 项组成，分 4 个维度：症状（12 项）、活动受限（11 项）、情感功能（5 项）及环境刺激（4 项）。活动受限中，列出 5 项针对每个患者的"个性化问题"，这样避免了年龄、性别、文化、气候等影响。每个项目设有 7 个备选项，项目得分为 1～7 分（1 为最大损害，7 为没有损害）。AQLQ 分析用"维度的均分"与"生命质量总分"表示，分值高说明患者的生命质量好。AQLQ 应用于所有无固定呼吸道阻塞的成人哮喘，需 5～15min 完成，用于近 2 周来的评估。多项研究证明其具有良好的测量特性，能作为评估和鉴别的工具，是评价其他量表的金标准，可用于职业性哮喘测量。目前 AQLQ 已在多个国家（德国、印度、塞尔维亚等）应用并证明了其测量性质，AQLQ 同样适用于难治性重症哮喘。

2. AQLQ 标准版（AQLQ-S）　由 Juniper EF（2006）设计的 5 种一般活动（剧烈运动、温和运动、工作相关运动、社会活动及睡眠）来代替 AQLQ 中 5 项个体化活动，量表的信度、可靠性、反应度和校标效度与 AQLQ 相差无几。对个体患者评估选普通版，有更好的内容效度且可克服文化、气候、种族不同的影响；横向比较疾病的负担、长期的临床研究（当患者活动经常改变时）时，标准版更好。Juniper 等对 AQLQ 标准版本稍做改造形成了同时适用于 12 岁以上青少年和成人的 AQLQ12+量表，该量表在这两类人群中测量特性非常相似。AQLQ-S 量表可由患者自评或调查人员访谈完成，用于成人哮喘患者的临床试验。有 32 个问题，分为 4 个领域，即活力限制（11 个条目）、症状（12 个条目）、情感功能（5 个条目）和环境刺激（4 个条目）。在这个问卷中，每个问题的分值相同（1～7 分，1 分为完全受限，7 分为完全不受限）。各维度的评分以各维度的均值表示,总评分以所有问题的均值来计算。Tan WC 等（2004）应用 AQLQ-S 和哮喘控制问卷（ACQ）调查 119 例成人哮喘患者的生命质量,结果发现,4 个维度均有较高的一致性,克龙巴赫 α 系数:总量表为 0.97,活力限制为 0.89,症状 0.95,情感为 0.88,环境刺激为 0.80；总量表的反应度指数（responsiveness index,RI）为 1.25,各维度为 1.06～1.60。

3. AQLQ 微型版本（Mini AQLQ）　由 Juniper 在 AQLQ 基础上推出,将 32 个问题压缩到 15 个,以迎合大量临床研究及长期监控的需要,因为此时效率比测量的精确度更重要,其虽有良好的测量性质,但均不及 AQLQ 强。研究表明,其可用于大规模临床试验及对患者基础护理、照顾质量的监测。结合其评分和前一段时间哮喘急诊病史可以识别具有急性发作高危因素的患者,Mini AQLQ 评分小于 4.7 和前一段时间急诊病史均独立地和下一年因急性发作门诊就诊及入院治疗次数相关。

4. Marks 哮喘生活质量问卷（Marks asthma quality of life questionnaire,AQLQ-Marks）　由 Marks 创立于澳洲,适用于成人自我完成,需时 5min,主要对 4 周前的哮喘进行评估。由 20 项组成,有很好的内容效度,分为 4 个维度:气短和身体限制、情绪障碍、社会限制及对健康的担忧,评分采取 5 分制 Likert 标准回答（0～4 分,依次表示完全不受影响、轻微、中度、严重、非常严重）。量表总分数及维度分通过项目的简单相加获得,总分也可转换成 0～10 分,高分代表更大损害。多项研究表明其有很好的可靠性及内部一致性,量表总分的改变与哮喘严重性（症状评分的改变、呼吸道高反应性的改变、与峰流速变异的改变）相关。AQLQ-Marks 已在多个国家得到验证,但其应用仍不如其他问卷广泛。为制订个体化的临床决策,Adams RJ 等（2000）进一步将 AQLQ - Marks 修改为 22 项的 MAQLQ-M（the modified AQLQ-Marks）,7 分制 Likert 评分。该量表有极好的测量属性,用于不同级别的所有患者,初次评分高的患者住院危险度与急诊的危险度均大大下降。此量表是评估哮喘生命质量的一个极好的工具。

5. 哮喘控制问卷（asthma control questionnaire,ACQ）　哮喘治疗的基本目标是最适度的哮喘控制,为此 Juniper EF 等建立了用于成人的哮喘控制问卷。ACQ 为 1 个 7 项的量表,包括 5 项评分最高的症状（憋醒、憋醒时症状、活动受限、气短、喘息）、β 受体激动药的应用和呼吸道管径（以 FEV_1 占预计值百分数表示）。每项以 7 分制计分（0～6 分,0 分即控制好,6 分即控制差）,总分以 7 项平均值表示。ACQ 对哮喘控制中的变化反应灵敏、可靠性高,有较好的横向及纵向效度,能用于哮喘控制的评价和鉴别,与 AQLQ 有很好的相关性。该量表由于需要监测肺功能而限制了它的应用,有时无条件获得呼吸道管径和 β 受体激动药的应用数值。研究表明,ACQ 和它的 3 个简短版本（仅有 5 项症状、5 项症状和呼吸道管径、5 项症状和 β 受体激动药应用）具有相似的测量性质,它的 3 个简短版本可用于大规模临床试验。

6. 哮喘生活问卷（living with asthma questionnaire,LWAQ）　由 Haave E 创立（2004）,主要测量哮喘发作间期患者的主观感受,包括功能限制和压抑,但不包括哮喘症状,协助建立个体化的患者管理及为临床研究提供预后测量。为自我完成或采取提问方式的问卷,需时 15～20min,共 68 个问题,覆盖 11 个方面的哮喘经历（社会活动或体闲、体育活动、假期、睡眠、工作、寒冷、发生次数、对他人的影响、药物应用、性生活、烦躁不安状态及态度）,均来自哮喘患者集体讨论并经过标准心理学测试。第 1 部分结构有 49 个条目,是关于患者对于疾病带来的功能限制的了解；第 2 部分结构有 19 个条目,是关于患者对于这些限制带来痛苦程度的评价。每个问题只有 3 个选项，得分从 1 分（非真实的我）到 3 分（完全不真实的我），全部叠加得到总分。哮喘的生活问卷运用广泛，测量性质被多项研究证实。Gonçalves RS（2013）应用 LWAQ 葡萄牙版和 SF-36 量表对 61 例哮喘患者进行生命质量调查及测量学特征评价，发现 LWAQ 量表在总量表、结构（除了关注的事物）和各领域（除了睡眠和对他人的影响）具有较高的克龙巴赫 α 系数，除了对他人影响这一领域克龙巴赫 α 系数为 0.47 外，其余领域信度系数均在 0.6 以上；内部一致性分析总量表的组内相关系数（ICC）为 0.97；其余结构及领域均在 0.85 以上。LWAQ 量表的运动、假期、睡眠、工作、烦躁不安状态及态度 5 个领域与 SF-36 量表的一般健康状况的相关性大于与 SF-36 量表的其他领域。LWAQ 量表的寒冷、药物与 SF-36 量表的躯体角色的相关性较大。

7. 青少年哮喘生命质量量表（adolescent asthma quality of life questionnaire，AAQOL） 该量表由 Rutishauser C 开发（2001），有 32 个条目，分 6 个领域：症状、医疗、躯体活动、情绪、社会影响和正性效应。主要用于 12～17 岁的青少年哮喘者，6 个领域及总量表的内部一致性信度分别为 0.85、0.78、0.85、0.90、0.76、0.70、0.93，6 个领域的重测信度为 0.76～0.85，总量表的重测信度是 0.90。

8. 哮喘症状调查表（asthma symptom checklist，ASC） 该量表共 36 项内容，目的是测量哮喘发作时患者 5 个方面的主观症状。患者被要求在 5 个级别的调查表中对自己症状发作的频率定级，约需 5min 完成。包括对恐惧和易激惹两种情绪状态的认知、对过度换气/低碳酸血症和呼吸道痉挛两种躯体症状的认知、对乏力症状的认知。

9. 哮喘控制测试（asthma control test，ACT） ACT 仅通过回答有关哮喘症状和生命质量 5 个问题（气短、患者对哮喘控制的评价、缓解药物的使用、对工作或上学的影响、夜间哮喘症状）的评分进行综合判定，不需要患者检查肺功能。研究表明其具有良好的测量性质且比 ACQ 简单，ACT 不仅用于临床研究，还可以在临床工作中评估患者的哮喘控制水平，通过长期连续监测维持哮喘控制，尤其适合在基层医疗机构推广，作为肺功能的补充，既适用于医师，也适用于患者自我评估哮喘控制（患者可以在家庭或医院，就诊前或就诊期间完成哮喘控制水平的自我评估）。

10. 成人哮喘生命质量评分表 李凡等在 AQLQ 基础上结合我国国情，制订了适合我国哮喘患者生命质量评定的量表——"成人哮喘生存质量评分表"。该表由 5 个因子组成，包括活动受限、哮喘症状、心理状况、对刺激原的反应和对自我健康的关心，能较全面反映哮喘患者生活质量的变化，具有较好的信度、效度和反应度。

11. 慢性病患者生命质量测定量表体系之支气管哮喘量表（QLICD-BA） 是慢性病患者生命质量测定量表体系（quality of life instruments for chronic diseases，QLICD）中的支气管哮喘（bronchia asthma，BA）量表（张海娇等，2011a，2012）。第 2 版 QLICD-BA（V2.0）由共性模块（general module）QLICD-GM（V2.0）及 1 个包含 16 个条目的支气管哮喘特异模块构成。整个量表有 44 个条目，每个条目均为五级等级式条目。其中，QLICD-GM（V2.0）包括 3 个领域、9 个侧面、28 个条目，即生理功能（含基本生理功能、独立性、精力不适 3 个侧面、9 个条目）、心理功能（含认知、情绪、意志与个性 3 个侧面、11 个条目）、社会功能（含人际交往、社会支持、社会角色 3 个侧面、8 个条目）；特异模块含哮喘症状、活动受限、气雾剂治疗、特殊心理 4 个侧面。详见后面几节。

此外，还有一些专门用于儿童哮喘的生命质量测定量表（张映芬，2010；彭艳芬，2010），如 PedsQL-TM（the pediatric quality of life inventory measurement models），Juniper 制订了专门的儿童哮喘生命质量评价量表（pediatric asthma QLQ）。

　　为便于查询，我们将国内外常见的哮喘患者生命质量测定特异性量表概括于表 6-1。

表 6-1　支气管哮喘患者生命质量测定特异性量表

编号	量表名称	量表简介	文献来源
1	哮喘生命质量问卷（asthma quality of life questionnaire, AQLQ）	量表分为自我测试和访谈两个版本，包括 4 个领域：症状、活动受限、心理状态和环境刺激原的反应，共 32 个条目；量表的克龙巴赫 α 系数为 0.96，各领域克龙巴 α 系为 0.95、0.83、0.84、0.78，量表的重测信度为 0.90，各领域的重测信度为 0.82、0.92、0.86、0.86；条目为 7 分制评估，不适用于危重哮喘及职业性哮喘患者	[1] Juniper EF, Guyatt GH, Epstein RS, et al. 1992. Evaluation of impairment of health-related quality of life in asthma: development of a questionnaire for use in clinical trials. Thorax, 47（2）: 76-83. [2] Sanjuás C, Alonso J, Prieto L, et al. 2002. Health-related quality of life in asthma: a comparison between the St George's Respiratory Questionnaire and the Asthma Quality of Life Questionnaire. Qual Life Res, 11（8）: 729-738.
2	急性哮喘生命质量问卷（acute asthma quality of life questionnaire, Acute AQLQ）	在 AQLQ 的基础上修改，用于评估急性重症哮喘患者；包括 AQLQ 的症状和心理状态领域，共 11 个条目；克龙巴赫 α 系数为 0.90，对状态变化具有较高的灵敏度	Juniper EF, Svensson K, Mörk AC, et al. 2004. Measuring health-related quality of life in adults during an acute asthma exacerbation. Chest, 125（1）: 93-97.
3	哮喘生命质量问卷简版（mini asthma quality of life questionnaire, Mini AQLQ）	在 AQLQ 的基础上为提高效率进行修改，包括 4 个领域：症状、活动受限、心理状态和环境刺激原的反应，共 15 个条目；内部相关性：较好（ICC=0.83），但不如 AQLQ（ICC=0.95）；灵敏度较好，但不如 AQLQ；MiniAQLQ 与 AQLQ 不存在偏差（P=0.61），且相关性高（r=0.90）	[1] Juniper EF, Guyatt GH, Cox FM, et al, 1999. Development and validation of the Mini Asthma Quality of Life Questionnaire. European Respiratory Journal, 14（1）: 32-38. [2] Baghi H, Atherton M, 2004. Construct validity and reliability of scores on scales to measure the impairment of health-related quality of life in persons with asthma. Journal of Nursing Measurement, 12（1）: 21-31.
4	哮喘生活问卷（living with asthma questionnaire, LWAQ）	主要用于患者自我管理及对疗效的评价，包括 11 个领域，共 68 个条目	Hyland ME, 1991. The living with asthma questionnaire. Respir Med, 85 SB: 13-16; 33-37.
5	哮喘症状调查表（asthma symptom checklist, ASC）	量表完成时间约为 5min，主要用于测量哮喘发作时患者 5 个方面的主观症状，包括对恐惧和易激惹两种情绪状态的认知、对过度换气/低碳酸血症和呼吸道痉挛两种躯体症状的认知、对乏力症状的认知，共 36 个条目	[1] Hunt SM, Mckenna SP, McEwen J, et al. 1980. A quantitative approach to perceived health status: a validation study. J Epidemiol Community Health, 34（4）: 281-286. [2] Belloch A, Perpiñá MJ, Pascual LM, et al, 1997. Subjective symptomatology of asthma: validation of the asthma symptom checklist in an outpatient Spanish population. J Asthma, 34（6）: 509-519.
6	哮喘控制问卷（asthma control questionnaire, ACQ）	包括 7 个领域：憋醒、憋醒时症状、活动受限、气短、喘息、β 受体激动药的应用和呼吸道管径，共 7 个条目；ACQ 对哮喘控制中的变化反应灵敏、可靠性高，与 AQLQ 有很好的相关性，由于需要监测肺功能而限制了它的应用	Juniper EF, Bousquet J, Abetz L, et al. 2006. Identifying "well-controlled" and "not well-controlled" asthma using the Asthma Control Questionnaire. Respir Med, 100（4）: 616-621.
7	美国当地成人哮喘特异性生活质量问卷（asthma-specific quality of life questionnaire for native american adults, AQLQ-NAA）	包括 3 个领域：社区和社会约束、心理影响和症状，共 19 个条目；克龙巴赫 α 系数为 0.95；得分与急诊就诊、门诊就诊和哮喘用药总数呈显著负相关（P<0.05），与用药依从性呈显著正相关（P<0.05）	Gupchup GV, Hubbard J H, Teel MA, et al. 2001. Developing a community-specific health-related quality of life（HRQOL）questionnaire for asthma: The Asthma- Specific Quality of Life Questionnaire for Native American Adults（AQLQ-NAA）. J Asthma, 38（2）: 169-178.

续表

编号	量表名称	量表简介	文献来源
8	青少年哮喘生命质量量表（adolescent asthma quality of life questionnnaire，AAQOL）	主要用于12～17岁的青少年哮喘者，包括6个领域：症状、医疗、躯体活动、情绪、社会影响和正性效应，共32个条目；克龙巴赫α系数为0.93，重测信度为0.90	[1] Rutishauser C, Sawyer SM, Bond L, et al, 2001. Development and validation of the Adolescent Asthma Quality of Life Questionnaire（AAQOL）.European Respiratory Journal, 17（1）: 52-58. [2] Somerville A, Knopfli B, Rutishauser C, 2004. Health-related quality of life in Swiss adolescents with asthma. Validation of the AAQOL-D and comparison with Australian adolescents. Swiss Medical Weekly, 134（7-8）: 91-96.
9	小儿哮喘生命质量量表（pediatric asthma quality of life questionnaire, PAQLQ）	包括3个领域:活动受限、症状和情绪，共23个条目；量表已被翻译成多个版本广泛应用于各国小儿哮喘患儿，均具有较好的信度、效度和反应度，得分与ACT存在相关性（$r<0.5$, $P=0.001$）	[1] Poachanukoon O, Visitsunthorn N, Leurmarnkul W, 2006. Pediatric asthma quality of life questionnaire（PAQLQ）: validation among asthmatic children in Thailand. Pediatr Allergy Immunol, 17（3）: 207-212. [2] Yüksel H, Yilmaz O, Kirmaz C, 2009. Validity and reliability of the turkish translation of the pediatric asthma quality of life questionnaire. Turk J Pediatr, 51（2）: 154-160.
10	哮喘患者生命质量评估量表（assessment of quality of life in asthma patients, QLQ-Asthma）	包括5个领域：体育活动、角色活动、情绪、社会活动和健康认知，共20个条目；克龙巴赫α系数为0.84	Bektas HA, Keser IK, 2011. Reliability and validity of the assessment of quality of life in asthma patients（QLQ-Asthma）in a sample of adult asthmatic patients in Turkey. J Clin Nurs, 20（1-2）: 127-135.
11	哮喘特异性生命质量量表（asthma-specific quality of life, A-QOL）	包括6个领域，共36个条目，其中6个条目不属于6个领域中；各领域克龙巴赫α系数均大于0.70	Lee E.H, Kim S H, Choi J H, 2009. Development and evaluation of an Asthma-Specific Quality of Life（A-QOL）questionnaire. J Asthma, 46（7）: 716-721.
12	严重哮喘量表（the severe asthma questionnaire, SAQ）	包括16个等级条目（1～7级评分）以及1个0～100评分的全局条目，分别计算两者得分。两者的重测信度都是0.93，前者的克龙巴赫α系数为0.93	[1] Hyland ME, Whalley B, Jones RC, et al. 2015. A qualitative study of the impact of severe asthma and its treatment showing that treatment burden is neglected in existing asthma assessment scales. Qual Life Res, 24（3）: 631–639. [2] Hyland ME, Jones RC, Lanario JW, et al. 2018. The construction and validation of the Severe Asthma Questionnaire. Eur Respir J, 52（1）: 180068.
13	中国成人哮喘生命质量表	在AQLQ基础上制订的量表，量表的完成时间约为5～10min；包括5个领域：活动受限、哮喘症状、心理状况、对刺激原的反应和对自我健康的关心，共35个条目；可以患者自评或访谈方式进行评估	李凡，蔡映云，2001.支气管哮喘生存质量评估表的制定、评估和临床应用.现代康复,5（2）:18-19.
14	哮喘患者生活质量问卷	量表完成时间的中位数为4.0±3.1min；包括4个领域：活动的限制、症状、心理变化和环境影响，共20个条目	徐东，徐健，阮晓云，等，2001.支气管哮喘患者生活质量问卷的开发与应用.中国康复医学杂志，16（3）: 169-172.
15	慢性病患者生命质量测定量表体系之支气管哮喘量表（QLICD-BA）	第2版QLICD-BA（V2.0）由共性模块（general module）QLICD-GM（V2.0）及1个包含16个条目的支气管哮喘特异模块构成。整个量表有44个条目，其中QLICD-GM（V2.0）包括3个领域、9个侧面、28个条目；特异模块含哮喘症状、活动受限、气雾剂治疗、特殊心理4个侧面	[1] 张海娇，赵芝焕，万崇华，等，2011.慢性病患者生命质量测定量表体系之支气管哮喘量表的考评.中国全科医学，14（25）: 2871-2874. [2] 张海娇，古艳云，赵芝焕，等，2012.支气管哮喘患者生命质量量表研制中条目的再筛选.中国全科医学，15（7）: 741-743.

第二节 QLICD-BA 的结构与特性

一、量表的结构

QLICD-BA（V2.0）由 44 个条目组成，包含 28 个条目的共性模块 QLICD-GM 和 16 个条目的特异模块。其中 QLICD-GM 包括生理功能（9 个条目）、心理功能（11 个条目）、社会功能（8 个条目），共 3 个领域、9 个侧面、28 个条目。特异模块由 4 个侧面、16 个条目构成，具体条目如下。

1. 哮喘症状（ASS） ①发作性气喘或气短（呼吸困难）；②咳嗽；③咳痰；④胸闷；⑤呼气费力；⑥窒息或濒死感；⑦喉部发紧；⑧因哮喘发作而惊醒。

2. 活动受限（LOA） ①静息状态时受限；②散步时受限；③上楼或爬坡时受限；④运动受限。

3. 气雾剂治疗（TOA） 坚持规范使用气雾剂或吸入剂。

4. 特殊心理（SPM） ①因担心诱发而逃离某环境；②在别人面前使用气雾剂或吸入剂难为情；③担心对气雾剂或吸入剂有依赖。

二、量表的测量学特征

为评价量表的特性，应用 QLICD-BA（V2.0）和 SF-36 量表在入院时、入院第 2～3 天及出院前进行生命质量调查（张海娇等，2011）。共调查了 100 例哮喘患者，年龄在 25～84 岁，平均年龄为（49.0±15.36）岁；男 43 人，女 57 人。

1. 量表的效度

（1）内容效度：参见第二、三章陈述，具有较好的内容效度。

（2）结构效度：相关分析结果显示，各条目得分与其所在领域得分之间的相关性较大，且 r 值多在 0.6 以上。共性模块因子分析结果显示，按特征根大于 1 的标准来提取则可取出 10 个主成分，累计方差贡献率达到 82.73%。经方差最大旋转后的因子载荷系数可见，第 1、5 主成分主要反映心理功能，第 2、7 主成分主要反映躯体功能，第 4、8、10 主成分主要反映共性症状和不良反应，第 3、6 主成分主要反映社会功能。提取的 10 个主成分基本上反映了共性模块的 9 个侧面，探索性因子分析结果与理论构想基本吻合。

特异模块 QLICD-BA（V2.0）因子分析结果显示，按特征根大于 1 的标准来提取则可取出 5 个主成分，累计方差贡献率达到 76.71%。经方差最大旋转后的因子载荷系数表明第 1 主成分主要反映哮喘症状和气雾剂治疗侧面；第 2 主成分主要反映哮喘症状和活动受限侧面；第 3 主成分与 BA7（0.710）和 BA8（0.759）关系密切，主要反映哮喘症状；第 4 主成分与 BA15（0.777）和 BA16（0.797）关系密切，主要反映患者的特殊心理；第 5 主成分与 BA5（–0.853）关系密切，反映气雾剂治疗，说明分析结果和理论构想基本吻合。

（3）校标效度：因为无金标准存在，以 SF-36 相应领域间测定结果为标准。QLICD-BA（V2.0）4 个领域与 SF-36 量表的 8 个领域间的相关系数见表 6-2，各相关系数经检验均具有统计学意义（$P<0.05$），QLICD-BA（V2.0）的生理功能与 SF-36 的躯体功能领域相关性（$r=0.710$）大于与其他领域的相关性。此外，心理功能、社会功能及特异模块与 SF-36 的相关性大于与其他领域的相关性，显示了较好的校标效度。

表 6-2 QLICD-BA（V2.0）与 SF-36 各领域间的相关系数（N=100）

QLICD-BA 领域	SF-36 领域									
	PF	RP	BP	GH	VT	SF	RE	MH	PCS	MCS
躯体功能	0.710	0.489	0.221	0.548	0.660	0.648	0.335	0.668	0.696	0.689
心理功能	0.638	0.556	0.271	0.675	0.755	0.710	0.441	0.849	0.702	0.832
社会功能	0.522	0.410	0.199	0.423	0.555	0.558	0.261	0.666	0.535	0.606
特异模块	0.620	0.499	0.235	0.576	0.574	0.527	0.320	0.594	0.652	0.624

PF. 躯体功能；RP. 躯体角色；BP. 肌体疼痛；GH. 一般健康状况；VT. 生命力；SF. 社会功能；RE. 情感角色；MH. 心理健康；PCS. 躯体综合总分；MCS. 心理综合总分

2. 量表的信度

（1）内部一致性：用第 1 次测定的数据分别计算各个领域的内部一致性信度（克龙巴赫 α 系数）。结果表明各领域及总量表克龙巴赫 α 系数均在 0.8 以上（0.882～0.960）。

（2）重测信度：用第 1、2 次测定结果计算重测信度，结果表明量表各领域及其侧面及总量表的重测相关系数均大于 0.9（0.957～0.996），除外气雾剂治疗（0.849）侧面。

以上说明 QLICD-BA（V2.0）具有较好的信度。

3. 量表的反应度 对治疗前后两次测定进行配对 t 检验并计算标准化反应均数 SRM，结果表明，各领域及总量表得分均显示治疗前后差异有统计学意义，SRM 除社会功能领域为适中的反应度外（0.56），其余领域及总量表均显示了较好的反应度（0.83～1.58）。从侧面看，只有社会角色侧面治疗前后得分差异无统计学意义（可能此方面在住院期间较短的时间内难以得到改善），其余都有统计学意义的改变，SRM 为 0.39～1.56。

第三节 QLICD-BA 的使用方法

一、使用 QLICD-BA 的研究设计问题

1. 患者的选择

（1）纳入标准：①临床上已确诊的支气管哮喘患者；②具有小学及小学以上的文化程度，具有一定的读写能力；③自愿参加测评并签订知情同意书。

（2）排除标准：①慢性阻塞性肺疾病等其他肺部疾病患者；②职业性哮喘；③危重哮喘；④合并有影响生命质量的其他疾患；⑤神志不清，无法清楚表达自己内心感受者；⑥文盲或语言表达能力太差。

2. 研究设计与实施 本量表用于支气管哮喘患者的生命质量测评，可用于不同治疗方法、不同治疗药物的效果评价等应用性研究，应遵循临床试验设计的原则，采用随机、有对照组的设计方法，并且在不同时间多次测定（至少在治疗前后各测定 1 次），收集的有效量表数应不低于 100 例。

具体的设计、问卷准备、质量控制等参见第二章，这里从略。

二、QLICD-BA 量表的应用情况

QLICD-BA（V2.0）量表主要应用于治疗方法的筛选、疾病预后及影响因素分析等。杨铮等（2015）用于不同治疗方法的比较，将方法归为两种，即平喘药+茶碱类+雾化激素

和平喘药+茶碱类+雾化激素+全身激素，将第 1 次测定的结果作为协变量，治疗后的测定结果为分析变量，采用协方差分析法对不同治疗方法的生命质量得分（各领域分及总分）进行比较，结果表明按照第 1 次测定（刚入院）时的平均水平进行调整后的修正均数，QLICD-BA（V2.0）量表中，两种治疗方法的各领域及量表总得分之间差异均无统计学意义，原因可能有 3 个：①两种治疗方法的生命质量无本质差异；②例数太少；③观察时间太短。因此，目前还不能认为两种治疗方法的生命质量不同或相同，需进一步观察分析。

杨铮等（2015）分别以刚入院时 QLICD-BA（V2.0）量表测定的生命质量各领域及量表总分为因变量，以可能影响患者生命质量的一般人口学资料及临床客观指标（总蛋白、血常规、血气分析、肺功能、X 线胸片）为自变量，应用多元逐步回归分析筛选哮喘患者生命质量的影响因素，分析结果表明，年龄、医疗形式、文化程度、家族史、过敏史、PCO_2（CO_2分压）、合并症、总蛋白、C 反应蛋白和 FEV_1 等 10 个因素对生命质量有影响。此外，为了分析治疗前后生命质量变化的影响因素，分别以 QLICD-BA（V2.0）测定治疗前后的各领域和量表总分结果之差为因变量，以上述的因素（加上治疗方法）为自变量，应用多元逐步回归筛选生命质量变化可能的影响因素。筛选结果表明，PCO_2 与治疗前后生理功能、心理功能、特异模块及量表总分生命质量得分变化有关，并且它们之间呈正相关，说明 PCO_2 较大时生命质量得分变化较大；FEV_1 与特异模块和量表总分得分变化有关，FEV_1 较大时生命质量得分变化较大；白细胞对治疗前后生理功能、心理功能得分变化有影响，且呈负相关关系，说明白细胞不高时生命质量得分变化较大；C 反应蛋白、总蛋白分别对生理功能、社会功能领域得分变化也有影响。

张海娇等（2011）应用 QLICD-BA（V2.0）探讨支气管哮喘（BA）患者的生命质量影响因素，结果表明客观指标对哮喘患者生命质量的影响不大；多重线性回归分析发现，年龄、民族、文化程度、婚姻状况、肺功能与其生命质量相关（$P<0.05$）。

夏乾颖等（2018）应用 QLICD-BA（V2.0）探究对支气管哮喘急性发作期患者实施中西医结合护理的效果。结果表明中西医结合护理干预可明显提高支气管哮喘患者的控制率，改善其生命质量与舒适度。

第四节　QLICD-BA 的计分规则与得分解释

一、计分规则

1. 条目计分　QLICD-BA（V2.0）采取五点等距评分法，正向条目根据其回答选项（1～5）依次计为 1、2、3、4、5 分，对逆向条目，需对其进行"正向变换"，即用 6 减去回答选项得到条目得分。

QLICD-BA（V2.0）中正向条目有 GPH1、GPH2、GPH4、GPH6、GPH7、GPH8；GPS1、GPS3、GPS10；GSO1、GSO2、GSO3、GSO4、GSO5、GSO8；BA5。其余均为逆向条目。

2. 领域、侧面及总量表计分　首先分别计算各领域、侧面、总量表的原始分 RS，同一领域/侧面的各个条目得分之和构成该领域/侧面的原始分，各个领域得分之和构成了总量表的原始分。

为了便于相互比较，需要将原始分转化为标准得分 SS，采用的是极差化方法，即 SS=（RS−min）×100/R。见表 6-3。

表 6-3　QLICD-BA（V2.0）各个领域及其所属侧面的计分方法

领域/侧面	代码	条目数	min	max	RS	SS
生理功能	PHD	9	9	45	BPF+IND+EAD	（RS−9）×100/36
基本生理功能	BPF	4	4	20	GPH1+GPH2+GPH3+GPH4	（RS−4）×100/16
独立性	IND	3	3	15	GPH6+GPH7+GPH8	（RS−3）×100/12
精力不适	EAD	2	2	10	GPH5+GPH9	（RS−2）×100/8
心理功能	PSD	11	11	55	COG+EMO+WIP	（RS−11）×100/44
认知	COG	2	2	10	GPS1+GPS2	（RS−2）×100/8
情绪	EMO	7	7	35	GPS3+GPS4+…+ GPS8+GPS9	（RS−7）×100/28
意志与个性	WIP	2	2	10	GPS10+ GPS11	（RS−2）×100/8
社会功能	SOD	8	8	40	INC+SSS+SOR	（RS−8）×100/32
人际交往	INC	3	3	15	GSO1+GSO2+GSO3	（RS−3）×100/12
社会支持	SSS	3	3	15	GSO4+GSO5+GSO6	（RS−3）×100/12
社会角色	SOR	2	2	10	GSO7+GSO8	（RS−2）×100/8
共性模块总分	CGD	28	28	140	PHD+PSD+SOD	（RS−28）×100/112
特异模块	SPD	16	16	80	ASS+LOA+TOA+SPM	（RS−16）×100/64
哮喘症状	ASS	8	8	40	BA1+BA2+…+BA8+BA9	（RS−8）×100/32
活动受限	LOA	4	4	20	BA10+BA11+BA12+BA13	（RS−4）×100/16
气雾剂治疗	TOA	1	1	5	BA5	（RS−1）×100/4
特殊心理	SPM	3	3	15	BA14+BA15+BA16	（RS−3）×100/12
量表总分	TOT	44	44	220	PHD+PSD+SOD+SPD	（RS−44）×100/176

二、得 分 解 释

若是治疗方法的比较，可以对总量表得分进行比较，也可以比较领域得分、侧面得分，有统计学差异并且得分变化比较大的可认为治疗方法对患者的生命质量有影响。若是与其他慢性疾病相比较，可以比较不同疾病共性模块的得分的高低。若是衡量个体或群体健康状况，则根据其得分进行判断，越接近 100 说明生命质量（健康状况）越好。表 6-4 给出的是调查的 100 例支气管哮喘患者的得分分布情况，参考这个结果并知道各自的得分情况就可知道其所处的位置，从而便于得分的解释。

表 6-4　QLICD-BA（V2.0）各领域得分统计（N=100）

领域	得分频数分布（%）							得分统计量			
	<40	40−	50−	60−	70−	80−	≥90	min	max	$\bar{X}$	S
躯体功能	36（36.0）	12（12.0）	11（11.0）	20（20.0）	15（15.0）	6（6.0）	0（0.0）	11.11	83.33	51.86	18.53
心理功能	32（32.0）	12（12.0）	20（20.0）	8（8.0）	19（19.0）	6（6.0）	3（3.0）	6.82	95.45	52.66	21.98
社会功能	4（4.0）	22（22.0）	17（17.0）	18（18.0）	23（23.0）	7（7.0）	9（9.0）	25.00	96.88	63.78	16.46
特异模块	23（23.0）	31（31.0）	17（17.0）	15（15.0）	12（12.0）	2（2.0）	0（0.0）	14.06	84.38	50.73	15.87
总量表	28（28.0）	16（16.0）	18（18.0）	20（20.0）	13（13.0）	5（5.0）	0（0.0）	15.91	82.95	53.82	16.03

目前量表得分变化多少才有临床意义，还没有定论，在今后的应用中可以注重这方面的研究，使量表更具有临床适用性。调查 100 例支气管哮喘患者得到的最小临床重要性差

值 MCID 见表 6-5，可供参考借鉴。其中，锚法是根据 SF-36 中条目 q1 为锚，"总体来讲您的健康状况"，其选项为：1.非常好；2.很好；3.好；4.一般；5.差。若患者治疗后相较于治疗前在锚问题的选项上正向改变至少一个等级，则归为"改善组"；若患者治疗前后在锚问题的选项上未改变，则归为"无变化组"，以两组差值的均值作为 MCID。由于锚例数较少，结果不稳定，建议主要参考分布法的结果。按分布法取 ES=0.5，SRM=0.5 时，治疗前后或不同方法之间各领域得分至少要改变 5 分以上才认为有临床重要性意义。

表 6-5　锚法与分布法制定的 QLICD-BA（V2.0）量表得分的 MCID

领域	MCID 锚法（N=12）	MCID 分布法（N=100）					
		ES=0.5	$S_{\bar{x}}=1$	$S_{\bar{x}}=1.96$	$S_{\bar{x}}=2.77$	SRM=0.5	SRM=0.8
躯体功能	10.88	9.27	1.31	2.57	3.63	6.38	10.21
心理功能	12.31	10.99	1.55	3.05	4.31	5.32	8.51
社会功能	8.34	8.23	1.16	2.28	3.22	3.82	6.12
特异模块	13.47	7.94	1.12	2.20	3.11	11.91	19.05
总量表	14.06	8.02	1.13	2.22	3.14	5.23	8.37

量表的重测信度系数为 r=0.995

第七章　消化性溃疡的生命质量测评

消化性溃疡（peptic ulcer）指在各种致病因子的作用下，黏膜发生的炎症与坏死性病变，病变深达黏膜肌层，常发生于与胃酸分泌有关的消化道黏膜，其中以胃、十二指肠最为常见，是一种多发病、常见病。近年来研究发现，溃疡的形成与幽门螺杆菌（Hp）的存在有关。胃溃疡病和十二指肠溃疡病在病因和发病机制方面有明显的区别，并非同一种疾病，但因两者的流行病学、临床表现和药物治疗反应有相似之处，所以习惯上还是把它们归并在一起。消化性溃疡为全球性多发病，发病率为 10%，十二指肠溃疡（DU）较胃溃疡（GU）多见，以青壮年多发，男性多于女性，儿童亦可发病，老年患者所占比例亦逐年有所增加。胃溃疡患者的平均年龄高于十二指肠溃疡患者约 10 年。我国消化性溃疡有由南向北逐渐升高的地理趋势，这种差异可能和南北的饮食结构的差别、气候等因素有关。消化性溃疡不会引起患者死亡，但其并发症（主要为出血、穿孔）若不及时处理，可导致 2.5%～5.0% 的病死率。近年来，由于 H_2 受体拮抗药与质子泵抑制药的广泛应用，溃疡并发症的病死率已明显下降（魏良洲，2000）。消化性溃疡具有的慢性、规律上腹部疼痛等临床特点，对患者的生理、心理及社会等造成的影响难以用单一的指标进行评价，而传统的用于评价治疗效果的指标如有效率、生存率等，也由于较低的敏感性而在使用中受到较大的限制。随着健康相关生命质量在临床的广泛应用，研究者逐渐把研究重点向这一综合指标靠拢。

第一节　消化性溃疡的生命质量测定量表介绍

近年来，涌现出一些研究消化性溃疡生命质量的文献。我国也有不少有关消化性溃疡生命质量的报道，据笔者查 CNKI 中国期刊全文数据库，截至 2016 年 8 月标题中有消化性溃疡和生命质量或生存质量或生活质量的有 71 篇，其中 2014 年之前的只有 18 篇，因此可以看出，消化性溃疡患者生命质量近年来引起了研究者广泛的关注，我国的报道多是一些综述或介绍类文章，缺乏系统深入的量表开发和应用研究。

生命质量测定量表最重要的一个环节就是研究适宜的生命质量测定量表。不少学者在此方面进行了探讨，开发了许多的测定量表，下面择有代表性者进行介绍。

一、国外特异性量表介绍

国外有专门的测量消化性溃疡患者生命质量的特异性量表，也有只测量十二指肠溃疡的量表，其中主要有以下几种。

1. 十二指肠溃疡患者生命质量量表（QLDUP）　该量表以健康调查问卷（MOS SF-36）为核心，补充了综合心理健康指数评分量表（PGWB）中的焦虑方面及 13 个溃疡特异症状。含 54 个条目，分 15 个领域，即身体与社会机能、躯体和心理角色、心理健康、健康状况变化、家庭等。每一方面得分通过转换使其值为 0～100，得分越高生活质量越好。内部一致性大于 0.70，重测信度为 0.73。

2. 消化疾病生存质量指数（GIQLI） 消化疾病生存质量指数包括生存质量测评和 19 项与消化系统疾病相关的调查项目。GIQLI 包括生理功能状态、症状学、社会活动、日常生活能力和精神状态 5 个方面，共 36 项，每项计 0～4 分，总分为 144 分，正常人群 GIQLI 评分为 121.5～125.8 分。条目总体调查过去 2 周内影响患者生存质量的疾病症状及发作频率，专用于测定消化系统疾病患者的生存质量，有良好的效度、信度和敏感度。

3. 胃肠道症状等级指标（GSRS） 原始为访问调查表，现改为自评表形式。包括 15 个常见的胃肠道症状，分为胃功能失调、消化不良、肠功能紊乱 3 个方面。每个条目分 7 个等级记分，低分表示症状出现少或轻，高分表示症状出现频繁或严重。GSRS 更贴近于表述胃肠道症状，特别是反流、消化不良和一些来自于下消化道的症状。该量表适用于消化性溃疡患者一般胃肠道症状测定。

4. 消化性溃疡疾病量表（PUDQ） 共有 17 个条目，涉及临床症状、心理变化和社会适应能力 3 个方面，量表中有 6 个条目与溃疡疾病有关，心理变化方面有 7 个条目，社会适应能力有 4 个条目。每 1 个条目以 7 个等级记分，得分越高表示生活质量越好。

5. 尼平消化不良指数（NDI） 尼平消化不良指数（Nepean dyspepsia index, NDI）包括 5 个方面：紧张、日常生活的影响、饮食、认知/自控力、工作/学习，共 42 个条目。症状和生存质量得分均能将消化不良与健康相区分。新建 Nepean 消化不良指数的简短版量表是测定消化系统健康相关生命质量（HRQL）较好的工具，它提供了消化不良症状量度标准和评价消化不良特异 HRQL 的重要权重，其反应度得到确认。生活质量包括 25 个条目，4 个领域，即干扰（13 个项目）、知道/控制（7 个项目）、吃/喝（3 个项目）和睡眠/扰乱（2 个项目）。总得分为 0～99，得分越高，生活质量越差。

6. 其他常见消化性溃疡患者生命质量测定特异量表 除了以上 5 种被大家熟知的特异性量表之外，还有几种常见的特异性量表（表 7-1）。

表 7-1 其他常见消化性溃疡患者生命质量测定特异性量表

序号	量表名称	量表简介	文献来源
1	消化性疾病生命质量表（quality of life in peptic disease questionnaire, QPD 32）	共 32 个条目，包括胃及十二指肠溃疡、食管炎、功能性消化不良，分 3 个领域：疼痛引起的焦虑、社会制约和可感知症状，还包括疼痛强度和自我尊重条目。具有良好的信度、效度	[1] Bamfi F, Olivieri A, Arpinelli F, et al. 1999. Measuring quality of life in dyspeptic patients. Development and validation of a new specific health status questionnaire. Am J Gastroenterol, 94（3）: 730-738. [2] De Carli G, Irvine SH, Arpinelli F, et al, 1995. Development and validation of QPD 32, a specific questionnaire for measuring the quality of life of patients with peptic ulcer. Minerva Gastroenterol Dietol, 41（4）: 275-282.
2	消化不良健康相关满意量表（satisfaction with dyspepsia related health scale）	包括 14 个条目，分 4 个领域，即一般症状的严重程度、疼痛强度、疼痛使能力丧失程度和对消化不良相关健康的满意度。克龙巴赫 α 系数为 0.74～0.93	Kuykendall DH, Rabeneck L, Campbell CJ, et al. 1998. Dyspepsia: how should we measure it? J Clin Epidemiol, 51（2）: 99-106.
3	消化不良严重性量表（severity of dyspepsia assessment, SODA）	22 个条目、3 个领域：疼痛强度（7 条）、非疼痛症状（7 条）、对消化不良相关健康的满意度（5 条）。3 个领域克龙巴赫 α 系数分别为 0.97, 0.90, 0.92	[1] Rabeneck L, Wristers K, Goldstein JL, et al. 2002. Reliability, validity, and responsiveness of severity of dyspepsia assessment（SODA）in a randomized clinical trial of a COX-2-specific inhibitor and traditional NSAID therapy. Am J Gastroenterol, 97（1）: 32-39. [2] Rabeneck L, Cook KF, Wristers K, et al. 2001. SODA（severity of dyspepsia assessment）: a new effective outcome measure for dyspepsia-related health. J Clin Epidemiol, 54（8）: 755-765.

续表

序号	量表名称	量表简介	文献来源
4	溃疡、食管炎主观症状量表（ulcer esophagitis subject symptom，UESS）	量表共 10 个条目，分 4 个领域，即腹部不适、肠功能紊乱、反流性症状和睡眠障碍。以 100mm 直观标尺记录症状严重程度，得分越高表示症状越严重、频繁，用于测定消化性溃疡的特异症状。具有满意的信度、效度	[1] 宋黎君，等，1998. 国外医学社会医学分册，15(2)：59-62. [2] Dimenäs E，Glise H，Hallerbäck B，et al. 1993. Quality of life in patients with upper gastrointestinal symptoms. An improved evaluation of treatment regimens？ Scand J Gastroenterol，28（8）：681-687.
5	胃食管反流及消化不良的生命质量量表（quality of life in reflux and dyspepsia，QOLRAD）	量表含 25 个条目，分为不良情绪、睡眠障碍、活力、饮食困难和躯体及社会功能 5 个领域。每 1 个问题采用 7 级评分，得分越高表示健康相关生活质量越好。内部一致性信度很高，同时展示了良好的构造、收敛和区分效度	[1] Wiklund IK，Junghard O，Grace E，et al，1998. Quality of Life in Reflux and Dyspepsia patients. Psychometric documentation of a new disease-specific questionnaire（QOLRAD）. Eur J Surg Suppl，（583）：41-49. [2] Crawley J，Frank L，Joshua-Gotlib S，et al. 2001. Measuring change in quality of life in response to Helicobacter pylori eradication in peptic ulcer disease：the QOLRAD. Dig Dis Sci，46（3）：571-580.
6	上消化道疾病生存质量患者自评（patient assessment of upper gastrointestinal disorders quality of life，PAGIQOL）	共 30 个条目，包括 5 个方面：日常活动、衣着、饮食/口味、人际关系、心理良好。在消化不良、胃食管反流或胃麻痹患者生存质量测量方面，具有良好的效度和信度	De la Loge C，Trudeau E，Marquis P，et al，2004. Cross-cultural development and validation of a patient Self-administered questionnaire to assess quality of life in upper gastrointestinal disorders：The PAGI-QOL. Qual Life Res，13（10）：1751-1762.
7	溃疡性结肠炎和克罗恩病健康状态量表（ulcerative colitis and Crohn's disease health status scales，UC/CD HSS）	量表为自评式，用以测定肠炎患者的症状及严重程度、心理压力、心理社会功能和卫生保健利用。包括 2 个指数，即腹泻指数和其他消化系统疾病症状指数。克龙巴赫 α 系数为 0.59～0.84	Drossman DA，Li Z，Leserman J，et al，1992. Ulcerative colitis and Crohn's disease health status scales for research and clinical practice. J Clin Gastroenterol，15（2）：104-112.

二、国内特异性量表介绍

目前国内除了消化性溃疡患者生命质量测定量表（QLICD-PU，V1.0）之外，没有检索到其他消化性溃疡患者的生命质量量表。QLICD-PU（V1.0）是由高丽等（2010）开发的具有中国文化特色的消化性溃疡患者生命质量测定量表。QLICD-PU（V1.0）由 30 个条目的共性模块和 13 个条目的消化性溃疡特异模块构成。之后，研究团队（于磊等，2015）在 QLICD-PU（V1.0）基础上又进一步研制开发了消化性溃疡患者生命质量量表第 2 版 QLICD-PU（V2.0），详见后面几节。

第二节　QLICD-PU 的结构与特性

一、量表的结构

QLICD-PU（V2.0）是在第 1 版的基础上进行访问、访谈、删除、添加、修改、预调查及实地调查和考评进一步形成的，因此相较于第 1 版更具有实用性。在共性模块领域中，第 1 版共有 30 个条目，其中生理功能领域有 8 个条目，心理功能和社会功能有 11 个条目；第 2 版中有 28 个条目，生理功能领域有 9 个条目，心理功能领域有 11 个条目，社会功能领域有 8 个条目。有些条目在第 1 版中存在，但在第 2 版中被删除。同样地，在消化性溃疡特异模块也进行了相应的修改和完善，增加和删除了一些条目，如条目"您流涎（流口水）吗？"，临床专家认为此症状不常见，决定删除此条目，在第2版中增加了4个条目，分别为："吃饭后您上腹的疼痛或不舒服感会加重吗？""您有呕血或黑便吗？""您感到厌食吗？""您有便秘吗？"，这4个条目能反映患者的一些症状。

最终，第2版由41个条目组成，包括28个条目的共性模块和13个条目的特异模块，涵盖消化性溃疡患者上腹疼痛或不适（5个条目）、其他伴随症状（4个条目）及特殊心理生活影响（4个条目）3个侧面。

二、量表的测量学特征

通过对178名消化性溃疡患者的测定对量表QLICD-PU（V2.0）的测量学特征进行评价（于磊等，2015）。

1. 量表的效度

（1）内容效度：参见第二、三章陈述，具有较好的内容效度。

（2）结构效度：从条目-领域的维度相关性看，QLICD-PU（V2.0）各条目与其所属领域的相关性较强，而与其他领域的相关性较弱，其中生理功能领域的相关系数为0.44~0.67，心理功能的为0.36~0.88，社会功能领域的为0.53~0.75，特异模块的为0.19~0.74。共性模块探索性因子分析显示，经主成分法提取公因子并经方差最大旋转后，提取9个因子，总方差累计贡献率为71.40%。第1因子主要包括GPH6~GPH8、GPS10、GSO1，第2因子包括GPS4、GPS6~GPS9、GPS11，第3因子包括GSO4、GSO5、GSO8，第4因子主要包括GPS5、GSO6、GSO7，第5因子包括GPH3、GPH9、GPH10，第6因子包括GPS3、GSO2、GSO3，第7因子主要包括GPH1、GPH2，第8因子包括GPH4、GPH5，第9因子包括GPS2、GPS4，与理论构架基本一致。特异模块经主成分法提取公因子并经方差最大旋转后，提取3个因子，总累计方差贡献率为55.31%，其中第1和第2因子的累计方差贡献率较大，第1因子主要包括条目1、2、3、4、13，第2因子包括条目5、6、7，第3因子包括条目8、9、10、11、12，与理论构架基本一致。综合各方面，认为该量表有较好的结构效度。

（3）效标效度：因为没有金标准，以SF-36量表各领域得分作为校标，计算消化性溃疡患者生命质量测定量表各领域及量表总分与SF-36各领域间的相关系数，为0.22~0.60，两套量表相关领域的相关系数较大。基本上相应的领域相关系数大于与其他领域的相关系数，各相关系数经检验均具有统计学意义。

2. 量表的信度　消化性溃疡患者除了生理功能的克龙巴赫α系数为0.78，特异模块的克龙巴赫α系数为0.77以外，在心理功能领域、社会功能领域共性模块及总量表的克龙巴赫α系数均大于或等于0.80，说明量表的内部一致性比较好。各领域的分半信度除了生理功能为0.63、特异模块为0.61之外，其他领域均大于0.70。用消化性溃疡患者第1、2次测量的结果得分做相关分析，各领域相关系数除了特异模块为0.77以外，其余领域及总分的相关系数均大于或等于0.80，且均有统计学意义；所有领域和侧面的组内相关系数均大于或等于0.82。以上结果显示量表的信度良好。

3. 量表的反应度　量表的反应度是指量表是否能够探查出患者因治疗等原因其生命质量在纵向时间上的变化，这应该和量表的区分度（即量表是否能够区分不同群体或特质）区别开来。反应度是量表应用研究中最重要的指标，直接关系到治疗方案的评价和选择。

考评量表的反应度通过入院和出院两个时点患者生命质量各领域及总分的比较来反映。

用消化性溃疡患者第 1 次和第 3 次测定（治疗前后）量表各领域及各侧面、量表总分进行配对 t 检验，同时计算标准化反应均数（standardized response mean，SRM）来评价量表的反应度。结果显示，除独立性侧面治疗前后差异无统计学意义（$P=0.1$）外，各领域及侧面治疗前后配对 t 检验均有统计学差异，SRM 为 $0.20 \sim 0.98$。尤其各领域的 SRM 值除了在社会功能领域为 0.43，心理功能领域为 0.64 之外，生理功能领域、特异模块和量表总分均大于等于 0.80，反应度良好。没有出现统计学差异的侧面也与实际情况相符：患者入院后经过针对性的治疗后，直接改善的状况主要体现在疾病特异领域，主要是感染症状的改善，而独立性在治疗前受疾病影响较小，因此治疗后改善也不会很大。从上述结果可以认为量表能够较为敏感地反映患者住院期间生命质量的变化，具有较好的反应度。

第三节　QLICD-PU 的使用方法

一、使用 QLICD-PU 的研究设计问题

1. 患者的选择　本量表适用于消化性溃疡患者的生命质量测定，因此使用对象应该是确诊的消化性溃疡患者，诊断依据应该是国际或国家公认的诊断标准。

消化性溃疡患者入选标准：①临床上内镜检查为消化性溃疡的患者；②小学及其以上文化；③有独立的思维能力；④非病危、非恶性肿瘤并且自愿合作的患者。

排除标准：①文盲；②精神疾病患者；③病危、患有恶性肿瘤及不愿意合作的患者。

调查地点可以选择一个或多个医院，并且应注意有关并发症和（或）合并症的规定。由于本量表是自填式量表，要求患者自己完成量表的填写过程，所以，选择的患者要有一定的阅读能力。此外，根据研究目的也可以对患者的年龄、性别、病程、病情等进行规定，以达到样本的同质性。

严格按照研究对象纳入、排除标准进行消化性溃疡患者资料收集，样本量可根据设计类型参阅有关统计学书籍进行估计。如我们的测试研究中，计划收集例数不少于 100 例，实际调查中接受第 1 次调查的有 180 例，接受第 1、2 次调查的有 98 例，接受第 1、3 次调查的有 178 例。

2. 研究设计与实施　本量表用于消化性溃疡患者生命质量测评，可用于不同治疗方法、不同治疗药物的效果评价等应用性研究，应遵循临床试验设计的原则，采用随机、有对照组的设计方法，并且在不同时间多次测定（至少在治疗前后各测定 1 次）。

具体的设计、问卷准备、质量控制等参见第二章，这里从略。

二、量表的应用情况

QLICD-PU（V1.0）已经有不少应用，QLICD-PU（V2.0）正在推广应用中。主要用于治疗方案选择、预后和影响因素分析等。

万崇华等用 QLICD-GM 量表测定 91 例消化性溃疡患者的生命质量，其研究结果表明，消化性溃疡治疗前躯体、心理、社会功能领域及总量表得分分别为 58.75、79.22、67.23 和 69.37，治疗后均有所提高。躯体功能主要受年龄影响，年龄大者躯体功能低；心理功能主要受性别、疾病和经济状况影响，男性高于女性，经济好者高于差者，消化性溃疡患者高

于慢性胃炎患者；社会功能主要受经济状况与婚姻状况影响，经济好者高于差者，未婚（或离异等）高于已婚在婚者；对总生命质量的影响主要是性别和经济状况，同样是男性高于女性，经济好者高于差者。

万崇华等（2015）用 QLICD-PU（V1.0）量表测定刚入院时的患者生命质量各领域分及总量表得分为因变量，用可能影响生命质量的一些因素（如性别、年龄、职业等等）为自变量，采用多元逐步回归分析来筛选影响生命质量的相关因素，结果见表 7-2。可以看出，年龄和家庭经济对生命质量有影响。年龄与躯体功能之间呈负相关关系，说明随着年龄增加，躯体功能得分越低，与实际情况相符合；家庭经济对社会功能领域和总量表得分均有影响，且呈正相关关系，说明随着经济变好，这两个领域得分越高，生命质量越好。

表 7-2　多元回归分析选出的消化性溃疡生命质量各领域得分及总分的影响因素

领域	影响因素	回归系数 b	b 的标准误	标准回归系数	t	P
生理功能	常数项	75.990	6.124		12.408	0.000
	年龄	−4.374	1.389	−0.278	−3.149	0.002
社会功能	常数项	55.709	3.923		14.200	0.000
	家庭经济	6.087	2.037	0.265	2.998	0.003
量表总分	常数项	60.639	3.030		20.013	0.000
	家庭经济	3.671	1.573	0.210	2.333	0.021

常丽英等（2016）应用 QLICD-PU 研究品管圈活动对老年消化性溃疡患者生命质量的影响，结果表明观察组 PU、PH、SO 及总分与对照组比较均偏高，但差异无统计学意义（$P > 0.05$），观察组 PS 显著高于对照组，差异有统计学意义（$P < 0.05$），说明以健康宣教为主题的品管圈活动有助于提高患者生命质量，具有较高的临床价值。

刘小平（2018）应用 QLICD-PU 研究延续性护理干预对于活动期胃溃疡治疗效果的影响及预后分析。

第四节　QLICD-PU 的计分规则与得分解释

一、计 分 规 则

1. 条目计分方法　QLICD-PU（V2.0）采取五点等距评分法，正向条目根据其回答选项（1～5）依次计为 1、2、3、4、5 分，对逆向条目，需对其进行"正向变换"，即用 6 减去回答选项得到条目得分。

QLICD-PU（V2.0）中正向条目有 GPH1、GPH2、GPH4、GPH6、GPH7、GPH8；GPS1、GPS3、GPS10；GSO1、GSO2、GSO3、GSO4、GSO5、GSO8，其余均为逆向条目。

2. 领域、侧面及总量表计分方法　首先分别计算各领域、侧面、总量表的原始分（RS），同一领域/侧面的各个条目得分之和构成该领域/侧面的原始分，各个领域得分之和构成了总量表的原始分。

为了便于相互比较，需要将原始分转化为标准得分（SS），采用的是极差化方法，即 $SS = (RS - min) \times 100/R$。见表 7-3。

表7-3　QLICD-PU（V2.0）各个领域及其所属侧面的计分方法

领域/侧面	代码	条目数	min	max	RS	SS
生理功能	PHD	9	9	45	BPF+IND+EAD	（RS－9）×100/36
基本生理功能	BPF	4	4	20	GPH1+GPH2+GPH3+GPH4	（RS－4）×100/16
独立性	IND	3	3	15	GPH6+GPH7+GPH8	（RS－3）×100/12
精力不适	EAD	2	2	10	GPH5+GPH9	（RS－2）×100/8
心理功能	PSD	11	11	55	COG+EMO+WIP	（RS－11）×100/44
认知	COG	2	2	10	GPS1+GPS2	（RS－2）×100/8
情绪	EMO	7	7	35	GPS3+GPS4+…+GPS8+GPS9	（RS－7）×100/28
意志与个性	WIP	2	2	10	GPS10+GPS11	（RS－2）×100/8
社会功能	SOD	8	8	40	INC+SSS+SOR	（RS－8）×100/32
人际交往	INC	3	3	15	GSO1+GSO2+GSO3	（RS－3）×100/12
社会支持	SSS	3	3	15	GSO4+GSO5+GSO6	（RS－3）×100/12
社会角色	SOR	2	2	10	GSO7+GSO8	（RS－2）×100/8
共性模块总分	CGD	28	28	140	PHD+PSD+SOD	（RS－28）×100/112
特异模块	SPD	13	13	65	EPD+OCS+EML	（RS－13）×100/52
上腹疼痛或不适	EPD	5	5	25	PU1+PU2+PU3+PU4+PU13	（RS－5）×100/20
其他伴随症状	OCS	4	4	20	PU5+PU6+PU7+PU12	（RS－4）×100/16
特殊心理生活影响	EML	4	4	20	PU8+PU9+PU10+PU11	（RS－4）×100/16
量表总分	TOT	41	41	205	PHD+PSD+SOD+SPD	（RS－41）×100/164

二、得分解释

1. 量表得分分布情况　实际应用中，如果不需要进一步的深入分析，可以只计算领域得分和总量表得分。若是与其他慢性疾病相比较，可以比较不同疾病共性模块的得分的高低。若是衡量个体或群体健康状况，则根据其得分进行判断，越接近100说明生命质量（健康状况）越好。表7-4给出的是调查的170例消化性溃疡患者的得分分布情况，参考这个结果并知道各自的得分情况就可知道其所处的位置，从而便于得分的解释。如总的生命质量得分平均分为66.14，大于90的只占0.6%，如果1个患者得分90以上，说明其非常好了。

表7-4　QLICD-PU（V2.0）各领域得分统计（N=170）

领域	得分频数分布（%）							得分统计量			
	<40	40–	50–	60–	70–	80–	≥90	min	max	$\bar{X}$	S
躯体功能	16（9.4）	13（7.6）	34（20.0）	63（37.1）	30（17.6）	12（7.1）	2（1.2）	5.56	91.67	62.11	14.65
心理功能	7（4.1）	11（6.5）	33（19.4）	26（15.3）	47（27.6）	31（18.2）	15（8.8）	22.73	97.73	69.52	15.80
社会功能	3（1.8）	8（4.7）	35（20.6）	28（16.5）	30（17.6）	42（24.7）	24（14.1）	31.25	100.00	72.57	15.25
特异模块	10（5.9）	24（14.1）	41（24.1）	41（24.1）	35（20.6）	18（10.6）	1（0.6）	9.62	90.38	62.13	14.20
总量表	3（1.8）	13（7.6）	27（15.9）	56（32.9）	57（33.5）	13（7.6）	1（0.6）	23.17	92.07	66.14	11.77

2. 量表得分的 MCID　若是治疗效果的比较（包括不同方法、治疗前后等），仅有统计学差异还不能认为治疗方法对患者的生命质量有影响，还需要根据最小临床重要性差值（MCID）来进行评价和解释。MCID是评价治疗是否具有临床意义的重要指标，比是否具

有统计学意义具有更深远的意义。通常采用锚法和分布法来制定 MCID（于磊等，2015）。

（1）锚法：以 SF-36 中等级条目 q1（总体来讲，您的健康状况：1.非常好 2.很好 3.好 4.一般 5.差）为主观锚，选出治疗前后该条目的选项改变一个等级的患者。消化性溃疡患者共计 83 例，计算患者治疗前后量表各领域得分（标准分）差值的绝对值，对差值绝对值做 K-S 正态性检验，QLICE-PU（V2.0）的生理功能、心理功能、社会功能及量表总分的差值绝对值均符合正态分布，故取其均值为 MCID，共性模块与特异模块不符合正态分布，取其中位数作为 MCID，结果见表 7-5。

此外，以患者出院时，其主治医师对患者治疗效果的评价条目"医师评价"（您认为该患者出院时的治疗效果为：–1.恶化 0.无效 1.好转 2.治愈）为主观锚，选出治疗前后该条目的选项差异绝对值等于 1 的例数共计 101 例，计算患者治疗前后各领域得分（标准分）差值的绝对值，对差值绝对值做 K-S 正态性检验，均服从正态分布，故取各领域的均值，即为最小临床重要性差异值，结果如表 7-5。

表 7-5 两种锚法计算的消化性溃疡量表得分的 MCID

领域	以自我评价的 SF-36 q1 为锚		以医师评价的疗效为锚	
	例数	MCID	例数	MCID
生理功能	83	11.99	101	9.78
心理功能	83	12.05	101	7.97
社会功能	83	10.09	101	6.47
共性模块	83	9.48	101	8.18
特异模块	83	9.62	101	10.99
量表总分	83	11.04	101	9.05

（2）分布法：以分布为基础的方法，需要患者入院及出院两次的调查数据，可以计算两个指标作为 MCID，一是以 ES 为中介指标计算的 MCID 值，二是测量标准误差（$S_{\bar{x}}$），公式为：MCID=$1 \times S_{\bar{x}}$。消化性溃疡患者共 178 例，以指标 $S_{\bar{x}}$ 计算结果见表 7-6。

表 7-6 基于 $S_{\bar{x}}$ 指标的分布法计算的消化性溃疡量表得分的 MCID

领域	例数	MCID
生理功能	178	5.25
心理功能	178	5.78
社会功能	178	6.16
共性模块	178	4.19
特异模块	178	7.18
量表总分	178	4.09

分别计算 ES 等于 0.2、0.5 和 0.8 时的治疗前后的得分差值，当 ES 等于 0.2 的情况下为低度差异，0.5 为中度差异，0.8 为高度差异。经讨论，认为当 ES 为 0.2 时，其反应度太低，不足以作为临床标准；ES 为 0.5 时，一般反应度较为认可，故采用 ES=0.5 时的变化分数为 MCID，见表 7-7。

表 7-7　基于 ES 指标的分布法计算的消化性溃疡量表得分的 MCID

领域	$S_{治疗前}$	治疗前后均数（ES=0.2）	治疗前后均数（ES=0.5）	治疗前后均数（ES=0.8）
生理功能	14.16	2.83	7.08	11.33
心理功能	16.00	3.20	8.00	12.80
社会功能	15.45	3.09	7.72	12.36
共性模块	12.68	2.54	6.34	10.15
特异模块	14.97	2.99	7.48	11.98
量表总分	11.87	2.37	5.93	9.49

（3）不同方法结果比较：对于锚法和分布法两种方法计算的 MCID，具体哪种方法更能准确地反映患者的临床变化，目前没有定论。一般说来，如果锚很好，则优先选用锚法。本文同时给出了多种结果，应用者可以自己选用。同时我们采取了 3 种统计方法（平均值法、取大法和取小法）来综合锚法与分布法的结果，得到了相应的 MCID，见表 7-8。

表 7-8　基于 3 种统计方法综合制定的消化性溃疡量表得分的 MCID 结果比较

领域	取平均值法	取大值法	取小值法
生理功能	8.53	11.99	5.25
心理功能	8.45	12.05	5.78
社会功能	7.61	10.09	6.16
共性模块	7.05	9.48	4.19
特异模块	8.82	10.99	7.18
量表总分	7.53	11.04	4.09

为了便于 MCID 在临床中的应用，建议以平均值法为最终结果。将制定的 MCID 值取整，故量表各领域及总量表的 MCID 值为：9、9、8、8、9、8。即消化性溃疡患者治疗前后生命质量得分在生理功能、心理功能、社会功能、共性模块、特异模块、量表总分分别改变 9 分、9 分、8 分、8 分、9 分和 8 分时，治疗效果才是具有临床意义的。

第八章 慢性胃炎的生命质量测评

慢性胃炎是指包括幽门螺杆菌（Hp）感染、遗传、吸烟、饮酒、刺激性或过冷、过热的食物，以及药物、重金属接触、放射性接触、胃肠道疾病（十二指肠液反流、胆汁反流、胃潴留）、全身性疾病（缺铁性贫血）、免疫因素及其他微生物感染等不同病因长期存在引起的胃黏膜反复存在的慢性炎症，导致腺体减少的慢性萎缩性病变，可合并发生胃溃疡或十二指肠溃疡。此外，慢性胃炎患者发生胃癌的危险性有所增加。慢性胃炎为常见的慢性消化系统疾病，患病率为 22%～98.1%，且随着年龄增长患病率逐渐升高，60 岁以上老年人患病率在 50% 以上。在接受胃镜检查的患者中，慢性胃炎约占 90% 以上。绝大多数慢性胃炎与 Hp 感染有关，可能存在慢性胃炎的患病率高于或略高于当地人群的 Hp 感染率。我国的 Hp 感染率总体处于较高水平。中华医学会消化病分会幽门螺杆菌学组于 2001～2004 年在全国 19 个省、自治区、直辖市的 39 个中心进行的 26 000 千余人的大规模 Hp 流行病学调查显示，成人 Hp 感染率为 40.5%～90%，平均 59%。Hp 感染率随年龄的增加而增大，我国老年人群的 Hp 感染率达到 80% 以上。因此，我国人口的慢性胃炎患病率应该处于较高水平。由于慢性胃炎病史较长、容易反复发作、难以根治、没有特异的症状及体征、有的治疗难以取得满意的效果，患病对患者的生理、心理及日常生活等方面都有较大的影响，对慢性胃炎患者生命质量的测定日益得到重视和应用。

第一节 慢性胃炎的生命质量测定量表介绍

慢性胃炎是常见疾病，但国外对慢性胃炎患者生命质量的研究却很少，原因可能是慢性胃炎的治疗效果有更为客观的指标，如内镜和病理检查、Hp 抗体检测、促胃液素、胃蛋白酶等。慢性胃炎的特异性量表较少，主要使用胃肠道疾病的特异性量表，常用的特异性量表有消化性疾病生命质量测定量表（GIQLI）、胃肠道症状评估量表（GSRS）等，见表 8-1。国内慢性胃炎生命质量的研究相对较多，但一般使用国外引进的普适性量表（如 SF-36 等），除 QLICD-CG 外，没有其他国内研究者研制慢性胃炎患者生命质量特异性量表。

1. 消化性疾病生命质量测定量表（gastrointestinal quality of life index，GIQLI） 是德国科隆大学的 Eypasch E.等（1995）研制的用于消化性疾病患者的生命质量测定量表。该量表共有 36 个条目，分为 5 个领域：消化性症状、情绪、生理功能、社会功能和治疗。条目采用 0～4 分计分，总分为 0～144 分，得分越高，生命质量越好。量表具有较好的信度、效度和敏感度。

2. 胃肠道症状评估量表（gastrointestinal symptom rating scale，GSRS） 为瑞典萨尔格林斯卡大学医院的 Svedlund J. 等（1988）研制的消化道症状评估问卷。包含 15 个评价消化道症状严重程度的条目，涵盖反流、腹泻、腹痛、便秘和消化不良 5 个方面的症状。每个条目计 1～7 分，得分越低，表示症状越轻，得分越高，表示症状出现越频繁或越严重。

3. 慢性病患者生命质量测定量表体系之慢性胃炎量表（QLICD-CG） 是慢性病患者

生命质量测定量表体系（quality of life instruments for chronic diseases，QLICD）中的慢性胃炎（chronic gastritis，CG）量表，课题组先后研制了两个版本。其中 QLICD-CG（V1.0）包括 4 个领域、15 个侧面、44 个条目；QLICD-CG（V2.0）包括 4 个领域、12 个侧面、39 个条目。本章按第 2 版 QLICD-CG（V2.0）介绍。

表 8-1 慢性胃炎患者生命质量测定常用特异性量表

量表	参考译名	条目数	领域	填表方式	分制	测量时限
GIQLI（德语、英语）	消化性疾病生命质量测定量表	36	消化性症状、情绪、生理功能、社会功能、治疗	自填	0~4	过去2周/1周
GSRS（瑞典语）	胃肠道症状评估量表	15	反流、腹泻、便秘、腹痛、消化不良	自填	1~7	—
QOLRAD	反流和消化不良生命质量测定量表	25	情绪、睡眠干扰、活力、食物/饮水问题、生理/社会功能	自填	1~7	—
Izumo Scale	出云量表	15	反流、疼痛、腹胀、便秘、腹泻	自填	0~5	1周
QPD	消化性疾病生命质量量表	32	疼痛引起的焦虑、社会制约、可感知症状	自填	1~7	—

—，不详。

第二节 QLICD-CG 的结构与特性

一、量表的结构

QLICD-CG（V2.0）由 28 个条目的共性模块及 1 个包含 11 个条目的慢性胃炎特异模块构成，整个量表 39 个条目。QLICD-GM（V2.0）的结构参见第二章。特异模块含上腹疼痛或不适、饱胀感、特殊心理生活影响 3 个侧面。

二、量表的测量学特征

通过 174 名慢性胃炎患者的测定结果对量表的测量学特征进行了评价（于磊，2015），主要从量表的效度、信度和反应度方面进行评价。

1. 量表的效度

（1）内容效度：参见第二、三章陈述，具有较好的内容效度。

（2）结构效度：条目-维度相关性显示，各条目与其所属领域得分的相关系数较大，而与其他领域得分的相关系数较小，结构效度较好。

慢性胃炎共性模块数据经主成分法提取公因子并经方差最大旋转后，提取 9 个因子，主成分分析的总方差累计贡献率为 73.60%，见表 8-2。其中，第 1 和第 2 因子的贡献率较大，第 1 因子主要包括 GPS2、GPS4~GPS9、GPS11，第 2 因子包括 GPH6~GPH8，第 3 因子包括 GSO2~GSO5、GSO8，第 4 因子主要包括 GSO6、GSO7，第 5 因子包括 GPS1、GPS10、GSO1，第 6 因子包括 GPH1、GPH2，第 7 因子主要包括 GPH4、GPH5，第 8 因子包括 GPH3、GPH9、GPH10，第 9 因子包括 GPS3，与理论构架基本一致。

表 8-2 QLICD-CG（V2.0）共性模块因子与各条目的因子载荷系数（N=174）

条目	因子（方差贡献%）								
	1（29.72）	2（11.35）	3（7.97）	4（5.58）	5（4.71）	6（4.15）	7（3.66）	8（3.60）	9（2.86）
GPH1	−0.07	0.14	0.20	0.16	0.20	0.76	−0.03	0.08	0.04
GPH2	0.23	0.11	0.03	−0.06	−0.01	0.78	0.26	0.07	0.11
GPH3	0.06	0.09	0.05	0.09	0.07	0.03	0.06	0.78	−0.16
GPH4	−0.02	0.08	0.03	0.09	0.25	0.04	0.74	0.27	0.17
GPH5	0.40	0.17	−0.20	0.08	0.14	0.25	0.24	0.36	0.28
GPH6	0.12	0.86	0.16	0.12	0.07	−0.01	0.04	0.17	−0.10
GPH7	0.08	0.80	0.17	−0.01	0.27	0.20	0.12	0.05	0.08
GPH8	0.09	0.87	0.06	0.05	0.03	0.12	0.03	0.03	0.12
GPH9	0.32	0.19	0.06	0.06	0.10	0.45	0.14	0.57	0.06
GPS1	0.21	0.48	0.07	−0.02	0.59	0.22	0.26	−0.04	−0.13
GPS2	0.63	0.22	−0.18	−0.14	−0.07	0.03	0.29	0.27	−0.04
GPS3	0.17	0.13	0.29	−0.03	−0.03	0.24	0.15	−0.23	0.67
GPS4	0.82	−0.09	0.14	0.00	−0.07	0.10	−0.09	0.14	−0.07
GPS5	0.56	0.00	0.25	0.46	0.12	−0.05	−0.01	0.16	0.17
GPS6	0.71	0.05	0.01	0.23	0.18	−0.03	0.06	0.09	0.20
GPS7	0.79	0.04	0.11	0.23	0.27	0.06	0.09	0.01	0.20
GPS8	0.75	0.20	0.14	0.24	0.24	0.07	0.03	−0.05	0.05
GPS9	0.62	0.03	−0.02	0.30	0.38	0.03	0.04	−0.07	0.29
GPS10	0.34	0.11	0.27	0.06	0.74	0.15	0.08	0.16	−0.01
GPS11	0.76	0.12	0.15	0.06	−0.07	0.13	0.01	−0.03	−0.27
GSO1	0.08	0.34	0.41	0.19	0.59	0.03	−0.04	0.17	0.11
GSO2	0.13	0.05	0.79	0.07	0.08	0.13	0.13	−0.12	−0.13
GSO3	0.14	−0.04	0.82	0.08	0.04	0.14	0.04	−0.08	0.02
GSO4	0.00	0.49	0.65	0.18	0.07	0.03	0.07	0.06	0.18
GSO5	0.01	0.26	0.69	0.02	0.22	−0.07	−0.09	0.25	0.24
GSO6	0.25	0.10	0.05	0.86	0.01	0.03	0.09	0.06	0.06
GSO7	0.22	0.09	0.19	0.82	0.11	0.10	0.01	0.06	−0.11
GSO8	0.07	0.41	0.58	0.14	0.21	0.03	0.04	0.26	0.16

慢性胃炎特异模块数据经主成分法提取公因子并经方差最大旋转后，提取 3 个因子，主成分分析的总方差累计贡献率为 62.29%，第 1、2、3 因子的贡献率分别为 39.64%、13.19%、9.45%，见表 8-3。其中，第 1 和第 2 因子的贡献率较大，第 1 因子主要包括条目 1、2、5、6、8，第 2 因子包括条目 9、10、11，第 3 因子包括条目 3、4、7，与理论构架基本一致。

表 8-3 QLICD-CG（V2.0）特异模块因子与各条目的因子载荷系数（N=174）

条目	内容简述	因子（方差贡献%）		
		1（39.64）	2（13.19）	3（9.45）
CG1	上腹部饱胀或不适	0.74	0.04	0.28
CG2	上腹疼痛	0.80	0.09	0.09
CG3	进食感到饱胀	0.49	−0.04	0.74
CG4	饭后饱胀或消化缓慢	0.60	0.05	0.61

续表

条目	内容简述	因子（方差贡献%）		
		1（39.64）	2（13.19）	3（9.45）
CG5	嗳气	0.66	0.16	0.16
CG6	反酸	0.66	0.09	0.19
CG7	饭前饱胀感	0.07	0.36	0.77
CG8	胃部烧灼感	0.61	0.36	0.06
CG9	生活或饮食不规律诱发胃炎	0.40	0.63	−0.18
CG10	因经常服用胃药烦恼	0.18	0.77	0.15
CG11	因反复做胃镜烦恼	−0.05	0.76	0.24

（3）效标效度：以 SF-36 为校标，计算 QLICD-CG（V2.0）各领域与 SF-36 各领域的相关系数，结果显示两量表相关领域的相关系数较大，各相关系数经检验均具有统计学意义（$P<0.05$），见表 8-4。

表 8-4　QLICD-CG（V2.0）与 SF-36 各领域得分的相关系数

领域	躯体功能	躯体角色	情感角色	肌体疼痛	一般健康状况	生命力	社会功能	心理健康
生理功能	0.51	0.39	0.38	0.48	0.39	0.38	0.28	0.25
心理功能	0.31	0.27	0.37	0.51	0.58	0.33	0.40	0.44
社会功能	0.23	0.30	0.46	0.27	0.20	0.35	0.23	0.21
特异模块	0.32	0.37	0.48	0.42	0.37	0.32	0.24	0.22
量表总分	0.43	0.41	0.53	0.58	0.51	0.43	0.37	0.37

2. 量表的信度

（1）重测信度：用慢性胃炎患者第 1、2 次测量的结果得分做相关分析，各领域相关系数大于等于 0.80，除了精力与不适、意志与个性、饱胀感不适、特殊心理生活影响侧面相关系数为 0.73～0.79 以外，其余侧面的相关系数均大于等于 0.80，均有统计学差异（$P<0.05$）。

（2）内部一致性信度：慢性胃炎患者的生理功能领域、心理功能领域、社会功能领域共性模块、特异模块及总量表的克龙巴赫 α 系数≥0.80，而只有认知、意志与个性、社会支持和社会角色侧面的克龙巴赫 α 系数<0.60，说明量表的内部一致性比较好。

以上结果显示量表具有较好的信度，见表 8-5。

表 8-5　QLICD-CG（V2.0）各领域及侧面得分的内部一致性信度及重测信度（$N=174$）

领域	条目数	克龙巴赫 α 系数	重测信度（r）
生理功能	9	0.80	0.91
基本生理功能	4	0.61	0.86
独立性	3	0.87	0.88
精力与不适	2	0.66	0.79
心理功能	11	0.88	0.86
认知	2	0.44	0.84
情绪	7	0.87	0.82
意志与个性	2	0.47	0.77

续表

领域	条目数	克龙巴赫 α 系数	重测信度（r）
社会功能	8	0.82	0.90
人际交往	3	0.67	0.87
社会支持	3	0.56	0.87
社会角色	2	0.49	0.83
共性模块	29	0.91	0.91
特异模块	11	0.84	0.80
上腹疼痛或不适	4	0.77	0.81
饱胀感	4	0.76	0.75
特殊心理生活影响	3	0.63	0.73
量表总分	39	0.93	0.91

3. 量表的反应度　量表的反应度是指量表是否能够探查出患者因治疗等原因其生命质量在纵向时间上的变化。本研究中，考评量表的反应度是通过入院和出院两个时点患者生命质量各领域及总分的比较来反映。所建立的研究假设为：一般来说，患者能得以出院，其健康状况比入院时要有所改善，因而量表能够测量出患者两个时点的生命质量不同。

QLICD-CG（V2.0）各领域及量表总分于治疗前后的差异均具有统计学意义（P<0.001），侧面除了独立性侧面外，其他领域均具有统计学意义（P<0.001）。QLICD-CG（V2.0）量表各领域的 SRM 值除了在社会功能领域为 0.41 之外，在生理功能领域、心理功能领域、特异模块和量表总分均大于 0.57，说明 QLICD-CG（V2.0）反应度良好，见表 8-6。

表 8-6　QLICD-CG（V2.0）测定患者治疗前后生命质量得分的变化

领域	治疗前	治疗后	t	P	SRM
生理功能	61.61±14.62	69.37±13.69	8.70	<0.001	0.68
基本生理功能	53.80±14.00	63.44±14.09	9.84	<0.001	0.77
独立性	80.06±23.16	82.21±21.51	1.65	0.100	0.13
精力与不适	53.45±23.42	64.95±21.95	7.02	<0.001	0.55
心理功能	65.49±18.45	73.48±17.90	7.27	<0.001	0.57
认知	69.02±20.14	74.31±19.16	4.30	<0.001	0.34
情绪	64.40±20.98	72.90±21.05	6.25	<0.001	0.49
意志与个性	65.80±21.10	74.70±18.05	6.57	<0.001	0.52
社会功能	70.42±15.85	75.79±13.83	5.26	<0.001	0.41
人际交往	75.61±15.84	81.34±14.93	4.66	<0.001	0.36
社会支持	68.61±18.16	73.57±16.68	4.11	<0.001	0.32
社会角色	65.34±20.99	70.78±18.44	3.94	<0.001	0.31
共性模块	65.51±13.62	72.70±13.18	8.49	<0.001	0.67
特异模块	62.41±16.40	71.05±15.25	7.70	<0.001	0.60
上腹疼痛或不适	63.77±20.28	74.92±17.54	8.36	<0.001	0.66
饱胀感	63.61±19.99	73.16±19.41	6.45	<0.001	0.51
特殊心理生活影响	59.00±20.64	63.09±18.72	3.01	<0.001	0.24
量表总分	64.66±13.09	72.25±12.66	9.03	<0.001	0.71

第三节 QLICD-CG 的使用方法

一、患者的选择

1. 诊断标准 本量表适用于慢性胃炎患者的生命质量测定，所以使用对象必须是按照公认的诊断标准确诊的慢性胃炎患者。按照《中国慢性胃炎共识意见》（2012 年，上海），慢性胃炎的确诊主要依据内镜检查和胃黏膜活检，尤其是后者的诊断价值更大（参考慢性胃炎的病理诊断标准）。慢性胃炎的诊断应力求明确病因，建议常规检测 Hp。

2. 纳入及排除标准制定的注意事项 符合慢性胃炎诊断标准的患者，可以作为慢性胃炎患者生命质量研究的对象。由于患者生命质量的影响因素众多，在制定纳入标准时应该注意研究对象的同质性，如患者的年龄、性别、家庭收入、婚姻状况、职业、医疗保障、病情轻重、病程长短等在组间的可比性、平衡样本代表性与组间均衡性。排除标准：符合诊断标准但不在研究之列的对象（如伴有其他疾病、药物治疗史等）；由于需要患者自填量表，所以需要患者具有一定的读写能力，因此要排除文盲（或没有读写能力）的患者；生命质量测评虽然对患者没有实质的潜在危害，但也应该取得患者的知情同意，不愿意参加研究的患者不宜进行测评。

二、研究设计有关问题

生命质量的测评与其他临床指标一样，可以为判断病情、选择治疗方法提供依据，也可以作为评价治疗效果的指标，因此，生命质量测评适用于各种类型的临床研究，包括随机对照研究（RCT）及其他类型的研究。研究设计时应遵循临床研究设计的有关原则，采用合适的临床研究设计方案。对于治疗性及预后研究，一般需要在不同时间进行多次测评（至少在治疗前后各测评 1 次）。

调查的内容除了生命质量测定量表外，研究者还可以根据自己的需要设计其他的调查项目，如可以包含患者的年龄、性别、职业、文化程度、家庭经济情况等和（或）患者的临床类型、临床分期、临床检查化验结果、胃镜检查结果、病理检查结果、所采用的治疗方法等基本情况。

若进行随机对照研究，由于患者生命质量的影响因素较多，在分组时应充分考虑可能影响患者生命质量的有关因素，尽可能使各组间实现均衡可比，同时，要实现均衡也需要更多的样本量，所以一般生命质量研究遵循大样本的原则，在统计分析时可以采取分层及多元分析方法，对组间重要的混杂因素进行校正。

三、QLICD-CG 量表的应用情况

QLICD-CG（V1.0）已经有不少应用，QLICD-CG（V2.0）正在推广应用中。陈莹等（2014）利用 QLICD-CG（V1.0）对 124 名慢性胃炎患者的生命质量进行了测评，并且对生命质量的影响因素进行了分析。结果表明，临床治疗措施对患者生命质量的各个领域均有改善，患者的性别、婚姻状况、民族、文化程度、职业、经济状况及临床类型等因素对慢性胃炎患者生命质量的不同领域有一定的影响。

第四节　QLICD-CG 的计分规则与得分解释

一、量表的计分规则

1. 条目计分　QLICD-CG（V2.0）采取五点等距评分法，正向条目根据其回答选项（1～5）依次计为 1、2、3、4、5 分，对逆向条目，需对其进行"正向变换"，即用 6 减去回答选项得到条目得分。

QLICD-CG（V2.0）中正向条目有 GPH1、GPH2、GPH4、GPH6、GPH7、GPH8；GPS1、GPS3、GPS10；GSO1、GSO2、GSO3、GSO4、GSO5、GSO8。其余均为逆向条目。

2. 领域、侧面及总量表计分　首先分别计算各领域、侧面、总量表的原始分（RS），同一领域/侧面的各个条目得分之和构成该领域/侧面的原始分，各个领域得分之和构成了总量表的原始分。

为了便于相互比较，需要将原始分转化为标准得分（SS），采用的是极差化方法，即 $SS=（RS-min）\times 100/R$。见表 8-7。

表 8-7　QLICD-CG（V2.0）各领域及其所属侧面的计分方法

领域/侧面	代码	条目数	min	max	RS	SS
生理功能	PHD	9	9	45	BPF+IND+EAD	（RS-9）×100/36
基本生理功能	BPF	4	4	20	GPH1+GPH2+GPH3+GPH4	（RS-4）×100/16
独立性	IND	3	3	15	GPH6+GPH7+GPH8	（RS-3）×100/12
精力不适	EAD	2	2	10	GPH5+GPH9	（RS-2）×100/8
心理功能	PSD	11	11	55	COG+EMO+WIP	（RS-11）×100/44
认知	COG	2	2	10	GPS1+GPS2	（RS-2）×100/8
情绪	EMO	7	7	35	GPS3+GPS4+…+GPS8+GPS9	（RS-7）×100/28
意志与个性	WIP	2	2	10	GPS10+ GPS11	（RS-2）×100/8
社会功能	SOD	8	8	40	INC+SSS+SOR	（RS-8）×100/32
人际交往	INC	3	3	15	GSO1+GSO2+GSO3	（RS-3）×100/12
社会支持	SSS	3	3	15	GSO4+GSO5+GSO6	（RS-3）×100/12
社会角色	SOR	2	2	10	GSO7+GSO8	（RS-2）×100/8
共性模块总分	CGD	28	28	140	PHD+PSD+SOD	（RS-28）×100/112
特异模块	SPD	11	11	55	EPD+SFR+EML	（RS-11）×100/44
上腹疼痛或不适	EPD	4	4	20	CG1+CG2+CG6+CG8	（RS-4）×100/16
饱胀感	SFR	4	4	20	CG3+CG4+CG5+CG7	（RS-4）×100/16
特殊心理生活影响	EML	3	3	15	CG9+…+CG11	（RS-3）×100/12
量表总分	TOT	39	39	195	PHD+PSD+SOD+SPD	（RS-39）×100/156

二、得分解释

慢性胃炎患者生命质量测定可用于对患者生命质量进行评价并且对其影响因素进行分析，也可以对不同病型、不同分期、不同治疗方法等进行生命质量变化的分析。

分析患者生命质量时可以根据不同的需要计算总分、领域得分、小方面/侧面得分，甚至条目得分。总分反映了患者总体生命质量的情况，也可用于疗效评价及总体健康状况评价。领域得分反映了各领域受疾病影响的程度，一般症状明显、对功能影响较大的疾病对患者生理功能的影响较大；而症状不明显、治疗困难及后果严重的疾病对患者心理功能的影响较大；而疾病对社会功能的影响需要相对长一点的时间，影响也不易在短时间内有明显的改善。计算小方面/侧面得分，则可以更有针对性地分析对患者生命质量的影响，为个性化治疗提供一定的依据。如慢性胃炎患者，症状明显者其生理功能领域得分一般较低，若再结合特异模块分析，是上腹不适、反酸、恶心、胃部灼热感哪个方面得分较低，治疗时就可以采取相应的措施改善症状，则患者的生命质量也会相继得到改善；如果患者的心理功能领域得分较低，特异模块中的心理生活影响侧面受影响较大的话，说明疾病对患者的主要影响是心理方面的，则在药物治疗的同时，应该关注患者的心理辅导，必要时辅助药物治疗。条目得分则反映患者受疾病影响更为详细的方面，也可以为个性化治疗提供更为具体的依据。

表 8-8 给出的是调查的 163 例慢性胃炎患者的得分分布情况，参考这个结果并知道各自的得分情况就可知道其所处的位置，从而便于得分的解释。

表 8-8　QLICD-CG（V2.0）各领域得分统计（*N*=163）

领域	得分频数分布（%）							得分统计量			
	<40	40–	50–	60–	70–	80–	≥90	min	max	$\bar{X}$	S
躯体功能	16（9.8）	20（12.3）	32（19.6）	50（30.7）	26（16.0）	18（11.0）	1（0.6）	13.89	91.67	61.35	15.38
心理功能	18（11.0）	19（11.7）	26（16.0）	25（15.3）	36（22.1）	25（15.3）	14（8.6）	25.00	97.73	65.37	18.33
社会功能	4（2.5）	13（8.0）	25（15.3）	43（26.4）	33（20.2）	21（12.9）	24（14.7）	15.63	100.00	70.57	15.51
特异模块	21（12.9）	23（14.1）	30（18.4）	32（19.6）	38（23.3）	14（8.6）	5（3.1）	18.18	95.45	61.73	16.65
总量表	6（3.7）	19（11.7）	32（19.6）	50（30.7）	37（22.7）	17（10.4）	2（1.2）	27.68	92.86	65.56	13.72

对于治疗效果的比较（包括不同方法、治疗前后等），仅有统计学差异还不能认为治疗方法对患者的生命质量有影响，还需要根据最小临床重要性差异（MCID）来进行评价和解释。于磊等（2015）结合以锚为基础和以分布法为基础的方法，制定了各领域及量表总分的最小临床重要性差异值，综合两种方法的平均值为最后的 MCID。为了便于临床应用，将 MCID 值取整，得到 QLICD-CG V2.0 各领域（躯体功能、心理功能、社会功能、共性模块、特异模块）及量表总分的 MCID 分别是 9、10、8、8、11 和 9。换言之，治疗前后或不同方法间要改变 8 分以上才能认为有临床意义。

第九章　肠易激综合征的生命质量测评

肠易激综合征（irritable bowel syndrome，IBS）是一组持续或间歇发作，以腹痛、腹胀、排便习惯和（或）粪便性状改变为临床表现，而缺乏胃肠道结构和生化异常的肠道功能紊乱性疾病。IBS 是最常见的一种功能性肠病，受累的器官包括食管、胃、胆道、大小肠、直肠和肛门，最主要受累的是肠道。患者以中青年为主，发病年龄多见于 20～50 岁，女性较男性多见，有家族聚集倾向，常与其他胃肠道功能紊乱性疾病（如功能性消化不良）并存伴发。按照粪便的性状将 IBS 分为腹泻型、便秘型、混合型和不定型 4 种临床类型，我国以腹泻为主型多见。

第一节　肠易激综合征的生命质量测定量表介绍

肠易激综合征虽然不对生命构成直接威胁，但是由于其慢性迁延和反复性，给患者的身心健康产生严重的影响。许多研究报道显示相对于器质性疾病及其他功能性疾病，IBS 患者的症状更明显，患者生命质量更差，几乎影响到生活的各个方面。重视并研究 IBS 患者的生命质量，将健康由物质提升至精神层面，由客观转到主观，多角度、全方位反映该病患者的健康状况，既是顺应新医学模式下评价健康的要求，也是顺应健康中国 2035 的现实要求。

生命质量测定最重要的一个环节是研制适宜的生命质量测定量表，由于IBS 的特殊性，大量专家学者研究 IBS 患者的生命质量，涌现了一大批 IBS 生命质量的文献资料并研制了一系列生命质量量表（表 9-1）。以下选择一些主要的特异性量表进行简单介绍。

1. 肠易激综合征生命质量量表　肠易激综合征生命质量量表（quality of life for irritable bowel syndrome，IBSQOL）是由 Hahn 等（1997）研制成功的，量表共 30 个条目，涵盖 10 个领域：情绪、精神健康、健康信仰、睡眠、精力、躯体功能、饮食、社会角色、躯体角色及性关系。量表采用 6 级评分规则（总是至从来没有），每个条目均为单选，各项总积分越高表示生命质量越好。量表考评显示量表具有较好的信度、效度，克龙巴赫 α 系数为 0.66～0.93。随后，Hahn 等利用 IBSQOL 和 SF-36 测定 IBS 患者的生命质量，发现患者感知的疾病严重程度与健康相关生命质量（HRQOL）相关，但与胃肠疾病或心理症状及传统卫生资源指标不相关。说明患者可能对可感知的疾病严重程度的重视超过对传统临床症状的重视程度。进一步的工作需要 IBSQOL 量表的反应度，以确定它在纵向临床评估和处理试验中的作用。

2. 肠易激综合征-生命质量测量量表　肠易激综合征-生命质量测量量表（irritable bowel syndrome-quality of life measure，IBS-QOL）是由 Patrick 等（1998）研制发展的，量表包括疾病频率及讨厌的症状、良好的功能状态和可感知的肠易激综合征特异症状等内容。量表共有 34 个条目，每个条目都是通过查阅文献及对肠易激综合征患者访谈提出的，所有条目均要求患者根据过去 30 天内的状况回答。整个量表包含 8 个维度：烦躁不安（8 个条目）、活动干扰（7 个条目）、身体意向（4 个条目）、健康忧虑（3 个条目）、饮食限制（3 个条目）、社交反应（4 个条目）、性障碍（2 个条目）和社会关系（3 个条目）。所有条目采用 5 级评分标准，分别是：1 完全没有、2 有点、3 中等、4 偏重、5 很重，分别计算每个维度及量表总得分，最终得分通过公式转换成 0～100 分的标准化分数。较高积分（症状问题多）反映较差的生命质量。量表的克龙巴赫 α 系数为 0.95。相关研究发现该量表对病情程度判断良好，但对以腹泻为主、混合型、便秘为主的 IBS 患者缺乏判别能力。

3. 肠易激综合征量表 肠易激综合征量表（irritable bowel syndrome questionnaire，IBSQ）是由 Wong 等（1998）为了测定肠易激综合征患者健康相关生命质量在时间上的变化而研制的，量表条目是通过对经历多种主要疾病症状的 IBS 患者的访谈而提出的。最终量表共有 26 个条目，包含 4 个领域：肠症状、疲乏、活动受限、不良情绪。量表采用 7 级评分法，各个条目得分为 1（最差）～7（最高），得分越高生命质量越好，量表可以自评或访谈完成。该量表在预调查中发现问题清晰、通俗易懂，容易被患者所接受。随后的研究证实该量表适合用于临床试验结果测定，但目前还没有出版的实验数据可以利用。为了更能体现临床变化的意义，Wong 等在 0～7 分的得分区域中增加 0.5 分的刻度。

4. 功能性消化紊乱生命质量量表 功能性消化紊乱生命质量量表（functional digestive disorder quality of life questionnaire，FDDQL）是由 Chassany 等（1999）为测定肠易激综合征和功能性消化不良患者健康相关生命质量而发展的疾病特异性量表。全量表共有 43 个条目，含 8 个领域：日常活动、忧虑、饮食、睡眠、不适、疾病处理、疾病控制及压力。量表已经应用于临床药物随机对照试验，量表的信度、效度和可接受程度等测量学特性在国际配对研究中得到验证，克龙巴赫 α 系数为 0.94。随后的研究中证明量表的英语、法语和德语等版本也有较好的应用价值。

5. 消化健康状态量表 消化健康状态量表（digestive health status instrument，DHSI）是由 Shaw 等（1998）研制完善的，量表联合了罗马标准（消化不良和肠易激综合征）和曼宁标准（肠易激综合征），其结构和心理测量特性良好。量表共有 34 个条目，含 4 个领域：IBS 腹泻、IBS 便秘、反流和疼痛领域，所有条目涉及患者过去 4 周经历的疾病症状。

6. 老年人肠道症状问卷 老年人肠道症状问卷（the elderly bowel symptom questionnaire，EBSQ）是由 O'Keefe 等（1992）为了评估 65 岁或以上 IBS 患者的症状、功能状态和健康状况而研制的。量表由 33 个有效问题组成，涉及患者过去一年内的胃肠道症状、一般健康状况调查的医疗结局及其他有关医疗保健问题。EBSQ 已经成功用于评估 IBS 的患病率，同时可区别有结肠和没有结肠症状患者功能状态和求医行为，总体上有结肠症状者比没有结肠症状的患者有较差的整体运作能力。

7. 功能性肠道疾病严重指数 功能性肠道疾病严重指数（functional bowel disorder severity index，FBDSI）用于评定功能性肠道疾病的严重程度。该量表由 43 个条目组成，采用 5 级 Likert 等级评分，包括 8 个方面的内容：日常活动、焦虑、饮食、睡眠、不适、应对、疾病控制和压力。最初的法文版量表被翻译为英语和德语版本，量表已经应用于临床试验及横向研究中，具有较好的测量学特征。

8. 慢性病患者生命质量测定量表体系之肠易激综合征量表 慢性病患者生命质量测定量表体系之肠易激综合征量表（quality of life instrument for chronic diseases-irritable bowel syndrome，QLICD-IBS）是由万崇华研究团队的田建军等（2010）负责研制，该量表以中华文化为背景，根据中华文化的特点设置题目，它是慢性病患者生命质量测定量表体系中的一员。量表由共性模块与特异模块相结合的模式化开发，已经完成第 1 版研制，共有 45 个条目，其中共性模块 30 个，特异模块 15 个。第 2 版的也正在研制测试中。

除了上述 8 个特异性量表外，还有许多用于评价 IBS 患者生命质量的特异性量表，如胃肠道生活质量指数（GIOLI）和肠炎患者评定量表（RFIPC）等。另外，除了特异性量表外，有研究者还使用一些心理量表或普适性量表测定 IBS 患者的生命质量，如症状自评量表（symptom check list 90，SCL-90）、汉密尔顿焦虑量表（Hamilton anxiety scale，HAMA）、SF-36 等。研究者通过测定 IBS 患者的生命质量并研究影响患者生命质量的因素，从而实施具体的干预措施，努力提高患者的生命质量。

为便于查询，我们将国内外常见的 IBS 患者生命质量测定特异性量表概括于表 9-1 中。

表 9-1　IBS 生命质量测定特异性量表

编号	量表名称	量表简介	文献来源
1	IBS 生活质量量表（irritable bowel syndrome - quality Of life，IBSQOL）	包括 10 个领域：情绪健康、精神卫生、健康信仰、睡眠、活力、躯体功能、饮食、社会职能、躯体角色和性关系，共 30 个条目；量表完成需要 25min，较高积分代表较好的生命质量	Hahn BA，Kirchdoerfer LJ，Fullerton S，et al. 1997. Evaluation of a new quality of life questionnaire for patients with irritable bowel syndrome. Aliment Pharmacol Ther，11（3）：547-552.
2	肠易激综合征生活质量量表（irritable bowel syndrome quality of life，IBS-QOL）	包括 8 个子量表（领域），即病理性心境恶劣、干扰活动、体像、健康焦虑、食物逃避、社会反应和性关系，共 34 个条目；量表完成需 10min，总积分为 0～100，较高积分（症状问题多）反映较差的生命质量	[1] Patrick DL，Drossman DA，Frederick IO，et al. 1998. Quality of life in persons with irritable bowel syndrome：development and validation of a new measure. Dig Dis Sci，43（2）：400-411. [2] Drossman DA，Patrick DL，Whitehead WE，et al. 2000. Further validation of the IBS-QOL：a disease specific quality of life questionnaire. Am J Gastroenterol，95（4）：999–1007.
3	肠易激综合征量表（irritable bowel syndrome questionnaire，IBSQ）	包括 4 个领域：肠道症状、疲乏、活动受限和不良情绪，共 26 个条目；条目采用 7 级分级法，并增加了 0.5 分的刻度，自评或访谈法均可	Wong E，Guyatt GH，Cook DJ，et al. 1998. Development of a questionnaire to measure quality of life in patients with irritable bowel syndrome. Eur J Surg Suppl，164（583）：50-56.
4	IBS-36	共 36 个条目，条目为 7 级分级法，为 0～6，较低分数反映较好的生活质量，与 SF-36 比较有较好的内部一致性和可靠性	Groll D，Vanner SJ，Depew W T，et al，2002. The IBS-36：A New Quality of Life Measure for Irritable Bowel Syndrome. Am J Gastroenterol，97（4）：962-971.
5	炎性肠病量表（inflammatory bowel disease questionnaire，IBDQ）	分 4 个领域：胃肠症状、系统症状、不良情绪和社会功能不良，共有 32 个条目；其简化版（SIBDQ）已经发展，含 10 个问题。有较好的信度、效度和反应度。 Ren WH 等验证了中文版的信度、效度。中文版克龙巴赫 α 系数在 CD 为 0.94，在 UC 为 0.95，重测信度为 0.69～0.93	[1] Irvine EJ，1999. Development and subsequent refinement of the inflammatory bowel disease questionnaire：a quality-of-life instrument for adult patients with inflammatory bowel disease. J Pediatr Gastroenterol Nutr，28（4）：S23-S27. [2] Ren WH，Lai M，Chen Y，et al. 2007. Validation of the mainland Chinese version of the Inflammatory Bowel Disease Questionnaire（IBDQ）for ulcerative colitis and Crohn's disease. Inflamm Bowel Dis，13（7）：903-910.
6	功能性消化紊乱生命质量量表（functional digestive disorder quality of life questionnaire，FDDQL）	包括 8 个领域，共 43 个条目，日常活动条目按 5 点分量表评分，除应激外，这些次级量表相加产生总的积分，为 0～100（较高积分代表较好的生活质量）；适合对功能性消化不良和肠易激综合征患者的生活质量进行评价	Chassany O，Marquis P，Scherrer B，et al. 1999. Validation of a specific quality of life questionnaire for functional digestive disorders. Gut，44（4）：527-533.
7	消化系统健康状况量表（digestive health status Instrument，DHSI）	包括 5 个部分：反流、消化不良、两领域的肠功能障碍复合体和疼痛指数，共 34 个条目，克龙巴赫 α 系数大于 0.70	Shaw M，Talley N J，Adlis S，et al，1998. Development of a digestive health status instrument：tests of scaling assumptions，structure and reliability in a primary care population. Aliment Pharmacol Ther，12（11）：1067-1078.

编号	量表名称	量表简介	文献来源
8	胃肠道症状评定量表（gastrointestinal symptom rating scale, GSRS）	该量表有两个版本：访谈法版和自填版，用以评估肠易激综合征和消化性溃疡的胃肠道症状，共有15个条目，描述常见的胃肠道症状，7级评分法。分为5个领域：食管仅流、消化不良、便秘、腹痛和消化不良。信度为0.86～1.00	[1] Svedlund J, Sjodin I, Dotevall G, 1988. GSRS-A clinical rating scale for gastrointestinal symptoms in patients with irritable bowel syndrome and peptic ulcer disease. Dig Dis Sci, 33（2）: 129-134. [2] Kleinman L, Kilburg A, Machnicki G, et al. 2006. Using GI-specific patient outcome measures in renal transplant patients: validation of the GSRS and GIQLI. Qual Life Res, 15(7): 1223-1232.
9	克利夫兰门诊肠炎疾病量表（cleveland clinic IBD scale, CC IBD Scale）	量表通过直接访谈完成，分4个领域：功能的或经济的、社会的或消遣娱乐的、总体生命、医疗症状，共47个条目。其中45个条目用1～5的线性尺度表示，2个条目用描述性语言回答	Farmer RG, Easley KA, Farmer JM, 1992. Quality of life assessment by patients with inflammatory bowel disease. Cleve Clin J Med, 59（1）: 35-42.
10	肠炎患者评定量表（rating form of IBD patient concerns, RFIPC）	用来测定肠炎患者对其疾病及其处理的担心和关注。量表为自评式，分4个领域：疾病影响、性行为、疾病并发症和身体不良标记，共25个条目；克龙巴赫 α 系数为0.79～0.91	Drossman DA, Patrick DL, Mitchell CM, et al. 1989. Health-related quality of life in inflammatory bowel disease. Functional status and patient worries and concerns. Dig Dis Sci, 34（9）: 1379-1386.
11	胃肠道生活质量指数（gastrointestinal quality of life index, GIOLI）	量表含36个条目、5个领域：症状、躯体功能失调、情绪功能失调、社会功能失调和1个单条目的治疗效应。可用于包括 IBS 的各种胃肠道功能障碍。具有良好的信度、效度	[1] Eypasch E, Williams JI, Wood-Dauphinee S, et al. 1995. Gastrointestinal quality of life index: development, validation, and application of a new instrument. Br J Surg, 82（2）: 216-222. [2] Sandblom G, Videhult P, Karlson BM, et al. 2009. Validation of Gastrointestinal Quality of Life Index in Swedish for assessing the impact of gallstones on health-related quality of life. Value Health, 12（1）: 181-184.
12	Irritable Bowel Syndrome Impact Scale（IBS-IS）	26个条目、5个领域：疲倦、日常活动影响、睡眠障碍、情绪紧张和饮食习惯。各领域的内部一致性信度为0.87～0.96。与 GSRS-IBS、SF-36、VSI 等同时使用时证实了效度	Longstreth GF, Bolus R, Naliboff B, et al. 2005. Impact of irritable bowel syndrome on patients' lives: development and psychometric documentation of a disease-specific measure for use in clinical trials. Eur J Gastroenterol Hepatol, 17（4）: 411-420
13	肠易激综合征中医证候量表	根据肠易激综合征的中医理论设计，包括4个部分：肝郁脾虚证、脾胃虚弱证、脾肾阳虚证和脾胃阴虚证，共30个条目；量表重测信度为0.7931，分半信度为0.7721，4个部分的克龙巴赫 α 系数为0.8511、0.7518、0.7939、0.7457	官坤祥，吴文江，周福生，2004. 肠易激综合征中医证候量表的建立与评价. 吉林中医药,24(8): 6-8.
14	慢性病患者生命质量测定量表体系之肠易激综合征量表（QLICD-IBS）	从我国人群文化背景上研制，分为慢性病共性模块（30个条目）和 IBS 特异模块（15个条目），特异模块包括3个领域：腹部胀痛、粪便情况和心理生活影响；克龙巴赫 α 系数为0.60～0.90，重测信度大于0.98	[1] 田建军，周曾芬，万崇华，等，2010. 肠易激综合征患者生命质量测定量表研制及评价. 中国公共卫生，26（2）: 172-173. [2] Lei P, Lei G, Tian J, et al. 2014. Development and validation of the irritable bowel syndrome scale under the system of quality of life instruments for chronic diseases QLICD-IBS: combinations of classical test theory and generalizability theory. Int J Colorectal Dis, 29（10）: 1245-1255.

第二节　QLICD-IBS 的结构与特性

QLICD-IBS 第 1 版量表于 2008 年研制完成并得到临床应用，目前第 2 版量表正在研制和测试阶段。本节及后面两节按照第 1 版量表 QLICD-IBS（V1.0）进行介绍。

一、量表的结构

QLICD-IBS（V1.0）由共性模块和 1 个包含 15 个条目的肠易激综合征特异模块构成，其中共性模块包括生理功能（8 条目）、心理功能（11 条目）和社会功能（11 条目）3 个领域共 30 个条目，所有条目均采用 Likert 五等级计分。量表的具体结构见表 9-2。

表 9-2　QLICD-IBS（V1.0）量表结构

模块	领域	侧面	条目数量
共性模块	生理功能（PHD）	独立性（IND）	3
		食欲睡眠（AAS）	2
		躯体症状（PHS）	3
	心理功能（PSD）	认知（COG）	2
		焦虑（ANX）	3
		抑郁（DEP）	3
		自我意识（SEC）	3
	社会功能（SOD）	社会支持（SSS）	6
		社会影响（SOE）	4
		性活动（SEF）	1
特异模块		腹部胀痛（PFA）	3
		粪便情况（STT）	4
		心理生活影响（EML）	8

二、量表的测量学特征

衡量一个量表的好坏需要从量表的信度、效度及反应度等测量学指标来进行。以 2004 年 11 月至 2005 年 6 月于昆明医科大学第一附属医院和昆明市第一人民医院消化内科调查的 101 例肠易激综合征患者生命质量数据进行 QLICD-IBS（V1.0）的测量学特征考评，结果显示 QLICD-IBS（V1.0）具有良好的测量学性特征，详见文献（万崇华等，2016）。

1. 量表的信度

（1）内部一致性信度：用量表第 1 次测定的数据分别结算各个领域的内部一致性信度（克龙巴赫 α 系数），结果显示除了社会功能领域为 0.57 外，各个领域的克龙巴赫 α 系数均大于 0.7（0.70～0.91），说明量表具有较好的内部一致性信度。

（2）重测信度：使用量表测定结果的第 1 次和第 2 次数据计算重测信度（相关系数 r），结果显示各领域及侧面第 1、2 次使用 QLICD-IBS（V1.0）测定结果的相关系数均较大（最小 0.96）；另外，两次测定得分均值比较，显示各领域和总量表两次测定的得分值之间的差异均无统计学意义（$P > 0.05$）。两次结果相关系数及均值比较结果说明使用量表测定的两次测定结果一致，QLICD-IBS（V1.0）具有很好的重测信度。

2. 量表的效度

（1）内容效度：QLICD-IBS（V1.0）的所有条目均是根据 WHO 关于生命质量的定义和内涵，并按照总量表、领域、侧面、条目的层次结构，层层提出并筛选的，既能保证较强的覆盖面，又能体现生命质量的内涵，因此量表具有较好的内容效度。

（2）结构效度：采用条目-维度相关性和因子分析两个方面评价。

相关分析结果显示，各条目得分与其所在领域得分之间的相关性较大（相关系数 r 大多在 0.4 以上），但与其他领域之间的相关性较低。

采用因子分析对特异模块进行分析并进行正交旋转，结果显示，按特征根大于 1 的标准可以提取 5 个主成分，累计方差贡献率达 62.62%，经方差最大正交旋转后发现 5 个主成分基本分为症状、心理影响等不同侧面。5 个主成分依次主要反映的是心理影响、排便急迫、腹部不适、排便习惯改变及紧张适应等侧面。共性模块的因子分析也与理论构想基本吻合。综合得知 QLICD-IBS（V1.0）具有较好的结构效度。

（3）校标效度：以 SF-36 量表英国发行版各领域得分作为校标，计算 QLICD-IBS（V1.0）量表各领域和 SF-36 相应领域的相关系数，结果显示相关系数多数集中在 0.4～0.6，各相关系数经假设检验均具有统计学意义（$P<0.01$），且两个量表相互对应领域的相关系数最大，量表具有较好的校标效度。

3. 量表的反应度 根据 IBS 患者测评数据分别计算第 1 次和第 3 次测定结果中各领域、侧面及量表总分的均值，并进行配对 t 检验，比较治疗前后生命质量的得分变化情况，同时计算标准化反应均数（SRM），综合考评量表的反应度。结果显示，治疗前后 IBS 患者的生命质量得分在各领域、侧面及总分均有统计学意义（$P<0.05$）；标准化反应均数 SRM 值大部分在 0.5 以上，尤其是特异模块和总量表的 SRM 值最大，分别为 1.12 和 1.13。按照 SRM 在 0.2 左右反应度较低，0.5 左右反应度适中，0.8 及以上反应度较好，可以认为 QLICD-IBS（V1.0）具有较好的反应度，亦即在经过短期临床治疗干预后 QLICD-IBS 能够较敏感地反映患者生命质量的变化。

4. 量表的可行性 量表是否可行是影响量表临床推广应用的重要决定因素，在现场调查中发现量表 QLICD-IBS（V1.0）能被 IBS 接受，条目通俗易懂，表达清晰。绝大多数患者首次填表能在 15min 左右将量表填写完成，量表的回收率为 91.8%，量表的完成率为 100%。以上指标可以看出量表 QLICD-IBS（V1.0）具有较好的可行性。

第三节　QLICD-IBS 的使用方法

一、使用 QLICD-IBS 的研究设计问题

首先，调查对象需要遵循表 9-3 所示的纳入及排除标准。

表 9-3　QLICD-IBS（V1.0）调查对象纳入及排除标准

纳入标准	排除标准
①明确诊断为 IBS	①病危、合并其他严重疾病、精神疾病等患者
②非病危、非伴发其他严重病并自愿配合参加调查的患者	②认知功能障碍
③具有小学及以上文化，有一定的阅读能力和理解能力，能自行填写问卷	③文盲
④知情同意，愿意配合	④拒绝参加研究或配合度较低者

其次，QLICD-IBS（V1.0）是自评式量表，在调查员简单解释说明量表及调查的意义并征得患者知情同意后，把量表发给患者，要求患者在单独、安静的环境中填写量表，调查员在患者旁边，记录量表完成时间，必要时进行解读。等待患者填写完成后，调查员收回量表并仔细检查，如发现有漏项，则需要提醒患者当场补充完整，若仍拒绝填写的，则需要询问原因并做好记录，漏缺项以中位数法补缺。

根据不同的研究目的可在适当的时机让患者重复填写问卷，如需要对问卷测量学特征进行考评时需在患者入院时、入院后 2～3 天及出院当天各填写 1 次量表；若比较治疗前后生命质量的变化情况则需要在治疗干预前后各测定 1 次；若仅为了了解 IBS 患者生命质量的现状，则仅需要测定 1 次即可。

二、QLICD-IBS 量表的应用情况

万崇华等（2015）用 QLICD-IBS（V1.0）测量患者治疗前后的生命质量，将入院时量表的测定结果作为协变量（基线），治疗后的测定结果为分析变量，采用协方差分析法对不同类型患者的生命质量得分（各领域分及总分）进行比较，结果见表 9-4。可以看出，按照第 1 次测定（刚入院）时的平均水平进行调整后的修正均数，无论各领域分还是总分均未发现统计学意义的差异。原因可能与肠易激综合征本身有关，而不在于哪种类型，无论哪种类型，患者的主要症状都是一致的。

表 9-4　QLICD-IBS（V1.0）测定的不同类型患者生命质量比较

| 领域 | 腹泻型 | | 便秘型 | | 复合型 | | F | P |
	修正均数	标准误	修正均数	标准误	修正均数	标准误		
生理功能	78.47	1.51	82.52	1.67	82.31	2.16	1.942	0.149
心理功能	78.94	1.73	83.05	1.91	81.21	2.47	1.283	0.282
社会功能	74.92	1.32	77.17	1.46	77.17	1.89	0.802	0.451
特异模块	70.08	2.14	72.68	2.37	72.11	3.07	0.364	0.696
量表总分	75.05	1.49	77.96	1.65	77.31	2.13	0.937	0.395

此外，万崇华等（2015）用刚入院时 QLICD-IBS（V1.0）量表测定的患者生命质量各领域分及总量表得分为因变量，用可能影响生命质量的一些因素（如性别、年龄、职业等）为自变量，采用多元逐步回归分析来筛选影响生命质量的相关因素，分析结果见表 9-5。可以看出，性别和婚姻状况对生命质量多个领域有影响。年龄与躯体功能、心理功能、社会功能、特异模块和总量表得分之间呈负相关关系，说明随着年龄的增加，躯体、心理、社会功能及特异模块得分越低。婚姻状况对特异模块领域有影响，且呈负相关关系，已婚患者的生命质量情况更好。

表 9-5　QLICD-IBS（V1.0）测定的 IBS 生命质量各领域得分及总分的影响因素

领域	影响因素	回归系数 b	b 的标准误	标准回归系数	t	P
生理功能	常数项	84.92	4.65		18.259	0.000
	性别	−10.85	2.90	−0.35	−3.744	0.000
心理功能	常数项	81.47	7.13		11.425	0.000
	性别	−9.66	4.44	−0.21	−2.174	0.032

续表

领域	影响因素	回归系数 b	b 的标准误	标准回归系数	t	P
社会功能	常数项	76.64	4.08		18.752	0.000
	性别	−6.08	2.55	−0.23	−2.389	0.019
特异模块	常数项	72.20	6.95		10.394	0.000
	婚姻	−8.13	3.23	−0.24	−2.516	0.014
	性别	−7.18	3.20	−0.22	−2.243	0.027
量表总分	常数项	73.84	4.44		16.612	0.000
	性别	−7.773	2.77	−0.27	−2.807	0.006

第四节　QLICD-IBS 的计分规则与得分解释

1. 条目计分　QLICD-IBS（V1.0）每个条目都是采用五点等距评分法，正向条目根据其回答选项（1～5）依次计为 1、2、3、4、5 分，对逆向条目，需对其进行"正向变换"，即用 6 减去回答选项得到条目得分。

量表中正向条目有 PH1、PH6、PH7、SO2、SO4、SO5、SO7、SO8、SO10、IBS3、IBS5、IBS13，其余为负向条目。

2. 侧面、领域及总量表计分　分别将各个侧面所包含的条目得分相加即为侧面原始分（RS），将每个领域所属侧面得分相加得到领域原始分，各个领域的原始分相加即可以得到总量表得分。为了便于相互间比较，需要将原始得分转换为 0～100 的标准得分（SS），标准化转换采用的是极差法，公式：SS=（RS−min）×100/R。计分方法见表 9-6。

表 9-6　QLICD-IBS（V1.0）各领域及其所属侧面的计分方法

领域	代码	条目数	min	max	RS	SS
生理功能	PHD	8	8	40	IND+AAS+PHS	（RS−8）×100/32
独立性	IND	3	3	15	PH1+PH3+PH4	（RS−3）×100/12
食欲睡眠	AAS	2	2	10	PH6+PH7	（RS−2）×100/8
躯体症状	PHS	3	3	15	PH5+PH2+PH8	（RS−3）×100/12
心理功能	PSD	11	11	55	COG+ANX+DEP+SEC	（RS−11）×100/44
认知	COG	2	2	10	PS1+PS2	（RS−2）×100/8
焦虑	ANX	3	3	15	PS5+PS6+PS7	（RS−3）×100/12
抑郁	DEP	3	3	15	PS3+PS4+PS11	（RS−3）×100/12
自我意识	SEC	3	3	15	PS8+PS9+PS10	（RS−3）×100/12
社会功能	SOD	11	11	55	SSS+SOE+SEF	（RS−11）×100/44
社会支持	SSS	6	6	30	SO2+SO4+SO5+SO7+SO8+SO10	（RS−6）×100/24
社会影响	SOE	4	4	20	SO1+SO3+SO6+SO9	（RS−4）×100/16
性活动	SEF	1	1	5	SO11	（RS−1）×100/4
特异模块	SPD	15	15	75	PFA+STT+EML	（RS−15）×100/60
腹部胀痛	PFA	3	3	15	IBS1+IBS2+IBS3	（RS−3）×100/12
大便情况	STT	4	4	20	IBS4+IBS5+IBS6+IBS7	（RS−4）×100/16
心理生活影响	EML	8	8	40	IBS8+IBS9+…+IBS15	（RS−8）×100/32
量表总分	TOT	45	45	225	PHD+PSD+SOD+SPD	（RS−45）×100/180

3. 得分解释　生命质量得分可以从相对解释、绝对解释及最小临床重要性差异等方面解释。其中，相对解释就是通过一定的标准和手段设定一个参考标准，可以参考心理学测

评制定的常模参照法制定 QLICD-IBS（V1.0）的常模参照标准，用测得的分数与常模对比，确定生命质量的高低；绝对解释就是根据量表测量的水平科学划定等级参数，如百分制中划定高、中、低的分界线，将测得的生命质量得分对照标准确定生命质量得分情况。

由于缺乏大规模的数据常模，我们根据所调查的 99 例 IBS 患者资料给出了得分分布情况（表 9-7），参考这个结果并知道各自的得分情况就可知道其所处的位置，从而便于得分的解释。如社会功能平均分为 67.36，小于 40 的只占 2%，如果 1 个患者得分 40 以下，说明其社会功能非常差了。

表 9-7　QLICD-IBS（V1.0）各领域得分统计（N=99）

领域	得分频数分布（%）							得分统计量			
	<40	40–	50–	60–	70–	80–	≥90	min	max	$\bar{X}$	S
躯体功能	3（3.0）	12（12.1）	12（12.1）	22（22.2）	28（28.3）	14（14.1）	8（8.1）	25.00	100.00	68.37	15.32
心理功能	12（12.1）	5（5.1）	16（16.2）	11（11.1）	26（26.3）	15（15.2）	14（14.1）	0.00	100.00	66.74	22.49
社会功能	2（2.0）	8（8.1）	22（22.2）	25（25.3）	24（24.2）	14（14.1）	4（4.0）	36.36	93.18	67.36	12.95
特异模块	29（29.3）	16（16.2）	25（25.3）	17（17.2）	10（10.1）	2（2.0）	0（0.0）	10.00	83.33	51.14	16.35
总量表	9（9.1）	11（11.1）	20（20.2）	32（32.3）	19（19.2）	8（8.1）	0（0.0）	23.33	90.00	61.98	14.24

至于治疗方法（方案）和药物筛选等方面的比较评价，除了统计学意义的差异外，还需要知道量表得分变化多少才有临床意义，即 MCID。在今后的研究应注重这方面的工作，使量表得分更容易解释，使量表更具有临床适用性。

第十章　慢性肝炎的生命质量测评

慢性肝炎是指乙型肝炎病毒（HBV）、丙型肝炎病毒（HCV）或丁型肝炎病毒（HDV）持续感染引起的肝的慢性炎症性疾病，包括病程超过半年，或发病日期不明确而有慢性肝炎症状、体征、实验室检查改变者。常有乏力、厌油、肝区不适等症状，可有肝病面容、肝掌、蜘蛛痣、胸前毛细血管扩张，以及肝大、质偏硬及脾大等体征。我国是慢性肝炎的高发区。据世界卫生组织报道，全球约 20 亿人曾感染 HBV，其中 2.4 亿人为慢性 HBV 感染者，每年约 65 万人死于 HBV 感染所致的肝功能衰竭、肝硬化和肝细胞癌（HCC）。全球肝硬化和 HCC 患者中，由 HBV 感染引起的比例分别为 30%和 45%。我国现有乙肝病毒（HBV）感染者约 9300 万人，其中慢性乙型肝炎患者约 2000 万人，每年约 30 万人死于 HBV 感染所致的肝功能衰竭、肝硬化和肝细胞癌（HCC）。我国肝硬化和 HCC 患者中，由 HBV 感染引起的比例分别为 60%和 80%。全球 HCV 的感染率约为 2.8%，估计约 1.85 亿人感染 HCV，每年因 HCV 感染导致的死亡病例约 35 万人。但是，由于 HCV 感染具有隐匿性，多数感染者并不知道感染 HCV，因此，全球确切的慢性丙型肝炎发病率尚不清楚。我国一般人群 HCV 感染者约 560 万，如加上高危人群和高发地区的 HCV 感染者，约 1000 万人（陈圆生，2011）。丁型肝炎人群流行率约 1%。慢性乙型肝炎治疗疗程长，无明确停药指征；丙型肝炎慢性化率高达 60%～80%，给患者心理、社会及生理功能造成许多长期负面影响，导致患者生命质量下降。慢性肝炎是我国最严重的公共卫生问题之一，评估慢性肝炎患者生命质量对改善生命质量和治疗具有重要的辅助意义。

健康相关生命质量（HRQOL）是一种新型的健康指标，是不同文化及价值体系中根据一定的社会标准来衡量和评价人体生命的自然素质的质量状态，其涵盖生理、心理、社会、精神等多个方面的人体健康状态。慢性肝炎患者生命质量的评定是通过生命质量测定量表来完成的，通常以问卷或随访的形式，将问卷的结果整合分析后转化成分数，最后综合评估患者生命质量。

第一节　慢性肝炎的生命质量测定量表介绍

慢性肝炎患者生命质量的评定是通过生命质量测定量表来完成，主要由被调查者当面填写，或电话随访。研究者将被调查者的答案整合分析后转化成客观分数，从而直观了解其健康相关生命质量（HRQOL）及变化。生命质量量表分为普适性量表和特异性量表。特异性量表是针对某一具体病种，对同种疾病患者使用不同干预措施，从而进行 HRQOL 的比较。

目前常用的特异性量表主要有肝炎生命质量量表（HQLQ），慢性肝病特异性量表（CLDQ），肝病生命质量量表（LDQOL），肝病症状指数 2.0（LDSI 2.0）、慢性病患者生命质量测定量表体系之肝炎量表（QLICD-CH）等，见表 10-1。这里介绍一些主要的量表。

表 10-1　常见肝炎生命质量测定特异性量表

编号	量表名称	量表简介	文献来源
1	肝炎生命质量量表（hepatitis quality of life questionnaire, HQLQ）	在 SF-36 上增加了 5 个与慢性肝炎患者相关的条目（3 个普适性条目和 2 个特异性条目），包括 13 个维度，共 56 个条目	Gross C R, Malinchoc M, Kim W R, et al, 1999. Quality of life before and after liver transplantation for cholestatic liver disease. Hepatology, 29（2）: 356-364.
2	肝病生命质量量表（liver disease quality of life instrument, LDQLQ）	以 SF-36 为核心，增加了 12 个与肝病相关的条目，包括 12 个维度，共 77 个特异性条目；克龙巴赫 α 系数为 0.62～0.95	Gralnek I M, Hays R D, Kilbourne A, et al, 2000. Development and evaluation of the Liver Disease Quality of Life instrument in persons with advanced, chronic liver disease--the LDQOL 1.0. Am J Gastroenterol, 95（12）: 3552-3565.
3	慢性肝病特异性量表（chronic liver disease questionnaire, CLDQ）	包括 6 个维度（疲劳、躯体活动、情绪、腹部症状、全身症状和对疾病的担忧），共 29 个条目；具有较好的重测信度（ICC=0.60），得分变化与 WHOQOL-BREF 相关。量表完成时间为 10min	[1] Younossi Z M, Gugatt G, Kiwi M, et al, 1999. Development of a disease specific questionnaire to measure health related quality of life in patients with chronic liver disease. Gut, 45（2）: 295-300. [2] RUCCI P, Taliani G, Cirrincione L, et al, 2005. Validity and reliability of the Italian version of the Chronic Liver Disease Questionnaire（CLDQ-I）for the assessment of health-related quality of life. Digestive and Liver Disease, 37（11）: 850-860.
4	肝病症状指数（liver disease symptom index, LDSI）	广泛应用于肝硬化、肝移植等慢性肝病患者生命质量的评估，共有 12 个条目，包括 7 个方面，分别为瘙痒、关节疼痛或不适、上腹部疼痛、困倦、白天睡眠、食欲缺乏和对并发症恐惧。克龙巴赫 α 系数为 0.79～0.86，重测信度为 0.72～0.84。	[1] Unal G, de Boer JB, Borsboom GJ, et al. 2001. A psychometric comparison of health-related quality of life measures in chronic liver disease. J Clin Epidemiol, 54（6）: 587-596. [2] Youssef N F, Shepherd A, Evans J M, et al. 2012. Translating and testing the Liver Disease Symptom Index 2.0 for administration to people with liver cirrhosis in Egypt. International Journal of Nursing Practice, 18（4）: 406-416.
5	慢性乙型肝炎生命质量量表（hepatitis B quality of life instrument, version 1.0, HBQOLV1.0）	包括 6 个领域（心理健康、预期焦虑、活力、病耻感、脆弱性和传播性），共 31 个条目；整个量表的克龙巴赫 α 系数为 0.94，各个领域的克龙巴赫 α 系数为 0.70～0.90	[1] Spiegel B M, Bolus R, Han S, et al, 2007. Development and validation of a disease-targeted quality of life instrument in chronic hepatitis B: the hepatitis B quality of life instrument, version 1.0. Hepatology, 46（1）: 113-121. [2] Poorkaveh A, Modabbernia A, Ashrafi M, et al, 2012. Validity, reliability and factor structure of Hepatitis B Quality of Life Questionnaire version 1.0: findings in a large sample of 320 patients. Arch Iran Med, 15（5）: 290-297.
6	原发性胆汁性肝硬化生命质量量表（PBC-40）	量表平均完成时间为 10～20min；包括 6 个领域（疲劳、情绪、社会关系、认知功能、一般症状和瘙痒），共 40 个条目；各领域克龙巴赫 α 系数为 0.72～0.95	Jacoby A, Rannard A, Buck D, et al, 2005. Development, validation, and evaluation of the PBC-40, a disease specific health related quality of life measure for primary biliary cirrhosis. Gut, 54（11）: 1622-1629.
7	Chronic liver disease-specific quality of life（CLD-QOL）	27 条目、5 个领域。各领域克龙巴赫 α 系数均大于 0.70	Lee E H, Cheong JY, Cho SW, et al. 2008. Develo- pment and psychometric evaluation of a chronic liver disease-specific quality of life question- naire. J Gastroenterol Hepatol, 23（2）: 231-238.
8	中医肝病 PRO 量表	包括 5 个领域（生理领域、心理领域、独立性领域、社会关系领域和社会环境领域），共 56 个条目；量表的克龙巴赫 α 系数为 0.964，具有较好的相关性（r＞0.60）	[1] 陈非凡, 2007. 中医肝病 PRO 量表的研制与考核[D]. 广州: 广州中医药大学. [2] 杨小兰, 2008. 中医肝病（肝硬化）患者报告结局量表的研究及考核[D]. 广州: 广州中医药大学.
9	传统中医肝病问卷（TCMLDQ）	量表共 38 个条目，分为 5 个方面。每个条目的回答选项为 1～7 分，得分越高，症状越明显。具有较好	Zhang H, Lv H, Huang PX, et al. 2012. Comparative Study of TCM Syndrome Scale for Liver Disease and Chronic Liver Disease Questionnaire Based on Assessment of Posthepatitic Cirrhosis. Evid

| | | 的信度、效度和反应度 | Based Complement Alternat Med,（8）：496575. |

续表

编号	量表名称	量表简介	文献来源
10	慢性病患者生命质量测定量表体系之慢性肝炎量表（QLICD-CH）	量表分为共性模块和特异模块两部分，特异模块包括3个方面（躯体功能、药物副作用和社会心理影响），共59个条目；特异模块克龙巴赫α系数为0.94，具有较好的维度相关性（$r > 0.50$）	王超秀，万崇华，李武，等. 2011. 慢性肝炎患者生命质量测定量表研制与考评. 中国全科医学，14（31）：3562-3565.

一、国外常用的肝炎特异性量表

1. 肝炎生命质量量表（HQLQ） HQLQ 由 Bayliss 等（1998）研制而成，是在 SF-36 的基础上添加了针对肝病的特定条目，最初常被用于丙型肝炎患者生命质量的测量评估。随后陈圆生等（2011）使用此量表对慢性乙肝患者的生命质量进行测量，发现量表在慢性乙型肝炎患者生命质量测评中同样具有良好的信度和反应度，可作为患者生命质量评估的有效工具。

2. 慢性肝病特异性量表（CLDQ） CLDQ 是由 Younossi 等（1999）研发的可应用于肝病的第 1 个特异性量表，研究收集明确诊断为慢性乙型肝炎患者 60 名，并通过 20 位肝病专家和大量相关文献系统分析，初步设计出具有 6 个维度和 29 个条目的慢性肝病特异性量表（chronic liver disease questionnaire，CLDQ）。6 个维度主要涵盖疲乏情况、精神情况、感情能力、腹部表现、系统症状和焦虑状态。可适用于慢性肝病的不同阶段及不同严重程度患者生命质量的评价。

3. 肝病生命质量量表（LDQOL） LDQOL 是在 SF-36 量表的基础上研制出来的特异性量表，12 个与肝病相关的项目加入量表中，组成具有 77 个特异性条目的肝病特异性量表。肝移植患者的生存质量测定较多使用，量表虽涵盖范围广泛，信息获得相对详细，但因其较为冗长，在完成时间有限或与其他量表进行比较时，一般不作为首选。

4. 肝病症状指数（LDSI） Unal 等（2001）开发了肝病症状指数（liver disease symptoms index，LDSI），量表共有 12 个条目，包括 7 个方面，分别为瘙痒、关节疼痛或不适、上腹部疼痛、困倦、白天睡眠、食欲缺乏和对并发症恐惧。克龙巴赫α系数为 0.79～0.86，重测信度为 0.72～0.84。

5. 肝病症状指数 2.0 版（LDSI 2.0） Van der Plas 等（2004）开发了肝病症状指数 2.0 版（liver disease symptoms index 2.0，LDSI 2.0），包括 18 个条目，分别为瘙痒、关节疼痛、右上腹疼痛、白天嗜睡、担心家庭状况、食欲缺乏、抑郁、对并发症恐惧和黄疸。克龙巴赫α系数大于 0.79，重测信度为 0.55～0.99。

相较于上述量表有的过于狭窄，有的过于冗长，关于疾病症状对生命质量的影响并没有相关条目进行评估。相比之下，LDSI 2.0 作为一个简明、短的问卷，已被广泛应用于肝硬化、肝移植等不同阶段的慢性肝病患者生命质量的评估，主要针对慢性肝病的皮肤瘙痒、关节疼痛、右上腹痛、白天嗜睡、家庭情况、食欲缺乏、抑郁、惧怕并发症和黄疸 9 项严重症状进行评估，不仅能评估症状的严重程度，还能反映出上述症状对患者日常生活的影响。

二、国内研制的特异量表

国内研究起步较晚，主要有乙型肝炎患者生存质量量表的初步编制、慢性肝病患者自评量表的研制、慢性肝病患者生命质量调查表、慢性病患者生命质量测定量表体系之慢性肝炎量表 QLICD-CH 等。

1. 乙型肝炎患者的生存质量测定量表（QOL-HBV）　李跃平等（2007）在新编 Well-being 生存质量量表（new well-being scales，NWS）的基础上，结合乙型肝炎患者特殊的生理、心理和社会功能状态，并吸收世界卫生组织生存质量测定量表（WHOQOC）的思想，编制成乙型肝炎患者的生存质量测定表（QOL-HBV）。QOL-HBV 含 30 个条目，包括社会适应、心理和生理 3 个维度。每个条目的回答选项分为经常、较常、偶尔和没有 4 个等级，分别记 1～4 分，得分越高，生存质量状况越好。考评结果显示 QOL-HBV 具有较好的信度、效度，量表和 3 个维度的克龙巴赫 α 系数分别为 0.9353、0.863、0.868、0.835。可以作为我国乙型肝炎患者生存质量简捷的测量工具。

2. 传统中医肝病问卷（TCMLDQ）　Zhang 等（2012）研制了传统中医肝病问卷（traditional Chinese medicine liver disease questionnaire，TCMLDQ），量表共 38 个条目，分为 5 个方面，包括：常见症状（CSs，显示疾病的共性）、肝肾阴虚（GSYX）、脾肾阳虚（PSYX）、肝郁脾虚（GYPX）和其他症状（OSs）。每个条目的回答选项为 1～7 分，得分越高，症状越明显。

3. 慢性病患者生命质量测定量表体系之肝炎量表（QLICD-CH）　此量表是由万崇华等负责开发的具有中国文化特色的慢性病患者生命质量测定量表体系中的慢性肝炎量表（quality of life instrument chronic disease-chronic hepatitis，QLICD-CH），具体由王超秀、李武等负责研制。其中第 2 版 QLICD-CH（V2.0）由 28 个条目的共性模块（QLICD-GM）和 18 个条目的慢性肝炎特异模块构成。王超秀（2011）应用此量表对昆明医科大学第一附属医院感染科 108 位慢性肝炎患者进行测评，结果证明此量表具有良好的信度和效度，可用于慢性肝炎患者生命质量的测评。

第二节　QLICD-CH 的结构与特性

一、量表的结构

QLICD-CH（V2.0）是慢性病患者生命质量测定量表体系（quality of life instruments for chronic diseases，QLICD）中的慢性肝炎（chronic hepatitis，CH）量表，由共性模块（QLICD-GM）及 1 个包含 18 个条目的慢性肝炎特异模块构成，其中 QLICD-GM 详见第二章。后面没有特别注明均指第 2 版。

慢性肝炎特异模块有 18 个条目，包括症状、药物副作用、特殊社会心理 3 个方面，其中躯体症状方面有 7 条，药物副作用方面有 1 条，社会心理方面有 11 条（李武，2010）。

二、量表的测量学特征

用 QLICD-CH 量表测评昆明医科大学第一附属医院感染科 108 例慢性肝炎患者的生命质量，结果表明 QLICD-CH 具备良好的信度、效度及反应度，可用于我国慢性肝炎患者生命质量的测量（王超秀，2011）。

1. 量表的信度　用慢性肝炎患者入院时测定的数据分别计算各领域及总量表的内部一致性信度（克龙巴赫 α 系数）及分半信度。用第 1 次测定和第 2 次测定的各领域得分和总分配对 t 检验、各领域间得分相关分析，结果显示，重测信度系数为 0.910～0.99。刘朝杰等认为（1997）重测信度大于 0.7，整个量表的克龙巴赫 α 系数大于 0.8 为量表信度较好，从而说明量表具有良好的重测信度。分半信度系数为 0.68～0.91，克龙巴赫 α 系数为 0.710～0.940。系数愈大则量表或层面的信度愈高，以上结果显示量表的信度良好。

2. 量表的效度

（1）内容效度：参见第二、三章陈述，具有较好的内容效度。

（2）结构效度：大多数特异性条目与其领域的相关性较强，而与其他领域的相关性较弱。探索性因子分析和结构方程模型分析显示，与慢性肝炎特异模块理论构想基本相符，可以认为该量表有较好的结构效度。

（3）效标效度：因为没有金标准，所以采用 SF-36 量表英国发展版的各领域的测定结果作为效标，计算新研制的慢性肝炎患者生命质量测定量表与此效标的相关性，从而评价量表的效标效度。计算 QLICD-CH 各领域和 SF-36 各领域的相关系数，结果为 0.55～0.61，两套量表相关领域的相关系数较大。

3. 量表的反应度　计算 QLICD-CH 量表第 1 次和第 3 次各领域的得分、共性模块总分及量表总分的均值，然后进行配对 t 检验，计算标准化反应均数，同时通过治疗前后差值与其标准差比值的标准化反应均数（SRM）来评价量表的反应度。结果显示，除社会功能领域（$P=0.06$）外，治疗前后配对 t 检验均有统计学差异，SRM 为 0.15～0.44。慢性肝炎特异性量表各领域，尤其是特异模块和总分的 t 值较大。而没有出现统计学差异的领域和侧面也与实际情况相符：患者入院后经过针对性的治疗后，直接改善的状况主要体现在疾病特异领域，主要是躯体症状和心理功能的改善。从上述结果可以认为量表能够较为敏感地反映患者住院期间生命质量的变化，具有较好的反应度。

4. 量表的其他测量学特征　绝大多数患者能够较好地理解量表条目的含义，并在15～30min 完成量表。问卷的回收率为 96%，其中量表的完整性为 93%，所以量表在临床上有很好的可行性。

第三节　QLICD-CH 的使用方法

一、使用 QLICD-CH 的研究设计问题

对于治疗方法、药物效果评价等应用性研究，一般应采用随机对照设计，并进行纵向测定（至少治疗前后各测定 1 次）。该量表可适用于各种类型的慢性肝炎患者，可用于发病期、治疗期、康复期等患者生命质量的测定。

1. 研究对象的选择　该量表是为测量慢性肝炎生命质量而研制的，故调查对象为慢性肝炎患者，且诊断符合慢性肝炎的诊断标准（杨绍基，2008）。研究对象入选标准：慢性乙型肝炎和慢性丙型肝炎患者；因量表为自评式量表，要求患者具备一定读写能力；在知情同意的情况下，自愿参加测评。研究对象排除标准：文盲、危重患者、精神异常不能表达内心感受的患者。

2. 研究设计与实施　生命质量测评适用于各种类型的临床研究，包括随机对照研究（RCT）及其他类型的研究。研究设计时应遵循临床研究设计的有关原则，采用合适的临床研究设计方案，对治疗性及预后研究，一般需要在不同时间进行多次测评（至少在治疗前后各测评 1 次）。

具体的设计、问卷准备、质量控制等参见第二章，这里从略。

二、量表的应用情况

QLICD-CH 量表研制完成后，已经在昆明医科大学、汕头大学、河北医科大学等单位的附属医院应用。主要用于临床疗法及干预措施的比较，从而做出选择与决策，以及生命质量影响因素分析。

王立芹（2010）将 QLICD-CH 应用于慢性乙型肝炎患者的生命质量及相关影响因素的研究，测试了住院治疗的 430 例确诊慢性乙型肝炎患者，采用患者自填方式，填写课题组自编的流行病学调查问卷及 QLICD-CH，并记录患者的病程、家族史、入院时间、身高、体重、肝功能及乙肝五项检验结果、HBVDNA、慢性乙型肝炎的病情、合并其他疾病的情况、所采用的治疗方法等。结果发现，五大领域得分均在 70 分左右，10 个小方面 IND 方面得分最高（77.3±22.2），AAS 方面得分最低（58.4±27.2）；多元线性回归筛选出的生命质量各维度、领域的影响因素各不相同，其中出现频率较多的有性格偏向、病情、肝功能指标、家庭经济情况、患病后工作能力与社会能力、性别等。

曾丽（2014）将 QLICD-CH 应用于评估慢性乙肝患者的生命质量状况，探讨希望感、社会支持对生命质量的影响及三者之间的作用机制，结果表明，慢性乙肝患者的生命质量总体水平比较低，患者在性别、年龄、受教育程度、月收入、婚姻状况、自我感觉健康状况和疾病严重程度等方面表现出不同维度的差异。

王远萍等（2016）将 QLICD-CH 用于探讨中医健康干预对社区慢性乙型肝炎患者的生存质量影响，对照组给予基础社区管理，干预组在基础社区管理上给予为期 1 年的中医健康干预，结果表明，干预组经干预后在躯体功能、心理功能、特异模块和生存质量总分上的得分别为 32.78 分、47.66 分、124.53 分和 244.44 分，均高于干预前的 30.89 分、45.73 分、120.51 分和 236.39 分，差异均有统计学意义（$P<0.05$），而对照组干预前后生存质量总分和各维度得分差异均无统计学意义（$P>0.05$），说明中医健康干预在提高社区慢性乙型肝炎患者的生存质量方面有着积极作用。

谢莹（2016）将 QLICD-CH 应用于分析慢性肝病患者内在力量、自我效能与生命质量的现状及其关系，探讨慢性肝病患者生命质量的影响因素，结果表明研究对象的生命质量得分处于中等水平，与年龄、民族、职业、文化程度、居住地、经济收入、医疗保障形式、病程、饮酒习惯等因素有关（$P\leqslant0.05$），内在力量与生命质量之间呈正相关（$r=0.568$，$P\leqslant0.01$），自我效能与生命质量之间呈正相关（$r=0.626$，$P\leqslant0.01$）。

第四节　QLICD-CH 的计分规则与得分解释
一、QLICD-CH 的计分方法

1. 条目计分　QLICD-CH（V2.0）采取五点等距评分法，正向条目根据其回答选项（1～

5）依次计为 1、2、3、4、5 分，对逆向条目，需对其进行"正向变换"，即用 6 减去回答选项得到条目得分。

QLICD-CH（V2.0）中正向条目有 GPH1、GPH2、GPH4、GPH6、GPH7、GPH8；GPS1、GPS3、GPS10；GSO1、GSO2、GSO3、GSO4、GSO5、GSO8。其余均为逆向条目。

2. 领域、侧面及总量表计分　首先分别计算各领域、侧面、总量表的原始分（RS），同一领域/侧面的各个条目得分之和构成该领域/侧面的原始分，各个领域得分之和构成了总量表的原始分。

为了便于相互比较，需要将原始分转化为标准得分（SS），采用的是极差化方法，即 $SS=(RS-min) \times 100/R$。见表 10-2。

表 10-2　QLICD-CH（V2.0）各领域及其所属侧面的计分方法

领域/侧面	代码	条目数	min	max	RS	SS
生理功能	PHD	9	9	45	BPF+IND+EAD	（RS-9）×100/36
基本生理功能	BPF	4	4	20	GPH1+GPH2+GPH3+GPH4	（RS-4）×100/16
独立性	IND	3	3	15	GPH6+GPH7+GPH8	（RS-3）×100/12
精力不适	EAD	2	2	10	GPH5+GPH9	（RS-2）×100/8
心理功能	PSD	11	11	55	COG+EMO+WIP	（RS-11）×100/44
认知	COG	2	2	10	GPS1+GPS2	（RS-2）×100/8
情绪	EMO	7	7	35	GPS3+GPS4+⋯+GPS8+GPS9	（RS-7）×100/28
意志与个性	WIP	2	2	10	GPS10+GPS11	（RS-2）×100/8
社会功能	SOD	8	8	40	INC+SSS+SOR	（RS-8）×100/32
人际交往	INC	3	3	15	GSO1+GSO2+GSO3	（RS-3）×100/12
社会支持	SSS	3	3	15	GSO4+GSO5+GSO6	（RS-3）×100/12
社会角色	SOR	2	2	10	GSO7+GSO8	（RS-2）×100/8
共性模块总分	CGD	28	28	140	PHD+PSD+SOD	（RS-28）×100/112
特异模块	SPD	18	18	90	GAS+JAU+SOI+TSE+PIT+PID	（RS-18）×100/72
消化道症状	GAS	5	5	25	CH1+CH2+CH3+CH9+CH10	（RS-5）×100/20
黄疸	JAU	2	2	10	CH6+CH7	（RS-2）×100/8
社交影响	SOI	2	2	10	CH4+CHA18	（RS-2）×100/8
治疗副作用	TSE	2	2	10	CH11+CH12	（RS-2）×100/8
治疗的心理影响	PIT	2	2	10	CH13+CH14	（RS-2）×100/8
疾病的心理影响	PID	5	5	25	CH5+CH8+CH15+CH16+CH17	（RS-5）×100/20
量表总分	TOT	46	46	230	PHD+PSD+SOD+SPD	（RS-46）×100/184

二、得 分 解 释

实际应用中，如果不需要进一步的深入分析，可以只计算领域得分和总量表得分。若是与其他慢性疾病相比较，可以比较不同疾病共性模块的得分的高低。若是衡量个体或群体健康状况，则根据其得分进行判断，越接近 100 说明生命质量（健康状况）越好。表 10-3 给出的是调查的 108 例慢性乙肝患者的得分分布情况，参考这个结果并知道各自的得分情况就可知道其所处的位置，从而便于得分的解释。

表 10-3　QLICD-CH（V2.0）各领域得分统计（*N*=108）

领域	得分频数分布（%）							得分统计量			
	<40	40–	50–	60–	70–	80–	≥90	最小值	最大值	均数	标准差
躯体功能	4（3.7）	18（16.7）	38（35.2）	42（38.9）	5（4.6）	1（0.9）	0（0.0）	22.22	80.56	57.97	9.20
心理功能	51（47.2）	35（32.4）	10（9.3）	10（9.3）	2（1.9）	0（0.0）	0（0.0）	20.45	75.00	43.52	11.56
社会功能	1（0.9）	7（6.5）	20（18.5）	28（25.9）	41（38.0）	9（8.3）	2（1.9）	31.25	93.75	68.46	11.44
特异模块	73（67.6）	16（14.8）	16（14.8）	1（0.9）	2（1.9）	0（0.0）	0（0.0）	1.39	75.00	33.33	15.47
总量表	22（20.4）	56（51.9）	25（23.1）	5（4.6）	22（20.4）	0（0.0）	0（0.0）	32.61	67.93	46.70	7.60

目前量表得分变化多少才有临床意义，还没有结论，在今后的应用中可以注重 MCID 这方面的研究，使量表更具有临床适用性。

第十一章 高血压的生命质量测评

随着社会经济的发展，人民生活水平的提高和人口老龄化过程的加快，我国的疾病谱从急性传染性疾病转向慢性非传染性疾病。高血压作为慢性非传染性疾病的一种，其患病率明显上升，由此引发的心脑血管疾病严重威胁着人们的生命和健康（万丹丹，2014）。据统计，我国现有 2 亿高血压患者，且每年新增加 1000 万人（中国高血压防治指南修订委员会，2011）。

高血压病程长、较难治愈。同时，随着现代医学的飞速发展、人们对健康需求的提高、医学模式向生物-社会-心理模式的转变和疾病谱的变化，传统的客观指标只关注生命的维持与生理功能改善已显示出其不足之处：①未能表达出健康的全部内涵；②未能体现出人的整体性和全面性；③不能反映现代人的观点，活得好并非活得长。因此，在评价疾病的治疗疗效时，不仅要用生物学指标评估躯体功能，还要应用心理、社会指标全面评价整体功能。

第一节 高血压的生命质量测定量表介绍

关于高血压患者生活质量的研究较多，但关于量表的研究较少。一般用普适性量表，特异性量表很少。普适性量表包括 WHOQOL-100（1995）、SF-36 量表（the medical outcomes 36 item short-form health survey）、NHP（nottingham health profile）量表、综合心理健康指数（psychological general wellbeing index，PGWI）、生活质量综合评定问卷-74（GQOL I-74）、社区人群功能测定量表（COOP/WONCA）等。下面介绍主要的特异性量表。

一、国外特异性量表

1. 西班牙高血压生命质量量表（Mini-questionnaire of quality of life in hypertension，MINICHAL） 该量表是 2001 年由西班牙学者研制，总共有 17 个条目，其中心理状况领域含 10 个条目（第 1～10 个问题），躯体临床表现有 6 个条目（第 11～16 个问题），最后一个问题为高血压及其治疗对患者生命质量的总影响。调查的是患者近一个星期的情况。量表得分等级为 4 个选项的利克特量表，即 0=完全没有；1=有，一点；2=有，比较；3=有，非常。心理状况领域得分为 0～30，躯体临床表现得分为 0～18，得分越高患者生命质量越差。该量表最初设计为自评量表，但对于低文化患者，量表可以由调查者填写。量表填写时间 M（SD）为 7.2 分钟（6.5 分钟），回收率为 94.3%；该量表两个维度的克龙巴赫 α 系数分别为 0.87、0.75。

2. 高血压患者生活质量评估量表 该量表由美国康涅狄格大学 Croog SH 博士设计，包括 8 个方面的内容，即①健康愉快感；②躯体症状；③性功能；④工作表现；⑤情感状态；⑥认知功能；⑦社会参与；⑧生活满意度，每个方面中又包括数目不等的若干小问题，分 1～5 级，每小项得分相加后即为该方面的总得分。8 个方面的得分之和即为该患者的生命质量得分。

3. CHAL 量表（quality of life measurement hypertension quality of life questionnaire）该量表于 1992 年由 Roca-Cusachs 等提出，Dalfb 等将其修改成 56 个条目，分为两个领域，智力状况 36 个条目，药物副作用 19 个条目，可以解释 41% 的变异性。量表得分等级为 4 个选项的利克特量表，即 0=完全没有；1=有，一点；2=有，比较；3=有，非常。总分及各领域得分为各条目得分之和。

4. 其他高血压特异性量表（vital signs quality of life questionnaire，VSQLQ）主要针对黑色人种高血压患者生命质量评价而开发。通过对 304 例黑色人种轻度高血压患者的测试，结果显示，频度、强度和联合 3 项得分的克龙巴赫 α 系数分别为 0.90、0.92 和 0.92；重测相关系数（ICC）分别为 0.79、0.79 和 0.80；VSQLQ 与 SF-36 的相关系数较高或中等（0.32～0.69）；VSQLQ 得分随性别、文化程度及收入的不同而不同；SF-36 总体健康有改善的患者，其 VSQLQ 得分也发现了变化，说明具有反应度（$n= 90$，$P<0.05$）。HQALY（quality of life questionnaire in arterial hypertension）主要开发和应用于西班牙。CAMPHOR（cambridge pulmonary hypertension outcome review）主要用于肺性高血压，具有较好的内部一致性信度，克龙巴赫 α 系数为 0.90～0.92，重测信度为 0.86～0.92，也具有较好的收敛效度（convergent validity）、离散效度（divergent validity）和区分效度（known groups validity）。

此外，一些心血管系统的量表也常用于高血压患者的测定，如明尼苏达心力衰竭问卷（Minnesota living with heart failure questionnaire，LHFQ）、生命质量指数-心脏模块（quality of life index – cardiac version）等，详见第十二章。

二、国内特异性量表

1. 慢性病患者生命质量测定量表体系之高血压量表（第 1 版）[quality of life instruments for chronic diseases-hypertension，QLICD-HY（V1.0）]　该量表于 2004 年提出，由共性模块和特异模块构成。共性模块包括生理功能、心理功能、社会功能 3 个领域、10 个侧面，共 30 个条目；特异模块由 17 个条目、3 个侧面（症状、药物作用、心理生活影响）构成。整个量表共有 47 个条目。该量表各领域的克龙巴赫 α 系数为 0.66～0.88，重测相关系数为 0.80～0.91，结构效度共性模块与特异模块的累计方差贡献率分别为 64.21%、49.75%，治疗前后得分有统计学差异（杨瑞雪，2008）。

2. 慢性疾病患者生命质量测定量表体系之高血压量表（第 2 版）[quality of life instruments for chronic diseases-hypertension，QLICD-HY（V2.0）]　该量表在第 1 版的基础上发展而来，形成了含 9 个侧面、28 个条目的共性模块和含脑血管症状、心血管症状、治疗副作用、特殊心理生活影响 4 个侧面、13 个条目的特异模块（万丹丹等，2014）。后面几节将对其结构与特性等进行介绍。

为便于查询，我们将国内外常见的高血压患者生命质量测定特异性量表概括于表 11-1。

表 11-1　高血压患者生命质量测定特异性量表

编号	量表名称	量表简介	文献来源
1	高血压生活质量量表（hypertension quality of life questionnaire，CHAL）	1992 年最早研制，2000 年修订为 56 个条目的量表，包括 2 个领域：精神状态和疾病的不利影响。得分高者生命质量低	[1] Dalfó Baqué A，Badia Llach X，Roca-Cusachs A，2002. Cuestionario de calidad devida en hipertensión arterial（CHAL）. Aten Primaria，29（2）：116-121.

编号	量表名称	量表简介	文献来源
			[2] Roca-Cusachs A, Dalfó A, Badia X, et al. 2001. Relation between clinical and therapeutic variables and quality of life in hypertension. J HYPERTENS, 19（10）: 1913-1919.
2	高血压生命质量量表简版（short form of hypertension quality of life Questionnaire, MINICHAL）	由 17 个条目构成，分为心理功能、躯体功能两个领域及 1 个关于治疗及高血压对患者生命质量的影响的问题；填写平均时间为 7.2min。西班牙语版本量表的心理、躯体功能克龙巴赫 α 系数为 0.87 和 0.75；重测信度为 0.82 和 0.75。得分高者生命质量低	[1] Badia X, Roca-Cusachs A, Dalfo A, et al. 2002. Validation of the short form of the Spanish Hypertension Quality of Life Questionnaire (MINICHAL). Clin Ther, 24 (12): 2137-2154. [2] Schulz R.B, Rossiqnoli P, Correr C J, et al, 2008. Validation of the short form of the Spanish hypertension quality of life questionnaire (MINICHAL) for Portuguese (Brazil). Arq Bras Cardiol, 90 (2): 127-131.
3	高血压生命质量量表（hypertension quality of life questionnaire, HQALY）	西班牙语量表，两个维度，克龙巴赫 α 系数在心理状态领域和躯体健康领域为 0.96 和 0.89，相关系数为 0.88 和 0.76；量表平均填写时间为 28min。得分高者生命质量低	Dalfo Baqué A, Badia Llach X, 2000. Roca-Cusachs Coll A.Validation of the quality of life questionnaire in arterial hypertension (HQALY) for its use in Spain. Relationship between clinical variables and quality of life. Investigator Group of the HQALY study]. Aten Primaria, 26 (2): 96-103.
4	剑桥肺动脉高血压结局回顾量表（Cambridge pulmonary hypertension outcome review, CAMPHOR）	包括 3 个领域、65 个条目：总体症状（由精力、呼吸困难和情绪分量表组成）、功能和生活质量；克龙巴赫 α 系数为 0.90~0.92，重测系数为 0.86~0.92。得分越高生命质量越低	McKenna SP, Doughty N, Meads DM, et al. 2006. The Cambridge Pulmonary Hypertension Outcome Review (CAMPHOR): a measure of health-related quality of life and quality of life for patients with pulmonary hypertension. Qual Life Res, 15 (1): 103-115.
5	高血压患者生活质量评估量表	包括 8 个方面的内容：健康愉快感、躯体症状、性功能、工作表现、情感状态、认知功能、社会参与、生活满意度	Croog SH, Kong BW, Levine S, et al. 1990. Hypertensive black men and women. Quality of life and effects of antihypertensive medications. Black Hypertension Quality of Life Multicenter Trial Group. Arch Intern Med, 150 (8): 1733-1741.
6	生命体征生命质量量表（vital signs quality of life questionnaire, VSQLQ）	25 个条目、5 个维度，5 级评分(0~4)，可以自评或他评。每个条目都评价频度和强度方面。克龙巴赫 α 系数在频度、强度和综合评分中为 0.90、0.92、0.92，与 SF-36 之间的相关性为 0.32~0.69	[1] Leidy NK, Schmier JK, Bonomi AE, et al, 2000. Psychometric properties of the VSQLQ in black patients with mild hypertension. Vital Signs Quality of Life Questionnaire. Journal of the National Medical Association, 92 (12): 550-557. [2] Kong BW, JA Bean and D, 1995. Stephens, Assessment of the Vital Signs Quality of Life Questionnaire in three studies on hypertension. J Hum Hypertens, 9 (4): 255-262.
7	Living with pulmonary hypertension（LPH）	21 个条目，分为躯体、情绪两个领域。总分 0~105 分，其中躯体 0~40，情绪 0~25；得分越高生命质量越低。量表的最小临床重要性差值 MCID：总分为 7，领域分为 3	Bonner N, Abetz L, Meunier J, et al. 2013. Development and validation of the living with pulmonary hypertension questionnaire in pulmonary arterial hypertension patients. Health Qual Life Outcomes, 11 (1): 161.
8	Development of the pulmonary arterial hypertension-symptoms and impact（PAH-SYMPACT）	症状方面有 16 个条目、4 个领域（呼吸、疲倦、心血管症状、其他症状）影响方面有 25 个条目 54 个领域（躯体活动、日常活动、社会影响、认知影响、情绪影响）	McCollister D, Shaffer S, Badesch DB, et al. 2016. Development of the Pulmonary Arterial Hypertension-Symptoms and Impact (PAH-SYMPACT®) questionnaire: a new patient-reported outcome instrument for PAH. Respir Res, 17 (1): 72.
9	老年原发性高血压生活质量量表	共 22 个条目，躯体、心理、社会 3 个维度。躯体功能因子反映躯体受限程度、体力活动适应度、生理功能、睡眠与精力；心理功能因子反映心理感受、情感控制、意识能力、情绪反应；社会功能因子反映社会交往和社会支持	徐伟，王吉耀，Michael phllips，等. 2000. 老年原发性高血压患者生活质量量表编制的商榷. 实用老年医学，4: 242-244.

编号	量表名称	量表简介	文献来源
10	慢性病患者生命质量测定量表体系之高血压量表（第 1 版）QLICD-HY（V1.0）	共性模块包括生理功能、心理功能、社会功能 3 个领域、10 个侧面，共 30 个条目；特异模块由 17 个条目、3 个侧面构成，整个量表共有 47 个条目；该量表各领域的克龙巴赫 α 系数为 0.66～0.88；重测相关系数为 0.80～0.91	[1] 杨瑞雪，潘家华，万崇华，等，2008. 高血压患者生命质量量表研制及评价. 中国公共卫生，24（3）：266-269. [2] Wan CH，Jiang RS，Tu X M, et al. 2012. The Hypertension Scale of the System of Quality of Life Instruments for Chronic Diseases QLICD-HY: Development and Validation Study. Int J Nurs Stud, 49（4）：465-480.
11	慢性病患者生命质量测定量表体系之高血压量表（第 2 版）QLICD-HY（V2.0）	含 9 个侧面、28 个条目的共性模块和含脑血管症状、心血管症状、治疗副作用、特殊心理生活影响 4 个侧面、13 个条目的特异模块	万丹丹，2014. 高血压患者生命质量测定量表 QLICD-HY（V2.0）的研制及其初步临床应用. 湛江广东医学院硕士论文.

注：一些心力衰竭方面的量表（如 MLHF）也可用于高血压，详见冠状动脉粥样硬化性心脏病一章

第二节　QLICD-HY 的结构与特性

在 2003～2006 年开发了高血压生命质量量表第 1 版，在应用过程中，发现了一些不足之处，从 2008 年开始开发第 2 版的生命质量量表，下面将对其结构与特性进行介绍。

一、QLICD-HY（V2.0）的结构

QLICD-HY（V2.0）由慢性病患者生命质量量表体系的共性模块和高血压生命质量量表的特异模块组成。共性模块由生理功能、心理功能、社会功能组成。特异模块是专门针对高血压患者而研制的，充分考虑了高血压患者所特有的特征，包含 4 个侧面、13 个条目：脑血管症状（5 条）、心血管症状（4 条）、治疗副作用（2 条）、特殊心理生活影响（2 条）。见表 11-2。

二、QLICD-HY 的特性

1. 量表的效度

（1）内容效度：参见第二、三章陈述，具有较好的内容效度。

（2）结构效度：条目与其领域间相关性大于条目与其他领域的相关，且条目与领域的相关性基本大于 0.4；因子分析达到 60% 以上，5 个主成分的因子负荷在 0.489～0.847，且与特异模块侧面结构基本吻合，说明量表具有较好的结构效度。

（3）效标效度：QLICD-HY 的生理功能领域与 SF-36 量表的生理功能、精力、躯体疼痛、一般健康状况具有较高的相关性（0.52～0.55），QLICD-HY 量表的心理功能与 SF-36 量表的精力、情感职能及精神健康具有好的相关性（0.44～0.58），QLICD-HY 量表的特异模块与 SF-36 的躯体疼痛具有较好的相关性（0.46），而 SF-36 量表的社会功能与 QLICD-HY 社会功能的相关性为 0.31，低于其与生理功能的相关性（0.41）。

2. 量表的信度　信度是指测验量表工具所测得结果的稳定性及一致性，量表的信度越大，则其测量的标准误越小。信度包括重测信度、分半信度、内部一致性信度。

（1）重测信度：比较第 1 次与第 2 次调查的 QLICD-HY 各领域得分，各领域第 1 次与第 2 次生命质量得分无差异（$P > 0.05$），各领域及总量表的重测信度系数均在 0.8 以上，

除心理功能（0.71）和社会功能（0.76）外。该量表具有较好的重测信度。

（2）分半信度和内部一致性：QLICD-HY 量表各领域的分半信度在 0.61～0.84，量表的分半信度较好；除 SPD（0.82）和 TOT（0.79）外，大多数领域的克龙巴赫 α 系数在 0.7 以下。社会功能领域的内部一致性信度普遍偏低，可能与领域条目较杂有关，生理功能和心理功能领域包括的内容较多，有些条目间的相关性较差，也可能与调查的例数较少有关，导致克龙巴赫 α 系数较低，需要扩大样本量进行进一步的验证。

3. 量表的反应度 量表的反应度是指量表是否能够探查出患者因治疗等原因其生命质量在纵向时间上的变化。本研究通过比较治疗后和治疗前测得数据分析量表的反应度。结果表明各领域和量表总分之间得分有统计学差异（$P<0.05$）；侧面中，独立性、认知、意志、个性、人际交往、社会支持、治疗副作用及特殊心理生活之间无统计学差异（$P>0.05$），其余都有统计学差异；SRM 为 0.25～0.49。大多数高血压患者属于轻中度，都能够独立行走及料理日常生活，认知、意志、个性、人际交往及社会支持与患者的个性、心理及社会关系较大，这些因素短时间的改变不大，而高血压患者住院时间较短，一般为 4～7 天，导致患者在住院期间这些方面没有明显的改变。可以认为该量表具有较好的反应度，能够反映出治疗前后得分的差异。

第三节　QLICD-HY 的使用方法

一、使用 QLICD-HY 的研究设计问题

1. 患者的选择

（1）纳入标准：①原发性高血压；②有一定文化水平，能自行填写问卷；③无精神疾病、阿尔茨海默病、认知障碍者；④排除患有严重的急、慢性躯体疾病，如恶性肿瘤、肝病、心力衰竭等；⑤自愿合作者。

（2）排除标准：①继发性高血压；②文盲，不能自行填写问卷；③精神疾病患者；④病危、不愿合作者。

2. 研究设计与实施 该量表可适用于各种类型的高血压病患者，可用于发病期、治疗期、康复期等患者生命质量的测定。该量表可用于不同治疗方法、不同治疗药物对高血压患者效果评价的应用性研究，应遵循临床试验设计的原则，采用随机、对照的设计方法，并且在不同时间多次测定（至少在治疗前后各测定 1 次）。

具体的设计、问卷准备、质量控制等参见第二章，这里从略。

二、量表的应用情况

QLICD-HY（V1.0）研制完成后得到了广泛应用，如万丹丹等（2013）应用 QLICD-HY（V1.0）及多元逐步回归方法研究高血压患者生命质量及其影响因素，发现下肢或足踝部水肿、年龄、心悸、夜尿增多、头晕、眼花、反应迟钝与生命质量量表总分有关，其回归系数分别为 −5.576、−0.417、−5.790、−5.790、−8.504、−5.480。

黄志英（2012）应用 QLICD-HY（V1.0）探讨自我效能训练对原发性高血压患者血压及生活质量的影响，结果表明对试验组患者实施自我效能训练后，患者收缩压、舒张压下降较对照组明显，生命质量有了明显的提高。

　　孔巴提·沙提别克（2010）应用 QLICD-HY（V1.0）观察哈萨克族高血压患者中焦虑、抑郁等情绪障碍的发生情况、相关因素及血压对生命质量的影响，结果表明病例组量表评分高于对照组和国内常模，且 SAS、SDS 评分越高者 QLICD-HY（V1.0）评分越低；逐步回归分析显示，性别、年龄、婚姻、文化程度、血压与焦虑、抑郁相关，对生命质量有影响。

　　郑禹（2016）应用 QLICD-HY（V1.0）研究针刺高血压患者太冲穴 fcMRI 脑功能成像情况，结果表明太冲组 QLICD-HY 量表中特异模块（SPD）在疗程前后比较有统计学差异，其余模块及总分无统计学差异；非穴组 QLICD-HY 量表中各模块及总分在疗程前后均无统计学差异。说明太冲组患者针刺疗程前后高血压患者生命质量量表中特异模块明显降低，即可以改善高血压患者头痛、头晕、心悸、气短等症状及缓解服用药物后性生活烦恼等不良反应。

　　此外，隗建鑫等（2015）把 QLICD-HY（V1.0）用于农村社区老年高血压患者生活质量相关因素分析，王昃睿等（2015）把 QLICD-HY（V1.0）用于清眩方对肝肾阴虚型高血压患者生存质量的影响研究。

　　QLICD-HY（V2.0）正在推广应用中。如王莹等（2017）使用 QLICD-HY（V2.0）量表探讨湖南省高血压病患者的生命质量及其影响因素，结果表明高血压病患者的生理功能（65.31±9.94）、心理功能（69.60±9.12）、特异模块（60.65±7.96）及总体生命质量（66.49±5.33）的分值均低于非高血压病患者的水平，社会功能的差异不明显；性别和家庭月收入的偏回归系数分别为−5.629、2.134。

第四节　QLICD-HY 的计分规则与得分解释

一、QLICD-HY 的计分规则

　　1. 条目计分　本量表采用 Likert 五级评分法，正向条目根据其回答选项（1～5）依次计为 1～5 分，反向条目得分依次计为 5～1 分。

　　QLICD-HY（V2.0）中正向条目有 GPH1、GPH2、GPH4、GPH6、GPH7、GPH8；GPS1、GPS3、GPS10；GSO1、GSO2、GSO3、GSO4、GSO5、GSO8；HY13。其余均为逆向条目。

　　2. 领域、侧面及总量表计分　首先分别计算各领域、侧面、总量表的原始分（RS），同一领域/侧面的各个条目得分之和构成该领域/侧面的原始分，各个领域得分之和构成了总量表的原始分。然后，为了便于量表得分比较，需要原始分转化为标准分（SS），采用的是极差法，即 SS=（RS−min）×100/R。见表 11-2。

表 11-2　QLICD-HY（V2.0）各领域及其所属侧面的计分方法

领域/侧面	代码	条目数	min	max	RS	SS
生理功能	PHD	9	9	45	BPF+IND+EAD	（RS−9）×100/36
基本生理功能	BPF	4	4	20	GPH1+GPH2+GPH3+GPH4	（RS−4）×100/16
独立性	IND	3	3	15	GPH6+GPH7+GPH8	（RS−3）×100/12
精力不适	EAD	2	2	10	GPH5+GPH9	（RS−2）×100/8

续表

领域/侧面	代码	条目数	min	max	RS	SS
心理功能	PSD	11	11	55	COG+EMO+WIP	（RS-11）×100/44
认知	COG	2	2	10	GPS1+GPS2	（RS-2）×100/8
情绪	EMO	7	7	35	GPS3 +···+GPS9	（RS-7）×100/28
意志与个性	WIP	2	2	10	GPS10+ GPS11	（RS-2）×100/8
社会功能	SOD	8	8	40	INC+SSS+SOR	（RS-8）×100/32
人际交往	INC	3	3	15	GSO1+GSO2+GSO3	（RS-3）×100/12
社会支持	SSS	3	3	15	GSO4+GSO5+GSO6	（RS-3）×100/12
社会角色	SOR	2	2	10	GSO7+GSO8	（RS-2）×100/8
共性模块总分	CGD	28	28	140	PHD+PSD+SOD	（RS-28）×100/112
特异模块	SPD	13	13	65	CES+CAS+TSE+EML	（RS-13）×100/52
脑血管系统症状	CES	5	5	25	HY1+HY2+HY3+HY7+HY10	（RS-5）×100/20
心血管系统症状	CAS	4	4	20	HY4+HY5+HY6+HY8	（RS-4）×100/16
治疗副作用	TSE	2	2	10	HY9+HY12	（RS-2）×100/8
特殊心理生活影响	EML	2	2	10	HY11+HY13	（RS-2）×100/8
量表总分	TOT	41	41	205	PHD+PSD+SOD+SPD	（RS-41）×100/164

二、QLICD-HY 的得分解释

1. 量表得分分布情况　实际应用中，若是衡量个体或群体健康状况，则根据其得分进行判断，越接近 100 说明生命质量（健康状况）越好。表 11-3 给出的是调查的 185 例高血压患者的得分分布情况，参考这个结果并知道各自的得分情况就可知道其所处的位置，从而便于得分的解释。如总的生命质量平均分为 69.51，大于 90 的只占 1.6%，如果 1 个患者得分 90 以上，说明其非常好了；低于 40 分的只占 6%。

表 11-3　QLICD-HY（V2.0）各领域得分统计（N=185）

领域	得分频数分布（%）							得分统计量			
	<40	40-	50-	60-	70-	80-	≥90	min	max	$\bar{X}$	S
躯体功能	10（5.4）	13（7.0）	55（29.7）	77（41.6）	27（14.6）	3（1.6）	0（0.0）	16.67	83.33	60.60	11.07
心理功能	8（4.3）	15（8.1）	45（24.3）	56（30.3）	42（22.7）	9（4.9）	10（5.4）	31.82	100.00	75.03	12..32
社会功能	2（1.1）	6（3.2）	22（11.9）	54（29.2）	60（32.4）	33（17.8）	8（4.3）	28.13	100.00	70.68	11.78
特异模块	15（8.1）	15（8.1）	49（26.5）	75（40.5）	16（8.7）	14（7.6）	1（0.5）	13.46	91.67	70.28	14.01
总量表	11（6.0）	12（6.5）	44（23.8）	52（28.1）	43（23.2）	20（10.8）	3（1.6）	17.68	87.84	69.51	11.63

2. 量表得分的 MCID　若是治疗效果的比较（包括不同方法、治疗前后等），仅有统计学差异还不能认为治疗方法对患者的生命质量有影响，还需要根据最小临床重要性差异（MCID）来进行评价和解释。临床研究中常用的 MCID 制定方法可分为锚定法和分布法。锚定法需要选择一个外部标准或患者或医师认为重要的和生命质量相关的锚。只有当所选锚与生命质量或临床疗效评分之间的相关系数不低于 0.30～0.35 时，所选的锚在确定 MCID 时才具有意义。分布法主要是基于以下几个指标：①效应大小（ES）；②标准化反应均数（SRM）；③测量的标准误（$S_{\bar{x}}$）等。

万丹丹等(2014)通过收集的 106 例高血压患者治疗前后的 QLICD-HY 和 SF-36 问卷,制定了高血压患者生命质量的 MCID。

（1）锚定法：以 SF-36 第 1 个条目 q1"总的来讲您的健康状况是：1.非常好；2.很好；3.好；4.一般；5.差"患者观点为主观指标,计算治疗前和治疗后 q1 选项至少提升 1 个等级的 QLICD-HY 各领域治疗前后得分差值的中位数。PHD、PSD、SOD、CGD、SPD、TOT 的 MCID 值分别为 5.00、6.82、3.13、6.90、10.83、6.82。

（2）分布法：计算量表各领域的效应尺度（$S_{\bar{x}}$）、标准化反应均数（SRM）、标准测量误差（$S_{\bar{x}}$）,各领域的 0.5ES 在 5.77～8.93,$S_{\bar{x}}$ 值为 5.20～13.29；SRM 值为 0.23～0.49。其中,以 0.5ES 制定的 MCID 和锚定法制定的 MCID 在各领域更接近,本文取 0.5ES 制定的 MCID 为分布法的 MCID。

（3）两种方法结合制定 MCID：结合锚定法和分布法计算量表各领域与量表总分的 MCID 值,考虑 3 种方法,即①平均法：计算锚定法的 MCID 和 0.5ES 的平均值；②取小值法：比较锚定法和 0.5ES 的 MCID,以较小者作为量表的 MCID 值；③取大值法：比较锚定法和 0.5ES 的 MCID,以较大者作为量表的 MCID 值。表 11-4 给出了各种结果,便于大家选用。以平均法为例,QLICD-HY 量表的 PHD、PSD、SOD、CGD、SPD、TOT 的 MCID 值分别为 5.68、7.88、5.52、6.62、8.94、6.30。可见,治疗后或在不同方法间至少改变 5 分以上才能认为治疗效果具有临床意义。

表 11-4　QLICD-HY（V2.0）量表的 MCID 值

领域	平均法 MCID	取小值法 MCID	取大值法 MCID
生理功能 PHD	5.68	5.00	5.36
心理功能 PSD	7.88	6.82	8.93
社会功能 SOD	5.52	3.13	7.90
共性模块 CGD	6.62	6.35	6.90
特异模块 SPD	8.94	7.05	10.83
量表总分 TOT	6.30	5.77	6.82

第十二章　冠心病的生命质量测评

冠状动脉粥样硬化性心脏病（coronary atherosclerotic heart disease）简称冠心病（coronary heart disease，CHD），是指因冠状动脉狭窄、供血不足而引起的心肌功能障碍和（或）器质性病变。由于脂质代谢不正常，血液中的脂质沉着在原本光滑的动脉内膜上，在动脉内膜堆积一些类似粥样的脂类物质而成白色斑块，称为动脉粥样硬化病变。这些斑块渐渐增多造成动脉腔狭窄，使血流受阻，导致心脏缺血，产生心绞痛（angina）。

近20年来，随着人民生活水平的提高、生活节奏的加快及社会心理压力加重，中国冠心病的发病率和死亡率呈迅速上升趋势，是中国居民死因构成中上升最快的疾病且位于致死、致残的疾病的首位。目前，冠心病还没有治愈手段，医学工作者不仅要延长冠心病的寿命，更要提高他们的生命质量。

生命质量是一个非常广泛的概念，包括了个体的生理健康、心理健康及社会功能、环境等，强调个体的主观感受。冠心病患者生命质量应从多维角度进行评价，这是近年来冠心病防治研究的逐步深化，是新的医学模式下更具操作的体现。对冠心病的治疗、康复效果的评价，传统的评估指标已不能完全地反映出个体和群体的健康状况。目前，生命质量的测定主要通过3条途径用于冠心病的评估：①对冠心病的特定治疗方法给予一个总体的评价；②在相同条件下对2种不同的治疗方法效果的比较；③对冠心病预防性干预及保健措施的效果评价。

第一节　冠心病的生命质量测定量表介绍

冠心病生命质量评价的关键是测定工具即量表。普适性量表主要用于一般人群，既可以用于健康人群，也可用于患者。当用于患者时测定的是大多数疾病共有的某些方面，如慢性疾病均可以影响患者的情绪，使患者发生抑郁症的比例增高，但没有涵盖冠心病患者特有的特征；冠心病患者的症状、药物不良反应及其引起的并发症，不能全面反映冠心病生命质量。特异性量表只能用于某一种或某一类疾病，可弥补上述缺陷。

近年来，涌现出很多研究冠心病生命质量的文献，普适性量表主要有SF-36，NHP，SIP，EQ-5D，WHOQOL-100，WHOQOL-BREF等。下面将具体介绍特异性量表。

一、国外特异性量表

1. 西雅图心绞痛量表（Seattle angina questionnaire，SAQ）　1994年由Spertus等（1995）设计并应用于冠心病患者特定的功能状态及生活质量的自评量表，共分为5个维度、19个条目：躯体受限程度（问题1）、心绞痛稳定状态（问题2）、心绞痛发作情况（问题3～4）、治疗满意度（问题5～8）、疾病认识程度（问题9～11）。每个维度都具有其特定的功能，总分为100分，评分越高，患者生活质量及机体功能状态越好。该量表的克龙巴赫α系数为0.75～0.92，重测相关系数为0.29～0.84，以SF-36作为校标有较好的结构效度，不同治疗方法的患者得分大部分均有差别，量表具有良好的信度、效度、反应度。

测量学特征经过多次检验，是应用频率最高的冠心病的特异性量表之一。

2. 心肌梗死后生命质量量表（quality of life after myocardial infarction，QLMI）　该量表由 Hillers 等（1994）研制，包括 26 个条目，共分为 5 个维度：症状、限制、自信、自尊、情感等。Lim 和 Valenti 等（1993）细化了该量表的心理部分内容，研制了 QLMI-2，即 MacNew 量表，包括 27 个条目，分为 3 个维度：情绪、躯体、社会。该量表 3 个维度的重测相关系数分别为：0.83、0.87、0.83，克龙巴赫 α 系数分别为 0.85、0.88、0.83。

3. 心肌梗死多维度量表（myocardial infarction dimensional assessment scale，MIDAS）　该量表由 Thompson 等（2002）研制，共分为 7 个维度、35 个条目：躯体活动（12 个条目）、安全性（9 个条目）、情绪反应（4 个条目）、依赖性（3 个条目）、饮食（3 个条目）、担心用药（2 个条目）、药物不良反应（2 个条目）。采用 5 级评分制，每个维度得分为条目得分之和，总分为维度得分之和，总分为 140 分，总分越高说明生活质量越差。该量表的克龙巴赫 α 系数为 0.93，各维度的克龙巴赫 α 系数为 0.71～0.94；总量表的重测相关系数为 0.85，各领域的相关系数为 0.74～0.94；主成分因子提取 7 个公因子，累积贡献率为 67.18%，有较好的结构效度，为评估心肌梗死患者生命质量的一种非常适用的工具。

4. 心绞痛生命质量问卷（angina pectoris quality of life questionnaire，APQLQ）　该量表由 Wilson 等（1991）研制，共分为 22 个条目组成的 4 个维度：躯体活动、躯体症状、情绪困扰、生活满意度。该量表的克龙巴赫 α 系数大于 0.70，各条目与所在领域得分的相关性较好（0.6 以上），各领域与 SF-36 量表相关领域的相关性较好，除清晰领域外，其余领域有症状与无症状患者得分均有差别，量表具有良好的信度、效度、反应度。

躯体活动子量表（PAS）自评活动能力和限度，常独立出来和其他测定工具一块评估生命质量。此外，将 APQOL、PGWB、angina impact questionnaire 综合起来组成 51 个条目的复合型指数（summary index）量表，用于评估心绞痛患者生命质量。

5. 扩展的心绞痛生命质量问卷　Marquis 等（1995）研制，由 SF-36 和 APQLQ 两份量表的相关内容共同组成，包括 16 个维度，共 70 个条目。其中躯体功能、躯体疼痛等 8 个维度的 35 个条目源自 SF-36，躯体活动、情绪困扰等 4 个维度的 23 个条目源自 APQLQ，另外还包括睡眠、性活动、气候条件、患者抱怨 4 个特异性维度，有 12 个条目。

6. 明尼苏达心力衰竭问卷（Minnesota living with heart failure questionnaire，LHFQ）　该量表评价心力衰竭的典型症状和体征、躯体活动、社会关系、性活动、工作、情绪等，共 21 个条目，被广泛地应用于心力衰竭研究中。条目采用 5 级 Likert 评分，总分为 0（没有功能丧失）～105（最大程度的功能丧失），具有可靠的测量学特征，对治疗的变化较敏感。

7. 心血管症状及功能受限评价量表（cardiovascular limitations and symptoms profile，CLASP）　由 Lewin 等（2002）研制的心血管症状及功能受限评价量表，含 4 个症状维度（心绞痛、呼吸急促、踝关节肿胀、疲劳）和 5 个功能受限维度（移动性、社会生活和休闲活动、室内活动、关切和忧虑、性别），共 37 个条目。量表有良好的内容效度（0.94），内部一致性效度也较好（0.70 以上），主成分分析显示有 9 个因子，累计方差贡献率为 69%。

二、国内特异性量表

1. 慢性病患者生命质量测定量表体系之冠心病量表（第 1 版）[quality of life instruments for chronic diseases-coronary heart disease，QLICD-CHD（V1.0）]　该量表采用共性模块和特异模块相结合的方法，由含 10 个侧面、30 个条目的共性模块和含症状、药物作用、心理生活影响的 3 个侧面、16 个条目的冠心病特异模块组成（杨瑞雪等，2007）。各领域的克龙巴赫 α 系数为 0.64～0.91，重测相关系数为 0.74～0.90，结构效度共性模块与特异模块的累积方差贡献率分别为 66.28%、55.17%，治疗前后得分有统计学差异。

2. 慢性病患者生命质量测定量表体系之冠心病量表（第 2 版）[quality of life instruments for chronic diseases-coronary heart disease，QLICD-CHD（V2.0）] 　该量表在第 1 版的基础上发展而来，形成了含 9 个侧面、28 个条目的共性模块和含心力衰竭症状、胸腹疼痛、特殊心理生活影响的 3 个侧面、14 个条目的特异模块。后面几节将对其结构与特性等进行介绍。

为便于查询，我们将国内外常见的冠心病患者生命质量测定特异性量表概括于表 12-1。

表 12-1　冠心病生命质量测定特异性量表

编号	量表名称	量表简介	文献来源
1	西雅图心绞痛量表（Seattle angina questionnaire，SAQ）	5 个维度、19 个条目，涉及躯体受限程度、心绞痛稳定状态、心绞痛发作情况、治疗满意度、疾病认识程度。克龙巴赫 α 系数为 0.75～0.92，重测相关系数为 0.29～0.84	[1] Spertus JA，Winders TA，Dewhurst T A，et al. 1995. Development and evaluation of the seattle Angina questionnaire：a new functional status measure for coronary artery disease. J AM COLL CARDIOL，25（2）：333-341. [2] Pettersen KI，Reikvam A，Stavem K，2005. Reliability and validity of the Norwegian translation of the Seattle Angina Questionnaire following myocardial infarction. Qual Life Res，14（3）：883～889.
2	心肌梗死后生命质量量表（quality of life after myocardial infarction/MacNew heart disease questionnaire，QLMI/MacNew）心脏病问卷	最先的 QLMI 为他评量表，改进后为 26 个条目的自评量表，分为 5 个维度：症状、限制、自信、自尊、情感等。再后来的 QLMI-2 改为 MacNew，有 27 个条目，分为 3 个维度：情绪、躯体、社会；3 个维度的重测相关系数分别为：0.83、0.87、0.83，克龙巴赫 α 系数分别为 0.85、0.88、0.83	[1] Oldriadg N，Guyatt GH，Jones N，et al. 1991. Motoring the quality of life in patients with coronary artery disease. Am J Cardiol，7：1084-1089. [2] Lim LL，Valenti LA，Knapp JC，et al. 1993. A self-administered quality-of-life questionnaire after acute myocardial infarction. J Clin Epidemiol，46（11）：1249-1256. [3] Dixon T，Lim LL，Oldridge NB，2002. The MacNew heart disease health-related quality of life instrument：reference data for users. Qual Life Res，11（2）：173-183.
3	心肌梗死综合评价量表/心肌梗死多维度量表（MIDAS）（myocardial infarction dimensional assessment scale，MIDAS）	7 个维度、35 个条目，为躯体活动、安全性、情绪反应、依赖性、饮食、担心用药、药物不良反应。量表的克龙巴赫 α 系数为 0.93，各维度的克龙巴赫 α 系数为 0.71～0.94；总量表的重测相关系数 0.85，各领域的相关系数为 0.74～0.94	Thompson DR，Jenkinson C，Roebuck A，et al. 2002. Development and validation of a short measure of health status for individuals with acute myocardial infarction：the myocardial infarction dimensional assessment scale（MIDAS）. Qual Life Res，11（6）：535-543.
4	心绞痛生命质睛问卷（angina pectoris quality of life，APQLQ）	22 个条目组成 4 个维度：躯体活动、躯体症状、情绪困扰、生活满意度。各条目与领域得分的相关很好（>0.6），各领域的相关性也很好，内部一致性克龙巴赫 α 系数大于 0.70，各领域与 SF-36 量表相关领域的相关性较好，除情绪领域外，其余领域有症状患者与无症状患者得分均有差别	Wilson A，Wiklund I，Lahti T，et al. 1991. A summary index for the assessment of quality of life in angina pectoris J Clint Epidermal，44（9）：981-988.

编号	量表名称	量表简介	文献来源
5	扩展的心绞痛生命质量问卷（angina pectoris quality of life questionnaire，APQLQ）	由 SF-36 和 APQLQ 两份量表的相关内容共同组成，SF-36 包括功能状态、幸福感和健康感知 3 个部分，APQLQ 包括心绞痛生命质量，共包括 16 个维度、70 个条目	Marquis P，Fayol C，Joire JE，1995. Clinical validation of a quality of life questionnaire in angina pectoris patients. Eur Heart J，16（1）：1554-1560.
6	心绞痛相关工作限制问卷（the angina-related limitations at work questionnaire）	为自我报告问卷，包括 17 个条目，其中 14 个条目与总分的相关性在 0.75 以上，主要探讨限制心绞痛患者执行具体工作的问题	Lerner DJ，Amick BC，Malspeis S，et al. 1998. The angina-related limitations at work questionnaire. QUAL LIFE RES，7（1）：23-32.
7	明尼苏达心力衰竭问卷（Minnesota living with heart failure questionnaire，MLwHF）	由心力衰竭的典型症状和体征、躯体活动、社会关系、性活动、工作、情绪。共 21 个条目进行评价	Rector TS，Kubo SH，Cohn，et al. 1987. JN：Patients，self-assessment of their congestive heart failure：content，reliability，and validity of a new measure，the Minnesota Living with Heart Failure Questionnaire. Heart Failure，3：198-209.
8	慢性心力衰竭量表（chronic heart failure questionnaire，CHQ）	含呼吸困难、疲劳、情绪状态和掌握 4 个领域，共 20 个条目；土耳其版本的克龙巴赫 α 系数为 0.72～0.94，效应尺度为 0.13～0.56；中文版的克龙巴赫 α 系数为 0.95，内部相关系数为 0.75，反应度系数为 0.63	[1] Lee DT，Yu DS，Woo J，2005. Validation of the chronic heart failure questionnaire（Chinese version）. Qual Life Res，14（5）：1421-1426. [2] Yilmaz E，Eser E，Gügün C，et al，2010. Reliability and validity of the Turkish version of the Chronic Heart Failure Questionnaire. Anadolu Kardiyol Derg，10（6）：526-538.
9	冠状动脉血运重建结局问卷（coronary revascularization outcome questionnaire，CROQ）	包括症状、身体功能、心理功能、认知功能 4 个核心维度及不利影响、满意度两个附加血运重建后维度，共 58 个条目	Schroter S，Lamping DL，2004. Coronary revascularisation outcome questionnaire（CROQ）：development and validation of a new，patient based measure of outcome in coronary bypass surgery and angioplasty. Heart，90（12）：1460-1466.
10	心脏健康量表（cardiac health profile，CHP）	量表包括 19 个条目，覆盖 9 个领域，包括 3 个部分内容：冠心病心绞痛分级、生命质量和心理问题主观评分	Währborg P，Emanuelsson H，1996. The cardiac health，profile：content，reliability and validity of a new disease-specific quality of life questionnaire. Coron Artery Dis，7（11）：823-829.
11	生命质量指数 - 心脏模块（quality of life index – cardiac version，QLI-Cardiac Version）	包括健康和功能、社会经济状况、心理状态、家庭关系和总体状况 5 个方面，量表分为两部分各 36 个条目，两部分的条目内容相同，前者评价重要性，后者评价满意水平	Ferrans CE，Powers MJ，1985. Quality of life index：development and psychometric properties. Adv nurs sci，8（1）：15-24.
12	心血管症状及功能受限评价量表（cardiovascular limitations and symptoms profile，CLASP）	分别包括反映症状（心绞痛、气短、水肿、疲劳）的 4 个分量表和反映功能受限情况（移动、社会生活及娱乐活动、室内活动、忧虑、性功能）的 5 个分量表，共 37 个条目；该量表有良好的内容效度（0.94），内部一致性效度也较好（>0.70）	Lewin RJP，Thompson DR，Martin CR，et al. 2002. Validation of the Cardiovascular Limitations and Symptoms Profile（CLASP）in chronic stable angina. J Cardiopulm Rehabi，22（3）：184-191.
13	心脏抑郁量表（cardiac depression scale，CDS）	包含 2 个共性模块和 7 个子量表，共 26 个条目。克龙巴赫 α 系数为 0.90	Hare DL，Davis CR，1996. Cardiac Depression Scale：validation of a new depression scale for cardiac patients. J Psychosom Res，40（4）：379-386.
14	心脏健康量表拓展版（the new disease-specific extension of the CHP，cardiac health profile congestive heart failure，CHPchf）	CHPchf 与 MLHFQ 量表及波士顿心力衰竭评分量表（BHFS）有显著相关性，克龙巴赫 α 系数为 0.82	Mannheimer B，Andersson B，Carlsson L，et al. 2007. The validation of a new quality of life questionnaire for patients with congestive heart failure-an extension of the Cardiac Health Profile. Scand Cardiovasc J，41（4）：235-241.

续表

编号	量表名称	量表简介	文献来源
15	堪萨斯城心肌病量表（Kansas City cardiomyopathy questionnaire, KCCQ）	包括 4 个领域：症状、躯体限制、心力衰竭对生命质量及社会关系的影响和对疾病的认知，共 23 个条目	[1] Green CP, Porter CB, Bresnahan DR, et al, 2000. Development and evaluation of the Kansas City Cardiomyopathy Questionnaire：a new health status measure for heart failure. J Am Coll Cardiol, 35（5）: 1245-1255. [2] Spertus JA, Jones PG, Kim J, et al, 2008. Validity, reliability, and responsiveness of the Kansas City Cardiomyopathy Questionnaire in anemic heart failure patients. Qual Life Res, 17（2）: 291-298.
16	冠心病患者生命质量测定量表	该量表包括生理、心理/精神状态、社会适应能力、冠心病防治知识 4 个维度，共 30 个条目	郭兰，冯建章，李河，等，2003. 冠心病患者生存质量测定量表构建. 岭南心血管病杂志，9（4）: 229-231.
17	冠心病患者报告结局量表	包括 4 个领域：生理、心理、社会和主观感受，共 55 个条目	郭小玲，2010. 冠心病 PRO 量表的研制与评价. 太原山西医科大学.
18	冠心病中西医结合生命质量量表	包括 4 个领域：症状、生理、心理和社会，共 21 个条目，主要应用对象为血运重建后接受中医药治疗的患者	王伟，2009. 冠心病中西医结合生存质量量表的研制及考评. 广州：广州中医药大学.
19	中医特色冠心病生命质量量表	以 SAQ 为基础，包括 7 个领域：主要症状、躯体活动受限程度、疾病发作情况、诱发因素、疾病伴随情况、治疗满意度和疾病认识程度，共 30 个条目	朱婷，毛静远，2008. 中医特色冠心病生存质量量表的制定及考评. 辽宁中医杂志，373（06）: 854-855.
20	冠心病心绞痛中医 PRO 疗效评价量表	基于冠心病心绞痛的中医理论研制，包括 5 个维度：生理、心理、独立性、社会关系和社会环境	何庆勇，王阶，朱明军，等，2010. 基于冠心病心绞痛患者报告临床结局评价量表的条目筛选分析. 中华中医药杂志，（12）: 2216-2221.
21	基于心血管疾病病人报告的临床疗效评价量表	包括 3 个领域：躯体症状、社会心理因素和满意度，共 28 个条目，适用于同时存在冠心病、高血压和心力衰竭的患者	李立志，董国菊，王承龙，等，2008. "基于心血管疾病病人报告的临床疗效评价量表"的研制及统计学分析. 中西医结合心脑血管病杂志，（07）: 757-759.
22	慢性病患者生命质量测定量表体系之冠心病量表（第 1 版）（QLICD-CHD）（V1.0）	该量表由共性模块和特异模块构成，共性模块包括生理功能、心理功能、社会功能 3 个领域、10 个侧面，共 30 个条目；特异模块由 16 个条目、3 个侧面构成。整个量表共有 46 个条目；该量表各领域的克拉巴赫 α 系数为 0.64～0.89；重测相关系数为：0.87～0.90；治疗前后得分有统计学差异，具有较好反应度	[1] 杨瑞雪，潘家华，万崇华，等，2007. 慢性病患者生命质量测定量表体系之冠心病量表的研制及信度考评. 中国全科医学，10（21）: 1785-1787. [2] Wan C, Li H, Fan X, et al. 2014. Development and validation of the coronary heart disease scale under the system of quality of life instruments for chronic diseases QLICD-CHD: combinations of classical test theory and Generalizability Theory. Health Qual Life Outcomes, 12（1）: 82.
23	慢性病患者生命质量测定量表体系之冠心病量表（第二版）（QLICD-CHD）（V2.0）	含 9 个侧面、28 个条目的共性模块和含心力衰竭症状、胸腹疼痛、特殊心理生活影响 3 个侧面、14 个条目的特异模块	尚无文献

第二节　QLICD-CHD 的结构与特性

在 2003～2006 年开发了冠心病生命质量测定量表第 1 版。在应用过程中，发现了一些不足之处，从 2008 年开始开发第 2 版的 QLICD-CHD（V2.0），下面将对其结构与特性进行介绍。

一、QLICD-CHD（V2.0）的结构

冠心病生命质量测定量表 QLICD-CHD（V2.0）由共性模块和冠心病的特异模块组成（表12-2）。其中，特异模块充分考虑了冠心病患者所特有的一些特征，包含3个侧面、14个条目：心力衰竭症状（2条）、胸腹疼痛（7条）、特殊心理生活影响（5条）。

二、QLICD-CHD（V2.0）的特性

1. 量表的效度

（1）内容效度：参见第二、三章陈述，具有较好的内容效度。

（2）结构效度：①条目与维度相关性。除条目 GPH3、GPS3、CHD7、CHD12 外，各条目与其所在的维度相关性均大于 0.4；另外，除条目 GPH5、GPS1、GPS3 外，其余条目与所在维度的相关性均大于其与其他维度的相关性。故条目与维度的相关性表明此条目应该归属于现在所设的维度，此量表具有较好的结构效度。②探索性因子分析。对冠心病生命质量量表进行探索性因子分析，采用主成分法提取公因子，按特征根大于1，提取11个主成分，其累计贡献率达 66.28%，经最大方差旋转，主成分与所分侧面结构基本吻合。

（3）校标效度：因为无金标准存在，暂以 SF-36 相应领域间测定结果为标准。QLICD-CHD（V2.0）4个领域与 SF-36 量表的8个领域间进行相关性分析，各相关系数经检验均具有统计学意义（$P<0.01$）。生理健康与躯体功能、躯体角色、一般健康状况、生命力、躯体综合等相关性较高，相关系数分别为 0.60、0.45、0.45、0.61、0.67；心理健康与精神健康、心理综合等相关性较高，相关系数分别为 0.57、0.57。两个量表相关领域的相关性较大。

2. 量表的信度

（1）重测信度：除社会健康外，各领域的相关系数均大于 0.8。

（2）内部一致性信度：除精神健康外，各领域的克龙巴赫 α 系数均大于 0.7，总量表的克龙巴赫 α 系数为 0.89。

3. 量表的反应度　用 QLICD-CHD（V2.0）量表对冠心病患者治疗前后进行患者生命质量进行测定以考察其反应度，采用量表治疗前后得分的配对 t 检验及反应度指标等来进行分析。配对 t 检验显示，所有领域都具有统计学意义。反应度指标中，除个别侧面/领域外，SRM、ES 等基本上为 0.20~0.50，CR 基本上为 5%~15%，表明反应为中度效应。说明冠心病生命质量量表具有一定的反应度，可以作为我国冠心病患者生命质量的测评工具。

第三节　QLICD-CHD 的使用方法

一、使用 QLICD-CHD 的研究设计问题

1. 患者的选择

（1）纳入标准：①经临床诊断为冠心病的患者；②有一定文化水平，能自行填写问卷；③无精神疾病、阿尔茨海默病、认知障碍者；④排除患有严重的急、慢性躯体疾病，如恶性肿瘤、肝病、心力衰竭等；⑤自愿合作者。

（2）排除标准：①文盲，不能自行填写问卷；②精神疾病患者；③病危、不愿合作者。

2. 研究设计与实施　该量表可适用于各种类型的冠心病患者，可用于发病期、治疗期、康复期等患者生命质量的测定。该量表可用于不同治疗方法、不同治疗药物对冠心病患者效果评价的应用性研究，应遵循临床试验设计的原则，采用随机、对照的设计方法，并且在不同时间多次测定（至少在治疗前后各测定 1 次）。

具体的设计、问卷准备、质量控制等参见第二章，这里从略。

二、QLICD-CHD 量表的应用情况

QLICD-CHD（V1.0）研制完成后得到了一些应用，如蒋建明等（2017）用于调查红河州 671 例冠心病患者的生命质量，综合分析评价其生理、心理、社会、特异模块等功能状态及其生命质量的影响因素，结果表明：不同性别的心理功能（PSD）得分存在明显差异（$P<0.05$），年龄分组间生理功能（PHD）得分不一致（$P<0.05$），婚姻状况与患者生命质量各维度无统计学差异（$P>0.05$），不同民族间的生理功能（PHD）得分不同（$P<0.05$），医疗待遇影响患者的社会功能（SOD）及 PSD 得分（$P<0.05$）；多元回归分析中，年龄、民族及医疗待遇与量表标准化得分上有影响，其回归系数分别为–7.43、–1.77、–10.28。

徐向静等（2018）运用 QLICD-CHD 探讨动机性访谈（MI）联合心理干预对急性心肌梗死（AMI）患者自我感受负担及生命质量的影响，结果表明：两组患者接受干预后进行 QLICD-CHD 测定得分较干预前有显著提升（$P<0.05$），且联合组明显高于同期对照组（$P<0.05$），说明联合心理干预可显著缓解 AMI 患者自我感受负担，提升患者生命质量。

谢军娇等（2018）运用 QLICD-CHD 探讨 Orem 自护理论配合饮食指导对心肌梗死患者饮食习惯、服药依从性及自护能力的影响，结果表明：干预后的 QLICD-CHD 各项评分及总分均显著高于干预前（$P<0.05$），且配合组高于对照组（$P<0.05$）。

王晶晶（2016）运用 QLICD-CHD 探讨冠心病住院患者生命质量总体水平及其躯体、心理、社会和疾病特异模块 4 个领域方面的水平。结果表明：冠心病患者生命质量得分为 65.09±14.76，心理功能得分最高，躯体功能得分最低。分析发现生命质量影响因素包括性别、年龄、工作状态、文化程度、经济状况、医疗支付方式等。多因素分析发现影响生命质量的主要因素为婚姻状况、文化程度、工作状态、病程、合并症。

此外，黄延锦（2013）运用 QLICD-CHD 调查冠心病高危人群对疾病初级预防知识认知水平，并探讨影响高危人群对疾病知识认知的因素，通过对社区 CHD 高危人群综合干预，探讨干预对高危人群 CHD 初级预防知识认知水平、自我管理能力、生活质量和抑郁程度的影响。王兆国（2016）运用 QLICD-CHD 了解冠心病伴睡眠障碍患者的睡眠质量及其生命质量状况，观察体外反搏治疗对患者的睡眠质量和生命质量的影响及其干预效果。

QLICD-CHD（V2.0）研制完成较晚，正在推广应用中。

第四节　QLICD-CHD 的计分规则与得分解释

一、QLICD-CHD 的计分规则

1. 条目计分　本量表采用 Likert 五级评分法，正向条目根据其回答选项（1～5）依次

计为 1～5 分，反向条目得分依次计为 5～1 分。

QLICD-CHD（V2.0）中正向条目有 GPH1、GPH2、GPH4、GPH6、GPH7、GPH8；GPS1、GPS3、GPS10；GSO1、GSO2、GSO3、GSO4、GSO5、GSO8、CHD7、CHD12。其余均为逆向条目。

2. 领域、侧面及总量表计分　首先分别计算各领域、侧面、总量表的原始分（RS），同一领域/侧面的各个条目得分之和构成该领域/侧面的原始分，各个领域得分之和构成了总量表的原始分。然后，为了便于量表得分比较，需要原始分转化为标准分（SS），采用的是极差法，即 SS=（RS−min）×100/R。见表 12-2。

表 12-2　QLICD-CHD（V2.0）各领域及其所属侧面的计分方法

领域/侧面	代码	条目数	min	max	RS	SS
生理功能	PHD	9	9	45	BPF+IND+EAD	（RS−9）×100/36
基本生理功能	BPF	4	4	20	GPH1+GPH2+GPH3+GPH4	（RS−4）×100/16
独立性	IND	3	3	15	GPH6+GPH7+GPH8	（RS−3）×100/12
精力不适	EAD	2	2	10	GPH5+GPH9	（RS−2）×100/8
心理功能	PSD	11	11	55	COG+EMO+WIP	（RS−11）×100/44
认知	COG	2	2	10	GPS1+GPS2	（RS−2）×100/8
情绪	EMO	7	7	35	GPS3+…+GPS9	（RS−7）×100/28
意志与个性	WIP	2	2	10	GPS10+GPS11	（RS−2）×100/8
社会功能	SOD	8	8	40	INC+SSS+SOR	（RS−8）×100/32
人际交往	INC	3	3	15	GSO1+GSO2+GSO3	（RS−3）×100/12
社会支持	SSS	3	3	15	GSO4+GSO5+GSO6	（RS−3）×100/12
社会角色	SOR	2	2	10	GSO7+GSO8	（RS−2）×100/8
共性模块总分	CGD	28	28	140	PHD+PSD+SOD	（RS−28）×100/112
特异模块	SPD	14	14	70	HFS+BAP+EML	（RS−14）×100/56
心衰症状	HFS	2	2	10	CHD1+CHD9	（RS−2）×100/8
胸痛疼痛	BAP	7	7	35	CHD2+CHD3+…+CHD7+CHD11	（RS−7）×100/28
特殊心理生活影响	EML	5	5	25	CHD8+CHD10+CHD12+CHD13+CHD14	（RS−5）×100/20
量表总分	TOT	42	42	210	PHD+PSD+SOD+SPD	（RS−42）×100/168

二、QLICD-CHD 的得分解释

1. 量表得分分布情况　实际应用中，如果不需要进一步的深入分析，可以只计算领域得分和总量表得分。若是与其他慢性疾病相比较，可以比较不同疾病共性模块的得分的高低。若是衡量个体或群体健康状况，则根据其得分进行判断，越接近 100 说明生命质量（健康状况）越好。表 12-3 给出的是调查的 189 例冠心病患者的得分分布情况，参考这个结果并知道各自的得分情况就可知道其所处的位置，从而便于得分的解释。如总的生命质量得分平均分为 63.46，大于 90 的只占 0.5%，如果 1 个患者得分 90 以上，说明其生命质量非常好了；低于 40 分的只占 3.2%，如果 1 个患者得分 40 以下，说明其生命质量非常差。

表 12-3　QLICD-CHD（V2.0）各领域得分统计（N=189）

领域	得分频数分布（%）						得分统计量			
	<40	40–	50–	60–	70–	80–	≥90	min	max	$\bar{X}$	S
躯体功能	16（8.5）	11（5.8）	46（24.3.9）	48（25.4）	34（18.0）	28（14.8）	6（3.2）	11.11	100.00	63.89	16.25
心理功能	15（7.9）	22（11.6）	50（26.5）	36（19.1）	32（16.9）	17（9.0）	17（9.0）	20.45	100.00	63.07	17.22
社会功能	2（1.1）	11（5.8）	29（15.3）	30（15.9）	46（24.3）	40（21.2）	31（16.4）	21.88	100.00	73.73	15.55
特异模块	26（13.8）	28（14.8）	46（24.3）	54（28.6）	22（11.6）	13（6.9）	0（0.0）	19.64	89.29	57.63	14.73
总量表	6（3.2）	17（9.0）	53（28.0）	56（29.6）	36（19.1）	20（10.6）	1（0.5）	29.17	95.24	63.46	12.27

2. 量表得分的 MCID　目前量表得分变化多少才有临床意义还没有结论，MCID 的制定目前国际上没有金标准，常采用锚定法和分布法来研制。

（1）锚定法：以 SF-36 第 1 个条目 q1 "总的来讲您的健康状况是：1.非常好；2.很好；3.好；4.一般；5.差"患者观点为主观指标，计算治疗前和治疗后 q1 选项至少提升 1 个等级的 QLICD-CHD 各领域治疗前后得分差值的中位数。PHD、PSD、SOD、CGD、SPD、TOT 的 MCID 值分别为 5.56、6.82、6.25、6.25、10.71 和 8.93。

（2）分布法：计算量表各领域的效应尺度（ES）、标准测量误差（$S_{\bar{x}}$）。分布法最常使用的是 0.5ES 和 $S_{\bar{x}}$ 为介质进行计算 MCID。以 0.5ES 为介质计算的各领域 MCID 值分别为 8.41、8.59、7.93、7.03、7.02 和 6.27；以 $S_{\bar{x}}$ 为介质计算的各领域 MCID 值分别为 8.80、10.17、9.55、7.58、9.81、6.79。其中，以 0.5ES 制定的 MCID 和锚定法制定的 MCID 在各领域更接近。

（3）两种方法结合制定 MCID：结合锚定法和分布法计算量表各领域与量表总分的 MCID 值，考虑 3 种方法，即①平均法：计算锚定法的 MCID 和 0.5ES 的平均值；②取小值法：比较锚定法和 0.5ES 的 MCID，以较小者作为量表的 MCID 值；③取大值法：比较锚定法和 0.5ES 的 MCID，以较大者作为量表的 MCID 值。

表 12-4 给出了各种结果，便于大家选用。若按平均法，则说明治疗后或不同方法间至少改变 7 分以上才能认为治疗效果具有临床意义。

表 12-4　QLICD-CHD 量表的 MCID 值

领域	平均法 MCID	取小值法 MCID	取大值法 MCID
生理功能 PHD	6.99	5.56	8.41
心理功能 PSD	7.71	6.82	8.59
社会功能 SOD	7.09	6.25	7.93
共性模块 CGD	6.64	6.25	7.03
特异模块 SPD	8.86	7.02	10.71
量表总分 TOT	7.60	6.27	8.93

第十三章 骨关节炎的生命质量测评

骨关节炎（osteoarthritis）是一种常见的慢性、非炎症性关节疾病，其主要病变是关节软骨的退行性变和继发性骨质增生，多发于中老年人群，女性多于男性，好发于负重较大的膝关节、髋关节、脊柱及手指关节等部位。本病患病率随年龄的增长而增高。65岁以上人群的患病率达到75%。

根据有无局部和全身致病因素，骨关节炎又分为原发性和继发性两大类，原发性骨关节炎的发病原因尚不清楚，可能与高龄、女性、肥胖、职业性过度使用有关；继发性骨关节炎的病因常为机械性或解剖学异常、炎症性疾患、代谢异常、内分泌异常、神经性缺陷等。病理变化最初发生于关节软骨，以后侵犯软骨下骨板及滑膜等关节周围组织，以关节面及其边缘的软骨变性及新骨形成为主要特征。

骨关节炎患者主要的临床症状为关节疼痛，疼痛常发生于晨间，活动后疼痛反而减轻，但如活动过多，疼痛又可加重；另一症状是关节僵硬，常出现在早晨起床时或白天关节长时间保持一定体位后，关节疼痛、僵硬常引起患者生活的不便，有些患者甚至生活不能自理。受长期疾病的影响，可肉眼看见受累关节关节肿胀，按压时有疼痛感，患者在活动时有关节摩擦感，甚至能感到"咔嗒"的声音。病情严重的患者会出现肌萎缩、关节畸形。

骨关节炎虽然很少导致死亡，但对患者的躯体健康、独立水平及整体生活质量和总的健康等方面有着实质性影响。单纯采用临床指标评价骨关节炎患者的真实状况已不够全面，为此，不少学者开始开展骨关节炎患者生命质量的研究。

第一节 骨关节炎的生命质量测定量表介绍

一、国外常见骨关节炎患者生命质量量表

1. 关节炎影响测量量表（arthritis impact measurement scales，AIMS） 该量表由 Meenan RF 等（1980）开发，最初的量表包含45个条目，分为9个领域，即移动性、身体活动、灵巧性、家务活动、药物、社会活动、日常生活、疼痛、抑郁、焦虑，该量表本翻译为多国语言，在世界广泛运用于关节炎的生命质量测定。1992年Meenan RF 等（1992）将量表进行改进，形成第二版本 AIMS2，该版本包含101个条目，分为两个部分，前57个条目包含5个领域、12个侧面，即生理功能领域，包含移动水平、走路和弯曲、手和指功能、手臂功能、自我照顾家务6个侧面、28个条目；社会交往领域，包含社会活动、家人和朋友的支持2个侧面、9个条目；症状领域，包含关节疼痛1个侧面、5个条目；角色领域，包含工作1个侧面、4个条目；影响领域包含紧张水平、情绪2个侧面、10个条目。后44个条目为健康满意度、关节炎对功能的影响及优先改善等问题。Francis G等（1997）在 AIMS2 的基础上又开发了 AIMS 的简表，即 AIMS2-SF，该量表包含26个条目、5个部分、6个领域，即生理功能、影响、疼痛、社交、角色，其中生理功能又分为上肢功能和下肢功能两个领域。该简表经考评有较好的信度和效度，重测信度为 0.76～0.80，克龙巴赫系数 α 系数除社会交往较低（0.32）外，其余为 0.74～0.87；收敛效度与长量表相近；

3 个月的反应度 SMR 除社会交往较低（0.08）外，其余为 0.36～0.80。

2. 麦克马斯特-多伦多关节炎患者功能偏好问卷（McMaster-Toronto arthritis patient function preference questionnaire，MACTAR） 该问卷由 Tugwell P 等（1987）开发，问卷包含生理功能、失能 2 个领域、14 个条目，量表由训练有素的问询员完成。一部分按照功能活动重要性程度进行分级并划分完成这些活动的困难程度；另一部分则是测定关节功能状况和全身情况改善。关节功能评价方面包括移动、自我照料、工作、休闲等。Bell MJ 在 1990 年对该问卷进行改良，形成半开放式问询表，由问询员询问有关生活自理、角色活动、社会活动、休闲活动、情绪等领域最受影响和最希望改善的方面，记分方法是结合上述各方面困难程度和困难出现的频数。

3. 关节炎无助指数（arthritis helplessness index，AHI） 由 Nicassio PM 等（1985）开发，量表是由 15 个条目组成的自评量表，用来测评关节炎患者所感觉到的无助感。每个条目由"强烈反对"到"强烈赞同"分成 4 个级别。AHI 得分较高的患者具有较低的自信、较高水平的焦虑和抑郁、日常生活能力受损较重。此量表简单易行，适用于临床，是对关节炎患者的无助进行评估的可靠、有效的测评方法。

4. 膝髋关节炎生命质量问卷（the osteoarthritis knee and hip quality of life questionnaire，OAKHQOL） 该量表由 Rat AC 等（2005）开发，主要针对关节炎引起的膝髋关节改变开展研究，问卷由 43 个条目构成，分为体力活动、心理健康、社会功能、社会支持、疼痛 5 个维度和 3 个独立的条目。该量表的组内相关系数为 0.75～0.85，与 SF-36 的相关系数为 0.43～0.75，具有较好的信度和效度。

5. 青少年关节炎生命质量问卷（juvenile arthritis quality of life questionnaire，JAQQ） 该问卷由 Claran M 等（1993）开发，主要针对青少年关节炎患者开展研究，问卷包括 74 个条目、4 个领域，包括总的运动功能、精细运动功能、心理社会功能、普通/系统症状，量表按 7 级 Likert 计分。量表各领域与关节疾病活动量表的相关性中等（相关系数为 0.27～0.36），与疼痛得分的相关性较高（相关系数为 0.34～0.72），表明量表的结构效度。各领域得分变化与其他测量得分变化之间的相关性表明量表有一定的反应度。

6. 青少年关节炎功能指数（juvenile arthritis self-report index，JASI） Wright FV 等（1994）研发，量表分为两个部分，第一部分 100 个条目、5 个活动类别：自我照顾、家务、移动性、上学、课外。每个条目有 7 级困难程度等级的答案。第二部分是儿童确定的且进行重要性评分的适于改善的活动的优先部分。

二、国内骨关节炎患者生命质量量表

国内生命质量量表研究的起步晚，查阅文献，多为直接从国外的量表翻译而来的量表，如朱建林等（2006）翻译的"关节炎生活质量测定量表 2-短卷（AIMS2-SF）"，该量表分为躯体、症状、影响、社会和工作 5 个维度，共有 26 个条目。用该量表对中国 51 个关节炎患者进行调查，结果该量表的重测信度组内相关系数为 0.60～0.80，内部一致性克龙巴赫 α 系数为 0.65～0.83，因子分析显示，AIMS2-SF 的结构效度良好。该量表具有较好的信度和效度，适用于我国关节炎患者生活质量的评价。

在中医领域也开展了关节炎患者生命质量量表的研究，如郑晓辉等（2006）研制了"膝骨关节炎中医生存质量量表"，该量表包括临床症状和日常活动两个维度，临床症状维度包括：关节休息痛、关节行走痛、关节坐位站起时痛、关节压痛、关节肿胀、关节屈伸不利；日常活动包括：下上楼、坐位站起、蹲下或弯曲膝关节、从事轻家务等。量表共有 24 个条目。

总之国内针对关节炎患者的生命质量量表不多，大部分研究均采用的是普适性量表，如 SF-36 等，或者是国外的量表翻译以后进行调查。

慢性病患者生命质量测定量表体系之骨关节炎量表（quality of life instruments for chronic disease-osteoarthritis，QLICD-OA）是万崇华等开发的我国慢性病患者生命质量测定量表体系中针对骨关节炎的量表。该量表具有一般慢性疾病的共性模块和骨关节炎特异模块。QLICD-OA 量表各领域内部的一致性均大于 0.88，重测信度 r 为 0.83，具有较好的反应度和临床可行性，可以作为我国骨关节炎患者生命质量的评测工具（张晓磬，2013）。2010～2013 年研制了该量表的第 2 版本，后面主要介绍第 2 版量表，未特别注明均指第 2 版本。

为了便于查询，现将国内外常见的骨关节炎量表概括于表 13-1。

表 13-1　常见的骨关节炎生命质量测定量表

序号	量表	内容
1	量表名称	关节炎影响测量量表（arthritis impact measurement scales，AIMS）
	量表简介	该量表包含 101 个条目，分为两个部分，前 57 个条目包含 5 个领域、12 个侧面，后 44 个条目包括健康满意度、关节炎对功能的影响及优先改善等问题
	文献来源	[1] Francis G，Joel C，Jacques P，et al. 1997. The AIMS2-SF a short form of the arthritis impact measurement scales2. Arthritis & Rheum，40（7）：1267-1274. [2] Meenan RF，Gertman PM，Mason JH，1980. Measuring health status in arthritis：the Arthritis Impact Measurement Scales. Arthritis Rheum，23（2）：146-152. [3] MeenanRF，Mason JH，Anderson JJ，et al. 1992. AIMS2：the content and properties of a revised and expanded arthritis impact measurement scales health status questionnaire. Arthritis Rheum，35（1）：1-10.
2	量表名称	麦克马斯特-多伦多关节炎患者功能偏好问卷（McMaster-Toronto arthritis patient function preference questionnaire，MACTAR）
	量表简介	该问卷包含生理功能、失能 2 个领域，有 14 个条目，量表由训练有素的问询员完成
	文献来源	Tugwell P，Bombardier C，Buchanan WW，et al. 1987. The MACTAR patient preference disability questionnaire- an individualized functional priority approach for assessing improvement in physical disability in clinical trials in rheumatoid arthritis. J Rheumatol，14（3）：446-451.
3	量表名称	关节炎无助指数（arthritis helplessness index，AHI）
	量表简介	由 15 个条目组成的自评量表，用来测评关节炎患者所感觉到的无助感。AHI 得分较高的患者具有较低的自信，较高水平的焦虑和抑郁，日常生活能力受损较重
	文献来源	Nicassio PM，Wallston KA，Callahan LF，et al. 1985. The measurement of helplessness in rheumatoid arthritis. The development of the arthritis helplessness index. J Rheumatol，12（3）：462-467.
4	量表名称	膝髋关节炎生命质量问卷（the osteoarthritis knee and hip quality of life questionnaire，OAKHQOL）
	量表简介	该问卷由 43 个条目构成，分为体力活动、心理健康、社会功能、社会支持、疼痛 5 个维度和 3 个独立的条目
	文献来源	Rat AC，Coste J，Pouchot J，et al. 2005. OAKHQOL：a new instrument to measure quality of life in knee and hip osteoarthritis. J Clin Epidemiol，58（1）：47-55.
5	量表名称	膝髋关节炎生命质量简表（the mini OAKHQOL，mini-OAKHQOL）
	量表简介	该量表是 OAKHQOL 的简表，由 43 个条目简化为 20 个条目，同样用于膝髋关节炎患者生命质量的测评
	文献来源	Guillemin F，Rat AC，Goetz C，et al. 2015. The mini-OAKHQOL for knee and hip osteoarthritis quality of life was obtained following recent shortening guidelines. J Clin Epidemiol，69：70-78.

续表

序号	量表	内容
6	量表名称	青少年关节炎生命质量问卷（juvenile arthritis quality of life questionnaire，JAQQ）
	量表简介	该量表包括 74 个条目、4 个领域，包括总的运动功能、精细运动功能、心理社会功能、普通/系统症状，量表按 7 级 Likert 计分
	文献来源	Duffy CM，Arsenault L，Duffy KN，et al. 1997. The Juvenile Arthritis Quality of Life Questionnaire—Development of a New Responsive Index for Juvenile Rheumatoid Arthritis and Juvenile Spondyloarthritides. J Rheumatol，24（4）：738-746.
7	量表名称	青少年关节炎功能指数（juvenile arthritis self-report index，JASI）
	量表简介	量表分为两个部分，第一部分 100 个条目，5 个活动类别：自我照顾、家务、移动性、上学、课外。每个条目有 7 级困难程度等级的答案。第二部分是儿童确定的并且进行重要性评分的适于改善的活动的优先部分
	文献来源	[1] Wright FV，Law M，Crombie V，et al. 1994. Development of a self-report functional status index for juvenile rheumatoid arthritis. J Rheumatol，21（3）：536-544. [2] Wright FV，Kimber JL，Law M，et al. 1996. The juvenile arthritis functional status index（JASI）：a validation study. J Rheumatol，23（6）：1066-1079.
8	量表名称	LEE 功能清单（the lee functional status instrument）
	量表简介	着重于关节整形手术后功能测定和整体身体功能评价，如烧饭、商店购物、自理、交往等完成的困难程度，是自填量表
	文献来源	Pincus T，Summey JA，Soraci SA Jr，et al. 1983. Assessment of patient satisfaction in activities of daily living using a modified Stanford Health Assessment Questionnaire. Arthritis Rheum，26（11）：1346-1353.
9	量表名称	改良的麦克马斯特-多伦多关节炎患者功能偏好询问量表（problem elicitation technique，PET）
	量表简介	是半开放式询问表，由问询员询问有关生活自理、角色活动、社会活动、休闲活动、情绪等领域最受影响和最希望改善的方面，记分方法是结合上述各方面困难程度和困难出现的频数
	文献来源	Bell MJ，Bombardier C，Tugwell P，1990. Measurement of functional status，quality of life，and utility in rheumatoid arthritis. Arthritis Rheum，33（4）：591-601.
10	量表名称	AUSCAN™ 3.1[Australian/Canadian（AUSCAN）osteoarthritis hand index]
	量表简介	量表共有 15 个条目，分为疼痛、残疾、关节僵硬 3 个领域，主要用于手关节炎的生命质量测定
	文献来源	[1] Bellamy N，Campbell J，Haraouit B，et al. 2002. Dimensionality and clinical importance of pain and disability in hand osteoarthritis：Development of the Australian/Canadian（AUSCAN）Osteoarthritis Hand Index. Osteoarthritis and Cartilage，10：855-862. [2] Bellamy N，Campbell J，Haraoui B，et al. 2002. Clinimetric properties of the AUSCAN Osteoarthritis Hand Index：an evaluation of reliability，validity and responsiveness. Osteoarthritis Cartilage，10（11）：863-869. [3] Allen K D，Jordan J M，Renner J B，et al. 2006. Validity，Factor Structure，and Clinical Relevance of the AUSCAN Osteoarthritis Hand Index. ARTHRITIS RHEUM，54（2）：551-556.
11	量表名称	Western Ontario and McMaster universities arthritis index（WOMAC）
	量表简介	该量表包含 24 个条目、3 个领域：疼痛、残疾和关节僵硬，目前已有 100 多种语言
	文献来源	McConnell S，Kolopack P，Davis AM，2001. The Western Ontario and McMaster Universities Osteoarthritis Index（WOMAC）：a review of its utility and measurement properties. Arthritis Rheum，45（5）：453-461.
12	量表名称	膝关节损伤与骨关节炎评分（knee injury and osteoarthritis outcome score，KOOS）
	量表简介	2012 年改良量表含 5 个领域、23 个条目，分别是疼痛（5 条）、症状（4 条）、生活能力（9 条）、运动能力（3 条）、生命质量评价（2 条）。并开发了含 39 个条目的儿童关节炎量表和含 7 个条目的简表。该量表按 5 级得分制进行打分，最终分数按 100 分计分，分数越高生命质量越好。该量表主要用于膝关节炎的生命质量评价
	文献来源	[1] Roos E M，Roos H P，Loh mander L S，et al. 1988. Knee Injury and Osteoarthritis Outcome Score（KOOS）—Development of a Self-Administered Outcome Measure. Journal of Ortho Sports Phys Ther，28（2）：88-96. [2] Rodriguez-Merchan E C，2012. Knee instruments and rating scales designed to measure outcomes. J Ortho Traumatol，13（1）：1-6.

续表

序号	量表	内容
13	量表名称	髋关节损伤与关节炎评分（hip disability and osteoarthritis outcome score，HOOS）
	量表简介	2013 年改良的量表含 5 个领域、21 个条目，分别是疼痛（5 条）、症状（3 条）、生活能力（9 条）、运动能力（2 条）、生命质量评价（2 条）。并开发了含 5 个条目的简表。该量表主要用于髋关节炎患者的生命质量评价
	文献来源	Klässbo M，Larsson E，Mannevik E，2003. Hip disability and osteoarthritis outcome score. An extension of the Western Ontario and McMaster Universities Osteoarthritis Index. Scand J Rheumatol，32（1）：46-51.
14	量表名称	骨关节炎生命质量量表（quality of life instrument for osteoarthritis，OAQOL）
	量表简介	该量表含 22 个条目，按是否回答，主要用于骨关节炎患者生命质量的测量
	文献来源	Keenan AM，McKenna SP，Doward LC，et al，2008. Development and validation of a needs-based quality of life instrument for osteoarthritis. Arthritis and Rheumatism，59（6）：841-848.
15	量表名称	arthrose des membres inférieurs et qualité de vie（AMIQUAL）
	量表简介	该量表含 43 个条目，分为 5 个领域：身体活动（19 项）、心理健康（14 项）、社会支持（4 项）、社会功能（3 项）、疼痛（3 项）和 3 项与家庭、性和就业有关的条目。有法语和西班牙语版本
	文献来源	Espinosa-Cuervo G，Guillermin F，Rat AC，et al. 2014. Transculturalization and validation of a Spanish translation of the specific lower limb osteoarthritis and quality of life questionnaire AMICAL：Arthrose des Membres Inférieurset Qualité de vie AMIQUAL. Reumatol Clin，10（4）：241-247.
16	量表名称	膝骨关节炎中医生存质量量表
	量表简介	量表共有 24 个条目，包括临床症状和日常活动两个维度，临床症状维度包括：关节休息痛、关节行走痛、关节坐位站起时痛、关节压痛、关节肿胀、关节屈伸不利；日常活动包括：下上楼、坐位站起、蹲下或弯曲膝关节、从事轻家务等
	文献来源	郑晓辉，王建凯，沈泽培，等，2006. 膝骨关节炎患者中医生存质量量表的建立及应用评价. 广州中医药大学学报，23（3）：228-231.
17	量表名称	慢性病患者生命质量测定量表体系之骨关节炎量表（quality of life instruments for chronic diseases-osteoarthritis，QLICD-OA）
	量表简介	由共性模块 QLICD-GM（general module）及 1 个包含 15 个条目的骨关节炎特异模块构成，整个量表有 43 个条目
	文献来源	[1] 张凤兰，吕昭萍，万崇华，等，2010. 骨关节炎生命质量测定量表研制中的条目筛选. 中国全科医学，13（17）：1858-1860. [2] 张晓磬，张凤兰，万崇华，等，2013. 慢性病患者生命质量测定量表体系之骨关节炎量表的研制及考评. 昆明医科大学学报，（8）：23-27.

第二节　QLICD-OA 的结构与特性

一、量表的结构

QLICD-OA（V2.0）由 43 个条目组成，其中包含 28 个条目的共性模块和 15 个条目的特异模块。共性模块详见第二章。

特异模块由 4 个侧面组成，包括关节症状（JOS，8 个条目）、移动受限（LOM，5 个条目）、治疗副作用（TSE，1 个条目）、特殊心理（SPM，1 个条目）。见表 13-2。

表 13-2　QLICD-OA（V2.0）的结构

领域/侧面	条目及关键词
生理功能 PHD	
基本生理功能（BPF）	GPH1（食欲）、GPH2（睡眠）、GPH3（性生活）、GPH4（粪便）
独立性（IDF）	GPH6（日常生活）、GPH7（劳动）、GPH8（行走）
精力不适（EAD）	GPH5（疼痛）、GPH9（疲乏）

续表

领域/侧面	条目及关键词
心理功能 PSD	
认知（COG）	GPS1（注意力）、GPS2（记忆力）
情绪（EMO）	GPS3（生活乐趣）、GPS4（烦躁）、GPS5（担心视为负担）、GPS6（担心健康）、GPS7（忧虑）、GPS8（悲观）、GPS9（恐惧）
意志与个性（WIP）	GPS10（乐观）、GPS11（性格改变）
社会功能 SOD	
人际交往（INC）	GSO1（社会交往）、GSO2（家人关系）、GSO3（朋友关系）
社会支持（SSS）	GSO4（家庭支持）、GSO5（其他支持）、GSO6（经济困难）
社会角色（SOR）	GSO7（影响地位）、GSO8（家庭角色）
特异模块 SPD	
关节症状（JOS）	OA1（关节痛）、OA2（关节变形）、OA3（上下楼梯痛）、OA4（关节僵硬）、OA7（天气变化加重）、OA10（颈部疼痛）、OA12（下肢疼痛）、OA13（弯腰困难）
移动受限（LOM）	OA5（脱袜困难）、OA8（帮忙穿衣）、OA9（梳头困难）、OA11（剧烈运动困难）、OA14（上下床困难）
治疗副作用（TSE）	OA15（服药不适）
特殊心理（SPM）	OA6（担心瘫痪）

二、量表的测量学特征

通过 140 名骨关节炎患者的测定结果对量表的测量学特征进行了评价（万崇华，2016）。

1. 量表的效度

（1）内容效度：参见第二、三章陈述，具有较好的内容效度。

（2）结构效度：分别对 QLICD-OA 的共性模块和特异模块的结构效度进行考评。相关分析结果显示，无论是 QLICD-OA 共性模块还是特异模块，各条目得分与其所在领域得分之间的相关性较大，但与其他领域之间的相关性较低。特异模块分析显示，累计方差贡献率为 69.95%，4 个主成分分别反映了特异模块的 4 个侧面。

（3）效标效度：以 SF-36 为校标，计算 QLICD-OA 各领域和 SF-36 各领域的相关，结果为 0.125～0.702，两套量表相关领域的相关系数较大。

2. 量表的信度

（1）重测信度：QLICD-OA 的各领域两次测定的重测相关系数均大于等于 0.83，各领域的第 1 次与第 2 次得分均数比较，除特异模块有差异外，其他领域均无统计学差异（$P > 0.05$）。

（2）同质信度：QLICD-OA 各个领域的克龙巴赫 α 系数均大于等于 0.88。

（3）概化理论：该量表各领域除社会功能（0.69）及生理得分（0.77）低于 0.80 分外，其余领域均大于等于 0.86，量表总分为 0.94 分，该量表具有较好的信度。

3. 量表的反应度 量表的反应度是指量表是否能够探查出患者因治疗等原因其生命质量在纵向时间上的变化，为了考察反应度，对其中 119 例患者在出院之前再次进行重测，采用配对 t 检验比较治疗前后的得分均数，结果发现基本生理功能、关节症状、人际交往侧面、特异模块及总量表得分均有统计学差异（$P < 0.05$）。

第三节　QLICD-OA 的使用方法

一、使用 QLICD-OA 的研究设计问题

1. 患者的选择　本量表适用于所有的原发性和继发性的骨关节炎患者。

（1）纳入标准：①确诊为骨关节炎的患者；②非病危、无伴发其他严重疾病并自愿配合参加调查的患者；③具有小学及以上文化，有一定的阅读能力和理解能力，能自行填写问卷；④知情同意，愿意配合。

（2）排除标准：①合并有其他骨关节损伤疾病的患者；②合并有其他严重疾病、严重精神障碍、神志不清的患者；③存在严重听力或视力障碍，无法阅读或听清调查内容的患者；④病情严重，无法参加调查者。

在实际应用中，可根据研究目的适当调整纳入标准和排除标准，如调查对象为老年人，则纳入标准需加入年龄≥65 岁的患者；若调查对象为社区患者，则排除标准需加入居住日期不满半年的患者。

2. 研究设计与实施　QLICD-OA 量表在生命质量测定过程中，可以根据调查目的进行多角度、多层次、多病种的比较研究，也可以进行横向研究，按照设计方法不同，可以分为以下几类。

（1）横向研究：常见于骨关节炎患者生命质量调查研究及影响因素分析，此类研究以一个时间段内纳入的患者作为调查对象，对患者的生命质量进行测定，同时可按不同人口学特征进行比较，分析不同人群骨关节炎患者生命质量的不同，并分析生命质量的影响因素。在进行横向研究过程中，需提前做好研究设计，充分考虑人群如何划分？各人群是否具有可比性？哪些因素可能会影响患者的生命质量？

（2）比较研究：QLICD-OA 量表可用于不同治疗药物、不同手术方法、不同辅助治疗等的比较研究，也可用于不同干预措施、不同护理方式等的比较。

在进行比较研究的过程中，可以采用盲法设计。盲法分为单盲、双盲、三盲法。单盲（single blind）是指只有研究者了解分组情况，研究对象不知道自己是试验组还是对照组。双盲（double blind）是指研究对象和研究者都不了解试验分组情况，而是由研究设计者来安排和控制全部试验。三盲（triple blind）不但研究者和研究对象不了解分组情况，而且负责资料收集和分析的人员也不了解分组情况，仅由实验设计者对两组受试对象进行编号，在所有研究结束后才公布编号对应的是实验组或是对照组。

在进行比较研究过程中应遵循临床试验设计的原则，采用随机、有对照组的设计方法，并且在不同时间多次测定（至少在治疗前后各测定 1 次）。

具体的设计、问卷准备、质量控制等参见前面相关章节，这里从略。

二、QLICD-OA 量表的应用情况

目前 QLICD-OA 量表主要应用于临床横向研究，主要是不同治疗方法比较和影响因素分析。如张凤兰等（2011）对患者不同人口学特征生命质量得分进行比较，对生命质量影响因素进行相关和多重线性回归分析，结果显示，临床客观指标与躯体功能领域、心理功能领域、社会功能领域、特异模块领域及生命质量总量表得分的相关系数较低，均小于0.40，生命质量与客观指标之间不具有密切程度的简单直线相关关系；采用多重线性回归分析发

现骨关节炎患者生命质量与年龄、类风湿因子、中性粒细胞、白蛋白、婚姻状况、血小板、游离胆固醇、低密度脂蛋白胆固醇等因素相关。

万崇华等在《慢性病患者生命质量测评与应用》一书中，做过骨关节炎患者生命质量的横向研究分析，为了评价不同人群骨关节炎患者的生命质量，对不同性别、年龄、民族、职业、文化程度的患者生命质量进行了比较。

第四节 QLICD-OA 的计分规则与得分解释

一、计 分 规 则

1. 条目计分 由于 QLICD-OA（V2.0）采取五点等距评分法，正向条目根据其回答选项（1~5）依次计为 1、2、3、4、5 分，对逆向条目，需对其进行"正向变换"，即用 6 减去回答选项得到条目得分。

QLICD-OA（V2.0）中正向条目有 GPH1、GPH2、GPH4、GPH5、GPH6、GPH7、GPH8；GPS1、GPS3。GSO1、GSO2、GSO3、GSO4、GSO5、GSO8。其余均为逆向条目。

2. 领域、侧面及总量表计分 首先分别计算各领域、侧面、总量表的原始分（RS），同一领域/侧面的各个条目得分之和构成该领域/侧面的原始分，各领域得分之和构成了总量表得分。然后，为了便于相互比较，需要将原始分转化为标准得分（SS），采用的是极差化方法。即 SS=（RS-min）×100/R。见表 13-3。

表 13-3 QLICD-OA（V2.0）各领域及其所属侧面的计分方法

领域/侧面	代码	条目数	min	max	RS	SS
生理功能	PHD	9	9	45	BPF+IND+EAD	（RS-9）×100/36
基本生理功能	BPF	4	4	20	GPH1+GPH2+GPH3+GPH4	（RS-4）×100/16
独立性	IND	3	3	15	GPH6+GPH7+GPH8	（RS-3）×100/12
精力不适	EAD	2	2	10	GPH5+GPH9	（RS-2）×100/8
心理功能	PSD	11	11	55	COG+EMO+WIP	（RS-11）×100/44
认知	COG	2	2	10	GPS1+GPS2	（RS-2）×100/8
情绪	EMO	7	7	35	GPS3+GPS4+…+ GPS8+GPS9	（RS-7）×100/28
意志与个性	WIP	2	2	10	GPS10+ GPS11	（RS-2）×100/8
社会功能	SOD	8	8	40	INC+SSS+SOR	（RS-8）×100/32
人际交往	INC	3	3	15	GSO1+GSO2+GSO3	（RS-3）×100/12
社会支持	SSS	3	3	15	GSO4+GSO5+GSO6	（RS-3）×100/12
社会角色	SOR	2	2	10	GSO7+GSO8	（RS-2）×100/8
共性模块总分	CGD	28	28	140	PHD+PSD+SOD	（RS-28）×100/112
特异模块	SPD	15	15	75	JOS+LOM+TSE+SPM	（RS-15）×100/60
关节症状	JOS	8	8	40	OA1+OA2+OA3+OA4+OA7+OA10 +OA12+OA13	（RS-8）×100/32
移动受限	LOM	5	5	25	OA5+OA8+OA9+OA11+OA14	（RS-5）×100/20
治疗副作用	TSE	1	1	5	OA15	（RS-1）×100/4
特殊心理	SPM	1	1	5	OA6	（RS-1）×100/4
量表总分	TOT	43	43	215	PHD+PSD+SOD+SPD	（RS-43）×100/172

二、得 分 解 释

QLICD-OA 量表可以从侧面、领域、总量表得分进行比较,研究者可以根据自己的研究目的选择分析的深入度,采用不同的得分进行分析。

若是衡量个体或群体健康状况,则根据其得分进行判断,越接近 100 说明生命质量(健康状况)越好。表 13-4 给出的是调查的 140 例骨关节炎患者的得分分布情况,参考这个结果并知道各自的得分情况就可知道其所处的位置,从而便于得分的解释。

表 13-4 QLICD-OA(V2.0)各领域得分统计(N=140)

领域	得分频数分布(%)							得分统计量			
	<40	40–	50–	60–	70–	80–	≥90	min	max	$\bar{X}$	S
躯体功能	24(17.1)	23(16.4)	33(23.6)	33(23.6)	18(12.9)	9(6.4)	0(0.0)	8.33	88.89	55.87	16.51
心理功能	18(12.9)	8(5.7)	34(24.3)	33(23.6)	31(22.1)	12(8.6)	4(2.9)	9.09	93.18	60.73	17.91
社会功能	4(2.9)	5(3.6)	27(19.3)	39(27.9)	26(18.6)	27(19.3)	12(8.6)	31.25	96.88	69.49	14.46
特异模块	29(20.9)	15(10.8)	21(15.1)	23(16.5)	26(18.7)	20(14.4)	5(3.6)	6.67	93.33	58.27	21.94
总量表	13(9.3)	20(14.3)	28(20.0)	35(25.0)	34(24.3)	10(7.1)	0(0.0)	16.86	88.95	60.48	15.06

若是治疗方法比较评价,除了统计学意义的差异外,还需要知道量表得分变化多少才有临床意义,即 MCID。在今后的研究应注重这方面的工作,使量表更具有临床适用性。

第十四章 类风湿关节炎的生命质量测评

类风湿关节炎（rheumatoid arthritis，RA）是一种以慢性侵蚀性关节炎为特征的全身性自身免疫病，是我国常见的风湿病，人群患病率为 0.3%～0.4%。类风湿关节炎的病变特点为滑膜炎，以及由此造成的关节软骨和骨质破坏，最终导致关节畸形。如果不经过正规治疗，约75%的患者在3年内出现残废。类风湿关节炎分布于世界各地，在不同人群中的患病率为 0.18%～1.07%，其发病具有一定的种族差异，印第安人高于白色人种，白色人种高于亚洲黄色人种。在我国的总患病人数逾500万。类风湿关节炎在各年龄中皆可发病，高峰年龄在30～50岁，一般女性发病多于男性。

类风湿关节炎患者的临床表现主要有：晨起时关节活动不灵活，关节受累时关节出现红、肿、热、痛等症状，常受累的关节有手、足、腕、踝及颞下颌关节等，其他还可有肘、肩、颈椎、髋、膝关节等。受累关节常出现畸形，手的畸形有梭形肿胀、尺侧偏斜、天鹅颈样畸形、钮孔花样畸形等。目前针对类风湿关节炎患者的治疗方案应个体化，药物治疗主要包括非甾体抗炎药、慢作用抗风湿药、免疫抑制药、免疫和生物制剂及植物药等。

类风湿关节炎作为一种不仅可造成患者肢体残疾和内脏系统受累的慢性疾病，同时因疾病导致患者的精神、情绪、心理障碍，对于患者家庭、社会角色的影响及因疾病治疗、肢体残疾丧失工作能力而造成的经济负担也成为影响患者身心健康的重要因素。为此很多学者开展类风湿关节炎患者生命质量的研究。

第一节 类风湿关节炎的生命质量测定量表介绍

一、国外常见类风湿关节炎生命质量量表

1. 类风湿关节炎生命质量量表（quality of life-rheumatoid arthritis scale，QOL-RA） 该量表由美国加利福尼亚大学护理学院 2001 年开发，用于两个不同语言和种族的人群（讲英语的高加索人和讲西班牙语的西班牙人）中类风湿关节炎患者的生命质量测定。该量表由8个条目组成，包括生理能力、疼痛、与家人和朋友的相互作用、家人和朋友的支持、紧张、关节炎、健康。每个条目为1～10的线性条目，1代表生命质量非常差，10代表生命质量非常好。得分越高，生命质量越好。

2. 希达斯-西奈风湿性关节炎生命质量问卷（the Cedars-Sinai health-related quality of life in rheumatoid arthritis questionnaire，CSHQ-RA） 该量表由 Michael 等（2003）开发，问卷含33个条目、5个领域，分别是：灵巧性（7）、移动性（8）、身体活动（8）、情感幸福（8）、性功能（2），按5级 Likert 计分法，各领域得分转换为标准分0～100，得分越高，生命质量越差。2004年研究者又开发了该量表的简表（CSHQ-RA-S），简表含11个条目、4个领域，分别为：灵巧性（2）、移动性（3）、身体活动（3）、情感幸福（3），随后，研究者又对该量表进行了修订，最终的修订版含36个条目、7个领域：灵巧性（6）、移动性（6）、身体活动（4）、情感幸福（9）、社会健康（4）、疼痛/不适（3）、疲乏（4）。

3. 风湿性关节炎生命质量问卷（rheumatoid arthritis quality of life questionnaire，

RAQoL) 该量表由 Whalley 等（1997）在荷兰和英国同时开发，含 30 个条目，可以分为 4 个领域：移动性/精力、自我照顾、情绪/情感、身体接触。答案全为两分类（是/否），得分为 0～30 分。目前该问卷被翻译为丹麦语等多种语言使用。

4. 残疾指数健康测量问卷（health assessment questionnaire disability index，HAQDI） 该量表 1978 年由美国风湿病学会开发，量表包括 41 个条目，其中 20 个条目按 4 级 Likert 评分方法评定患者日常的特定活动，13 个条目用于评估辅助设备使用情况，8 个条目评估其他的帮助服务。20 个反映日常活动的条目又分为 8 个领域：洗漱穿衣、起床、吃饭、行走、卫生、手脚可触及范围、握力、生活琐事等。2007 年对量表进行改进，形成 PROMIS HAQ 量表，该量表由 24 个条目组成，20 个条目反映患者日常生活，4 个条目反映其他辅助。该量表的重测相关系数为 0.87～0.99，8 个领域的相关系数分别为 0.60、0.82、0.85、0.83、0.56、0.80、0.64、0.88。组内相关系数为 0.95，内部一致性克龙巴赫 α 系数为 0.90。量表得分与物理功能测量得分的相关系数为 0.72，与功能相关最低的是起床 0.47，相关最高的是行动 0.88。

5. 类风湿关节炎患者生命质量量表（rheumatoid arthritis quality of life，RAQOL） 该量表最初在英国、荷兰开发，目前被开发用于土耳其、加拿大、瑞典等人群，由 30 个条目构成，全部采用是/否的方式回答，分数为 0～30 分，得分越高生命质量越差。该量表的重测相关系数为 0.90，2、12 周后的同类相关系数分别为 0.79、0.99，内部一致性系数为 0.92～0.94，RAQoL 得分与 EQ-5D 的相关系数为 0.62～0.76。

6. 幼年类风湿关节炎生命质量量表（juvenile arthritis quality of life questionnaire，JAQQ） 该量表含 74 个条目，分为 4 个领域：大运动功能（17 条目）、精细运动功能（16 条目）、社会心理功能（22 条目）、一般症状（19 条目），量表按 1～7 级进行打分。该量表的大运动功能领域、精细运动功能领域、心理功能领域、一般症状领域克龙巴赫 α 系数分别为 0.94、0.97、0.93、0.88，总分的系数为 0.96。

7. 儿童生活质量测定量表风湿模块（PedsQL™3.0-RM）（Vami JW，2002） 该量表专门用于测量风湿性疾病患儿的生活质量，基于大量关于儿童风湿性疾病的临床实践经验，针对风湿性疾病患儿大量的研究及文献回顾的基础之上，并参照了测评工具制定的方法学。该模块包含儿童自评及家长报告两部分。儿童自评量表分为 5～7 岁、8～12 岁、13～18 岁 3 个量表，均用第一人称进行表述；家长报告量表分为 2～4 岁、5～7 岁、8～12 岁、13～18 岁 4 个量表，分别与同年龄段的儿童自评量表内容相对应，用第三人称表述。量表共有 22 个条目，包含疼痛、日常活动、治疗、担心、交流 5 个维度，但 2～4 岁、5～7 岁两个年龄段的量表在治疗方面仅有 5 个条目，共 20 个条目。本量表计分总分和各维度的分数在 0～100 分，得分越高，表明生活质量越好。家长或法定监护人与儿童分开填写量表，防止相互影响。

二、国内常见类风湿关节炎患者生命质量量表

1. 类风湿关节炎生命质量量表（刑文荣，2002） 该量表包括躯体功能、主观症状、心理情绪、社会功能及附加量表 5 个维度，共 46 个条目。其中 39 个条目采用 1～5 分记分，附加量表共 7 个条目，采用 1～7 级评分或开放式填写。记分以正性方法计，得分越高，生命质量越好，量表满分为 244 分。

2. 类风湿关节炎生命质量量表（姜林娣，1999） 该量表含 29 个条目，分为 4 个领域：生理功能（8 个条目）、心理功能（7 个条目）、社会功能（7 个条目）、健康自我认

识（7个条目），问题分为5级等级答案。

3. 慢性病患者生命质量测定量表体系之类风湿关节炎量表（quality of life instruments for chronic disease-rheumatoid arthritis，QLICD-RA） 该量表是万崇华等开发的我国慢性病患者生命质量测定量表体系中针对类风湿关节炎的量表。该量表具有一般慢性疾病的共性模块和类风湿关节炎的特异模块。2008～2010年研制了该量表的第2个版本 QLICD-RA（V2.0），量表内部的一致性为0.79，重测信度 r 为0.95，具有较好的反应度和临床可行性，可以作为我国 RA 患者生命质量的评测工具。

为了便于查询，现将国内外常见的类风湿关节炎量表概括于表14-1。

表14-1 常见类风湿关节炎患者生命质量测定量表

序号	量表	内容
1	量表名称	类风湿关节炎生命质量量表（quality of life-rheumatoid arthritis scale，QOL-RA）（美国加利福尼亚大学护理学院，2001）
	量表简介	该量表由8个条目组成，包括生理能力、疼痛、与家人和朋友的相互作用、家人和朋友的支持、紧张、关节炎、健康。每个条目为1～10的线性条目，1代表生命质量非常差，10代表生命质量非常好。得分越高，生命质量越好
	文献来源	Danao LL, Padilla GV, Johnson DA, et al. 2001. An English and Spanish quality of life measure for rheumatoid arthritis. Arthritis Care Rheum, 45（2）: 167-173.
2	量表名称	希达斯-西奈风湿性关节炎生命质量问卷（The Cedars-Sinai health-related quality of life in rheumatoid arthritis questionnaire，CSHQ-RA）
	量表简介	该问卷含33个条目、5个领域，分别是灵巧性（7）、移动性（8）、身体活动（8）、情感幸福（8）、性功能（2），按5级Likert计分法，各领域得分转换为标准分，0～100，得分越高，生命质量越差。2004年研究者又开发了该量表的简表（CSHQ-RA-S），简表含11个条目、4个领域，分别为：灵巧性（2）、移动性（3）、身体活动（3）、情感幸福（3），随后，研究者又对该量表进行了修订，最终的修订版含36个条目、7个领域：灵巧性（6）、移动性（6）、身体活动（4）、情感幸福（9）、社会健康（4）、疼痛/不适（3）、疲乏（4）
	文献来源	[1] Michael HW, Harold EP, Simcha MR, et al. 2003. Development of a new instrument for rheumatoid arthritis: The Cedars-Sinai Health-related Quality of life Instrument（CSHQ-RA）. Arthritis & Rheumatology, 49（1）: 78-84. [2] Russak SM, Sherbourne CD, Lubeck DP, et al. 2003. Validation of a rheumatoid arthritis health-related quality of life instrument, the CSHQ-RA. Arthritis & Rheumatism, 49（6）: 798-803. [3] Chiou CF, Sherbourne CD, Cornelio I, et al. 2006. Development and validation of the revised Cedars-Sinai health-related quality of life for rheumatoid arthritis instrument. Arthritis Rheumatism, 55（6）: 856-863. [4] Chiou CF, Sherbourne CD, Ofman J, et al. 2004. Development and validation of Cedars-Sinai health-related quality of life in rheumatoid arthritis（CSHQ-RA）short form instrument. Arthritis Rheum, 51（3）: 358-364.
3	量表名称	风湿性关节炎生命质量问卷（rheumatoid arthritis quality of life questionnaire，RAQoL）
	量表简介	该问卷含30个条目，可以分为4个领域：移动性/精力、自我照顾、情绪/情感、身体接触。答案全为两分类（是/否），得分为0～30分。目前该问卷被翻译为丹麦语等多种语言使用
	文献来源	Whalley D, McKenna SP, De Jong Z, et al. 1997. Quality of life in rheumatoid arthritis. British Journal of Rheumatology, 36（8）: 884-888.
4	量表名称	残疾指数健康测量问卷（health assessment questionnaire disability index，HAQDI）（American College of Rheumatology core measure of function，1978）
	量表简介	该量表包括41个条目，其中20个条目按4级Likert评分方法评定患者日常的特定活动，13个条目用于评估辅助设备使用情况，8个条目评估其他的帮助服务。20个条目反映日常活动的条目又分为8个领域：洗漱穿衣、起床、吃饭、行走、卫生、手脚可触及范围、握力、生活琐事等。2007年对量表进行改进，形成PROMISHAQ量表，该量表由24个条目组成，20个条目反映患者日常生活，4个条目反映其他辅助
	文献来源	[1] Pincus T, Summey JA, Soraci SA Jr, et al. 1983. Assessment of patient satisfaction in activities of daily living using a modified Stanford Health Assessment Questionnaire. Arthritis Rheum, 26（11）: 1346-1353. [2] Fries JF, Cella D, Rose M, et al. 2009. Progress in assessing physical function in arthritis: PROMIS short forms and computerized adaptive testing. J Rheumatol, 36（9）: 2061-2066.

续表

序号	量表	内容
5	量表名称	改良健康测量问卷（modified health assessment questionnaire，MHAQ） 多维健康评价问卷（multidimensional health assessment questionnaire，MDHAQ）
	量表简介	该问卷是HAQ问卷的简表，由8个条目构成，每个条目反映了HAQ问卷的一个领域，但MHAQ问卷没有关于辅助治疗的条目，问卷以4级计分制进行计分。该问卷主要用于风湿性关节炎患者生活自理能力的考评，也用于关节置换术后的功能恢复测定。随后研究者在MHAQ的基础上加入了"2英里行走""参与喜欢的体育娱乐活动"2个条目，形成含10个条目的修订的多维健康评价问卷（MDHAQ）。MHAQ量表4~5周的重测相关系数为0.65~0.91，与HAQ比较相关系数为0.71~0.84，与WHOQOL-S比较相关系数为0.62。MDHAQ量表的KAPPA值为0.65~0.81，40~65岁患者得分的克龙巴赫系数 α 系数为0.82
	文献来源	[1] Wolfe F，2001. Which HAQ is best? A comparison of the HAQ，MHAQ and RA-HAQ，a difficult 8 item HAQ（DHAQ），and a rescored 20 item HAQ（HAQ20）：analyses in 2491 rheumatoid arthritis patients following leflunomide initiation. J Rheumatol，28（5）：982-989. [2] Pincus T，Yazici Y，Bergman M，2007. A practical guide to scoring a Multi-Dimensional Health Assessment Questionnaire（MDHAQ）and Routine Assessment of Patient Index Data（RAPID）scores in 10-20 seconds for use in standard clinical care，without rulers，calculators，websites or computers. Best Pract Res Clin Rheumatol，21（4）：755-787. [3] Pincus T，Swearingen C，Wolfe F，1999. Toward a multidimensional Health Assessment Questionnaire（MDHAQ）：assessment of advanced activities of daily living and psychological status in the patient-friendly health assessment questionnaire format. Arthritis Rheum，42（10）：2220-2230.
6	量表名称	类风湿关节炎患者生命质量量表（rheumatoid arthritis quality of life，RAQOL）
	量表简介	该量表由30个条目构成，全部采用是/否的方式回答，分数为0~30分，得分越高生命质量越差
	文献来源	[1] De Jong Z，van der Heijde D，McKenna SP，et al. 1997. The reliability and construct validity of the RAQoL：a rheumatoid arthritis-specific quality of life instrument. Br J Rheumatol，36：878-883. [2] Greenwood MC，Hakim AJ，Doyle DV，2006. A simple extension to the Rheumatoid Arthritis Quality of Life Questionnaire（RAQoL）to explore individual patient concerns and monitor group outcome in clinical practice. Rheumatology（Oxford），45（1）：61-65.
7	量表名称	类风湿关节炎疼痛问卷（rheumatoid arthritis pain scale，RAPS）
	量表简介	该量表由24个条目构成，用于类风湿关节炎患者疼痛的测量
	文献来源	Anderson DL，2001. Development of an Instrument to Measure Pain in Rheumatoid Arthritis：Rheumatoid Arthritis Pain Scale（RAPS）. ARTHRITIS CARE & RESEARCH，45（4）：317-323.
8	量表名称	类风湿关节炎严重程度量表（rheumatoid arthritis severity Scale，RASS）
	量表简介	该量表由疾病活动性、功能损伤、身体损伤3个量表组成
	文献来源	Bardwell WA，Nicassio PM，Weisman MH，et al. 2002. Rheumatoid Arthritis Severity Scale：a brief，physician-completed scale not confounded by patient self-report of psychological functioning. Rheumatology（Oxford），41（1）：38-45.
9	量表名称	布里斯尔类风湿关节炎患者疲劳多维问卷（Bristol rheumatoid arthritis fatigue multi-dimensional questionnaire，BRAF MDQ）布里斯尔类风湿关节炎患者疲劳指数（bristol rheumatoid arthritis fatigue numerical rating scales，BRAF NRS）
	量表简介	BRAF MDQ问卷由20个条目构成，分为4个领域：身体疲劳（4条）、生活疲劳（7条）、认知疲劳（5条）、情绪疲劳（4条） BRAF NRS由3个条目构成，分为疲劳严重程度、疲劳对生活的影响、你如何应对疲劳3个方向，每个方向1个条目
	文献来源	[1] Nicklin J，Cramp F，Kirwan J，et al. 2010. Collaboration with patients in the design of patient-reported outcome measures：capturing the experience of fatigue in rheumatoid arthritis. Arthritis Care Res，62（11）：152-158. [2] Nicklin J，Cramp F，Kirwan J，et al. 2010. Measuring fatigue in RA：a cross-sectional study to evaluate the Bristol Rheumatoid Arthritis Fatigue Multi-Dimensional Questionnaire，Visual Analog Scales，and Numerical Rating Scales. Arthritis Care Res，62（11）：1552-1558.
10	量表名称	儿童生命质量调成表风湿病模块[Pediatric Quality of Life Inventory（PedsQL）rheumatology module]
	量表简介	该量表由22个条目构成，分为5个领域：伤害（4条目）、日常活动（5条目）、治疗（7条目）、担忧（3条目）、交流（3条目）。计分为0~4分，最终转换为0~100分的分值。该量表的克龙巴赫 α 系数为0.70，部分家长代填的量表得分为0.90
	文献来源	[1] Varni J，Seid M，Rode CA，1999. The PedsQL（TM）：Measurement model for the pediatric quality of life inventory. Medical Care，37（2）：126-139. [2] Varni J，Seid M，Smith Knight T，et al. 2002. The PedsQL™ in pediatric rheumatology：reliability，validity，and responsiveness of the Pediatric Quality of Life Inventory™ Generic Core Scales and

Rheumatology Module. Arthritis & Rheumatism, 46（3）: 714-725.

续表

序号	量表	内容
11	量表名称	幼年类风湿关节炎生命质量量表（juvenile arthritis quality of life questionnaire, JAQQ）
	量表简介	该量表含 74 个条目，分为 4 个领域：大运动功能（17 条目）、精细运动功能（16 条目）、社会心理功能（22 条目）、一般症状（19 条目），量表按 1~7 级进行打分
	文献来源	[1] Duffy CM, Arsenault L, Duffy KN, et al. 1997. The juvenile arthritis quality of life questionnaire-development of a new responsive index for juvenile rheumatoid arthritis and juvenile spondyloarthritides. Journal of rheumatology, 24（4）: 738-746. [2] Shaw KL, Southwood TR, Duffy CM, et al. 2006. Health related quality of life in adolescents with juvenile idiopathic arthritis. Arthritis Rheum, 55（2）: 199-207.
12	量表名称	儿科风湿病生命质量量表（paediatric rheumatology quality of life scale, PRQL）
	量表简介	该量表含 10 个条目，按 4 级计分法打分，用于儿科风湿病生命质量的测量
	文献来源	Filocamo G, Schiappapietra B, Bertamino M, et al. 2010. A new short and simple health-related quality of life measurement for paediatric rheumatic diseases: initial validation in juvenile idiopathic arthritis. Rheumatology, 49（7）: 1272-1280.
13	量表名称	儿童关节炎健康档案（childhood arthritis health profile, CAHP）
	量表简介	该档案测量了患者的 3 个领域：身体功能、心理功能和疾病对家庭的影响。分别采用 3 个模块进行测量：儿童健康问卷（CHQ）、儿童风湿性关节炎特异性量表、患者特性。该档案的可靠性系数为 0.84~0.97
	文献来源	Tucker LB, DeNardo BA, Abetz LN, et al. 1995. The Childhood Arthritis Health Profile（CAHP）: validity and reliability of the condition specific scales. Arthritis Rheum, 38（9）: 183.
14	量表名称	类风湿关节炎生命质量量表
	量表简介	该量表包括躯体功能、主观症状、心理情绪、社会功能及附加量表 5 个维度，共 46 个条目。其中 39 个条目采用 1~5 分记分，附加量表共 7 个条目，采用 1~7 级评分或开放式填写。记分以正性方法计，得分越高，生命质量越好，量表满分 244 分
	文献来源	刑文荣，邵元福，张纯，2002. 类风湿关节炎患者生命质量评估工具的研究. 中华医药荟萃杂志，1（1）: 40-43.
15	量表名称	类风湿关节炎生命质量量表
	量表简介	该量表包含 29 个条目，分为 4 个领域：生理功能（8 个条目）、心理功能（7 个条目）、社会功能（7 个条目）、健康自我认识（7 个条目），问题分为 5 级等级答案
	文献来源	姜林娣，季建林等，1999. 类风湿关节炎生命质量量表的编制. 中国行为医学科学，8（1）: 9-12.
16	量表名称	慢性病患者生命质量测定量表体系之类风湿关节炎量表（quality of life instruments for chronic diseases-rheumatoid arthritis, QLICD-RA）
	量表简介	由共性模块 QLICD-GM 及 1 个包含 15 个条目的类风湿关节炎特异模块构成，整个量表有 43 个条目
	文献来源	戚艳波，孙松，万崇华，等，2009. 类风湿关节炎患者生命质量测定量表 QLICD-RA 研制中的条目筛选 昆明医学院学报，30（10）: 5-9.

第二节 QLICD-RA 的结构与特性

一、量表的结构

QLICD-RA（V2.0）由共性模块 QLICD-GM（general module）及 1 个包含 15 个条目的类风湿关节炎特异模块构成，其中 QLICD-GM 包括躯体功能（9 个条目）、心理功能（11 个条目）、社会功能（8 个条目）3 个领域、28 个条目，特异模块包括 15 个条目。整个量表有 44 个条目，每个条目均为五级等级式条目。

特异模块由 4 个侧面组成，包括关节疼痛及变形（JPD，5 个条目）、并发症（COM，3 个条目）、活动受限（LOA，6 个条目）、治疗辅作用（TSE，1 个条目）。见表 14-2。

表 14-2 QLICD-RA 的结构

领域/侧面	条目及关键词
生理功能 PHD	
基本生理功能 （BPF）	GPH1（食欲）、GPH2（睡眠）、GPH3（性生活）、GPH4（粪便）
独立性 （IDF）	GPH6（日常生活）、GPH7（劳动）、GPH8（行走）
精力不适 （EAD）	GPH5（疼痛）、GPH9（疲乏）
心理功能 PSD	
认知（COG）	GPS1（注意力）、GPS2（记忆力）
情绪（EMO）	GPS3（生活乐趣）、GPS4（烦躁）、GPS5（担心视为负担）、GPS6（担心健康）、GPS7（忧虑）、GPS8（悲观）、GPS9（恐惧）
意志与个性（WIP）	GPS10（乐观）、GPS11（性格改变）
社会功能 SOD	
人际交往（INC）	GSO1（社会交往）、GSO2（家人关系）、GSO3（朋友关系）
社会支持（SSS）	GSO4（家庭支持）、GSO5（其他支持）、GSO6（经济困难）
社会角色（SOR）	GSO7（影响地位）、GSO8（家庭角色）
特异模块 SPD	
活动受限（LOA）	RA10（梳头困难）、RA11（筷子吃饭困难）、RA12（扣上衣扣子）、RA13（颈部疼痛）、RA14（弯腰困难）、RA15（上下床困难）
治疗副作用（TSE）	RA8（恶心、上腹不适）
并发症（COM）	RA6（四肢无力）、RA7（眼睛干涩、口干）、RA9（喘气困难）
关节疼痛及变形（JPD）	RA1（关节疼痛）、RA2（晨起关节疼痛）、RA3（关节变形）、RA4（活动时关节疼痛）、RA5（休息时关节疼痛）

二、量表的测量学特征

万崇华等（2015）通过 100 名类风湿关节炎患者的测定结果对量表的测量学特征进行了评价。

1. 量表的效度

（1）内容效度：参见第二、三章陈述，具有较好的内容效度。

（2）结构效度：分别对 QLICD-RA 的共性模块和特异模块的结构效度进行考评。相关分析结果显示，无论是 QLICD-RA 共性模块还是特异模块，各条目得分与其所在领域得分之间的相关性较大，但与其他领域之间的相关性较低。特异模块分析显示，累计方差贡献率为 77.72%，4 个主成分分别反映了特异模块的 4 个侧面。

（3）效标效度：以 SF-36 为校标，计算 QLICD-RA 各领域和 SF-36 各领域的相关，结果为 0.20～0.81，两套量表相关领域的相关系数较大。

2. 量表的信度

（1）重测信度：QLICD-RA 的各个领域两次测定的重测相关系数均大于等于 0.951，各个领域的第 1 次与第 2 次得分均数比较，除特异认知侧面、社会角色侧面有差异外，其他领域均无统计学差异（$P > 0.05$）。

（2）同质信度：QLICD-RA 各个领域的克龙巴赫 α 系数均大于等于 0.788。

（3）概化理论：该量表各领域除社会功能（0.701）低于 0.80 分外，其余领域均大于等于 0.831，量表总分为 0.933 分，该量表具有较好的信度。

3. 量表的反应度 量表的反应度是指量表是否能够探查出患者因治疗等原因其生命

质量在纵向时间上的变化，为了考察反应度，对其中 99 例患者在出院之前再次进行重测，采用配对 t 检验比较治疗前后的得分均数，结果显示生理领域的各个侧面及领域在治疗前后有统计学差异，共性模块、特异模块、量表总分均有统计学意义，特异模块中关节疼痛及变形、活动受限、治疗副作用均有统计学差异，治疗前后生命质量得分有改变。

第三节 QLICD-RA 的使用方法

一、使用 QLICD-RA 的研究设计问题

1. 类风湿关节炎患者的诊断标准 类风湿关节炎采用美国风湿病学会（ACR）1987年分类诊断标准，该标准特异性较高，在临床上广为应用，具体见表 14-3。

表 14-3 类风湿关节炎的诊断标准

条件	定义
1. 晨僵	关节及其周围僵硬至少持续 1h
2. 3 个或 3 个以上关节区的关节炎	医师观察到的 14 个关节区中至少 3 个有软组织肿胀或积液
3. 手关节炎	腕、掌指或近端之间关节区中，至少有一个关节区肿胀
4. 对称性关节炎	左右两侧关节同时受累
5. 类风湿结节	医师观察到在骨突部位、伸肌表面或关节周围有皮下结节
6. 类风湿因子阳性	任何检测方法证明血清中类风湿因子（RF）含量升高
7. 影像学改变	必须包括骨质侵蚀或受累关节及其邻近部位有明确骨质脱钙

注：以上 7 条满足 4 条或 4 条以上并排除其他关节炎可诊断 RA，条件 1～4 必须持续至少 6 周

2. 患者的选择 本量表适用于所有的类风湿关节炎患者，纳入标准为：①确诊为类风湿关节炎的患者；②非病危、无伴发其他严重疾病并自愿配合参加调查的患者；③具有小学及以上文化，有一定的阅读能力和理解能力，能自行填写问卷；④知情同意，愿意配合。

排除标准：①合并有其他骨关节损伤疾病的患者；②合并有其他严重疾病、严重精神障碍、神志不清的患者；③存在严重听力或视力障碍，无法阅读或听清调查内容的患者；④病情严重，无法参加调查者。

在实际应用中，可根据研究目的适当调整纳入标准和排除标准，如调查对象为老年人，则纳入标准需加入年龄≥65 岁的患者；若调查对象为社区患者，则排除标准需加入居住日期不满 6 个月的患者。

3. 研究设计与实施 QLICD-RA 量表在生命质量测定过程中，可以根据调查目的进行多角度、多层次、多病种的比较研究，也可以进行横向研究，按照设计方法不同，可以分为以下几类。

（1）横向研究：常见于类风湿关节炎患者生命质量调查研究及影响因素分析，此类研究以一个时间段内纳入的患者作为调查对象，对患者的生命质量进行测定，同时可按不同人口学特征进行比较，分析不同人群类风湿关节炎患者生命质量的不同，并分析生命质量的影响因素。在进行横向研究过程中，需提前做好研究设计，充分考虑人群如何划分？各人群是否具有可比性？哪些因素可能影响患者的生命质量？

（2）比较研究：QLICD-RA 量表可用于不同治疗药物、不同手术方法、不同辅助治疗等的比较研究，也可用于不同干预措施、不同护理方式等的比较。

在进行比较研究过程中应遵循临床实验设计的原则,采用随机、有对照组的设计方法,并且在不同时间多次测定(至少在治疗前后各测定 1 次)。

具体的设计、问卷准备、质量控制等参见第二章,这里从略。

二、QLICD-RA 量表的应用情况

QLICD-RA 研制完成后已经在昆明医科大学、广东医科大学、辽宁中医药大学等单位直属或非直属附属医院应用。

陈铭扬等(2016)调查了 100 例类风湿关节炎住院患者,通过 QLICD-RA(2.0)量表测定患者的生命质量,结果显示,不同文化程度和家庭经济状况对患者生命质量量表总分及各领域得分均有影响(均有 $P<0.05$),文化程度越高、家庭经济状况越好,生命质量得分越高。生命质量影响因素的多元回归分析结果:DAS、家庭经济状况和天门冬氨酸氨基转移酶(aspartate aminotransferase,AST)和丙氨酸氨基转移酶(alanine aminotransferase,ALT)比值 AST/ALT 这 3 个自变量进入方程,调整后的决定系数 $R^2=0.558$。家庭经济状况越好,生命质量越好;DAS、AST/ALT 越高,生命质量越差。

曹旭敏(2017)将 QLICD-RA(V2.0)用于类风湿关节炎患者生命质量的影响因素及心理干预研究。对 230 例类风湿关节炎患者采用 QLICD-RA(V2.0)、疼痛 VAS 评分、焦虑自评量表(SAS)、抑郁自评量表(SDS)、疾病不确定感量表(MUIS)、匹兹堡睡眠指数量表(PSQI)进行调查,结果表明:①类风湿关节炎患者生命质量水平低于平均值;②类风湿关节炎患者生命质量的各维度及总分在性别、年龄、文化程度、婚姻状况等社会人口学特征及疾病的 DAS28 评分上有差异($P<0.01$);③影响 RA 患者生命质量的主要因素依次为 SDS、睡眠障碍、SAS、疼痛 VAS 评分、不确定性、婚姻状况。

郑红卫等(2018)将 QLICD-RA(V2.0)用于探讨家庭护理干预对类风湿关节炎(RA)患者生存质量的影响,结果干预后观察组症状评分明显低于对照组,QLICD-RA 各项评分高于对照组,差异均有统计学意义($P<0.05$),说明家庭护理干预能促进 R A 患者病情恢复,提高其生存质量。

第四节　QLICD-RA 的计分规则与得分解释

一、计 分 规 则

1. 条目计分　QLICD-RA(V2.0)采取五点等距评分法,正向条目根据其回答选项(1～5)依次计为 1、2、3、4、5 分,对逆向条目,需对其进行"正向变换",即用 6 减去回答选项得到条目得分。

QLICD-RA(V2.0)中正向条目有 GPH1、GPH2、GPH4、GPH5、GPH6、GPH7、GPH8;GPS1、GPS3、GPS10;GSO1、GSO2、GSO3、GSO4、GSO5、GSO8;RA12。其余均为逆向条目。

2. 领域、侧面及总量表计分　首先分别计算各领域、侧面、总量表的原始分(RS),同一领域/侧面的各个条目得分之和构成该领域/侧面的原始分,各个领域得分之和构成了总量表的原始分。然后,为了便于相互比较,需要将原始分转化为标准得分(SS),采用的是极差化方法。即 $SS=(RS-min)\times100/R$。详见表 14-4。

表 14-4　QLICD-RA（V2.0）各个领域及其所属侧面的计分方法

领域/侧面	代码	条目数	min	max	RS	SS
生理功能	PHD	9	9	45	BPF+IND+EAD	（RS-9）×100/36
基本生理功能	BPF	4	4	20	GPH1+GPH2+GPH3+GPH4	（RS-4）×100/16
独立性	IND	3	3	15	GPH6+GPH7+GPH8	（RS-3）×100/12
精力不适	EAD	2	2	10	GPH5+GPH9	（RS-2）×100/8
心理功能	PSD	11	11	55	COG+EMO+WIP	（RS-11）×100/44
认知	COG	2	2	10	GPS1+GPS2	（RS-2）×100/8
情绪	EMO	7	7	35	GPS3+GPS4+⋯+GPS8+GPS9	（RS-7）×100/28
意志与个性	WIP	2	2	10	GPS10+GPS11	（RS-2）×100/8
社会功能	SOD	8	8	40	INC+SSS+SOR	（RS-8）×100/32
人际交往	INC	3	3	15	GSO1+GSO2+GSO3	（RS-3）×100/12
社会支持	SSS	3	3	15	GSO4+GSO5+GSO6	（RS-3）×100/12
社会角色	SOR	2	2	10	GSO7+GSO8	（RS-2）×100/8
共性模块总分	CGD	28	28	140	PHD+PSD+SOD	（RS-28）×100/112
特异模块	SPD	15	15	75	JPD+COM+LOA+TSE	（RS-15）×100/60
关节疼痛及变形	JPD	5	5	25	RA1+RA2+RA3+RA4+RA5	（RS-5）×100/20
并发症	COM	3	3	15	RA6+RA7+RA9	（RS-3）×100/12
活动受限	LOA	6	6	30	RA10+RA11+RA12+RA13+RA14+RA15	（RS-6）×100/24
治疗副作用	TSE	1	1	5	RA8	（RS-1）×100/4
量表总分	TOT	43	43	215	PHD+PSD+SOD+SPD	（RS-43）×100/172

二、得 分 解 释

若是衡量个体或群体健康状况，则根据其得分进行判断，越接近 100 说明生命质量（健康状况）越好。表 14-5 给出的是调查的 100 例类风湿关节炎患者的得分分布情况，参考这个结果并知道各自的得分情况就可知道其所处的位置，从而便于得分的解释。

表 14-5　QLICD-RA（V2.0）各领域得分统计（N=100）

领域	得分频数分布（%）							得分统计量			
	<40	40-	50-	60-	70-	80-	≥90	min	max	$\bar{X}$	S
躯体功能	28（28.0）	13（13.0）	29（29.0）	18（18.0）	6（6.0）	4（4.0）	2（2.0）	5.56	91.67	49.36	18.80
心理功能	12（12.0）	18（18.0）	14（14.0）	18（18.0）	25（25.0）	7（7.0）	6（6.0）	9.09	95.45	60.43	18.93
社会功能	5（5.0）	9（9.0）	20（20.0）	23（23.0）	16（16.0）	16（16.0）	11（11.0）	28.13	100.00	67.40	16.61
特异模块	24（24.0）	13（13.0）	13（13.0）	16（16.0）	16（16.0）	15（15.0）	1（1.0）	5.00	93.33	56.32	22.60
总量表	19（19.0）	13（13.0）	19（19.0）	18（18.0）	23（23.0）	6（6.0）	2（2.0）	18.60	90.70	57.98	17.32

若是治疗方法比较评价，除了统计学意义的差异外，还需要知道量表得分变化多少才有临床意义，即 MCID。在今后的研究应注重这方面的工作，使量表得分更容易解释，更具有临床适用性。

第十五章　系统性红斑狼疮的生命质量测评

系统性红斑狼疮（systemic lupus erythematosus，SLE）是一种多发于青年女性的累及多脏器的慢性自身免疫病，本病累及男女之比为 1 :（7～9），发病年龄以 20～40 岁最多，幼儿或老年人也可发病。病程迁延不愈，临床症状复杂多样，伴有多个脏器受累，多数患者需要在相当长的时间内带病生存，目前无根治的方法（张标新，2011）。系统性红斑狼疮患者在遗传素质、环境因素、雌激素水平等各种因素相互作用下，导致 T 淋巴细胞减少、T 抑制细胞功能降低、B 细胞过度增生，产生大量的自身抗体，并与体内相应的自身抗原结合形成相应的免疫复合物，沉积在皮肤、关节、小血管、肾小球等部位，在补体的参与下，引起急、慢性炎症及组织坏死（如狼疮肾炎），或者抗体直接与组织细胞抗原作用，引起细胞破坏（如红细胞、淋巴细胞及血小板的特异性抗原与相应的自身抗体结合，分别引起溶血性贫血、淋巴细胞减少症和血小板减少症），从而导致机体的多系统损害。

该疾病表现多样，常出现皮肤和黏膜的症状，典型的有：特异性皮损有蝶形红斑、亚急性皮肤红斑狼疮、盘状红斑和新生儿狼疮。非特异性皮损有光过敏、脱发、口腔溃疡、皮肤血管炎、雷诺现象、荨麻疹样皮疹、少见的还有狼疮性脂膜炎或深部狼疮及大疱性红斑狼疮。

若疾病累及骨骼肌肉系统，常出现关节痛、关节炎、关节畸形、肌无力等；若累及循环系统则出现心包炎、充血性心力衰竭，常表现为胸痛；若累及呼吸系统则出现憋气感、膈肌功能障碍，严重者表现为急性狼疮肺炎、肺出血等；若累及泌尿系统，引发肾炎或肾病综合征，常表现为蛋白尿、水肿等，若发展到尿毒症，则会出现不同程度的腹水及胸腔、心包积液；若累及消化系统，常出现食欲缺乏、恶心、呕吐、腹痛、腹泻等，部分患者出现肝功能异常、胰腺炎、肠系膜血管炎等；若累及血液系统，则出现贫血、白细胞计数减少、淋巴结肿大，脾大等。

对于狼疮肾炎的治疗，常采用：①糖皮质激素；②免疫抑制药；③血浆置换与免疫吸附疗法；④大剂量免疫球蛋白冲击治疗适用于活动性狼疮肾炎、免疫功能低下合并感染者；⑤其他，如抗凝药、全身淋巴结照射及中药，肾功能不全者可行透析治疗。

病情反复发作、漫长的治疗过程及长期服用类固醇药物所致的副作用，都会使患者心理产生应激反应，负性情绪增加，生活质量下降，从而影响到患者疾病的康复和转归，成为不可预测的慢性自身免疫病，严重影响了患者的生活质量。

第一节　系统性红斑狼疮的生命质量测定量表介绍

一、国外常见的系统性红斑狼疮患者生命质量量表

1. 狼疮生命质量量表（lupus qol scale，LupusQol）　该量表 2005 年开始开发，第 1 个版本含 63 个条目，第 2 个版本减少到 42 个条目，最终版为 34 个条目，分为 8 个领域：生理功能、疼痛、情感功能、乏力、身体形象、亲密关系、计划、对别人的负担，量表按 5 级 Likert 计分，量表总分为 0～100，得分越高生命质量越好。目前，该量表被广泛运用

于系统性红斑狼疮患者生命质量的研究。

2. 系统性红斑狼疮生命质量问卷（systemic lupus erythematosus quality of life questionnaire，L-QOL） 该问卷由 25 个条目构成，分为自理能力、疲劳、情绪反应 3 个领域。问题按是/否作答，总分为 0～25，得分越高生命质量越差。该量表的重测相关系数为 0.95，内部一致性为 0.91～0.92，具有较好的信度。各个条目的形成全由患者访谈得来，具有较好的内容效度，与诺丁汉健康调查问卷的相关性为 0.48～0.80。

3. 系统性红斑狼疮特异性生命质量量表（systemic lupus erythematosus-specific quality-of-life，SLEQOL） 该量表在新加坡开发，量表为英语问卷，目前该量表也有中文版（SLEQOL-C），共有 40 个条目，分为 6 个部分：生理功能、活动性、症状、治疗、情绪和自我印象，按 7 级计分。量表总分为 40～280 分，得分越高生命质量越差。该量表的内部一致性较好，为 0.76～0.93，总量表的克龙巴赫 α 系数为 0.95，重测相关系数为 0.83，量表的大部分条目由卫生人员提出，患者反馈后加入了 6、18、19 个条目，让量表的内容效度更完善。

4. 系统性红斑狼疮症状清单（SLE symptom checklist，SSC） 该问卷含 38 个条目，SSC 为自测性 SLE 特异性调查问卷，有 38 个症状，要求是调查在调查时间以前 1 个月所出现的症状。分为基本无影响、有一点影响、严重影响、非常严重影响的评分，得分越高越严重，该量表已被翻译为多种语言，被广泛用于 SLE 患者生命质量的测量。

5. 狼疮患者报告结局（lupus patient reported outcome，Lupus-PRO） 该问卷是基于对种族多样化的系统性红斑狼疮患者进行访谈得出，具有良好的心理学属性。它主要包括 13 个维度：狼疮特定的健康相关的生活质量[9 个维度：症状、狼疮用药（副反应）、身体健康、情感健康、疼痛、活力、生育、认知、身体形象]和非健康相关的生活质量（4 个维度：欲望－目标、应对、社会支持、满意度），共 43 个条目。该量表在开发时与 SF-36 进行对比验证，其内部一致性为 0.48～0.94，复测信度为 0.55～0.92。

二、青少年系统性红斑狼疮患者生命质量量表

儿童患风湿免疫疾病的发病率较前有了升高，近 5 年与前 5 年相比上升了近 5 倍，成为儿童健康的一大隐患。而系统性红斑狼疮对儿童的生命质量影响较大，国外也研制了不少针对儿童的生命质量测定量表。

1. 儿童健康评估问卷（childhood health assessment questionnaire，C-HAQ） 该问卷包含 30 个条目、8 个领域：着装和仪表、起身、吃饭、走路、卫生、手脚能够到的范围、握力、活动。0～3 计分，得分越高残疾程度越高。5～10min 可完成该问卷。该问卷被广泛用于儿童系统性红斑狼疮患者残疾程度的评估，易于管理，使用广泛，有较好的反应性。

2. 儿科生命质量量表核心模块（pediatric quality of life inventory generic core module，PedsQL-GC） 该量表有 23 个条目、4 个领域：躯体功能、心理功能、社会功能、学校功能。按 5 级 Likert 计分。该问卷广泛用于儿科患者生命质量的测定，在系统性红斑狼疮患者测定运用中，该量表展现了较好的信度、效度和反应度。

3. 儿科生命质量量表之风湿性疾病模块（pediatric quality of life inventory rheumatology module，PedsQL-RM） 该量表包含 22 个条目、5 个领域：疼痛与伤害、每日活动、治疗、担心、交流。采用 5 级 Likert 计分。得分越高生命质量越好。该问卷可用于系统性红斑狼疮患者生命质量的测量，并有较好的信度、效度及反应度。

4. 青少年红斑狼疮简易量表（simple measure of impact of lupus erythematosus in youngsters，SMILEY） 该量表包含 24 个条目、4 个领域：自身影响（4）、受限（8）、社会和家庭关系的影响（4）、SLE 的负担（7），外加 1 个总体健康相关生命质量条目和 1 个目前 SLE 状况条目。采取 5 级计分制，5 个等级配以不同的面部表情的答案。得分越高生命质量越好。主要用于 19 岁以下的青少年 SLE 患者，包括自我报告及父母报告（领域略有不同）。该量表具有较好的信度、效度、内部一致性，容易理解，更适合儿童的特性。多中心跨文化研究以了解其反应度的研究正在进行，跨文化的信度、效度评价也同时进行。

国内目前除我们开发了针对系统性红斑狼疮的量表外，还没有其他量表。国内学者大多采用普适性量表 WHOQOL、SF-36 等量表对系统性红斑狼疮患者进行测量，也有学者对上述量表的汉化，但自行开发的量表尚未见报道。

为了便于查询，现将国内外常见的系统性红斑狼疮量表概括于表 15-1。

表 15-1　系统性红斑狼疮患者生命质量测定量表

序号	量表	内容
1	量表名称	狼疮生命质量量表（lupus qol scale，LupusQol）
	量表简介	该量表 2005 年开始开发，第 1 个版本含 63 个条目，第 2 版本减少到 42 个条目，最终版为 34 个条目，分为 8 个领域：生理功能、疼痛、情感功能、乏力、身体形象、亲密关系、计划、对别人的负担，量表按 5 级 Likert 计分，量表总分为 0~100，得分越高生命质量越好
	文献来源	[1] Mcelhonek，Abbott J，Shelmerdine J，et al. 2007. Development and validation of a Disease-specific Health- related Quality of life measure，the LupusQoL，for adults with Systemic Lupus erythematosus. Arthritis & Rheumatism，57（6）：972-979. [2] McElhone K，Castelino M，Abbott J，et al. 2010. The LupusQoL and associations with demographics and clinicalmeasurements in patients with systemic lupus erythematosus. J Rheumatol，37（11）：2273-2279. [3] Rodby RA，Sequeira W，Block JA，et al，2010. LupusQoL-US benchmarks for US patients with systemic lupus erythematosus. J Rheumatol，37（9）：1828-1833.
2	量表名称	系统性红斑狼疮生命质量问卷（systemic lupus erythematosus quality of life questionnaire，L-QOL）
	量表简介	该问卷由 25 个条目构成，分为自理能力、疲劳、情绪反应 3 个领域。问题按是/否作答，总分为 0~25，得分越高生命质量越差
	文献来源	Doward LC，McKenna SP，Whalley D，et al. 2009. The development of the L-QoL：a quality-of-life instrument specific to systemic lupus erythematosus. Ann Rheum Dis，68（2）：196-200.
3	量表名称	系统性红斑狼疮特异性生命质量量表（systemic lupus erythematosus-specific quality-of-life，SLEQOL）
	量表简介	该量表为英语问卷，目前该量表也有中文版（SLEQOL-C），但量表评价尚部完全，共有 40 个条目，分 6 个部分：生理功能、活动性、症状、治疗、情绪和自我印象，按 7 级计分。量表总分为 40~280 分，得分越高生命质量越差
	文献来源	[1] Leong KP，Kong KO，Thong BY，et al. 2005. Development and preliminary validation of a systemic lupus erythematosus-specific quality-of-life instrument（SLEQOL）. Rheumatology（Oxford），44（10）：1267-1276. [2] Freire EA，Bruscato A，Leite DR，et al. 2010. Translationinto Brazilian Portuguese，cultural adaptation and validation of thesystemic lupus erythematosus quality of life questionnaire（SLEQOL）. Acta Reumatol Port，35（3）：334-339.
4	量表名称	系统性红斑狼疮症状清单（SLE symptom checklist，SSC）
	量表简介	该问卷含 38 个条目，涉及疾病和治疗的有关症状等方面，按 5 级 Likert 计分，得分越高越严重，该量表已被翻译为多种语言，被广泛用于 SLE 患者生命质量的测量
	文献来源	Grootschohen C，Ligtenberg G，Derksen RH，et al. 2003. Health-related quality of life in patients with systemic lupus erythematosus：development and validation of a lupus specific symptom checklist. Qual Life Res，12（6）：635-644.

序号	量表	内容
5	量表名称	狼疮病人报告结局（lupus patient report outcome，Lupus-PRO）
	量表简介	该量表包括 13 个维度：症状、狼疮用药（副反应）、身体健康、情感健康、疼痛、活力、生育、认知、身体形象 9 个维度狼疮特定的健康相关的生活质量及欲望—目标、应对、社会支持、满意度 4 个非健康相关的生活质量，共 43 个条目
	文献来源	Jolly M, Pickard AS, Block JA, et al. 2012. Disease-specific patient reported outcome tools for systemic lupus erythematosus . Semin Arthritis Rheum, 42（1）: 56-65.
6	量表名称	儿童健康评估问卷（childhood health assessment questionnaire，C-HAQ）
	量表简介	该问卷包含 30 个条目、8 个领域：着装和仪表、起身、吃饭、走路、卫生、手脚能够到的范围、握力、活动。0～3 计分，得分越高残疾程度越高。5～10min 可完成该问卷。该问卷被广泛用于儿童系统性红斑狼疮患者残疾程度的评估，易于管理，使用广泛，有较好的反应性
	文献来源	Lam C, Young N, Marwaha J, et al. 2004. Revised versions of the Childhood Health Assessment Questionnaire（C-HAQ）are more sensitive and suffer less from a ceiling effect. Arthritis Rheum, 51（6）: 881-889.
7	量表名称	儿科生命质量量表核心模块（pediatric quality of life inventory generic core module，PedsQL-GC）
	量表简介	该量表 23 个条目、4 个领域：躯体功能、心理功能、社会功能、学校功能。按 5 级 Likert 计分。该问卷广泛用于儿科患者生命质量的测定，在系统性红斑狼疮患者测定运用中，该量表展现了较好的信度、效度和反应度
	文献来源	Meiorin S, Pistorio A, Ravelli A, et al. 2008. Validation of the Childhood Health Assessment Questionnaire in active juvenile systemic lupus erythematosus. Arthritis Rheum, 59（8）: 1112-1119.
8	量表名称	儿科生命质量量表之风湿性疾病模块（pediatric quality of life inventory rheumatology module，PedsQL-RM）
	量表简介	该量表包含 22 个条目、5 个领域：疼痛与伤害、每日活动、治疗、担心、交流。采用 5 级 Likert 计分。得分越高生命质量越好。该问卷可用于系统性红斑狼疮患者生命质量的测量，并有较好的信效度及反应度
	文献来源	Moorthy LN, Harrison MJ, Peterson M, et al. 2005. Relationship of quality of life and physical function measures with disease activity in children with systemic lupus erythematosus. Lupus, 14（4）: 280-287.
9	量表名称	青少年红斑狼疮简易量表（simple measure of impact of lupus erythematosus in youngsters，SMILEY）
	量表简介	量表含 24 个条目、4 个领域：自身影响（4）、受限（8）、社会和家庭关系的影响（4）、SLE 的负担（7），外加 1 个总体健康相关生命质量条目和 1 个目前 SLE 状况条目。采取 5 级计分制，5 个等级配以不同的面部表情的答案。得分越高生命质量越好。主要用于 19 岁以下的青少年 SLE 患者，包括自我报告及父母报告（领域略有不同）。该量表具有较好的信度、效度、内部一致性，容易理解，更适合儿童的特性。多中心跨文化研究以了解其反应度的研究正在进行，跨文化的信度、效度评价也同时进行
	文献来源	Moorthy LN, Peterson MG, Baratelli M, et al. 2007. Multicenter validation of a new quality of life measure in pediatric lupus. Arthritis Rheum, 57（7）: 1165-1173.
10	量表名称	慢性病患者生命质量测定量表体系之系统性红斑狼疮量表（quality of life instruments for chronic diseases-systemic lupus erythematous，QLICD-SLE）
	量表简介	由共性模块 QLICD-GM 及 1 个含 19 个条目的系统性红斑狼疮特异模块构成，整个量表有 47 个条目
	文献来源	禹玉兰，吕昭萍，万崇华，等，2013. 慢性病患者生命质量测定量表体系——系统性红斑狼疮量表的研制及信度与效度分析. 中华疾病控制杂志，17（11）: 997-1001.

第二节　QLICD-SLE 的结构与特性

一、量表的结构

QLICD-SLE（V2.0）是慢性病患者生命质量测定量表体系（quality of life instruments for chronic diseases，QLICD）中的系统性红斑狼疮（systemic lupus erythematosus）量表，由

共性模块 QLICD-GM（general module）及 1 个包含 19 个条目的系统性红斑狼疮特异模块构成。其中 QLICD-GM 包括躯体功能（9 个条目）、心理功能（11 个条目）、社会功能（8 个条目）3 个领域、28 个条目；特异模块包括皮肤黏膜症状（3 个条目）、呼吸循环系统症状（4 个条目）、泌尿系统症状（2 个条目）、其他症状（6 个条目）、特殊心理（2 个条目）、治疗副作用（3 个条目）。结构见表 15-2。

表 15-2　QLICD-SLE 的结构

领域/侧面	条目及关键词
生理功能 PHD	
基本生理功能 （BPF）	GPH1（食欲）、GPH2（睡眠）、GPH3（性生活）、GPH4（粪便）、
独立性 （IDF）	GPH6（日常生活）、GPH7（劳动）、GPH8（行走）
精力不适 （EAD）	GPH5（疲乏）、GPH9（疼痛）
心理功能 PSD	
认知（COG）	GPS1（注意力）、GPS2（记忆力）
情绪（EMO）	GPS3（生活乐趣）、GPS4（烦躁）、GPS5（担心视为负担）、GPS6（担心健康）、GPS7（忧虑）、GPS8（悲观）、GPS9（恐惧）
意志与个性（WIP）	GPS10（乐观）、GPS11（性格改变）
社会功能 SOD	
人际交往（INC）	GSO1（社会交往）、GSO2（家人关系）、GSO3（朋友关系）
社会支持（SSS）	GSO4（家庭支持）、GSO5（其他支持）、GSO6（经济困难）
社会角色（SOR）	GSO7（影响地位）、GSO8（家庭角色）
特异模块 SPD	
皮肤黏膜症状（SMS）	SLE1（脱发）、SLE2（口腔溃疡）、SLE4（日晒后红斑）
呼吸循环系统症状（RCS）	SLE7（发热）、SLE8（咳嗽、咳痰）、SLE9（气喘）、SLE10（胸痛）
泌尿系统症状（URS）	SLE14（尿中有泡沫）、SLE15（足或眼睑浮肿）
其他症状（OTS）	SLE3（关节疼痛）、SLE5（眼睛干涩、怕光）、SLE6（视力下降）、SLE18（精神恍惚）、SLE19（头痛）
特殊心理（SPM）	SLE14（担心遗传）、SLE17（担心生育）
治疗副作用（TSE）	SLE11（外形变差）、SLE12（易感冒）、SLE13（腹痛）

二、量表的测量学特征

通过 143 名系统性红斑狼疮患者的测定结果对量表的测量学特征进行了评价（禹玉兰，2013；万崇华，2015）。

1. 量表的效度

（1）内容效度：参见第二、三章陈述，具有较好的内容效度。

（2）结构效度：分别对 QLICD-SLE 的共性模块和特异模块的结构效度进行考评。相关分析结果显示，无论是 QLICD-SLE 共性模块还是特异模块，各条目得分与其所在领域得分之间的相关性较大，但与其他领域之间的相关性较低。特异模块分析显示，累计方差贡献率为 64.11%，6 个主成分分别反映了特异模块的 6 个侧面。

（3）效标效度：以 SF-36 为校标，计算 QLICD-SLE 各领域和 SF-36 各领域的相关，结果为 0.553～0.695，两量表相关领域的相关系数较大。

2. 量表的信度

（1）重测信度：QLICD-SLE 的各个领域两次测定的重测相关系数均大于等于 0.707，各个领域的第 1 与第 2 次得分均数比较，除精力不适、呼吸循环系统症状侧面有差异外，其他领域均无统计学差异（$P>0.05$）。

（2）同质信度：QLICD-SLE 各个领域的克龙巴赫 α 系数均大于等于 0.753。

3. 量表的反应度　量表的反应度是指量表是否能够探查出患者因治疗等原因其生命质量在纵向时间上的变化，为了考察反应度，对其中 98 例患者在出院之前再次进行重测，采用配对 t 检验比较治疗前后的得分均数，结果发现生理功能、精力不适、社会功能、人际交往、泌尿系统症状均有统计学差异（$P<0.05$）。

4. 量表的其他测量学特征　绝大多数患者能认真完成调查表，而且大多能在 15min 内完成，问卷回收率与合格率均为 100%，认为该量表具有较好的可行性和可接受性。

第三节　QLICD-SLE 的使用方法

一、使用 QLICD-SLE 的研究设计问题

1. 系统性红斑狼疮患者的诊断标准　目前系统性红斑狼疮诊断标准采用美国风湿学会（ACR）1997 年推荐的 SLE 分类标准，此标准临床使用广泛，具体见表 15-3。

表 15-3　美国风湿协会 1997 年推荐的 SLE 诊断分类标准

条件	定义
1. 颊部红斑	固定红斑，扁平或高起，在两颧突出部位
2. 盘状红斑	片状高起于皮肤的红斑，黏附有角质脱屑和毛囊栓；陈旧病变可发生萎缩性瘢痕
3. 光过敏	对日光有明显的反应，引起皮疹，从病史中得知或医师观察到
4. 口腔溃疡	经医师观察到的口腔或鼻咽部溃疡，一般无痛性
5. 关节炎	非侵蚀性关节炎，累及 2 个或更多的外周关节，有压痛、肿胀或积液
6. 浆膜炎	胸膜炎或心包炎
7. 肾脏病变	尿蛋白定量（24h）>0.5g 或+++，或管型
8. 神经病变	癫痫发作或精神病，除外药物或已知的代谢紊乱
9. 血液学疾病	溶血性贫血，或白细胞减少，或淋巴细胞减少，或血小板减少
10. 免疫学异常	抗 dsDNA 抗体阳性，或抗 Sm 抗体阳性，或抗磷脂抗体阳性
11. 抗核抗体	在任何时候和未用药物诱发"药物性狼疮"的情况下，抗体滴度异常

注：符合以上 11 项中的 4 项或 4 项以上并除外感染、肿瘤和其他结缔组织病后，可诊断 SLE

2. 患者的选择　本量表适用于所有的系统性红斑狼疮患者，纳入标准为：①确诊为系统性红斑狼疮的患者；②非病危、无伴发其他严重疾病并自愿配合参加调查的患者；③具有小学及以上文化，有一定的阅读能力和理解能力，能自行填写问卷；④知情同意，愿意配合。

排除标准为：①认知功能障碍；②病危、合并有其他严重疾病、严重精神障碍、神志不清的患者；③存在严重听力或视力障碍，无法阅读或听清调查内容的患者；④病情严重，无法参加调查者；⑤文盲。

在实际应用中，可根据研究目的适当调整纳入标准和排除标准，如调查对象为老年人，则纳入标准需加入年龄≥65 岁的患者；若调查对象为社区患者，则排除标准需加入居住日

期不满半年的患者。

3. 研究设计与实施　QLICD-SLE 量表在生命质量测定过程中，可以根据调查目的进行多角度、多层次、多病种的比较研究，也可以进行横向研究，按照设计方法不同，可以分为以下几类。

（1）横向研究：常见于系统性红斑狼疮关节炎患者生命质量调查研究及影响因素分析，此类研究以一个时间段内纳入的患者作为调查对象，对患者的生命质量进行测定，同时可按不同人口学特征进行比较，分析不同人群骨关节炎患者生命质量的不同，并分析生命质量影响因素。在进行横向研究过程中，需提前做好研究设计，充分考虑人群如何划分？各人群是否具有可比性？哪些因素可能影响患者生命质量？

（2）比较研究：QLICD-SLE 量表可用于不同治疗药物、不同手术方法、不同辅助治疗等的比较研究，也可用于不同干预措施、不同护理方式等的比较。

在进行比较研究的过程中，可以采用盲法进行比较。盲法分为单盲、双盲、三盲法（详见第十四章）。

在进行比较研究过程中应遵循临床试验设计的原则，采用随机、有对照组的设计方法，并且在不同时间多次测定（至少在治疗前后各测定 1 次）。

具体的设计、问卷准备、质量控制等参见第二章，这里从略。

二、QLICD-SLE 量表的应用情况

陈铭扬等（2016）将 QLICD-SLE 量表用于系统性红斑狼疮患者生命质量的测量，以 QOL 总分为因变量（Y），以与量表总分相关性高的 12 个因素作为自变量（X）。其中，经济状况、皮疹、脱发、黏膜溃疡及激素停药情况等 5 个二分类变量赋值 1 代表差或无，2 代表好或有；多分类变量文化程度由低到高赋值 1～4；SLEDIA 评分、病程、总蛋白、AST、游离胆固醇及 A-La/SSB 等 6 个定量变量取实测值分析。结果显示：天门冬氨酸氨基转移酶（AST）、文化程度、激素停药情况及 SLEDIA 评分这 4 个变量进入回归方程，决定系数 R^2=0.440。其中 AST 和 SLEDIA 评分与 QOL 总分呈负相关，文化程度和激素停药情况呈正相关。

万崇华等（2015）为了解 SLE 患者生命质量改善的影响因素，用 QLICD-SLE 调查 143 名系统性红斑狼疮住院患者，计算患者出入院的生命质量差值（出院得分–入院得分），差值越大，患者生命质量改善越好，将此差值作为因变量，各种可能影响患者生命质量改善的因素作为自变量进行多元回归分析，结果表明：影响患者生理功能改善的因素有年龄，年龄越大患者生命质量改善越小；社会功能领域的影响因素主要是文化程度，文化程度越高患者社会功能改善越大；共性模块中主要是住院天数和年龄对患者生命质量的改善影响较大，患者住院天数越长共性模块生命质量改善越好。总之，从影响因素分析上看，患者在住院期间，医务工作者应更加关注年龄较大、文化程度较低的患者。

第四节　QLICD-SLE 的计分规则与得分解释

一、计　分　规　则

1. 条目计分　QLICD-SLE（V2.0）采取五点等距评分法，正向条目根据其回答选项

（1～5）依次计为1、2、3、4、5分，对逆向条目，需对其进行"正向变换"，即用6减去回答选项得到条目得分。

QLICD-SLE（V2.0）中正向条目有 GPH1、GPH2、GPH4、GPH5、GPH6、GPH7、GPH8；GPS1、GPS3；GSO1、GSO2、GSO3、GSO4、GSO5、GSO8。其余均为逆向条目。

2. 领域、侧面及总量表计分 首先分别计算各领域、侧面、总量表的原始分（RS），同一领域/侧面的各个条目得分之和构成该领域/侧面的原始分，各个领域得分之和构成了总量表的原始分。然后，为了便于相互比较，需要将原始分转化为标准得分（SS），采用的是极差化方法。即 SS=（RS−min）×100/R。详见表 15-4。

表 15-4 QLICD-SLE（V2.0）各个领域及其所属侧面的计分方法

领域/侧面	代码	条目数	min	max	RS	SS
生理功能	PHD	9	9	45	BPF+IND+EAD	（RS−9）×100/36
基本生理功能	BPF	4	4	20	GPH1+GPH2+GPH3+GPH4	（RS−4）×100/16
独立性	IND	3	3	15	GPH6+GPH7+GPH8	（RS−3）×100/12
精力不适	EAD	2	2	10	GPH5+GPH9	（RS−2）×100/8
心理功能	PSD	11	11	55	COG+EMO+WIP	（RS−11）×100/44
认知	COG	2	2	10	GPS1+GPS2	（RS−2）×100/8
情绪	EMO	7	7	35	GPS3+GPS4+…+GPS8+GPS9	（RS−7）×100/28
意志与个性	WIP	2	2	10	GPS10+GPS11	（RS−2）×100/8
社会功能	SOD	8	8	40	INC+SSS+SOR	（RS−8）×100/32
人际交往	INC	3	3	15	GSO1+GSO2+GSO3	（RS−3）×100/12
社会支持	SSS	3	3	15	GSO4+GSO5+GSO6	（RS−3）×100/12
社会角色	SOR	2	2	10	GSO7+GSO8	（RS−2）×100/8
共性模块总分	CGD	28	28	140	PHD+PSD+SOD	（RS−28）×100/112
特异模块	SPD	19	19	95	SMS+RCS+URS+OTS+SPM+TSE	（RS−19）×100/76
皮肤黏膜症状	SMS	3	3	15	SLE1+SLE2+SLE4	（RS−3）×100/12
呼吸循环系统症状	RCS	4	4	20	SLE7+SLE8+SLE9+SLE10	（RS−4）×100/16
泌尿系统症状	URS	2	2	10	SLE15+SLE16	（RS−2）×100/8
其他症状	OTS	5	5	25	SLE3+SLE5+SLE6+SLE18+SLE19	（RS−5）×100/20
特殊心理	SPM	2	2	10	SLE14+SLE17	（RS−2）×100/8
治疗副作用	TSE	3	3	15	SLE11+SLE12+SLE13	（RS−3）×100/12
量表总分	TOT	47	47	235	PHD+PSD+SOD+SPD	（RS−47）×100/188

二、得 分 解 释

若是衡量个体或群体的健康状况，则根据其得分进行判断，越接近100说明生命质量

（健康状况）越好。表 15-5 给出的是调查的 143 例系统性红斑狼疮患者的得分分布情况，参考这个结果并知道各自的得分情况就可知道其所处的位置，从而便于得分的解释。

表 15-5　QLICD-SLE（V2.0）各领域得分统计（N=143）

领域	得分频数分布（%）							得分统计量			
	<40	40–	50–	60–	70–	80–	≥90	min	max	$\bar{X}$	S
躯体功能	15（10.5）	11（7.7）	21（14.7）	45（31.5）	34（23.8）	15（10.5）	2（1.4）	16.67	91.67	63.11	15.51
心理功能	24（16.8）	12（8.4）	24（16.8）	30（21.0）	28（19.6）	20（14.0）	5（3.5）	6.82	97.73	61.06	19.89
社会功能	4（2.8）	12（8.4）	23（16.1）	26（18.2）	29（20.3）	31（21.7）	18（12.6）	34.38	100.0	70.80	16.55
特异模块	7（4.9）	10（7.0）	13（9.1）	36（25.2）	26（18.2）	40（28.0）	11（7.7）	18.42	97.37	70.76	15.67
总量表	5（3.5）	11（7.7）	15（10.5）	48（33.6）	43（30.1）	18（12.6）	3（2.1）	27.66	92.02	67.03	13.31

若是比较评价治疗方法，除了统计学意义的差异外，还需要知道量表得分变化多少才有临床意义，即 MCID。在今后的研究应注重这方面的工作，使量表得分更容易解释，更具有临床适用性。

第十六章 糖尿病的生命质量测评

糖尿病（diabetes mellitus）是一组多病因导致的慢性血糖异常增高，同时伴有因胰岛素分泌缺陷或作用缺陷而引起的碳水化合物、脂肪和蛋白质代谢紊乱的代谢性疾病群。随着社会经济发展及人民生活水平的不断提高，糖尿病的发病率及患病率也逐年升高，成为威胁人民健康的主要疾病，从而引起各国政府、卫生部门及医务人员的关注和重视。根据国际糖尿病联盟（International Diabetes Federation，IDF）统计，1995 年全球有约 1.2 亿糖尿病患者（其中 1 型糖尿病患者 350 万），到 2000 年，糖尿病患者增加到 1.5 亿（1 型 440 万），2011 年达到 3.7 亿，以平均每年 10%的速度迅速增加，预计到 2030 年，全球糖尿病患者将达到 5.5 亿。我国是糖尿病大国，2007 年有糖尿病患者 3980 万人，在全球 20～79 岁糖尿病患者人数中排名第二，仅次于印度（4090 万）。5 次全国性的大规模糖尿病普查显示，1980 年患病率为 0.67%，1994 年为 2.51%，1996 年为 3.21%，2002 年为 4.5%，2007～2008 年为 9.7%（中华医学会糖尿病学分会，2014），2013 年为 10.9%。虽然诊断标准不尽相同，但糖尿病患病率持续升高是不争的事实，同时还有比例更高的大量糖尿病前期患者，使糖尿病形势更趋严峻。

糖尿病是多病因及进展性疾病，治疗的目的是控制糖尿病的进展，防止出现急性代谢性并发症，通过良好的代谢控制达到预防慢性并发症，提高糖尿病患者生活质量和延长其寿命。所以糖尿病的治疗是一个综合、个体化、长期的过程，患者本人在治疗过程中起到了决定性的作用，疾病及治疗对患者的生理、心理及社会交往都不可避免地产生较大的影响，其难以治愈的特点，使得传统的评价临床疗效的指标不合适或不敏感，患者的自我感觉对评价糖尿病的治疗效果至关重要，如治疗措施不当，发生慢性并发症，将会使患者的生活质量极大地下降，因此，以生命质量作为指标评价糖尿病临床疗效显得尤为重要，也使得糖尿病成为慢性病生命质量研究的热点。

第一节　糖尿病的生命质量测定量表介绍

糖尿病的生命质量一直是研究的热点，1988 年就有特异性量表 DQOL 的开发使用，之后又有许多特异性量表被开发使用，我国学者也开发出多个糖尿病生命质量的特异性量表。

一、国外糖尿病量表介绍

国外常见的糖尿病生命质量测定量表见表 16-1。这里简单介绍一些主要的量表。

1. Diabetes quality of life measure（DQOL）　是较早开发的糖尿病特异性量表，由美国糖尿病控制和并发症试验（diabetes control and complications trail，DCCT）研究组的 Jacobson AM 等（1988）首次报道。DQOL 包含 46 个核心条目，可分为 4 个领域（亚量表）：15 个条目的满意度领域、20 个条目的影响领域、7 个条目的社会/职业担忧领域和 4 个条目的糖尿病相关担忧领域。每个条目采用 5 级 Likert 评分，满意度的计分为 1（非常满意）～

表 16-1　国外常见的糖尿病生命质量测定量表

量表	参考译名	条目数	领域	填表方式	分制
DQOL	糖尿病生命质量量表	46	治疗满意度、对日常生活的影响度、对糖尿病未来影响的忧虑、社会和职业的忧虑	自填	1～5
DQOL-Y	糖尿病生命质量量表-青少年版	56	疾病影响、糖尿病生活满意度、疾病相关担忧	自填、他填	1～5
AD-DQOL	糖尿病依赖生命质量	19	家庭生活、友谊和社会生活、亲密的个人关系、性生活、身体外形、生理健康、工作/就业、假日、业余活动、当地或长距离旅行、自信心、动力、人们的反应、对未来的感觉、经济状况、依赖他人、生活状况、关系、自由地吃东西与自由地喝东西	访谈	–3～1、0～3
ADDQOL-Teen	糖尿病依赖生命质量-青少年版	25	自我影响、其他人影响	自填、他填	
DSQOLS	糖尿病生命质量特异性量表	59	治疗目标、治疗成功的满意度、生命质量（身体病痛、休闲时间的弹性、社会关系、日常生活干扰、饮食限制）	自填	1～6
Diabetes-39	糖尿病-39 条问卷	39	精神和活动性、糖尿病控制、焦虑和担忧、社会和个人负担、性功能	自填	VAS
ADS	糖尿病评估量表	7	生理功能、心理健康、治疗及一般生活质量	自填	1～5
DIMS	糖尿病影响测定量表	44	特殊症状、普通症状、健康状况、糖尿病相关精神状态、社会角色	自填	4
DQLCTQ	糖尿病生命质量临床试验量表	57	生理功能、精力/疲乏、健康忧虑、总体健康、心理健康、治疗满意度、治疗适应性、症状频率	自填	
DHP	糖尿病健康问卷	DHP-1：32 DHP-18：18	心理忧虑、活动障碍、不限制饮食		4
QSD-R	糖尿病患者压力量表（修订版）	QSD：90 修订版 QSD-R：45	休闲时间、对未来的忧虑、低血糖症状、饮食治疗、身体的不适应、工作态度、朋友关系、医患关系		1～5
WED	糖尿病健康问卷	50	症状、不适感、平静、影响		1～5
ITR-QOL	胰岛素治疗相关生命质量量表	23	社会活动、社会功能、日常活动、治疗相关感受		1～5
DCP	糖尿病照顾问卷	234	控制问题、社会及个人因素、积极态度、消极态度、自我保健能力、保健的重要性、自我保健坚持、治疗依从性、饮食控制坚持、医疗障碍、生理活动性、血糖监测、疾病管理、患者糖尿病态度		
IDSRQ	胰岛素输注系统评价问卷	67	治疗满意度、治疗与日常活动的冲突、临床功效、糖尿病忧虑、社会负担、心理健康、对治疗的总体偏好		0～100 线性条目
ITAS	胰岛素治疗评价量表	20	积极评价、消极评价		1～5
DDRQOL	糖尿病饮食相关生命质量量表	31	饮食疗法的满意度、饮食疗法的负担、饮食疗法的益处、饮食疗法的一般感觉、社会功能的限制、活力、心理健康		1～5
PAID	糖尿病问题领域问卷	20			1～6
DTR-QOL	糖尿病治疗相关生命质量问卷	29	社会活动及日常活动负担、焦虑及治疗不满意、低血糖、治疗满意		
Asian DQOL	亚洲糖尿病生命质量问卷	英语、马来语：21 中文：18	英语、马来语：经济、饮食、记忆力和注意力、体力、关系 中文：经济、饮食与活动、记忆力和注意力、体力、关系	自填	1～5

5（非常不满意），影响和担忧的计分为 1（没有影响、从不担忧）～5（总是影响、总是担忧），得分越高生命质量越差。由于 DQOL 是专为针对 DCCT 的研究对象，使用受到一定限制。1991 年，修订形成量表的青少年版 DQOL-Y，其包含 56 个条目、3 个领域：26 个条目的疾病影响领域、17 个条目的糖尿病生活满意度领域和 13 个条目的疾病相关担忧领域，2006 年修订为 52 个条目的简表。两个量表开发后的 20 多年间被翻译成多种语言版本在世界各地使用，被证明有较好的效度、信度，是青少年及 1 型糖尿病生命质量测定的首选量表。有时也被用于 2 型糖尿病患者，但敏感性及有效性还存在质疑。

2. Audit of diabetes dependent quality of life（AD-DQOL）　是由伦敦大学心理学系的 Bradley C 等于 1999 年研制的用于评价糖尿病对生活影响的量表。包括 13 个条目，由访谈糖尿病患者而形成，每个条目为 7 级 Likert 评分，询问患者如果没有糖尿病，该生活领域的变化，答案为（–3）大大变好～3（大大变差）、从 3（非常重要）到 0（完全不重要），可以计算各条目的原始分及按重要性评分进行加权后的加权得分，得分越高生命质量越好。另外还有两个评价总体生命质量的条目，即目前的生命质量及如果没有糖尿病的生命质量，也是 7 级 Likert 评分。经过多次修订，最近的版本为 19 个条目，代表了糖尿病可能影响的 19 个生活领域，每个条目为 5 级 Likert 评分，即为–3（大大变好）～1（变差），同时要求患者对该领域的重要性进行评分，得分为 3 到 0 分，故每个条目的加权得分为–9～3。ADDQOL 量表被翻译为多种语言在世界各地广泛使用，被证明具有较好的信度和效度，是目前使用较普遍的量表之一。2004 年，ADDQOL 的作者又开发出青少年版 ADDQOL-Teen，可用于测定青少年糖尿病患者的生命质量，使量表的应用范围进一步扩大。

3. Diabetes-specific quality-of-life scale（DSQOLS）　是德国 Heinrich-Heine 大学的 Bott U 博士等于 1988 年研制的用于测定 1 型糖尿病患者生命质量的特异性量表。量表共有 59 个条目，分为 3 个部分：治疗目标（10 个条目）、治疗满意度（10 个条目）和生命质量（39 个条目），生命质量包含 6 个领域：休闲时间适应性（6 个条目）、身体不适（8 个条目）、对未来的担忧（5 个条目）、社会关系（11 个条目）、对日常生活的干扰（4 个条目）和饮食限制（5 个条目）。每个条目为 6 级 Likert 评分，治疗目标为 1（非常重要）～6（一点也不重要），治疗满意度为 1（非常满意）～6（一点也不满意），生命质量部分询问患者经历过的糖尿病相关负担和限制，为 1（完全符合）～6（一点也不符），得分越高生命质量越好。该量表有较好的信度和效度，也是常用的糖尿病生命质量量表。

4. Diabetes-39　是英国葛兰素国际药物经济学研发部的 Boyer JG 博士等于 1997 年开发的用于评价糖尿病人群生命质量的特异性量表。量表包含 39 个条目，分为 5 个领域：精力和移动性（15 个条目）、糖尿病控制（12 个条目）、焦虑和担忧（4 个条目）、社会和同伴负担（5 个条目）及性功能（3 个条目）。每个条目为 7 级线性评分，评价糖尿病对生命质量某方面的影响，为 1（一点没有影响）～7（非常影响），调查对象在测量尺度上的相应部位画"×"，然后用尺子测量以计算得分，得分越高生命质量越低。由于量表的计分方式稍显复杂，限制了量表的使用。

二、国内糖尿病量表介绍

国内学者在糖尿病生命质量研究中，也研制了一些特异性量表（表 16-2）。

1. 糖尿病生命质量量表（DSQL）　由原中山医科大学方积乾教授、周凤琼等于 2000

年研制的糖尿病患者生命质量测定量表（方积乾，2000）。量表包含 27 个条目、4 个领域：生理功能（11 个条目和 1 个总体健康条目）、心理/精神（7 个条目和 1 个总体日常生活影响条目）、社会关系（3 个条目和 1 个总体人际关系条目）和治疗对患者的影响（3 个条目），采用 5 级 Likert 评分，为 1（根本没有）～5（极度或总是），得分越高，生命质量越差。DSQL 开发以来，在国内被广泛使用，是国内糖尿病生命质量研究的主要量表之一。

2. 慢性病患者生命质量测定量表体系之糖尿病量表（quality of life instruments for chronic disease-chronic obstructive pulmonary disease，QLICD-DM） 是万崇华等（2005）开发的我国慢性病患者生命质量测定量表体系中针对糖尿病的量表。该量表具有一般慢性疾病的共性模块和糖尿病特异模块。先后研制了两个版本，QLICD-DM（V1.0）量表各领域内部的一致性为 0.69～0.93，分半信度为 0.62～0.88，具有较好的反应度和临床可行性，可以作为糖尿病患者生命质量的评测工具（罗娜，2012）。QLICD-DM（V2.0）详见后面几节介绍。

表 16-2　国内研制的糖尿病生命质量特异性量表

量表	条目数	领域	填表方式	分制
糖尿病生存质量量表（DSQL）	27	生理功能、心理/精神、社会关系、治疗的影响	自填	1～5
慢性病患者生命质量测定量表体系之糖尿病量表（QLICD-DM）	45	躯体功能、心理功能、社会功能、特异模块	自填	1～5
糖尿病患者生存质量量表	91	睡眠休息、生活自理、家务处理、社会适应、日常活动、情绪状态、脾气性格、记忆力和注意力、家庭状况、工作能力、娱乐活动、生活事件、生活满意度、社会支持	非自填	1～5
儿童 1 型糖尿病生存质量量表	29	满意度、影响度、担忧度	非自填	5 分线性条目
2 型糖尿病患者生活质量量表（DMQLS）（王乐三，2005，2006）	87	疾病、生理、社会、心理、满意度	自填	1～5
胰岛素非依赖型糖尿病（NIDDM）患者生活质量量表	39	疾病对社会活动的影响、日常生活能力、抑郁障碍、焦虑障碍	非自填	1～4、0～4

第二节　QLICD-DM 的结构及特性

一、QLICD-DM 的结构

QLICD-DM（V1.0）由 30 个条目的共性模块（QLICD-GM）和包含 15 个条目的糖尿病特异模块构成，QLICD-GM 包含躯体功能（PHD，8 个条目）、心理功能（PSD，11 个条目）和社会功能（SOD，11 个条目）3 个领域。特异模块（SPD）由糖尿病特异症状（SPS，2 个条目）、并发症症状（COS，5 个条目）、糖尿病相关心理（DRM，3 个条目）、治疗相关心理（TRM，5 个条目）4 个小方面/侧面组成。

QLICD-DM（V2.0）由共性模块（QLICD-GM）及 1 个包含 14 个条目的糖尿病特异模块构成，其中 QLICD-GM 包括生理功能（9 个条目）、心理功能（11 个条目）、社会功能（8个条目）3个领域、9个侧面、28个条目。整个量表有42个条目。

后面主要按 QLICD-DM（V2.0）介绍，未特别注明均指第2版。

二、QLICD-DM 的测量学特征

以159名2型糖尿病患者的测定对 QLICD-DM（V2.0）量表的测量学特征进行了评价，主要从量表的效度、信度和反应度方面进行评价（张晴晴，2014）。

1. 量表的效度

（1）内容效度：参见第二、三章陈述，具有较好的内容效度。

（2）结构效度：由条目–维度相关性及因子分析的结果来分析量表的结构效度。

①条目–维度相关性：大多数特异性条目与其领域的相关性较强，而与其他领域的相关性较弱。

②探索性因子分析：糖尿病特异模块数据的 KMO 值为 0.82，偏相关性很弱。同时，采用 Bartlett 球形检验结果均达显著性检验水平（$P < 0.05$），提示适合进行因子分析。经主成分法提取公因子并经方差最大旋转后，提取4个主成分，主成分分析的总的累计方差贡献率为 60.79%，第1、2、3、4主成分的累计方差贡献率分别为 17.62%、16.28%、13.53% 和 13.36%。其中，第1和第2主成分的累计方差贡献率较大，第1主成分主要包括条目3、8、9、10、11、12，第2主成分包括条目4、6、7、16和18，第3主成分包括条目13、14和15，第4主成分包括条目1、2、5和17。4个公因子基本反映了糖尿病患者各种症状及其引起的心理、躯体问题，量表的结构与理论构想的基本符合。

以上分析显示：条目–领域相关性分析和探索性因子分析显示与量表特异模块理论构想基本相符，可以认为 QLICD-DM（V2.0）量表有较好的结构效度。部分条目有一些交叉，没有完全按照理论构想落在相应的主成分内，可能是由于症状间的相互联系，同时也不能不考虑样本例数对结果的影响。

（3）效标效度：以 SF-36 为校标，计算 QLICD-DM（V2.0）各领域与 SF-36 各领域的相关系数。QLICD-DM（V2.0）与 SF-36 的功能状况领域在躯体情况、心理和社会方面有重叠，故 QLICD-DM（V2.0）的生理功能、心理功能和社会功能领域与 SF-36 的躯体功能、心理健康和社会功能均有一定的相关性，相关系数分别为 0.44、0.52 和 0.35，因此可以认为 QLICD-DM（V2.0）有较好的效标效度。

2. 量表的信度

（1）内部一致性信度及分半信度：内部一致性信度通常采用克龙巴赫 α 系数来表示，系数越大，内部一致性越好；分半信度是将总量表或维度内各条目按奇偶顺序分为两半，计算两部分的相关系数。QLICD-DM（V2.0）中生理功能领域和量表总分的克龙巴赫 α 系数小于 0.7，可能与研究的样本量相对不足有关，而其他3个领域的克龙巴赫 α 系数大于 0.7，认为量表的内部一致性相对较好；量表各个领域的分半信度均大于 0.50，而总量表的分半信度为 0.73。

（2）重测信度：本量表各领域的重测相关系数为 0.54～0.82，特异模块和总量表的相关系数大于 0.8，则认为重测信度相对较好，而在生理功能、心理功能和社会功能领域的相关系数小于 0.8。

3. 量表的反应度　分别计算糖尿病患者第1次和第3次测定（治疗前后）量表各领域及特异模块各小方面、量表总分的均值，并进行配对 t 检验，计算标准化反应均数（SRM），测评结果治疗前后患者在生理功能、特异模块领域和总量表得分之间有统计学差异（$P<0.05$），其标准化反应均数分别为 0.38、0.25 和 0.32，说明 QLICD-DM（V2.0）量表对患者生命质量变化比较敏感，有较好的反应度。

第三节　QLICD-DM 的使用方法

一、使用 QLICD-DM 的研究设计问题

1. 患者的选择　本量表适用于糖尿病患者的生命质量测定，所以使用对象是确诊的糖尿病患者，本量表对 1 型或 2 型糖尿病患者都适用。

（1）诊断标准：由于我国糖尿病患者中 90% 以上为 2 型糖尿病，所以，除特殊情况外，糖尿病研究中选择的研究对象一般为 2 型糖尿病患者。目前我国 2 型糖尿病诊断标准采用 WHO（1999 年）标准（中华医学会糖尿病学分会，2014），采用静脉血浆血糖值进行糖代谢状态分类及糖尿病诊断，具体见表 16-3 及表 16-4。

表 16-3　糖代谢状态分类（WHO，1999）

糖代谢分类	血糖（mmol/L）	
	空腹血糖	糖负荷后 2h 血糖
正常血糖	<6.1	<7.8
空腹血糖受损（IFG）	6.1~7.0	<7.8
糖耐量减低（IGT）	<7.0	7.8~11.1
糖尿病	≥7.0	≥11.1

注：IFG 和 IGT 统称为糖调节受损，也称糖尿病前期

表 16-4　糖尿病诊断标准（WHO，1999）

诊断标准		血糖水平（mmol/L）
（1）典型糖尿病症状（多饮、多尿、多食、体重下降）加上随机血糖检测		≥11.1
（2）空腹血糖检测	或　加上	≥7.0
（3）葡萄糖负荷后 2h 血糖检测	或　加上	≥11.1
	无糖尿病症状者，需改日重复检查	

注：空腹状态指至少 8h 没有进食热量；随机血糖指不考虑上次用餐时间，一天中任意时间的血糖，不能用来诊断空腹血糖受损或糖耐量异常

美国糖尿病学会（ADA）推荐使用 HbA1c≥6.5% 作为糖尿病诊断标准之一，但需注意要在采用标准化检测方法，正常参考值为 4.0%～6.0% 的医院，可以作为诊断糖尿病的参考标准。

（2）纳入及排除标准

纳入标准：①符合糖尿病诊断标准的患者，糖尿病类型可以采用 WHO 的糖尿病病因学分类；②具有一定读写能力，文化程度为小学及以上；③对调查表示理解，并签署知情同意书。

排除标准：①语言表达存在障碍；②入院时病情危重，神志不清，无法清楚表达自身

真实感受；③拒绝参加研究或配合度较低者。

2. 研究设计与实施 本量表除可用于糖尿病患者生命质量测评外，也可用于不同治疗方法、不同治疗药物的效果评价等应用性研究，应遵循临床试验设计的原则，采用随机、有对照组的设计方法，并且在不同时间多次测定（至少在治疗前后各测定 1 次）。

具体的设计、问卷准备、质量控制等参见第二章，这里从略。

二、QLID-DM 量表的应用情况

QLICD-DM（V1.0）和 QLICD-DM（V2.0）都已经有一些应用了，主要用于治疗方案选择、预后和影响因素分析等。

罗娜采用 QLICD-DM（V1.0）对糖尿病患者的生命质量及影响因素进行了初步探讨。简单相关分析结果显示，客观指标与躯体功能领域、心理功能领域、社会功能领域、特异模块及生命质量总量表得分的相关系数较低，均小于 0.40，说明客观指标与生命质量得分之间不具有密切程度的简单相关关系。多元回归分析结果表明糖尿病患者生命质量与经济状况、非结合胆红素、总胆红素、高密度脂蛋白胆固醇、白蛋白呈正相关，与三酰甘油、尿酸、高血压史呈负相关，即经济状况越好，非结合胆红素高、总胆红素、高密度脂蛋白胆固醇、白蛋白越高，患者生命质量越高；有高三酰甘油、高尿酸、高血压疾病史患者生命质量总分降低。

张晴晴等（2013）采用 QLICD-DM（V1.0）分析了糖尿病患者生命质量（QOL）与临床客观指标之间的关系。结果表明生理功能领域得分的影响指标有球蛋白、血红蛋白和尿液免疫球蛋白 G；心理功能领域得分的影响指标有嗜碱性粒细胞、尿胆原和尿液白蛋白；社会功能领域得分的影响指标有钾和谷氨酰胺转肽酶；特异模块领域得分的影响指标有 AST/ALT；量表总分的影响指标有嗜碱性粒细胞和尿胆原。

侯艳等（2016）采用 QLICD-DM（V1.0）对 303 名住院的糖尿病患者进行了生命质量测评及影响因素分析。结果表明生命质量量表得分 $x\pm s$ 为 155.91±13.973，将与低的生命质量有关的 6 个因素进行多重线性回归分析，结果显示肢端麻木等糖尿病周围神经病变的症状对患者生命质量的影响最大；其次为眼花、视力下降等症状；再次为糖尿病肾病；最后为运动时间是否大于每周 150min、低血糖及病程，由此认为糖尿病患者的生命质量下降。糖尿病并发症相关症状、运动时间不足、低血糖、病程长等因素对患者的生命质量有影响。

张晴晴等（2014）采用 QLICD-DM（V2.0）分析对 154 例糖尿病患者的生命质量影响因素进行了分析。单因素分析结果显示：社会功能领域的影响因素有婚姻状况和医疗形式；家庭经济状况影响患者的量表总分；不同治疗方法在各领域得分之间没有统计学差异（$P>0.05$）。多因素结果显示：存在负相关关系的有尿糖和肌酐与生理功能领域得分、尿素和尿糖与心理功能领域得分、尿素与特异模块领域得分、尿素、尿糖和三酰甘油与总量表得分；存在正相关关系的有家庭经济状况与社会功能领域得分。

吴钧俊等（2015）采用 QLICD-DM（V2.0）对 120 例湿热内蕴型 2 型糖尿病患者进行中医治疗的疗效进行评价，结果显示加中药甘露消毒丹的实验组生命质量改善优于只用西药治疗的对照组。

第四节　QLICD-DM 的计分规则和得分解释

一、QLICD-DM 的计分规则

1. 条目计分　QLICD-DM（V2.0）采取五点等距评分法，正向条目根据其回答选项（1～5）依次计为 1、2、3、4、5 分，对逆向条目，需对其进行"正向变换"，即用 6 减去回答选项得到条目得分。

QLICD-DM（V2.0）中正向条目有 GPH1、GPH2、GPH4、GPH6、GPH7、GPH8；GPS1、GPS3；GSO1、GSO2、GSO3、GSO4、GSO5、GSO8。其余均为逆向条目。

2. 领域、侧面及总量表计分　同一领域/侧面的各个条目得分之和构成该领域/侧面的原始分（RS），各个领域得分之和构成了总量表的原始分。为了便于相互比较，需要将原始分转化为标准得分（SS），采用的是极差化方法，即 $SS=(RS-min)\times100/R$。详见表 16-5。

表 16-5　QLICD-DM（V2.0）各个领域及其所属侧面的计分方法

领域/侧面	代码	条目数	min	max	RS	SS
生理功能	PHD	9	9	45	BPF+IND+EAD	$(RS-9)\times100/36$
基本生理功能	BPF	4	4	20	GPH1+GPH2+GPH3+GPH4	$(RS-4)\times100/16$
独立性	IND	3	3	15	GPH6+GPH7+GPH8	$(RS-3)\times100/12$
精力不适	EAD	2	2	10	GPH5+GPH9	$(RS-2)\times100/8$
心理功能	PSD	11	11	55	COG+EMO+WIP	$(RS-11)\times100/44$
认知	COG	2	2	10	GPS1+GPS2	$(RS-2)\times100/8$
情绪	EMO	7	7	35	GPS3+GPS4+…+GPS8+GPS9	$(RS-7)\times100/28$
意志与个性	WIP	2	2	10	GPS10+GPS11	$(RS-2)\times100/8$
社会功能	SOD	8	8	40	INC+SSS+SOR	$(RS-8)\times100/32$
人际交往	INC	3	3	15	GSO1+GSO2+GSO3	$(RS-3)\times100/12$
社会支持	SSS	3	3	15	GSO4+GSO5+GSO6	$(RS-3)\times100/12$
社会角色	SOR	2	2	10	GSO7+GSO8	$(RS-2)\times100/8$
共性模块总分	CGD	28	28	140	PHD+PSD+SOD	$(RS-28)\times100/112$
特异模块	SPD	14	14	70	SPS+COS+DRP+TRP	$(RS-14)\times100/56$
特异症状	SPS	2	2	10	DM1+DM2	$(RS-2)\times100/8$
并发症症状	COS	5	5	25	DM4+DM5+DM6+DM7+DM8	$(RS-5)\times100/20$
疾病相关心理	DRP	3	3	15	DM10+DM11+DM12	$(RS-3)\times100/12$
治疗相关心理	TRP	4	4	20	DM3+DM9+DM13+DM14	$(RS-4)\times100/16$
量表总分	TOT	42	42	210	PHD+PSD+SOD+SPD	$(RS-42)\times100/168$

二、得分解释

QLICD-DM 量表可以计算多个层面的得分，总量表得分表示患者生命质量总体情况，可用作临床治疗或干预效果的评价指标，或用于判断患者的预后及治疗效果。领域得分则将总分细化到各个领域，可以作为疗效判定的指标，也可以用于评价疾病对患者的影响。领域得分也可以为患者采取个体化治疗提供依据，如患者的生理功能得分较低，说明疾病对患者的功能影响较大，治疗应加强改善患者的症状及功能；如心理功能得分较低，则需要对患者进行适当的心理辅导，必要时可以采取药物治疗；如患者的社会功能得分较低，则需要与患者家属及其他相关人员进行沟通，以取得较好的治疗效果；如特异模块得分较低，则患者的病情可能较为严重。除了领域得分，还可以计算侧面的得分，以更为细化生命质量，如患者的特异模块得分较低，分析侧面可以看出是症状、并发症等生理方面还是心理方面受影响较大，若是心理方面，应进行分析是因为疾病还是治疗导致的，可以根据分析结果采取有针对性的个性化措施以改善患者的生命质量。

表 16-6 给出的是调查的 242 例糖尿病患者的得分分布情况，参考这个结果并知道各自的得分情况就可知道其所处的位置，从而便于得分的解释。

表 16-6　QLICD-DM（V2.0）各领域得分统计（N=242）

领域	得分频数分布（%）							得分统计量			
	<40	40–	50–	60–	70–	80–	≥90	min	max	$\overline{X}$	S
躯体功能	11（4.5）	25（10.3）	35（14.5）	74（30.6）	58（24.0）	33（13.6）	6（2.5）	13.89	100.00	65.86	14.13
心理功能	24（9.9）	25（10.3）	38（15.7）	44（18.2）	64（26.4）	30（12.4）	17（7.0）	13.64	100.00	65.25	17.89
社会功能	4（1.7）	13（5.4）	31（12.8）	53（21.9）	37（15.3）	58（24.0）	46（19.0）	25.00	100.00	74.46	15.35
特异模块	26（10.7）	41（16.9）	40（16.5）	66（27.3）	41（16.9）	24（9.9）	4（1.7）	7.14	100.00	60.28	16.68
总量表	6（2.5）	22（9.1）	50（20.7）	73（30.2）	62（25.6）	26（10.7）	3（1.2）	15.48	92.86	65.48	12.92

治疗效果的比较（包括不同方法、治疗前后等），仅有统计学差异还不能认为治疗方法对患者的生命质量有影响，还需要根据最小临床重要性差异（MCID）来进行评价和解释。张晴晴等（2014）分别用锚法和分布法制定了该量表得分的 MCID，并采取取平均值法、取大值法和取小值法 3 种统计方法综合了锚法和分布法得到的 MCID。其中，取平均值法综合得到的生理功能、心理功能、社会功能，特异模块和量表总分的 MCID 分别为 4.93、5.73、3.88、6.18 和 5.20；取小法综合得到的 MCID 分别为 3.95、2.21、0.41、3.09 和 3.68；取大法综合得到的 MCID 分别为 6.14、9.24、7.34、8.80 和 6.72。3 种方法计算的 MCID，在心理功能、社会功能领域相差较大，而其他领域中相差较小。这里同时给出多种结果供大家选用参考。如果按平均法为准，则说明治疗前后或不同方法间至少要改变 4 分左右（最小的 3.88）才能说明有临床意义。

第十七章　前列腺增生的生命质量测评

良性前列腺增生（benign prostatic hyperplasia，BPH）是引起中老年男性排尿障碍原因中最为常见的一种良性疾病，多发生于 50 岁以上的男性，是中老年男性常见疾病之一，随全球人口老龄化发病日渐增多。前列腺增生的发病率随年龄递增，但有增生病变时不一定有临床症状。城镇发病率高于乡村，而且种族差异也影响增生程度。良性前列腺增生是与年龄和性激素相关的老年常见慢性疾病，并且随着年龄的增长，发病率逐年增高。目前，它已经成为严重危害老年男性健康的主要疾病之一，其发病率在欧美国家较高。据流行病学统计，60～90 岁的老年人若进行前列腺组织学检查，几乎 100% 发现前列腺增生。BPH 在临床上常导致前列腺增大，可造成因前列腺增大所致的膀胱出口梗阻，最终引起与下尿路梗阻相关的一系列下尿路症状群（low urinary tract symptoms，LUTS）。

前列腺增生的早期由于代偿，症状不典型，随着下尿路梗阻加重，症状逐渐明显，临床症状包括储尿期症状、排尿期症状及排尿后症状。主要的临床症状为以下几方面。

1. 储尿期症状　尿频、夜尿增多。尿频为早期症状，先为夜尿次数增加，但每次尿量不多。随着膀胱逼尿肌失代偿后，尿频愈加明显，且伴有尿痛、尿急、尿失禁。下尿路梗阻时，50%～80% 的患者有尿急或急迫性尿失禁。

2. 排尿期症状　排尿困难。随着腺体增大，排尿困难加重。由于尿道阻力增加，患者排尿起始延缓，排尿时间延长，射程不远，尿线细而无力。小便分叉，有排尿不尽感觉。

3. 排尿后症状　尿不尽、残余尿增多，可突然发生急性尿潴留。

4. 其他症状　血尿、尿路感染。尿潴留常导致尿路感染、膀胱结石下尿路梗阻、肾功能损害、下腹部包块或肾积水引起的上腹部包块。

目前，前列腺增生的治疗主要有药物治疗和手术治疗两种办法，常用的药物有：α 受体阻滞药、抗雄性激素药、M 受体阻滞药，植物制剂，中药等。手术治疗主要是前列腺切除术，目前也有一些微创治疗方法：经尿道前列腺电汽化术、经尿道前列腺等离子双极电切术和经尿道等离子前列腺切除术等。

国际泌尿系统疾病全体会议（ICUD）指出"对于没有严重并发症的良性前列腺增生症患者，他们就医的主要目的在于减轻症状，提高患者生活质量。"因此，生命质量测评成为对症状评分和尿动力学参数评价的必要补充，对于了解患者病情，考评治疗效果都有现实意义。

第一节　前列腺增生的生命质量测定量表介绍

一、国外常见前列腺增生生命质量量表

1. 国际前列腺症状评分表（international prostate symptom score，IPSS）　是目前国际公认的判断良性前列腺增生症状严重程度的最佳手段。该问卷由 7 个排尿症状问题和 1 个与排尿有关的困扰问题组成，IPSS 评分总分为 0～35 分，根据评分的不同，它将患者分为 3 类：0～7 分为轻度下尿路症状，8～19 分为中度下尿路症状，20～35 分为重度下尿路症

状，但有学者指出按该标准划分过于武断（程威，2008）。目前该量表被翻译成 20 多种语言，广泛用于前列腺疾病的症状评价。

2. Danish 前列腺症状评分问卷（Danish prostatic symptom score，DAN-PSS-1）　由丹麦人研发，该问卷包括 12 个症状严重程度评分系统，包括了膀胱储尿和排尿功能 2 个领域；以及 3 个关于性功能的相关问题。分值为 0～108 分。该量表的内部一致性克龙巴赫 α 系数为 0.73，每个问题答案的重测信度中位数为 83.5%；与 Madsen-Iversen score system 的相关比较，相关系数为 0.51，结构效度较好；患者经尿道前列腺切除术 4 个月后得分从 20 降至 0，经 α 受体阻滞药治疗 4 个月后，得分从 11.5 降至 7.5，该问卷有较好的反应度。

3. 良性前列腺增生生命质量量表[benign prostatic hyperplasia（BPH）-specific QoL scale]　该量表最初有 118 个条目，经筛选后，最终形成含 20 个条目的量表，该量表可以专门用于良性前列腺增生患者生命质量的调查。该量表克龙巴赫 α 系数为 0.8464，与 IPSS 量表总分的相关系数为 0.801，治疗前后患者得分分别为 4.96 和 20.28，该量表能区分治疗前后生命质量的变化。

4. 国际尿控协会良性前列腺增生问卷（international continence society benign prostatic hyperplasia questionnaire，ICS-BPH）　该问卷最初含 34 个条目，包含了症状及困扰问卷 ICS-Male（23）、生活质量问卷 ICS-QOL（7）、性功能问卷 ICS-Sex（4）。该问卷具有较好的内部一致性：ICS-Male 为 0.84，ICS-QOL 为 0.59，ICS-Sex 为 0.63。2000 年该问卷被制成含 14 个条目的简表，其中排尿症状含 5 个条目、刺激症状含 6 个条目，并含有 3 个独立的条目，该简表内部一致性为 0.78。

5. 良性前列腺增生症健康相关生活质量量表（benign prostatic hyperplais heath related quality of life，BPH-HRQOL）　最初由法国的 Lukacs 等人在 1993 年为进一步评价临床疗效和进行长期医疗后果的评定而开发的含 20 个条目的 BPH 疾病专用生活质量量表。其包括生理、社会、心理和总的生活质量评价 4 个方面，其中性满意度的条目也包含在内。1997 年 Lukacs 等又将该量表缩短至 9 个条目，含 3 个维度：健康状况（3 条目）、性生活状况（3 条目）和 BPH 对行为的影响（3 条目）。目前 QOL 量表已有英、法、德等 15 个国家、13 种语言版本。

6. 良性前列腺增生症影响指数（BPH impact index，BII）**和症状问题指数**（symptom problem index，SPI）　该量表由 Barry MJ 等人（1995）开发作为症状评分和总的健康测量的补充。BII 仅含 4 个条目：身体不适、对疾病的担心、疾病的影响、日常活动受限，其内部一致性系数为 0.79，重测信度为 0.8。BII 量表已被 3 个国家进行翻译和考评。SIP 含 7 个条目，主要测评尿路症状对患者的困扰程度，其内部一致性系数为 0.8，重测信度为 0.82。

7. Boyarsky 评分　1977 年由 Boyarsky 等人开发的第 1 个评价下尿路症状的症状评分系统。该量表由医师填写，主要用于非手术 BPH 患者的研究。1992 年 Bolognese 等人（1992）又将 Boyarsky 评分改编成 Bolognese 症状自评量表，该量表包括症状评分系统、症状对生活影响的评分系统和一个总的排尿问题的条目。主要是用于评价有下尿路症状的良性前列腺增生患者服用非那雄胺的疗效，而在其他方面的应用未见报道。

8. 缅因医学评估计划问卷（Maine medical assessment program，MMAP）　由 Fowler 等人开发的第 1 个 BPH 手术患者的生活质量自评量表，包括 37 个条目，采用多项选择的方式选择答案，问卷涵盖了日常生活中的绝大多数方面，但重点主要在前列腺症状，日常生活及各种心理状况方面。其中症状指数仅包括 5 个问题：尿频、排尿费力、尿急、排尿断续及排尿不尽感。

二、国内常见前列腺增生生命质量量表

我国学者对前列腺增生患者生命质量的测定做了大量研究，也研制了一些针对良性前列腺增生的量表。

良性前列腺增生症患者的生命质量量表（quality of life scale for benign prostatic hyperplasia patients，BPHQLS）中南大学的史静玲等（2003）研制，该量表最初含 74 个条目，含 5 个维度，分别是疾病维度（27 个条目）、生理维度（16 个条目）、社会维度（13 个条目）、心理维度（10 个条目）和满意度维度（8 个条目）。量表的重测相关系数、克龙巴赫 α 系数、分半信度系数分别为 0.912、0.966 和 0.793。量表结构与理论构想相符；以 SF-36、IPSS 症状分、IPSS 生命质量评分和国外已有专用量表（简称 BPH-QOL）为效标，准则效度分别为 0.784、0.493、0.462、0.762；本表可以区分患者和非患者、不同病情的患者（史静玲，2004）。该量表在 2008 年进行了修订，最终形成含 33 个条目的修订版 BPHQLS（郭燕芳，2008），该量表分为 5 个维度，即疾病、生理、心理、社会、满意度。修订版 BPHQLS 一周重测信度为 0.858，克龙巴赫 α 系数为 0.952，分半信度系数为 0.766。BPHQLS 修订版与 SF-36 总分、IPSS 症状得分、IPSS 生命质量评分的相关系数为 0.822、0.901、0.775。修订版 BPHQLS 能较好地区分 BPH 患者和非 BPH 患者，不同病情程度患者和不同来源的患者。修订版 BPHQLS 可解释 BPHQLS 得分变异的 94.7%。两量表得分的总体轮廓相互平行、重合且两样本合并后总体轮廓为一条水平线。

慢性病患者生命质量测定量表体系之良性前列腺增生量表（quality of life instruments for chronic diseases-benign prostatic hyperplasia，QLICD-BPH）（黄聿明等，2011，2014），由共性模块（QLICD-GM）及 1 个包含 16 个条目的前列腺增生特异模块构成，整个量表有 44 个条目。QLCID-BPH 量表具有较好的信度、效度和反应度，可以作为临床 BPH 患者的测评工具。详见后面几节。

为了便于查询，现将国内外常见的前列腺增生量表概括于表 17-1。

表 17-1　常见前列腺增生患者生命质量测定量表

序号	量表	内容
1	量表名称	国际前列腺症状评分表（international prostate symptom score，IPSS）
	量表简介	该问卷由 7 个排尿症状问题和 1 个与排尿有关的困扰问题组成，IPSS 评分总分为 0～35 分，根据评分的不同，它将患者分为 3 类：0～7 分为轻度下尿路症状，8～19 分为中度下尿路症状，20～35 分为重度下尿路症状，但有学者指出按该标准划分过于武断。目前该量表被翻译成 20 多种语言，广泛用于前列腺疾病的症状评价
	文献来源	[1] Barry MJ, Fowler FJ Jr, O'Leary MP, et al. 1992. The American Urological Association symptom index for benign prostatic hyperplasia. The Measurement Committee of the American Urological Association. J Urol, 148（5）: 1549-1557. [2] 程威，唐根富，2008. 良性前列腺增生患者的生活质量研究.现代预防医学，23（35）: 4623-4624.
2	量表名称	前列腺增生生命质量问卷（BPH health related quality of life，BPH HR-QL）
	量表简介	该问卷含 49 个条目，分为症状、烦恼、PGWB 指数、BSIA、担忧、性功能 6 个领域
	文献来源	Robert SE, Patricia AD, Christopher GC, et al. 1992. Validation of a new quality of life questionnaire for benign prostatic hyperplasia. J clia Elucpbl, 45（12）: 1431-1445.

续表

序号	量表	内容
3	量表名称	Danish 前列腺症状评分问卷（Danish prostatic symptom score, DAN-PSS-1）
	量表简介	该问卷包括 12 个症状严重程度评分系统，包括了膀胱储尿和排尿功能 2 个领域；以及 3 个关于性功能的相关问题。分值为 0～108 分
	文献来源	[1] Meyhoff HH, Hald T, NordlingJ, et al. 1993. A new patient weighted symptom score system （DAN-PSS-1）. Clinical assessment of indications and outcomes of transurethral prostatectomy for uncomplicated benign prostatic hyperplasia. Scand J Urol Nephrol, 27（4）：493-499. [2] Hansen BJ, Flyger H, Brasso K, et al. 1995. Validation of the self-administered Danish Prostatic Symptom Score（DAN-PSS-1）system for use in benign prostatic hyperplasia.Br J Urol, 76（4）：451-458.
4	量表名称	前列腺增生指数问卷（benign prostatic hyperplasia impact index, BPHII）
	量表简介	该量表分别由身体不适、对疾病的担心、疾病的影响、日常活动受限 4 个条目构成
	文献来源	Barry MJ, Fowler FJ, O'Leary MP, et al. 1995. Measuring disease-specific health status in men with benign prostatic hyperplasia. Med Care, 33（4）：145-155.
5	量表名称	前列腺增生生命质量简表（benign prostatic hypertrophy health-Related quality of life questionnaire, BPHQOL9）
	量表简介	该量表最初含 20 个条目，后经改良后形成含 9 个条目的问卷，它是基于 IPSS 量表的评估，主要研究幸福感、性生活、疾病对患者行为的影响等领域
	文献来源	[1] Lukacs B, Comet D, Grange JC, et al, 1997. Construction and validation of a short-form benign prostatic hypertrophy health-related quality-of-life questionnaire. BPH Group in General Practice. Br J Urol, 80（5）：722-730. [2] Lukacs B, Grange JC, Comet D, 2000. One-year follow-up of 2829 patients with moderate to severe lower urinary tract symptoms treated with alfuzosin in general practice according to IPSS and a health-related quality-of-life questionnaire. Urology, 55（4）：540-546.
6	量表名称	前列腺结局问卷（prostate outcome questionnaire, POQ）
	量表简介	该问卷含 27 个条目，用于评价良性前列腺增生症的结局评估
	文献来源	Lamping D L, Rowe P, Black N, et al, 1998. Development and validation of an audit instrument：the Prostate Outcomes Questionnaire .Br J Urol, 82：49-62.
7	量表名称	良性前列腺增生生命质量量表（benign prostatic hyperplasia-specific QoL scale）
	量表简介	该量表最初有 118 个条目，经筛选后，最终形成含 20 个条目的量表，该量表可以专门用于良性前列腺增生患者生命质量的调查
	文献来源	Cam K, Muezzinogzu T, Aydemir O, et al. 2013. Development of a quality of life scale specific for patients with benign prostatic hyperplasia. International Urology and Nephrology.45（2）：339-346.
8	量表名称	博诺阶满意度概况——良性前列腺增生症（Bononian satisfaction profile-benign prostatic hyperplasia, BSP-BPH）
	量表简介	该量表最初由 72 个条目组成，经考评后形成 31 个条目的测试版，最终形成 18 个条目的问卷，分为 5 个领域：性功能、社会功能的满意度、认知/情感功能的满意度、泌尿功能的满意度、对身体功能的满意度。量表总的克龙巴赫 α 系数为 0.88。
	文献来源	Bertaccini A, Martinelli A, Ceccarelli R, et al. 2004. Development and validation of the BSP-BPH（Bononian Satisfaction Profile--Benign Prostatic Hyperplasia）a "disease-specific" questionnaire for the evaluation of health related quality of life in patients with benign prostatichyperplasia. Arch ItalUrolAndrol, 76（3）：103-109.
9	量表名称	国际尿控协会良性前列腺增生问卷（international continence society benign prostatic hyperplasia questionnaire, ICS-BPH）
	量表简介	该问卷最初含 50 个条目，包含了症状及困扰问卷 ICS-Male（39）、生活质量问卷 ICS-QOL（7）、性功能问卷 ICS-Sex（4）。
	文献来源	[1] Donovan JL, Abrams P, Peters TJ, et al. 1996. The ICS-BPH study：the psychometric validity and reliability of the ICSmale questionnaire. Br J Urology, 77：554-562. [2] Donovan JL, Kay HE, Peters TJ, et a1. 1997. Using the ICSQol to measure the impact of lower urinary tract symptoms on quality of life：evidence from the ICS- 'BPH' study. Br J Urology, 80（5）：712-721. [3] Donovan JL, Peters JT, Abrams P, et a1. 2000. Scoring the short form ICSmaleSF questionnaire. J Urol, 164（6）：1948-1955.

续表

序号	量表	内容
10	量表名称	良性前列腺增生症患者的生命质量量表（quality of life scale for benign prostatic hyperplasia patients，BPHQLS）
	量表简介	该量表最初含 74 个条目，含 5 个维度，分别是疾病维度 27 个条目、生理维度 16 个条目、社会维度 13 个条目、心理维度 10 个条目、和满意度维度 8 个条目
	文献来源	[1] 史静珺，孙振球，蔡太生，2003. 良性前列腺增生症患者生命质量量表的编制与应用——量表的编制及条目筛选方法. 中国卫生统计，20（3）：158-161.
		[2] 史静珺，孙振球，蔡太生，2004. 良性前列腺增生症患者生命质量量表的编制与应用——量表的考评及应用. 中国卫生统计，21（2）：93-96.
		[3] 郭燕芳，史静珺，胡明，等，2008. 良性前列腺增生症患者生活质量量表的修订与考评. 中国卫生统计，25（3）：260-263.
11	量表名称	慢性病患者生命质量测定量表体系之良性前列腺增生量表（quality of life instruments for chronic diseases-benign prostatic hyperplasia，QLICD-BPH）
	量表简介	由共性模块（QLICD-GM）及 1 个包含 16 个条目的系统性红斑狼疮特异模块构成，整个量表有 44 个条目
	文献来源	[1] 黄聿明，张明楠，杨德林，等，2011. 前列腺增生患者生命质量测定量表 QLICD-BPH 研制中的条目筛选. 现代泌尿外科杂志，16（1）：14-17.
		[2] 黄聿明，杨德林，万崇华，等，2014. 良性前列腺增生患者生命质量量表 QLICD-BPH 研制与评价. 中国公共卫生，30（1）：60-63.

第二节　QLICD-BPH 的结构与特性

一、量表的结构

QLICD-BPH（V2.0）由共性模块（QLICD-GM）及 1 个包含 16 个条目的良性前列腺增生特异模块构成（表 17-2），其中 QLICD-GM 包括躯体功能（9 个条目）、心理功能（11 个条目）、社会功能（8 个条目）3 个领域共 28 个条目。特异模块包括刺激与梗阻症状（SOS）（8）、滴沥症状（DRS）（3 个条目）、血尿及对心理影响（HMI）（2 个条目）、疾病与治疗对生活的影响（DIL）（3 个条目）。

表 17-2　QLICD-BPH 的结构

领域/侧面	条目及关键词
生理功能 PHD	
基本生理功能　（BPF）	GPH1（食欲）、GPH2（睡眠）、GPH3（性生活）、GPH4（粪便）、
独立性　（IDF）	GPH6（日常生活）、GPH7（劳动）、GPH8（行走）
精力不适（EAD）	GPH5（疼痛或不舒服）、GPH9（疲乏）
心理功能 PSD	
认知（COG）	GPS1（注意力）、GPS2（记忆力）
情绪（EMO）	GPS3（生活乐趣）、GPS4（烦躁）、GPS5（担心视为负担）、GPS6（担心健康）、GPS7（忧虑）、GPS8（悲观）、GPS9（恐惧）
意志与个性（WIP）	GPS10（乐观）、GPS11（性格改变）
社会功能 SOD	
人际交往（INC）	GSO1（社会交往）、GSO2（家人关系）、GSO3（朋友关系）
社会支持（SSS）	GSO4（家庭支持）、GSO5（其他支持）、GSO6（经济困难）
社会角色（SOR）	GSO7（影响地位）、GSO8（家庭角色）

领域/侧面	条目及关键词
特异模块 SPD	
刺激与梗阻症状（SOS）	BPH1（尿痛）、BPH2（尿频）、BPH3（尿急）、BPH4（夜尿）、BPH10（尿不尽）、BPH11（排不出尿）、BPH12（排尿等待）、BPH13（排尿用力）
滴沥症状（DRS）	BPH7（尿湿裤子）、BPH8（尿线变细）、BPH9（尿湿鞋子）
血尿及对心理影响（HMI）	BPH5（血尿）、BPH6（恐惧血尿）
疾病与治疗对生活的影响（DIL）	BPH14（日常生活影响）、BPH15（减少娱乐）、BPH16（减少外出）

二、量表的测量学特征

黄聿明等（2014）、万崇华等（2015）通过 141 名前列腺增生患者的测定结果对量表的测量学特征进行了评价。

1. 量表的效度

（1）内容效度：同其他疾病，量表有较好的内容效度。

（2）结构效度：分别对 QLICD-BPH 的共性模块和特异模块的结构效度进行考评。相关分析结果显示，QLICD-BPH 无论是共性模块还是特异模块，各条目得分与其所在领域得分之间的相关性较大，但与其他领域之间的相关性较低。特异模块分析显示，累计方差贡献率为 70.18%，4 个主成分分别反映了特异模块的 4 个侧面。

（3）效标效度：以 SF-36 为校标，计算 QLICD-BPH 各领域和 SF-36 各领域的相关，结果为 0.22～0.63，两套量表相关领域的相关系数较大。

2. 量表的信度

（1）重测信度：QLICD-BPH 的各个领域两次测定的重测相关系数均大于等于 0.873，各个领域的第 1 次与第 2 次得分均数比较，所有领域及侧面均无统计学差异（$P > 0.05$）。

（2）同质信度：QLICD-BPH 的各个领域的克龙巴赫 α 系数均大于等于 0.689。

3. 量表的反应度　量表的反应度是指量表是否能够探查出患者因治疗等原因其生命质量在纵向时间上的变化，为了考察反应度，对其中 134 例患者在出院之前再次进行重测，采用配对 t 检验比较治疗前后的得分均数，量表在特异模块中除血尿及对心理影响侧面没有差异外，其他侧面和特异模块治疗前后得分差异都有统计学意义，共性模块中基本生理功能、独立性、人际交往、社会角色侧面有统计学意义，整个量表总分也具有差异，有统计学意义差异者 SRM 为 0.17～0.88。没有发现变化者可能是观察时间短或样本量少。由此说明该量表能够反映治疗前后患者生命质量的变化，具有较好的反应度。

第三节　QLICD-BPH 的使用方法

一、使用 QLICD-BPH 的研究设计问题

1. 前列腺增生患者的诊断标准　1995 年国际泌尿外科学会（SIU）推出了 IPSS 评分体系，力图将症状学量化便于比较和协助诊断，也可作为治疗后评价标准。该体系通过 8个问题回答确定分数，最高达 35 分，目前认为 7 分以下为轻度，7～18 分为中度，18 分以上为重度，需外科处理。IPSS 是目前国际公认的判断 BPH 患者症状严重程度的最佳手

段（表 17-3），但主要是 BPH 患者下尿路症状严重程度的主观反映，与最大尿流率、残余尿量及前列腺体积无明显相关性，临床工作中可采取此评分体系协助诊疗。

表 17-3　IPSS 评分体系

在过去的 1 个月，您是否有以下症状？	没有	在 5 次中至少 1 次	少于半数	大约半数	多于半数	几乎每次
1. 是否经常有尿不尽感？	0	1	2	3	4	5
2. 两次排尿时间是否经常小于 2h？	0	1	2	3	4	5
3. 是否经常有间断性排尿？	0	1	2	3	4	5
4. 是否经常有憋尿困难？	0	1	2	3	4	5
5. 是否经常有尿线变细现象？	0	1	2	3	4	5
6. 是否需要用力及使劲才能开始排尿？	0	1	2	3	4	5
7. 从入睡到早醒一般需要起来排尿几次？	0	1	2	3	4	5

因排尿的症状而影响了生活的质量						
	高兴	满意	大致满意	还可以	不太满意	苦恼	很糟
8. 如果在您的后半生始终伴有现在的排尿症状，您认为如何？	0	1	2	3	4	5	6

我国 2014 年发布了《中国泌尿外科疾病诊断治疗指南（2014 版）》，明确了以前列腺症状为主诉就诊的 50 岁以上男性患者，首先应该考虑 BPH 的可能。为明确诊断，需首先作初始的临床评估，包括病史询问、体格检查、尿常规检查、血清 PSA 检查、前列腺超声检查和尿流率检查。在初始评估后，根据评估结果可选择的进一步检查，包括排尿日记、血肌酐化验、静脉尿路造影、尿道造影、尿动力学检查、尿道膀胱镜检查和上尿路超声检查。

2. 患者的选择　本量表适用于所有的前列腺增生患者，纳入标准为：①确诊为前列腺增生的患者；②非病危、无伴发其他严重疾病并自愿配合参加调查的患者；③具有小学及以上文化，有一定的阅读能力和理解能力，能自行填写问卷；④知情同意，愿意配合。

排除标准为：①合并有其他前列腺损伤疾病的患者；②合并有其他严重疾病、严重精神障碍、神志不清的患者；③存在严重听力或视力障碍，无法阅读或听清调查内容的患者；④病情严重，无法参加调查的患者。

在实际应用过程中，可根据研究目的适当调整纳入标准和排除标准，如调查对象为老年人，则纳入标准需加入年龄≥65 岁患者；若调查对象为社区患者，则排除标准需加入居住日期不满半年的患者。

3. 研究设计与实施　QLICD-BPH 量表在生命质量测定过程中，可以根据调查目的进行多角度、多层次、多病种的比较研究，可以进行横向研究后纵向研究，其设计、实施、质量控制等参见前面章节，这里从略。

二、QLICD-BPH 量表的应用情况

量表研制完成后，已经有了一些应用，主要用于生命质量影响因素分析、前列腺增生与前列腺炎患者的 QOL 比较研究等。

因为前列腺增生和前列腺炎（chronic prostatitis, CP）是男性泌尿系统多发病之一，且两个疾病的症状有很多相似的地方，而 QLICD-BPH 量表是采用共性模块和特异性量表相结合开发的量表，前列腺增生和前列腺炎量表的共性模块完全一样，故可用于前列腺增

生和前列腺炎患者生命质量的比较。

张晓馨等（2015）利用前列腺增生患者 141 例与前列腺炎患者 153 例的测评资料（分别使用 QLICD-BPH 和 QLICD-CP 量表），比较了治疗前两种疾病患者的生命质量，发现前列腺炎与前列腺增生患者在生理功能、心理功能、社会功能、共性模块均出现了差异。在生理功能领域，独立性侧面前列腺炎患者得分更高，而精力不适方面前列腺增生患者高于前列腺炎患者，因本次调查的前列腺炎患者平均年龄比 BPH 患者小，所以独立性及生理功能得分高于前列腺增生患者，但在精力不适侧面，前列腺炎患者更多的出现了慢性盆腔疼痛等症状，故精力不适侧面的得分低于 BPH 患者。在心理功能领域，情绪、个性侧面及心理功能领域均有差别，BPH 得分高于前列腺炎患者，这可能是因为 BPH 大部分为老年患者，整个人的心态比较平和，且 BPH 早期仅表现为排尿困难和尿频，对患者心理的影响不大，但前列腺炎则表现为尿急、尿频、尿痛和腰骶部反射性疼痛，部分患者影响性功能，对患者的心理影响较大，故在心理功能领域 BPH 的得分要高于前列腺炎患者。在社会功能领域，社会支持侧面和社会功能领域有差别，BPH 高于 CP，由于 BPH 患者多为老年患者，其一般能享有一定的医疗保障，并且能得到家人的理解和支持，所以得分较高。从共性模块来看也是 BPH 高于 CP。从上述比较可以看出，虽然 BPH 多为老年患者，而 CP 患者多为中壮年患者，但 BPH 生命质量得分高于 CP 患者，两个疾病在生命质量方面，BPH 患者更应该注重改善患者的生理功能，而 CP 患者则更应该注意其生理功能、社会功能的改善。

第四节　QLICD-BPH 的计分规则与得分解释

一、计 分 规 则

1. 条目计分　QLICD-BPH（V2.0）采取五点等距评分法，正向条目根据其回答选项（1～5）依次计为 1、2、3、4、5 分，对逆向条目，需对其进行"正向变换"，即用 6 减去回答选项得到条目得分。

QLICD-BPH（V2.0）中正向条目有 GPH1、GPH2、GPH4、GPH6、GPH7、GPH8；GPS1、GPS3、GPS10；GSO1、GSO2、GSO3、GSO4、GSO5、GSO8。其余均为逆向条目。

2. 领域、侧面及总量表计分　首先分别计算各领域、侧面、总量表的原始分（RS），同一领域/侧面的各个条目得分之和构成该领域/侧面的原始分，各个领域得分之和构成了总量表的原始分。然后，为了便于相互比较，需要将原始分转化为标准得分（SS），采用的是极差化方法，即 SS=（RS−min）×100/R。见表 17-4。

表 17-4　QLICD-BPH（V2.0）各个领域及其所属侧面的计分方法

领域/侧面	代码	条目数	min	max	RS	SS
生理功能	PHD	9	9	45	BPF+IND+EAD	（RS−9）×100/36
基本生理功能	BPF	4	4	20	GPH1+GPH2+GPH3+GPH4	（RS−4）×100/16
独立性	IND	3	3	15	GPH6+GPH7+GPH8	（RS−3）×100/12
精力不适	EAD	2	2	10	GPH5+GPH9	（RS−2）×100/8

续表

领域/侧面	代码	条目数	min	max	RS	SS
心理功能	PSD	11	11	55	COG+EMO+WIP	（RS-11）×100/44
认知	COG	2	2	10	GPS1+GPS2	（RS-2）×100/8
情绪	EMO	7	7	35	GPS3+GPS4+…+GPS8+GPS9	（RS-7）×100/28
意志与个性	WIP	2	2	10	GPS10+GPS11	（RS-2）×100/8
社会功能	SOD	8	8	40	INC+SSS+SOR	（RS-8）×100/32
人际交往	INC	3	3	15	GSO1+GSO2+GSO3	（RS-3）×100/12
社会支持	SSS	3	3	15	GSO4+GSO5+GSO6	（RS-3）×100/12
社会角色	SOR	2	2	10	GSO7+GSO8	（RS-2）×100/8
共性模块总分	CGD	28	28	140	PHD+PSD+SOD	（RS-28）×100/112
特异模块	SPD	16	16	80	SOS+DRS+HMI+DIL	（RS-16）×100/64
刺激与梗阻症状	SOS	8	8	40	BPH1+…+BPH4+BPH10+…BPH13	（RS-8）×100/12
滴沥症状	DRS	3	3	15	BPH7+BPH8+BPH9	（RS-3）×100/12
血尿及对心理影响	HMI	2	2	10	BPH5+BPH6	（RS-2）×100/8
疾病治疗对生活影响	DIL	3	3	15	BPH14+BPH15+BPH16	（RS-3）×100/12
量表总分	TOT	44	44	220	PHD+PSD+SOD+SPD	（RS-44）×100/176

二、得 分 解 释

QLICD-BPH 量表可以从侧面、领域、总量表得分进行比较，研究者可以根据自己的研究目的选择分析的深入度，采用不同的得分进行分析。

若是衡量个体或群体健康状况，则根据其得分进行判断，越接近 100 说明生命质量（健康状况）越好。表 17-5 给出的是调查的 141 例前列腺增生患者的得分分布情况，参考这个结果并知道各自的得分情况就可知道其所处的位置，从而便于得分的解释。

表 17-5　QLICD-BPH（V2.0）各领域得分统计（N=141）

领域	得分频数分布（%）							得分统计量			
	<40	40-	50-	60-	70-	80-	≥90	min	max	$\bar{X}$	S
躯体功能	7（5.0）	8（5.7）	31（22.0）	38（27.0）	32（22.7）	23（16.3）	2（1.4）	22.22	94.44	65.46	13.90
心理功能	2（1.4）	9（6.4）	19（13.5）	24（17.0）	40（28.4）	31（22.0）	16（11.3）	31.82	100.00	72.35	14.90
社会功能	1（0.7）	4（2.8）	17（12.1）	20（14.2）	26（18.4）	43（30.5）	30（21.3）	37.50	100.00	77.32	14.16
特异模块	37（26.2）	17（12.1）	36（25.5）	15（10.6）	24（17.0）	8（5.7）	4（2.8）	0.00	95.31	54.23	19.21
总量表	4（2.8）	12（8.5）	26（18.4）	51（36.2）	34（24.1）	10（7.1）	4（2.8）	34.09	93.18	65.26	12.26

若是治疗方法比较评价，除了统计学意义的差异外，还需要知道量表得分变化多少才有临床意义，即 MCID。在今后的研究中应注重这方面的工作，使量表得分更容易解释，更具有临床适用性。

第十八章　慢性前列腺炎的生命质量测评

慢性前列腺炎（chronic prostatitis，CP），是男性科和前列腺科一种常见的泌尿型生殖型疾病。在男性群体中发病率极高，近50%的男性有过前列腺炎症状，国内报告其患病率为18.5%～24.3%，发病率为2.0%～16.0%。

慢性前列腺炎主要包括慢性细菌性前列腺炎和非细菌性前列腺炎，其中慢性细菌性前列腺炎主要为病原体感染，以逆行感染为主，病原体主要为葡萄球菌属，常有反复的尿路感染发作病史或前列腺按摩液中持续有致病菌存在。非细菌性前列腺炎是多种复杂的原因和诱因引起的炎症，由免疫、神经内分泌参与的错综的病理变化。慢性前列腺炎临床症状复杂多样，以排尿异常症状和慢性盆腔疼痛为主，常合并精神心理症状的疾病，并对男性性功能和生育功能有一定的影响。慢性前列腺炎严重地阻碍了患者的生命质量，使其精神与肉体受到极大的折磨。80%以上的患者会出现某种精神心理方面的问题，其中25%～50%的患者心理问题十分严重，表现为过度关心自己的躯体和功能变化，长期集中于感觉症状，主观上放大症状，并且派生新的症状，如失眠、焦虑、恐惧、抑郁等。美国国立卫生研究院（NIH）已将慢性前列腺炎、心肌梗死、不稳定型心脏病和活动性Crohn病等一起列为影响居民生活质量最为严重的慢性疾病。

慢性前列腺炎的治疗以改善症状、重视心理治疗、提高生命质量为主，因此，慢性前列腺炎生命质量量表在临床上的使用，对评估患者的治疗效果，尤为重要。

第一节　慢性前列腺炎的生命质量测定量表介绍

一、国外特异性量表介绍

由于慢性前列腺炎的临床症状和前列腺增生患者十分相似，故慢性前列腺炎患者的生命质量测定可以采用前列腺增生的生命质量量表。国际上运用较多的前列腺增生的生命质量量表有：国际前列腺症状评分表（IPSS）、Danish前列腺症状评分问卷（DAN-PSS）。

IPSS量表用于评价患者对治疗的反应性及患者下尿路症状的改善或是严重情况，是国际公认的判断良性前列腺增生症状严重程度的最佳手段。它与最大尿流率、残余尿及前列腺体积之间无明显相关性。IPSS评分总分为0～35分，根据评分的不同将患者分为3类：0～7分为轻度下尿路症状，8～19分为中度下尿路症状，20～35分为重度下尿路症状，该量表的内部一致性信度（克龙巴赫α系数）为0.86，一周重测信度为0.92。需注意的是，当患者存在其他疾病，如下尿路感染、泌尿系统肿瘤等时，IPSS也会出现较高评分。

DAN-PSS量表最早提出疾病对生活打扰、影响的概念，强调自评这种患者主观为主的评定方式，包括12种下尿路症状，所有症状都含有频度和对生活的影响程度两个平行条目，共24个条目。总分为各种症状频度与影响程度的得分乘积之和，得分为0～108分。该量表的内部一致性信度（克龙巴赫α系数）为0.73，一周重测信度为0.84。

慢性前列腺炎的生命质量测评除了运用前列腺增生的量表外，还有专门针对慢性前列腺炎的特异性量表：NIH-CPSI量表，即慢性前列腺炎症状评分指数表（NIH-chronic prostatitis symptom index），是由美国国立卫生研究院编制的一种被公认的实用和可靠的前列腺炎症自测表，能准确反映患者的症状严重程度。NIH-CPSI 由 9 个条目构成，涉及慢性前列腺炎症状的 3 个主要方面：疼痛或不适、排尿异常和对生活质量的影响。1～14 分为轻度，15～30 分为中度，31～45 分为重度，其中生命质量部分用于评价影响生活的严重程度。有研究者认为该量表可有效、准确地反映初诊和复诊患者的症状程度。

除此之外，还有专门针对男性下尿路症状的国际尿控协会男性问卷简表（ICSmaleSF）。该量表由 14 个条目组成，包括排尿症状子量表、刺激症状子量表和 3 个独立条目（排尿频率、夜尿次数和对患者生活的影响程度）。内部一致性信度（克龙巴赫 α 系数）为 0.76。该问卷涵盖全面的下尿路症状。

二、国内特异性量表介绍

目前除慢性前列腺炎患者生命质量量表，即 QLICD-CP 外（黄新萍等，2010；黄聿明等，2014），没有检索到国内慢性前列腺炎患者的生命质量量表。QLICD-CP 是慢性病患者生命质量测定量表体系中的慢性前列腺炎量表（quality of life instruments for chronic diseases-chronic prostatitis），由共性模块 QLICD-GM（V2.0）及 1 个包含 16 个条目的慢性前列腺炎特异模块构成，其中 QLICD-GM（V2.0）包括 28 个条目：生理功能（9 个条目）、心理功能（11 个条目）、社会功能（8 个条目）。整个量表有 44 个条目，均为五级等级式条目。

第二节　QLICD-CP 的结构与特性
一、量表的结构

QLICD-CP（V2.0）采用共性模块和特异模块结合的方式，除了包含 28 个条目的共性模块（QLICD-GM）外，还包括 16 个条目、4 个侧面的前列腺炎特异模块。量表的结构和英文缩写见表 18-1。

表 18-1　QLICD-CP 的结构及英文缩写

领域/侧面	条目及关键词
生理功能（PHD）	
基本生理功能（PHD）	GPH1（食欲）、GPH2（睡眠）、GPH3（性生活）、GPH4（粪便）
独立性（IDF）	GPH6（日常生活）、GPH7（劳动）、GPH8（行走）
精力不适（EAD）	GPH5（疼痛）、GPH9（疲乏）
心理功能（PSD）	
认知（COG）	GPS1（注意力）、GPS2（记忆力）
情绪（EMO）	GPS3（生活乐趣）、GPS4（烦躁）、GPS5（担心视为负担）、GPS6（担心健康）、GPS7（忧患）、GPS8（悲观）、GPS9（恐惧）
意志与个性（WIP）	GPS10（乐观）、GPS11（性格改变）
社会功能（SOD）	
人际交往（INC）	GSO1（社会交往）、GSO2（家人关系）、GSO3（朋友关系）
社会支持（SSS）	GSO4（家庭支持）、GSO5（其他支持）、GSO6（经济困难）
社会角色（SOR）	GSO7（影响地位）、GSO8（家庭角色）

续表

领域/侧面	条目及关键词
特异模块（SPD）	
局部疼痛（LOP）	CP2（尿道灼热）、CP3（尿道疼痛）、CP6（下腹疼痛）、CP7（会阴疼痛）、CP8（睾丸疼痛）、CP9（射精不适）
排尿异常（ABU）	CP1（2h 排尿）、CP4（尿道流白色液体）
性功能障碍（SED）	CP10（早泄）、CP11（性欲减退）、CP12（无快感）
疾病与治疗对生活的影响（DIL）	CP5（日常生活影响）、CP13（饮食习惯影响）、CP14（婚姻影响）、CP15（生育影响）、CP16（娱乐活动影响）

二、量表的测量学特征

通过对 153 例确诊慢性前列腺炎的住院患者运用 QLICD-CP（V2.0）进行调查来分析评价。

1. 量表的效度

（1）结构效度：首先将 QLICD-CP（V2.0）量表的各个条目与各领域得分进行相关分析，结果显示 QLICD-CP 量表各条目与其所在领域的得分相关较紧密，与其他领域得分的相关系数较小，说明各条目所在的领域划分恰当。其次，进一步按共性模块和特异模块分别进行因子分析，按特征根大于 1 提取公因子，共性模块共提取 6 个公因子，累计方差贡献率为 59.75%；特异模块共提取 5 个公因子，累计方差贡献率达 65.92%；经过方差最大旋转后可知，无论共性模块还是特异模块，其分析结果与理论构想大致一致。从维度相关性、因子分析等方面说明该量表有较好的结构效度。

（2）效标效度：以 SF-36 为校标，计算 QLICD-CP 各领域和 SF-36 相对应各领域的相关系数，结果为 0.098～0.736。SF-36 的 8 个领域中，与生理功能相关较高的是躯体功能、躯体疼痛、情感角色，与心理功能相关较高的是一般健康、生命力、心理健康，与社会功能相关较高的是躯体角色、社会功能领域。特异模块与 SF-36 各个领域的相关均不高。SF-36 属于普适性量表，所以 QLICD-CP（V2.0）特异模块与其各领域相关不明显是合理的。由此说明 QLICD-CP（V2.0）具有较好的效度。

2. 量表的信度 信度，是指调查结果的可靠性、稳定性和一致性，也就是精确度，信度反映系统中偶然误差引起的变异程度。评价信度的方法主要有重测信度、一致性信度。

用 153 例慢性前列腺炎患者出院前测定的数据分别计算各个领域及总量表的内部一致性信度（克龙巴赫 α 系数）及分半信度。该量表内部一致性较好，各领域克龙巴赫 α 系数得分均在 0.665 以上。分半信度除生理功能、特异模块得分较低外，其他领域均在 0.747 分以上，生理功能得分不高可能是因为前列腺炎对患者的造成的影响因人而异，有些人认为对生理功能影响不大，有些人认为很大，故造成了这部分的得分不高。在特异模块中，排尿异常侧面得分较低，这可能是因为慢性前列腺炎患者的症状有些以排尿异常为主，而另一些患者是因为其他方面的症状而前来就医，导致该侧面得分不高。总量表分半系数为 0.834，克龙巴赫 α 系数为 0.917。系数愈大则量表或层面的信度愈高，有学者认为克龙巴赫 α 系数为 0.6 是最小接受值（骑晓霞，2010；沈显山，2012）。以上结果显示量表的信度良好。

3. 量表的反应度 量表的反应度是指量表是否能够探查出患者因治疗等原因其生命

质量在纵向时间上的变化,是量表应用研究中最重要的指标,直接关系到治疗方案的评价和选择。

本量表的反应度计算方法是:153 名患者出院前进行了生命质量测量,与患者入院后第 1 天测定的生命质量得分进行 t 检验,并计算 SRM 值。结果显示,除心理功能(P=0.200)和特异模块(P=0.375)差异不大外,其他领域及侧面治疗前后的生命质量得分变化均有改变。心理功能和特异模块差异不大的原因可能是该次调查患者治疗时间短,很多患者没有完全康复,一些长期患者已经从心理上接受了疾病所带来的影响。但总的来说,该量表的反应度尚可。

第三节　QLICD-CP 的使用方法

一、使用 QLICD-CP 的研究设计问题

1. 患者的选择　QLICD-CP(V2.0)适用于慢性前列腺炎的生命质量的测定。患者应是临床上确诊的慢性前列腺炎患者,根据研究目的决定患者是否需要按照慢性前列腺炎分型标准进行分型。根据研究目的也可对患者的年龄、性别、病程、病情等进行规定,以达到样本的同质性。

本量表为自填式量表,要求患者自己完成量表的填写过程,故选择患者时应排除文盲。由于某些其他疾病也会引发和慢性前列腺炎相似的临床症状,加重患者临床症状,因此,在做慢性前列腺炎患者生命质量的研究时,应避免选择除慢性前列腺炎外还合并有类似临床症状的其他疾病的患者。

2. 研究的设计与实施　根据研究目的的不同,可分为单组自身配对、随机对照等。具体的设计、问卷准备、质量控制等参见前面相关章节,这里从略。

二、QLICD-CP 量表的应用情况

量表研制完成后,已经有了一些应用,主要用于生命质量影响因素分析、前列腺增生与前列腺炎患者的 QOL 比较研究等。

万崇华等(2015)利用前列腺增生患者 141 例与前列腺炎患者 153 例的测评资料(分别使用 QLICD-BPH 和 QLICD-CP 量表),比较了治疗前两种疾病患者的生命质量,发现前列腺炎与前列腺增生患者在生理功能、心理功能、社会功能、共性模块均出现了差异。

此外,万崇华等(2015)鉴于慢性前列腺炎常引起患者性功能的改变,故不同婚姻状况患者生命质量应有不同,因此用 QLICD-CP 量表,按婚姻状况分为在婚患者 97人,未婚、离婚、丧偶患者共计 46 人,对两组得分进行比较。结果发现婚姻状况在慢性前列腺炎患者中只有心理功能领域、个性、人际交往、疾病与治疗对生活的影响侧面有差别。从得分的均数看,在婚患者的生命质量得分高于非在婚患者,这可能是因为慢性前列腺炎患者反复发病引起患者一系列性功能问题,使得患者对婚姻生活问题十分担心,特别是非在婚患者可能考虑更多将来婚姻生活的问题,故在心理功能领域表现出了更低的得分。

第四节　QLICD-CP 的计分规则与得分解释

一、计 分 规 则

1. 条目计分　QLICD-CP（V2.0）采取五点等距评分法，正向条目根据其回答选项（1～5）依次计为 1、2、3、4、5 分，对逆向条目，需对其进行"正向变换"，即用 6 减去回答选项得到条目得分。

QLICD-CP（V2.0）中正向条目有 GPH1、GPH2、GPH4、GPH6、GPH7、GPH8；GPS1、GPS3、GPS10；GSO1、GSO2、GSO3、GSO4、GSO5、GSO8。其余均为逆向条目。

2. 领域、侧面及总量表计分　首先分别计算各领域、侧面、总量表的原始分（RS），同一领域/侧面的各个条目得分之和构成该领域/侧面的原始分，各个领域得分之和构成了总量表的原始分。然后，为了便于相互比较，需要将原始分转化为标准得分（SS），采用的是极差化方法。即 SS=（RS−min）×100/R。见表 18-2。

表 18-2　QLICD-CP（V2.0）各个领域及其所属侧面的计分方法

领域/侧面	代码	条目数	min	max	RS	SS
生理功能	PHD	9	9	45	BPF+IND+EAD	（RS−9）×100/36
基本生理功能	BPF	4	4	20	GPH1+GPH2+GPH3+GPH4	（RS−4）×100/16
独立性	IND	3	3	15	GPH6+GPH7+GPH8	（RS−3）×100/12
精力不适	EAD	2	2	10	GPH5+GPH9	（RS−2）×100/8
心理功能	PSD	11	11	55	COG+EMO+WIP	（RS−11）×100/44
认知	COG	2	2	10	GPS1+GPS2	（RS−2）×100/8
情绪	EMO	7	7	35	GPS3+GPS4+…+GPS8+GPS9	（RS−7）×100/28
意志与个性	WIP	2	2	10	GPS10+GPS11	（RS−2）×100/8
社会功能	SOD	8	8	40	INC+SSS+SOR	（RS−8）×100/32
人际交往	INC	3	3	15	GSO1+GSO2+GSO3	（RS−3）×100/12
社会支持	SSS	3	3	15	GSO4+GSO5+GSO6	（RS−3）×100/12
社会角色	SOR	2	2	10	GSO7+GSO8	（RS−2）×100/8
共性模块总分	CGD	28	28	140	PHD+PSD+SOD	（RS−28）×100/112
特异模块	SPD	16	16	80	LOP+ABU+SED+DIL	（RS−16）×100/64
局部疼痛	LOP	6	6	30	CP2+CP3+CP6+CP7+CP8+CP9	（RS−6）×100/24
排尿异常	ABU	2	2	10	CP1+CP4	（RS−2）×100/8
性功能障碍	SED	3	3	15	CP10+CP11+CP12	（RS−3）×100/12
疾病治疗对生活影响	DIL	5	5	25	CP5+CP13+CP14+CP15+CP16	（RS−5）×100/20
量表总分	TOT	44	44	220	PHD+PSD+SOD+SPD	（RS−44）×100/176

二、得 分 解 释

生命质量测量的基本任务就是用量表的得分得到一个量化的数值，来描绘患者的生命质量情况。如何解释由量表得到的得分，使分数具有量化的意义，进而让研究者或工作人员真正了解生命质量的状况，就是生命质量的得分解释。生命质量的得分解释通常靠统计学方法和制定临床最小显著差异来实现。

1. 统计学方法　用统计学的方法，计算 P 值，来说明有无统计学差异。如比较不同治疗方法的疗效，可以对总量表得分进行比较，也可以比较领域得分、小方面得分、甚至比较条目得分。有统计学差异并且均数上有较大改变可认为治疗方法对患者的生命质量有影响。

2. 临床最小显著差异　临床最小显著差异（minimal important difference，MID），是指一个足够反映患者治疗或护理效果的差异分。

在目前生命质量的研究中，大多数是由 P 值来定义及解释结果。但是，P 值仅能够说明是否存在检验统计学上的差异，却不能充分说明该结论具有临床意义或相关性，即 P 值无法充分说明生命质量量表得分的变化在临床领域的意义。研究慢性前列腺炎患者的 QOL 得分变化在临床上的意义，就是研究其临床最小显著差异。

目前慢性前列腺炎患者的 QOL 研究中，将 QOL 与临床指标结合的研究较少。QOL 的得分得不到合理的解释，医师无法判断患者的生命质量得分变化多少时，治疗有意义，这就导致了 QOL 在临床运用中的局限性。如何把 QOL 评价与传统的临床指标结合起来已成为亟待解决的问题。在今后的应用中可以注重这方面的研究，使量表更具有临床适用性。

3. 解释得分原则

（1）应参考其他相关资料：解释分数时，必须考虑个人的经验背景因素。

（2）必须考虑量表的效度：任何一个量表都不是完全准确的，要使调查结果解释比较合理，应根据效度资料进行说明。

（3）调查分数应是一个范围：由于测验信度的不等，调查的分数不是完全可靠的，因此，在解释分数时，分数应是一个可能的参考范围或是最佳估计，最好不要把它精确成一个具体的数值。

（4）不同的得分结果不能直接进行比较：同的生命质量得分进行比较的前提是必须将两者放在统一的量表上。

（5）解释得分时应怀有谨慎小心的态度。

（6）个体分数的意义要考虑其在群体中的相对位置：群体分数的意义要有参照对比，涉及临床时还要结合 MCID 进行合理解释。

表 18-3 给出的是调查的 153 例慢性前列腺炎患者的得分分布情况，参考这个结果并知道各自的得分情况就可知道其所处的位置，从而便于得分的解释。

表 18-3　QLICD-CP（V2.0）各领域得分统计（N=153）

领域	得分频数分布（%）							得分统计量			
	<40	40–	50–	60–	70–	80–	≥90	min	max	$\bar{X}$	S
躯体功能	2（1.3）	12（7.8）	13（8.5）	53（34.6）	44（28.8）	25（16.3）	4（2.6）	19.44	100.00	69.08	12.10
心理功能	18（11.8）	21（13.7）	24（15.7）	27（17.6）	33（21.6）	24（15.7）	6（3.9）	6.82	100.00	63.10	18.77
社会功能	5（3.3）	14（9.2）	21（13.7）	23（15.0）	31（20.3）	32（20.9）	27（17.6）	25.00	100.00	72.57	17.00
特异模块	10（6.5）	21（13.7）	22（14.4）	35（22.9）	33（21.6）	26（17.0）	6（3.9）	15.63	100.00	65.48	16.74
总量表	3（2.0）	15（9.8）	29（19.0）	38（24.8）	46（30.1）	17（11.1）	5（3.3）	34.09	99.43	66.91	13.16

若是治疗方法比较评价，除了统计学意义的差异外，还需要知道量表得分变化多少才有临床意义，即 MCID。在今后的研究应注重这方面的工作，使量表得分更容易解释，更具有临床适用性。

第十九章 慢性肾衰竭的生命质量测评

慢性肾衰竭（chronic renal failure，CRF）是指各种原发性或继发性慢性肾病（chronic kidney disease，CKD）导致的肾功能渐进性不可逆性减退，直至功能丧失所出现的一系列症状和代谢紊乱所组成的临床综合征。慢性肾衰竭患者的诊断标准为：①内生肌酐清除率（Ccr）≤80ml/min；②血肌酐（Scr）≥133μmol/L；③有慢性肾病或累及肾的系统性疾病史。慢性肾衰竭临床分期标准（KDOQI 指南，2006），CKD 分期：1 期，肾损伤、GFR 正常或增加、GFR≥90ml/min；2 期，肾损伤、GFR 轻度下降、GFR 为 60～89ml/min；3 期，GFR 中度下降，GFR 为 30～59ml/min；4 期，GFR 严重下降，GFR 为 15～29ml/min；5 期，肾衰竭，GFR≤15ml/min（或透析）。慢性肾衰竭是各种肾病的最终结局，终末期肾衰竭只有靠费用昂贵的肾脏替代治疗才能维持基本的生命。据 2007 年 2 月 20 日国际肾脏病学会的公告，目前世界上已经超过 5 亿人（平均每 10 人中就有 1 人）患有肾病。据北美、欧洲等国家统计，每百万人口中，每年有 100～150 人发生慢性肾衰竭。在原发性肾病中，常见慢性肾小球肾炎，其次为小管间质性疾病；在继发性肾病中，则多见糖尿病肾病等。国际肾脏病学会（ISN）和国际肾脏基金联合会（IFKF）为了唤起全球各界人士对慢性肾病的高度关注，采取切实有效的措施加强防治，提出了每年 3 月第 2 个星期四为"世界肾脏病日"。美国肾脏基金会在 2002 年制定的 KDOQ1"慢性肾脏病临床实践指南"中规定有下面任何一项异常即可诊断为慢性肾病：①肾损伤（血、尿成分异常或影像学检查异常或病理学检查异常）≥3 个月，有或无肾小球滤过率（GFR）异常；②GFR≤60ml/min，大于或等于 3 个月，有或无肾损伤证据。该规定现已被国际肾脏病学界普遍接受。

第一节 肾衰竭的生命质量测定量表介绍

随着医学模式由简单的生物-医学模式向生物-心理-社会的医学模式转变，与生活习惯和生活方式密切相关的现代文明病发病率越来越高，对这些疾病很难用一个单纯的治愈率来评价出治疗效果，因此迫切需要一个综合的评价指标，于是广大医学工作者提出了与健康相关的生命质量概念。生命质量是指不同文化和价值体系中的个体，对与他们的目标、期望、标准及所关心的事情有关的生存状况的体验。生命质量是一个多维、整体、主观的评价指标，它包括了身体功能、心理状况、社会适应、精神寄托及与疾病或治疗有关的症状等。

一、国外特异性量表介绍

生命质量的概念自引入以来，产生了许多生命质量测评量表，SF-36 健康调查量表成为全球应用最广泛的生命质量测评工具。1991 年，国际生命质量评价项目将 SF-36 量表列为测评工具，多用在慢性病、长期病的治疗中患者生命质量的评价。除了 SF-36 等普适性量表外，还有以下几个特异性量表。

1. Kidney disease quality of life instrument（KDQOL） 即肾病生命质量表。它由两

大部分构成，共 19 个维度，134 个条目。共性部分采用 SF-36，特异部分含有 34 个症状条目、20 个肾病对日常生活影响条目、4 个肾病负担条目、4 个工作状况条目、6 个认知功能条目、4 个社会互动质量条目、4 个性功能条目、9 个睡眠条目、4 个社会支持条目、6 个透析鼓励条目、2 个患者满意度条目，19 个维度的内部一致性信度均大于 0.75。此量表的缺点是每份量表的完成时间为 20～30min，可能会在调查中引起患者的抵触，降低回收率或是信度。

2. Kidney disease quality of life instrument-short form（KDQOL-SF） 它是 KDQOL 的简化版，较 KDQOL 简短。它有 19 个维度、80 个条目，其中特异部分的 11 个维度、43 个肾病的目标条目（12 个症状条目、8 个肾病对日常生活影响条目、4 个肾病负担条目、2 个工作状况条目、3 个认知功能条目、3 个社会互动质量条目、2 个性功能条目、4 个睡眠条目、2 个社会支持条目、2 个透析鼓励条目、1 个患者满意条目），外加 1 个单独分析的总体健康条目，内部一致性对应肾病症状影响分别是：0.84、0.82、0.83、0.83、0.68、0.61、0.89、0.90、0.89。

3. The end-stage renal disease symptom checklist-transplantation module（ESRD-SCL-TM） 此量表由 6 个方面组成：①有限的实际能力，包括 10 个项目；②有限的认知能力，包括 8 个项目；③心脏和肾功能不全，包括 7 个项目；④皮质类固醇的副作用，包括 5 个项目；⑤gum 和头发的增长，包括 5 个项目；⑥移植相关的心理痛苦，包括 8 个项目，6 个方面的内部一致性克龙巴赫 α 系数分别为 0.85、0.82、0.76、0.77、0.78、0.80。此量表的缺点为涉及医疗制度、文化背景等多方面问题，难以适合我国的患者。

4. The national kidney dialysis and kidney transplantation study（NKDKTS） 1980 年开发，基于 1978 年残疾与工作调查和国民健康访问调查确定的 16 个领域，其对应的条目是疼痛、容易疲劳/没有能量、虚弱/力量不足、痛/肿胀/患者感觉、昏厥/头晕、紧张/焦虑、气虚/呼吸困难、抑郁症、头痛、绞痛、胸痛、下背痛、个体身体部位肿胀、混乱、难以入睡、身体的痛苦，在 3 个不同时间调查的数据分析（透析前、透析48h、透析7d），克龙巴赫 α 系数分别为 0.86、0.89、0.90，重测信度从基线到 48h 内相关为 0.59～0.82，每个条目的效度为 0.50～0.77。

5. The kidney transplant questionnaire 它包含 5 个方面、25 个条目，有生理症状、疲劳、无把握的恐惧、表现主要针对肾移植患者，5 个方面的内部相关系数为 0.82～0.91。

6. Ferrans 肾移植患者生活质量量表 1985 年研制，该量表分为两个部分，一部分是测量研究对象对不同生活方面的满意度，另一方面是测量该方面对研究对象的重要程度。每个部分都包括 32 个问题，答案分为 6 个等级。该表的有效度为 0.77，信度为 0.88，包括健康功能、心理/精神、社会经济和家庭 4 个领域，其信度分别为 0.86、0.87、0.79 和 0.77。

7. Kidney disease component summary（KDCS） 该量表总共包含 22 个方面：疼痛、心理依赖、认知功能、社会功能、透析相关症状、心肺症状、睡眠、能源、抽筋、饮食和食欲等。这些条目来源于肾病生命质量量表的症状和影响两部分，但是透析连接处的凝血或其他问题、高血压、手或足麻木和视力模糊没有包括在内，内部一致性为 0.66～0.92。

8. The Re TransQol（RTQ） 此量表是由法国开发而来的，包含 5 个因素、45 个条目，主要有生理健康、心理健康、医疗护理、害怕失去移植及治疗。它比 SF-36 在反应生命质量方面更具有反应性，对应 5 个领域内部的一致性为 0.86、0.84、0.83、0.79、0.70。

二、国内特异性量表介绍

相比于国外慢性肾衰竭患者的生命质量量表的研究，国内自行开发的有关评估慢性肾衰竭患者生命质量的量表就较少，研究多是借用翻译过来的量表。如刘红霞（2002）采用 Ferrans 肾移植患者生活质量量表证实了健康教育对肾移植患者生活质量的积极作用。当然，也有一些本土开发的量表，主要有以下几个。

1. 范仲珍肾移植患者生活质量评定量表　该量表由范仲珍等（2005）根据世界卫生组织生活质量测定量表和肾移植患者的特殊情况，参照国内某些慢性疾病患者生活质量测定量表研制和发展而来，用来测定肾移植患者的生活质量。量表内容效度指数为 0.96，克龙巴赫 α 系数为 0.86，共有 34 个条目，包括生理功能、心理功能、社会功能及治疗 4 个维度。

2. 邓燕青肾移植患者生活质量评分专用量表　此量表分为 5 个方面，包括认知能力、药物相关不良反应、心理及情绪、心肾等器官功能、体质，其中，认知能力共有 12 个条目，克龙巴赫 α 系数为 0.84；药物相关不良反应有 9 个条目，克龙巴赫 α 系数为 0.74；心理及情绪有 7 个条目，克龙巴赫 α 系数为 0.87；心肾器官功能有 9 个条目，克龙巴赫 α 系数为 0.77；体质方面有 11 个条目，克龙巴赫 α 系数为 0.82，5 个主因子共能解释总变异 58.35%（邓燕青，2006）。

3. 慢性肾衰竭患者生活质量量表　该量表由孟凤芹等（2007）参照 SF-36 自行开发，从情感得分、一般感情指数、健康指数、生活满意度 4 个方面反映患者的生活质量，表中 16 项内容覆盖生活质量的 4 个方面，其中 8 项为 5 分制，8 项为 10 分制。

4. 肾内科生存质量量表（kidney medical quality of life scale，KMQOL）　广州中医药大学宋群利等（2006）研制了肾内科生存质量量表 KMQOL，该量表立足于中医基本理论和 WHO 关于生存质量的概念，主要有精力（精神、眼神、体力、疲劳、气喘、头晕）、疼痛、饮食、口味、大便、小便、智力、睡眠、生殖功能、舌脉等 26 个条目组成。测试研究表明：中医证候生存质量量表（KMQOL）内部一致性信度较好，达到满意的效果，表明量表具有较好的信度；效度的考核包括内容效度、结构效度及反应度效度考核 3 个方面，均达到了满意的结果。

5. 慢性病患者生命质量测定量表体系之慢性肾衰竭量表（quality of life instruments for chronic disease-chronic renal failure，QLICD-CRF）　这是由黄新萍等开发的具有中国文化特色的慢性病患者生命质量测定量表体系——慢性肾衰竭量表。第 2 版的 QLICD-CRF（V2.0）由 28 个条目的共性模块（QLICD-GM）和 10 个条目的慢性肾衰竭特异模块构成。QLICD-CRF 量表内部的一致性为 0.90，各领域重测信度 r 为 0.80 以上，具有较好的反应度和临床可行性，可以作为我国 CRF 患者生命质量的评测工具（杨铮，2015）。详见后面几节。

第二节　QLICD-CRF 的结构与特性

一、量表的结构

QLICD-CRF（V2.0）量表由共性模块和特异模块两部分组成，其中共性模块 QLICD-GM（V2.0）主要针对一般慢性病的影响，包括 3 个领域、9 个侧面、28 个条目，即生理功能

（含基本生理功能、独立性、精力不适 3 个侧面、9 个条目）、心理功能（含认知、情绪、意志与个性 3 个侧面、11 个条目）、社会功能（含人际交往、社会支持、社会角色 3 个侧面、8 个条目）；特异模块则是专门针对慢性肾衰竭这一疾病的特殊影响研制的，含呼吸及循环系统症状、肌肉骨骼及皮肤症状、排便排尿异常 3 个侧面、10 个条目。整个量表有 38 个条目。

二、量表的测量学特征

黄新萍等（2012）、杨铮等（2014，2015）对 QLICD-CRF（V2.0）量表的测量学特性进行了分析，这里摘录一些主要结果。

1. 量表的信度　信度主要包括重测信度、同质信度（也称为内部一致性信度）、分半信度。

（1）内部一致性信度：用第 1 次测定数据计算各个领域的内部一致性信度（克龙巴赫 α 系数）。结果表明，除了社会功能领域稍差（克龙巴赫 α 系数=0.717），但仍然达到 0.70 的标准，其余 4 个领域及共性模块的克龙巴赫 α 系数均较大（0.8 以上），说明内部一致性很好。

（2）重测信度：对患者入院的第 1 天进行第 1 次测量、入院的第 2 天进行第 2 次测量，采用配对 t 检验对前两次的测定结果进行比较，如果经过分析后得到的两次的测量无统计学意义，说明符合重测信度分析的前提，同时计算前两次的各个领域的相关系数，相关系数越大，则认为重测信度越好。

分析结果表明，从各领域和总量表来看，两次测定的得分均值间差异除社会功能领域外，其余各领域均无统计学意义差异（$P>0.05$），社会功能领域虽有统计学意义的差异，但得分均数相差不大，仍然属于"同质"范畴，因此据此计算的重测信度可行可靠。各领域两次测定的重测相关系数均较大，最低 0.899，说明 QLICP-CRF（V2.0）的重测信度非常好。

2. 量表的效度

（1）内容效度：参见第二、三章陈述，具有较好的内容效度。

（2）结构效度：相关分析结果显示，各条目得分与其所在领域得分之间的相关性较大（r 值多在 0.5 以上），但与其他领域之间的相关性较低。共性模块（QLICP-GM）因子分析结果显示，按特征根大于 1 的标准来提取则可取出 8 个主成分，累计方差贡献达到 67.96%；经方差最大旋转后的因子载荷系数可见提取的 8 个主成分，基本上反映了共性模块的 9 个侧面，因子分析结果与理论构想基本吻合。特异模块因子分析结果显示，按特征根大于 1 的标准来提取则可取出 3 个主成分，累计方差贡献达到 58.70%；经方差最大旋转后的因子载荷系数提取的 3 个主成分基本上反映了共性模块的 3 个侧面，因子分析结果与理论构想基本吻合。

（3）效标效度：因为没有金标准，权且以 SF-36 量表各领域得分作为效标，分别计算慢性肾衰竭量表共性模块各领域、特异模块及量表总分和 SF-36 相应领域间的相关系数，相关系数为 0.3～0.7，各相关系数经检验均具有统计学意义（$P<0.01$）。

3. 量表的反应度　分别计算慢性肾衰竭患者治疗前后各领域和量表总分，采用配对 t 检验比较同时计算 SRM。结果表明，除了心理、社会功能两个领域，其他均有统计学意义差异，且领域 SRM 分别为 PHD 0.64、SPD 0.58、CGD 0.28、TOT 0.46。可见，除了治疗期间难以改变的心理及社会功能领域，其他领域及其总量表均能敏感反映治疗前后的变化，说明量表具有一定的反应度。

第三节　QLICD-CRF 的使用方法

一、使用 QLICD-CRF 量表的研究设计问题

1. 患者的选择　本量表适用于慢性肾衰竭患者的生命质量测定，所以使用的对象应该是确诊的慢性肾衰竭患者。研究对象的纳入标准为：①临床上已经确诊的慢性肾衰竭患者；②具有小学及小学以上的文化程度；③自愿参加测评。研究对象的排除标准：①文盲；②神志不清楚、无法表达自己内心感受的患者；③危重患者。

由于本量表为患者自填式量表，要求患者自己完成量表的填写过程，所以选择的患者要有一定的阅读能力。此外，根据研究目的也可以对患者的年龄、性别、病程、病情等进行规定，以达到样本的同质性。样本含量可以根据设计类型的不同参考有关的统计书籍进行估计。

2. 研究设计与实施　本量表用于慢性肾衰竭患者的生命质量测评，可用于不同治疗方法、不同治疗药物的效果评价等应用性研究，应遵循临床试验设计的原则，采用随机、有对照组的设计方法，并且在不同的时间多次进行测定（至少在治疗前后各测定 1 次）。具体的设计、问卷准备、质量控制等参见前面相关章节，这里从略。

二、QLICD-CRF 量表的应用情况

QLICD-CRF 量表研制完成后，已经有了一些应用，主要用于慢性肾衰竭治疗方案的比较选择、预后和影响因素分析等。

万崇华等（2015）用于不同肾衰竭分期的生命质量比较，包括衰竭期、氮质血症期和尿毒症 3 种分期。将入院时量表的测定结果作为协变量（基线），治疗后的测定结果作为分析变量，采用协方差分析法对不同分期患者的生命质量得分（各领域分及总分）进行比较，结果见表 19-1。可以看出，按照第 1 次测定（刚入院）时的平均水平进行调整后的修正均数，在 QLICD-CRF（V2.0）量表中生理、心理和总量表得分领域存在统计学意义的差异，而在其他领域没有统计学意义差异，原因可能与各种临床分期患者的例数有关。为了进一步的研究，需要增加各分期的例数，同时均衡各分期的患者数。

表 19-1　QLICD-CRF（V2.0）测定的慢性肾衰竭不同临床分期生命质量比较

领域	衰竭期		氮质血症期		尿毒症期		F	P
	修正均数	标准误	修正均数	标准误	修正均数	标准误		
生理功能	53.44	2.79	67.79	1.84	58.07	1.51	5.519	0.005
心理功能	56.01	2.85	63.14	1.83	57.57	1.52	3.507	0.034
社会功能	65.74	2.98	66.53	1.87	65.78	1.56	0.053	0.948
特异模块	68.30	3.27	76.47	2.11	72.96	1.76	2.306	0.105
量表总分	60.36	2.12	67.26	1.37	63.44	1.14	4.332	0.016

同样的方法也用于血透治疗和其他治疗方法的效果比较，结果显示各领域得分和总分

均未发现统计学差异。原因可能有 3 个：①两种治疗方法的生命质量无本质差异；②观察时间太短；③例数少。因此，目前还不能认为两种疗法的生命质量不同或相同，需进一步观察分析。

此外，万崇华等（2015）用 QLICD-CRF（V2.0）量表测定刚入院时患者的生命质量各领域分及总量表得分为因变量，用可能影响生命质量的一般人口学资料（性别、年龄、职业等）和实验室生化指标（肝功能指标、肾功能指标、血离子六项等指标）为自变量，采用多元逐步回归分析来筛选影响生命质量的相关因素。结果显示，在一般人口学资料中，年龄、职业和婚姻对生命质量各领域及总量表得分有影响；实验室生化指标和各领域得分存在一定的相关性，如血清肌酐、尿素和 pH 与社会功能存在一定的相关性，血清肌酐、pH 存在负相关关系，即血清肌酐、pH 增大，会出现一些不良症状，社会功能得分随之下降，而尿素存在正相关关系；血清肌酐与总量表得分之间也存在负相关关系，但缺乏相应的解释，需进一步研究探讨。

第四节　QLICD-CRF 的计分规则与得分解释

一、QLICD-CRF 量表的计分规则

1. 条目计分方法　QLICD-CRF 采取的是五点等距评分法，正向条目根据其回答选项（1～5）依次计为 1、2、3、4、5 分，对逆向条目，需对其进行"正向变换"，即用 6 减去回答选项得到条目得分。

QLICD-CRF（V2.0）中正向条目有 GPH1、GPH2、GPH4、GPH6、GPH7、GPH8；GPS1、GPS3、GPS10；GSO1、GSO2、GSO3、GSO4、GSO5、GSO8。其余均为逆向条目。

2. 领域、侧面及总量表计分　同一领域/侧面的各个条目得分之和构成该领域/侧面的原始分（RS），各个领域得分之和构成了总量表的原始分。为了便于相互比较，需要将原始分转化为标准得分（SS），采用的是极差化方法，即 $SS=(RS-min)\times100/R$。见表 19-2。

表 19-2　QLICD-CRF（V2.0）各个领域及其所属侧面的计分方法

领域/侧面	代码	条目数	min	max	RS	SS
生理功能	PHD	9	9	45	BPF+IND+EAD	$(RS-9)\times100/36$
基本生理功能	BPF	4	4	20	GPH1+GPH2+GPH3+GPH4	$(RS-4)\times100/16$
独立性	IND	3	3	15	GPH6+GPH7+GPH8	$(RS-3)\times100/12$
精力不适	EAD	2	2	10	GPH5+GPH9	$(RS-2)\times100/8$
心理功能	PSD	11	11	55	COG+EMO+WIP	$(RS-11)\times100/44$
认知	COG	2	2	10	GPS1+GPS2	$(RS-2)\times100/8$
情绪	EMO	7	7	35	GPS3+GPS4+…+ GPS8+GPS9	$(RS-7)\times100/28$
意志与个性	WIP	2	2	10	GPS10+ GPS11	$(RS-2)\times100/8$
社会功能	SOD	8	8	40	INC+SSS+SOR	$(RS-8)\times100/32$
人际交往	INC	3	3	15	GSO1+GSO2+GSO3	$(RS-3)\times100/12$
社会支持	SSS	3	3	15	GSO4+GSO5+GSO6	$(RS-3)\times100/12$
社会角色	SOR	2	2	10	GSO7+GSO8	$(RS-2)\times100/8$

续表

领域/侧面	代码	条目数	min	max	RS	SS
共性模块总分	CGD	28	28	140	PHD+PSD+SOD	（RS−28）×100/112
特异模块	SPD	10	10	50	RCS+MDS+ASU	（RS−10）×100/40
呼吸及循环系统症状	RCS	4	4	20	CRF1+CRF2+CRF3+CRF6	（RS−4）×100/16
肌肉骨骼及皮肤症状	MDS	3	3	15	CRF4+CRF5+CRF8	（RS−3）×100/12
排便排尿异常	ASU	3	3	15	CRF7+CRF9+CRF10	（RS−3）×100/12
量表总分	TOT	38	38	190	PHD+PSD+SOD+SPD	（RS−38）×100/152

二、量表得分解释与临床意义

QLICD-CRF 量表可以从侧面、领域、总量表得分进行比较，研究者可以根据自己的研究目的选择分析的深入度，采用不同的得分进行分析。

若是衡量个体或群体健康状况，则根据其得分进行判断，越接近 100 说明生命质量（健康状况）越好。表 19-3 给出的是调查的 164 例慢性肾衰竭患者的得分分布情况，参考这个结果并知道各自的得分情况就可知道其所处的位置，从而便于得分的解释。

表 19-3 QLICD-CRF（V2.0）各领域得分统计（N=164）

领域	得分频数分布（%）							得分统计量			
	<40	40−	50−	60−	70−	80−	≥90	min	max	$\bar{X}$	S
躯体功能	47（28.7）	26（15.9）	30（18.3）	33（20.1）	19（11.6）	8（4.9）	1（0.6）	8.33	97.22	51.93	18.50
心理功能	37（22.6）	23（14.0）	29（17.7）	29（17.7）	27（16.5）	14（8.5）	5（3.0）	2.27	100.00	56.98	19.99
社会功能	12（7.3）	20（12.2）	23（14.0）	36（22.0）	36（22.0）	25（15.2）	12（7.3）	25.00	100.00	66.69	16.44
特异模块	18（11.0）	27（16.5）	25（15.2）	26（15.9）	30（18.3）	30（18.3）	8（4.9）	17.50	95.00	64.51	18.31
总量表	16（9.8）	28（17.1）	39（23.8）	38（23.2）	32（19.5）	9（5.5）	2（1.2）	13.82	96.71	59.81	14.90

若是治疗方法比较评价，除了统计学意义的差异外，还需要知道量表得分变化多少才有临床意义，即 MCID。杨铮等（2014）采用以锚为基础的方法和以分布为基础的方法分别制定了 QLICD-CRF（V2.0）各领域及总量表得分的 MCID。其中，以锚为基础的方法通过计算符合锚条件的患者生命质量得分中位数作为 MCID；以分布为基础的方法通过效应大小（ES）和标准化反应均数（SRM）两个指标来计算 MCID。综合两种方法最终结果是生理功能 8.69、心理功能 10.16、社会功能 8.28、共性模块 7.94、特异模块 9.66、总量表 8-10。由此可见，不同方法或治疗前后至少要改变 8 分左右，才认为治疗效果具有临床意义。

第二十章　脑卒中的生命质量测评

脑卒中（stroke）是脑中风的学名，是急性脑循环障碍迅速导致局限性或弥漫性脑功能缺损的临床事件，是一种常见的脑血管疾病，是指有脑血管疾病的患者，因各种诱发因素引起脑内动脉狭窄，闭塞或破裂，造成急性脑血液循环障碍，临床上表现为一次性或永久性脑功能障碍的症状和体征。脑卒中依据病理性质分为缺血性脑卒中和出血性脑卒中。前者又称脑梗死，包括脑血栓形成和脑栓塞；后者包括脑出血和蛛网膜下腔出血。脑卒中具有高致残率、高死亡率、高发病率和高复发率等的特点，导致大多数存活者遗留不同程度的生理、心理和社会功能障碍的疾病，是一种威胁人类健康的临床常见的疾病。随着疾病谱和死亡谱的转变，脑卒中已经成为目前人类疾病三大死亡原因之一。它不仅使患者丧失日常生活能力和工作能力，而且给家庭和社会带来沉重的经济及精神负担，同时影响其身心健康和生活质量。

随着现代医疗水平的不断提高，脑卒中的存活率明显提高，但其高致残率高达75%的患者遗留有不同程度的肢体、言语、意识等功能障碍，严重影响患者的生活质量。而如何评估脑卒中发生后患者的生活质量，测量工具就变得尤为重要。测量工具应具有较高的信度和效度，并能够准确描述出患者对自身健康状况的主、客观感受。因此，选择一种好的测量工具来研究脑卒中患者的生活质量，可使治疗和护理工作更具有针对性和有效性。

第一节　脑卒中的生命质量测定量表介绍

国内外很多脑卒中的生命质量研究采用普适性量表，包括简明健康状况调查问卷（SF-36）、欧洲生存质量测定量表（EQ-5D）、诺丁汉健康调查问卷（NHP）、健康质量指数（QWB）、疾病影响程度量表（SIP）、生命质量指数（QLI）、生命质量评价问卷（AQoL）、世界卫生组织生命质量量表（WHOQOL-100）或简表（WHOQOL-BREF）等（详见第二章介绍）。这里仅介绍专用的特异性量表。

一、国外特异性量表介绍

脑卒中的特异性量表开发较早，因此，国际上针对脑卒中的特异性量表较多，最常用的量表包括 FAI、SIS、SAQOL-39、脑卒中专用生活质量量表（stroke-specific quality of life scale，SS-QOL）、疾病影响调查表脑卒中专用量表-30（stroke-adapted 30-Item version sickness impact profile，SA-SIP30）等。

1. 脑卒中专用生活质量量表（stroke-specific quality of life scale，SS-QOL）　是由 Williams 等人（1999）研制的脑卒中患者生活质量测量量表。测试版量表含 12 个领域，共计 78 个条目，通过对 72 名急性缺血性脑卒中患者的预实验，删除 29 个条目，最终形成包含 12 个领域、49 个条目的量表，分别为精力（3 个条目）、家庭角色（3 个条目）、语言（5 个条目）、移动性（6 个条目）、情绪（5 个条目）、个性（3 个条目）、自我照顾（5 个条目）、社会角色（5 个条目）、思考（3 个条目）、上肢功能（5 个条目）、视力（3 个条目）、工作/生产力（3 个条目）。每个条目得分为 1～5 分，得分越高生命质量越好。此量表的最大优点是针对性较强、覆盖面较全，弥补了其他量表的不足，特别是在语言及认知方面。SS-QOL 已被翻译为多种语言，在全世界广泛应用。

2. 疾病影响调查表脑卒中专用量表-30（stroke-adapted 30-item version sickness impact profile，SA-SIP30） van Straten 等（1997）将 SIP 改良后形成的脑卒中专用生活质量测量量表。此量表将其前身疾病影响调查表减少为 30 个条目，去除与脑卒中相关性差及可信度差的条目。内容主要包括：身体照顾与活动、社会交往、活动性、交流、情感行为、家居料理、行为的灵敏度和步行等 8 个方面。量表作者将 SA-SIP30 同 SIP 进行对照研究，发现 SA-SIP30 在结构效度、收敛效度、临床效度和外部效度较 SIP 稍差，不过因为 SIP 测量的主要重点是行为与身体能力，因此 SA-SIP30 是最适用于脑卒中患者的生活质量测量工具。

3. Stroke and aphasia quality of life scale-39（SAQOL-39） 是英国伦敦城市大学语言和交流系的 Hilari K 博士及其同事于 2003 年开发的用于脑卒中和失语症的生命质量量表。最初的量表包含 53 个条目，49 个来自于 SS-QOL，经过修订以适应失语症患者，其余 4 个条目主要是针对失语症患者的，包括理解讲话的困难、做决定的困难及语言问题对家庭生活及社会生活的影响。经过因子分析后删除了 14 个条目，最终形成 39 个条目的SAQOL-39 量表。量表包含 4 个领域：生理（17 个条目）、心理社会（11 个条目）、交流（7个条目）和精力（4 个条目）。相比 SS-QOL 量表，SAQOL-39 更适合失语症的脑卒中患者，且领域较少，其实用性更好。SAQOL-39 自开发后，被翻译为多种语言，是使用较广的脑卒中量表之一。2009 年，量表作者将其用于没有失语症的脑卒中患者，得到一般脑卒中版SAQOL-39g，领域修改为 3 个：生理、心理和交流。并且证明其用于一般非失语症的脑卒中患者仍然具有较好的信度、效度和反应度。

二、国内特异性量表介绍

脑卒中是国内开展生命质量研究最早的领域，也研制了不少专用特异性量表。如何成松等（1995）编制的脑卒中生活质量量表；曹卫华等（2003）编制的脑卒中患者生活质量量表，包括 5 个领域、22 个条目，量表具有可靠的结构效度，标准关联效度不理想，该量表可以作为意识清楚、病情稳定的脑卒中患者生活质量的测量工具；李凌江等（1997）编制的慢性脑卒中患者生存质量评估问卷。

此外，国内学者万崇华负责研制的慢性病患者生命质量测定量表体系中针对脑卒中的量表 QLICD-ST，是采用一般慢性疾病的共性模块（QLICD-GM）和脑卒中特异模块构成的模块式量表（许传志等，2009）。目前的最新版本是第 2 版 QLICD-ST（V2.0），量表各领域及亚领域的内部一致性信度克龙巴赫 α 系数值基本在 0.8 以上、分半信度系数均大于 0.7、重测相关系数（r 值）大多在 0.8 以上；各条目与所属亚领域及其领域的相关均大于与其他亚领域及领域的相关，相关系数（r 值）在 0.7 以上者占 56.52%；量表具有良好的信度和效度，能够反映出脑卒中患者治疗前后生命质量的变化，可以作为我国脑卒中患者生命质量的测评工具（万崇华，2015）。详见后面章节。

为了便于查询，现将国内外常见的脑卒中生命质量测定特异性量表概括于表 20-1。

表 20-1 脑卒中生命质量测定特异性量表

序号	量表	内容
1	量表名称	the Frenchay activities index（FAI）
	量表简介	15 个条目、3 个领域：家务、户外活动、业余/工作。可以自填、访谈，必要时可以代理者回答。克龙巴赫 α 系数 0.78～0.87；因子分析显示结构有待调整
	文献来源	[1] Holbrook M, Skilbeck CE. 1983. An activities index for use with stroke patients. Age Ageing, 12（2）: 166-170.
		[2] Wade DT, Legh-Smith J, Langton Hewer R, et al. 1985. Social activities after stroke: measurement and natural history using the Frenchay Activities Index. Int. Rehahi. Med, 7（4）: 176-181.
2	量表名称	Niemi QOL scale（4 years after stroke）
	量表简介	58 个条目，两个部分：45 个条目包含生命质量的 4 个领域（工作环境、在家的活动、家庭关系、业余时间的活动），13 个条目包含中风后的个性、行为能力及与朋友和亲戚的关系
	文献来源	Niemi ML, Laaksonen R, Kotila M, et al. 1988. Quality of life 4 years after stroke. Stroke, 19（9）: 1101-1107.
3	量表名称	QOL index-stroke version（QLI-SV）
	量表简介	QLI 有 64 个条目，脑卒中版为 38 个条目、4 个领域：健康和功能、社会经济、心理/精神、家庭。6 级 Likert 评分
		QLI：效标效度为 0.65～0.75；重测信度为 0.81～0.87；克龙巴赫 α 系数为 0.90～0.93
		脑卒中版：克龙巴赫 α 系数=0.91（总分），领域为 0.32～0.86
	文献来源	[1] Ferrans C, Powers M, 1985. Quality of life index: development and psychometric properties. Adv Nurs Sci, 8（1）: 15-24.
		[2] King RB, 1996. Quality of life after stroke. Stroke, 27: 1467-1472.
4	量表名称	stroke-adapted sickness impact profile （SA-SIP30）
	量表简介	30 个条目、2 个维度、8 个领域：生理维度（身体照料和移动、家庭管理、活动性、步行）和社会心理维度（社会交往、交流、情感行为、警惕行为）。2 分类答案。可以自填、访谈
		克龙巴赫 α 系数：总量表为 0.85，社会心理为 0.78，生理为 0.82，领域为 0.54～0.71。Spearman-Brown 系数：总量表为 0.96，生理为 0.93，社会心理为 0.92，领域为 0.75～0.90
	文献来源	Van Straten A, de Haan RJ, Limburg M, et al. 1997. A stroke-adapted 30-item version of the Sickness Impact Profile to assess quality of life（SA-SIP30）. Stroke, 28（11）: 2155- 2161.
5	量表名称	Stroke and Aphasia Quality of Life Scale-39（SAQOL-39）
	量表简介	39 个条目、4 个领域：生理、心理社会、交流、活力。5 级计分法。访问者填写，患者报告。克龙巴赫 α 系数为 0.74～0.94；重测信度为 0.89～0.98；领域与总分相关系数 r=0.38～0.58；组间相关 r=0.1～0.47
		在一般脑卒中患者中的量表 SAQOL-39g：3 个领域（生理、心理、交流）
		克龙巴赫 α 系数为 0.92～0.95；重测信度为 0.92～0.98；收敛效度 r 0.47～0.78；判别效度 r 0.03～0.40；SRM 为 0.29～0.53
	文献来源	[1] Hilari K, Byng S, Lamping DL, et al. 2003. Stroke and Aphasia Quality of Life Scale-39（SAQOL-39）: evaluation of acceptability, reliability, and validity. Stroke, 34（8）: 1944-1950.
		[2] Hilari K, Lamping DL, Smith SC, et al. 2009. Psychometric properties of the Stroke and Aphasia Quality of Life Scale（SAQOL-39）in a generic stroke population. Clin Rehabil, 23（6）: 544-557.
6	量表名称	stroke-specific quality of life scale（SS-QOL）
	量表简介	49 个条目 12 个领域：活力、家庭角色、语言、活动性、情绪、人格、自我照顾、社会角色、思考、上肢功能、视力、工作/生产力。克龙巴赫 α 系数 ≥ 0.73；7 个领域与现有普适性量表的类似领域的相关系数 r=0.31～0.51；与 SF-36 总分相关系数 r=0.65；反应度：卒中后 1 个月和 3 个月多数领域的 SES>0.5（情绪和个性除外）
		简表（SS-QOL-12）：12 个条目、2 个维度（生理、心理社会）。显示了较好的信度和效度
	文献来源	[1] Williams LS, Weinberger M, Harris LE, et al. 1999. Development of a Stroke- Specific Quality of Life Scale. Stroke, 30（7）: 1362-1369.
		[2] Duncan PW, Wallace D, Lai SM, et al. 1999. The Stroke Impact Scale Version 2.0: Evaluation of Reliability, Validity, and Sensitivity to Change. Stroke, 30（10）: 2131- 2140.
		[3] Post MW, Boosman H, van Zandvoort MM, et al. 2011. Development and validation of a short version of the Stroke Specific Quality of Life Scale. J Neurol Neurosurg Psychiatry, 82（3）: 283-286.

序号	量表	内容
7	量表名称	the stroke impact scale（SIS）
	量表简介	2.0 版包含 64 个条目、8 个领域：4 个生理领域（即手功能、力量、活动性、日常生活活动性/日常生活工具活动性）、情绪、交流、记忆和思考、社会参与。5 级等级答案对应评分为 1～5 分。1 个线性条目。3.0 版包含 59 个条目
		克龙巴赫 α 系数为 0.83～0.90；组内相关系数（ICC）情绪为 0.57，其余为 0.70～0.92
		简表 SIS-16：生理领域的 16 个条目，也具有较好的信度和效度
	文献来源	[1] Duncan PW, Wallace D, Lai SM, 1999. The Stroke Impact Scale Version 2.0 evaluation of reliability, validity, and sensitivity to change. Stroke, 30（10）: 2131-2140.
		[2] Duncan PW, Lai SM, Bode RK, et al. 2003. Stroke Impact Scale-16: A brief assessment of physical function. Neurology, 60（2）: 291-296.
8	量表名称	health-related quality of life in stroke patients（HRQOLISP）
	量表简介	102 个条目 7 个领域：生理、情感/心理、智力/认知、心灵、精神、社会、精神交互。克龙巴赫 α 系数为 0.721～0.849；重测信度为 0.982～0.998；较好的表面（内容）效度；SLS 效标效度为 0.269～0.690；区分效度尚可
		简表：HRQOLISP-40、HRQOLISP-26 具有较好的信度、效度和反应度
	文献来源	[1] Owolabi MO, Ogunniyi A, 2009. Profile of health-related quality of life in Nigerian stroke survivors. Eur J Neurol, 16（1）: 54-62.
		[2] Owolabi MO, 2010. Psychometric properties of the HRQOLISP-40: a novel, shortened multiculturally valid holistic stroke measure. Neurorehabil Neural Repair, 24（9）: 814-825.
		[3] Owolabi MO, 2011. HRQOLISP-26: A Concise, Multiculturally Valid, Multidimensional, Flexible, and Reliable Stroke-Specific Measure. ISRN Neurol, 295096.
		[4] Vincent-Onabajo GO, Owolabi MO, Hamzat TK, 2014. Sensitivity and responsiveness of the health-related quality of life in stroke patients-40（HRQOLISP-40）scale. Disabil Rehabil, 36（2）: 1014-1019.
9	量表名称	newcastle stroke-specific quality of life measure（NEWSQOL）
	量表简介	56 个条目、11 个领域：感觉、日常生活活动性/自我照料、认知、移动性、情感、睡眠、人际关系、交流、疼痛、视力、乏力
		克龙巴赫 α 系数为 0.71～0.90；重测信度为 0.78～0.92；效标效度为 0.45～0.76；与 BI 相关系数为 –0.49～0.28
	文献来源	Buck D, Jacoby A, Massey A, et al. 2003. Development and validation of NEWSQOL, the Newcastle Stroke-Specific Quality of Life Measure. Cerebrovasc Dis, 17（2-3）: 143-152.
10	量表名称	a quality-of-life instrument for young hemorrhagic stroke patients（HSQuale）
	量表简介	54 个条目、7 个领域：一般看法、生理功能、认知功能、社会关系、社会和休闲活动、情感健康、工作和经济状况及 4 个开放条目。每个问题有 4～7 个回答选项，得分为 0～100 分。克龙巴赫 α 系数为 0.78～0.89；kappa 系数为 0.4～1.0
	文献来源	Hamedani AG, Wells CK, Brass LM, et al. 2001. A Quality-of-Life Instrument for Young Hemorrhagic Stroke Patients. Stroke, 32（3）: 687-695.
11	量表名称	change of quality of life scale（CQOL）
	量表简介	10 个条目、9 个领域（精力、手部功能、移动性、工作/生产力、社会角色、家庭角色、情绪、自我照顾、性格）及 1 个总体生命质量。4 级 Likert 计分
	文献来源	Lin JH, Wang WC, Sheu CF, et al. 2005. A Rasch analysis of a self-perceived change in quality of life scale in patients with mild stroke. Quality of Life Research, 14（10）: 2259-2263.
12	量表名称	脑卒中生活质量量表
	量表简介	量表包含工作及经济状况、家务活动、家庭关系心理状态、户外及休闲活动 5 个方面，共25项，评定耗时 20～30min
	文献来源	何成松，杨大鉴，南登昆，等，1995. 脑卒中患者生活质量量表的编制及测试. 中国康复, 10（3）: 111-114.
13	量表名称	脑卒中生活质量量表
	量表简介	22 个条目、5 个领域：生理功能、心理功能、社会生活、症状、总体健康感受。
		克龙巴赫 α 系数为 0.65～0.76；重测信度为 0.882～1.000；因子分析显示较好的结构效度；与 NHP 的效标效度相关系数为 0.450～0.604
	文献来源	曹卫华，李俊，郭春晖，2003. 脑卒中患者生活质量量表的制订及其评价. 中华老年心脑血管病杂志, 5（4）: 252-254.

续表

序	量表	内容
14	量表名称	慢性脑卒中患者生活质量评估问卷（quality of life inventory for cerebral apoplexy patients，QOLI-CAP）
	量表简介	63 个条目、4 个领域：生理健康、心理健康、社会功能、症状，前 3 个领域来自 gQOLI。5 级评分。重测信度：gQOLI 为 0.84～0.93；克龙巴赫 α 系数：gQOLI 为 0.64～0.77，症状领域为 0.7963；条目-总分相关系数：生理领域为 0.62～0.66，心理领域为 0.58～0.65，社会功能为 0.41～0.57，症状领域为 0.6907～0.7992
	文献来源	李凌江，杨德森，胡治平，等，1997. 慢性脑卒中患者生活质量评估工具的研究. 中国行为医学科学，6（1）：4-7.
15	量表名称	慢性病患者生命质量测定量表体系之脑卒中量表（QLICD-ST）
	量表简介	共性模块与特异模块结合，共 4 个领域、9 个侧面、43 个条目。详见正文
	文献来源	[1] 许传志，杜茸茸，常履华，等，2009. 脑卒中患者生命质量测定量表 QLICD-ST 研制中的条目筛选. 昆明医科大学学报，30（5）：59-63. [2] 孙凤琴，2011. 脑卒中患者生命质量量表的研制与考评. 昆明医学院硕士学位论文.

第二节　QLICD-ST 的结构与特性

一、量表的结构

QLICD-ST（V2.0）量表共有 43 个条目，由针对所有慢性病患者的共性模块（QLICD-GM）和专门针对脑卒中患者的特异模块组成。共性模块包括躯体功能（9 个项目）、心理功能（11 个条目）、社会功能（8 个条目）3 个领域，共有 28 个条目；特异模块由活动受限、面瘫（脑神经受损）、认知损坏和特殊心理 4 个侧面组成，共有 15 个条目。

二、量表的测量学特征

万崇华等（2015）通过 QLICD-ST（V2.0）测定 100 名脑卒中患者的测定结果对量表的测量学特征进行了评价。主要结果摘录于此。

1. 量表的效度

（1）内容效度：参见第二、三章陈述，具有较好的内容效度。

（2）结构效度：从条目–维度相关性与因子分析两个方面说明。条目–维度相关性结果显示大多数特异性条目与其所属领域的相关性较强，而与其他领域的相关性较弱。经主成分法提取公因子并经方差最大旋转后，脑卒中患者特异模块提取 5 个主成分，累计贡献率为 71.483%，体现了特殊症状、特殊心理问题等侧面。条目–领域相关性和因子分析结果说明，量表具有较好的结构效度。

（3）效标效度：以 SF-36 为校标，计算 QLICD-ST（V2.0）各领域与 SF-36 各领域的相关系数，结果两量表相同或相似领域的相关系数较大，不相同或相似领域的相关系数较小。

2. 量表的信度　各领域及总量表内部一致性信度除社会功能（0.647）领域外，均在 0.8 以上，社会领域内部一致性信度系数低的原因可能是因为该领域包含的方面比较多，且脑卒中患者年龄偏高，社会活动比较少；总量表的分半信度为 0.886；各领域及总量表的重测信度 ICC 除心理功能（0.738）领域外，均在 0.8 以上。综上所述，可认为量表具有较好的信度。

3. 量表的反应度　对脑卒中患者治疗前后测定得分进行检验并计算 SRM。结果显示，脑卒中量表各领域及总分治疗前后均有差异，尤其是生理领域、特异模块和总分的 t 值较大，且生理领域、总量表和特异模块 SRM 分别为 1.07、0.99 和 0.97。这也与实际情况相符：患者入院后经过针对性的治疗后，直接改善的状况主要体现在患者生理功能方面及疾病特异领域，而心理、社会功能不可能在短时间内有明显的改善。可以认为量表能够较为敏感地反映患者住院期间生命质量的变化，具有较好的反应度。

第三节　QLICD-ST 的使用方法

一、使用 QLICD-ST 的研究设计问题

1. 患者的选择　本量表适用于脑卒中患者的生命质量测定，所以使用对象应该是确诊的脑卒中患者。由于本量表为自填式量表，要求患者自己完成量表的填写过程，所以，选择的患者要有一定的阅读能力。此外，根据研究目的也可对患者的年龄、性别、病程、病情等进行规定，以达到样本的同质性。

2. 研究设计与实施　由于不同程度的失能，脑卒中患者的生命质量受到严重的影响，甚至有的患者不希望继续生活下去。许多研究结果均显示脑卒中患者的生命质量处于较低水平。

本量表用于脑卒中患者生命质量测评，可用于不同治疗方法、不同治疗药物的效果评价等应用性研究，应遵循临床试验设计的原则，采用随机、有对照组的设计方法，并且在不同时间多次测定（至少在治疗前后各测定 1 次）。样本含量可根据设计类型参阅有关统计学书籍进行估计。

具体的设计、问卷准备、质量控制等参见前面相关章节，这里从略。

二、QLICD-ST 量表的应用情况

QLICD-ST（V2.0）研制完成后，已经有了一些应用，主要是不同治疗方法的比较和影响因素分析。研究患者生命质量的影响因素可以有针对性的采取措施提高患者的生命质量，从而提高治疗的有效性。患者生命质量的影响包括患者的人口学特征、疾病相关因素、治疗相关因素和其他因素。一般用于分析生命质量的方法有单因素分析，由于各因素间的相互作用，有时单因素分析的结果难以解释。多因素分析可以考虑因素间的相互作用，能够更真实的反映各因素对生命质量的影响，但由于影响因素众多，各因素间的相互作用复杂，导致分析结果的不确定性，常会出现难以解释的结果。

万克艳等（2015）应用 QLICD-ST（V2.0）探讨脑卒中患者报告结局/生命质量及其影响因素。通过对 100 例脑卒中住院患者进行调查，同时收集临床客观指标资料，采用 t 检验、方差分析和典型相关分析探索脑卒中患者报告结局/生命质量的影响因素。t 检验和方差分析结果表明，患者的文化程度、家庭经济与报告结局/生命质量有关；典型相关分析结果显示，谷草转氨酶、红细胞计数、国际标准化比值、白细胞计数、游离胆固醇、文化程度和家庭经济等是脑卒中患者报告结局/生命质量的影响因素。积极关注这些临床指标并采取相应控制措施可能提高脑卒中的患者报告结局/生命质量。

王晶晶（2016）运用 QLICD-ST（V2.0）探讨了脑卒中住院患者生命质量总体水平及其躯体、心理、社会和疾病特异性 4 个领域方面的生命质量水平，并比较不同特征患者生

命质量，分析其影响因素。结果显示，脑卒中患者生命质量得分为 49.83±8.05，社会功能得分最高，心理功能得分最低。多因素分析发现影响脑卒中生命质量的因素包括年龄、婚姻状况、文化程度、工作状态、经济状况、医疗费用支付方式、病程。

第四节　QLICD-ST 的计分规则与得分解释

一、计 分 规 则

1. 条目计分方法　QLICD-ST（V2.0）量表各条目均采用 5 级 Likert 评分法，正向条目（即等级越高生命质量越好的条目）根据其回答选项（1～5）直接计 1～5 分，逆向条目（即等级越高生命质量越差的条目）则反向计为 5～1 分。

QLICD-ST（V2.0）中正向条目有 GPH1、GPH2、GPH4、GPH6、GPH7、GPH8、GPS1、GPS3、GPS10、GSO1、GSO2、GS03、GSO4、GSO5、GSO8、ST1、ST7、ST8、ST9、ST10、ST11、ST12、ST13，其余均为逆向条目。

2. 领域、侧面及总量表计分　同一领域/侧面的各个条目得分之和构成该领域/侧面的原始分（RS），各个领域得分之和构成了总量表的原始分。为了便于相互比较，需要将原始分转化为标准得分（SS），采用的是极差化方法，即 SS=（RS−min）×100/R。见表 20-2。

表 20-2　QLICD-ST（V2.0）各个领域及其所属侧面的计分方法

领域/侧面	代码	条目数	min	max	RS	SS
生理功能	PHD	9	9	45	BPF+IND+EAD	（RS−9）×100/36
基本生理功能	BPF	4	4	20	GPH1+GPH2+GPH3+GPH4	（RS−4）×100/16
独立性	IND	3	3	15	GPH6+GPH7+GPH8	（RS−3）×100/12
精力不适	EAD	2	2	10	GPH5+GPH9	（RS−2）×100/8
心理功能	PSD	11	11	55	COG+EMO+WIP	（RS−11）×100/44
认知	COG	2	2	10	GPS1+GPS2	（RS−2）×100/8
情绪	EMO	7	7	35	GPS3+GPS4+…+ GPS8+GPS9	（RS−7）×100/28
意志与个性	WIP	2	2	10	GPS10+ GPS11	（RS−2）×100/8
社会功能	SOD	8	8	40	INC+SSS+SOR	（RS−8）×100/32
人际交往	INC	3	3	15	GSO1+GSO2+GSO3	（RS−3）×100/12
社会支持	SSS	3	3	15	GSO4+GSO5+GSO6	（RS−3）×100/12
社会角色	SOR	2	2	10	GSO7+GSO8	（RS−2）×100/8
共性模块总分	CGD	28	28	140	PHD+PSD+SOD	（RS−28）×100/112
特异模块	SPD	15	15	75	LOA+SPM+FAP+COI	（RS−15）×100/60
活动受限	LOA	8	8	40	ST1+ST2+ST3+ST4+ST7+ST10+ST12+ST13	（RS−8）×100/32
特殊心理	SPM	2	2	10	ST5+ST6	（RS−2）×100/8
面瘫（颅神经受损）	FAP	3	3	15	ST9+ST14+ST15	（RS−3）×100/12
认知损害	COI	2	2	10	ST8+ST11	（RS−2）×100/8
量表总分	TOT	43	43	215	PHD+PSD+SOD+SPD	（RS−43）×100/172

二、得 分 解 释

生命质量可作为不同治疗措施的效果评价指标，由于生命质量的多维度及多次测量的特征，一般统计学方法较为复杂，可以采用重复测量资料的方差分析及其他因素的分析方法。正确评价脑卒中患者的生存质量，可以对该疾病的结局做出更全面的描述，对改善患者生理、心理和社会功能具有重要指导意义。

若是衡量个体或群体健康状况，则根据其得分进行判断，越接近100说明生命质量（健康状况）越好。表20-3给出的是调查的100例脑卒中患者的得分分布情况，参考这个结果并知道各自的得分情况就可知道其所处的位置，从而便于得分的解释。

表 20-3　QLICD-ST（V2.0）各领域得分统计（N=100）

领域	得分频数分布（%）							得分统计量			
	<40	40–	50–	60–	70–	80–	≥90	min	max	$\bar{X}$	S
躯体功能	48（48.0）	19（19.0）	11（11.0）	13（13.0）	6（6.0）	2（2.0）	1（1.0）	5.56	97.22	43.58	19.51
心理功能	12（12.0）	20（20.0）	19（19.0）	15（15.0）	21（21.0）	10（10.0）	3（3.0）	11.36	100.00	60.82	17.68
社会功能	2（2.0）	11（11.0）	14（14.0）	18（18.0）	23（23.0）	24（24.0）	8（8.0）	34.38	96.88	70.81	14.10
特异模块	28（28.0）	27（27.0）	18（18.0）	14（14.0）	8（8.0）	4（4.0）	1（1.0）	10.00	100.00	50.33	17.66
总量表	15（15.0）	23（23.0）	24（24.0）	24（24.0）	10（10.0）	3（3.0）	1（1.0）	26.16	98.26	55.41	13.70

若是治疗方法比较评价，除了统计学意义的差异外，还需要知道量表得分变化多少才有临床意义，即MCID。在今后的研究应注重这方面的工作，使量表得分更容易解释，更具有临床适用性。

第二十一章 HIV/AIDS 的生命质量测评

艾滋病是由人免疫缺陷病毒（human immunodeficiency virus，HIV）引起的慢性传染性疾病，全名为获得性免疫缺陷综合征（acquired immune deficiency syndrome，AIDS）。HIV 主要破坏机体免疫功能，使免疫功能受损，最终继发各种严重的机会性感染和肿瘤。性接触、血液及母婴传播是本病的主要传播途径。因艾滋病具有传播迅速、发病缓慢、病死率高的特点，且目前尚无有效的疫苗和治愈方法，因此已经成为一个全球性的公共卫生问题。

联合国艾滋病规划署（Joint United Nations Program on HIV/AIDS，UNAIDS）最近公布的统计数字显示，截至 2015 年底全球估计约有 3670 万名艾滋病病毒携带者，全球 15～49 岁人群约 0.8%感染 HIV，2015 年全球新增艾滋病病毒感染者约 210 万。我国艾滋病感染整体上属于低流行国家，但因我国人口基数大，艾滋病病毒感染者和患者的绝对数相对会很大。据中国疾病预防控制中心性病艾滋病预防控制中心性病控制中心（NCAIDS，NCSTD，China CDC）疫情报告情况显示，截至 2016 年年底，全国报告现存活艾滋病病毒（HIV）感染者/AIDS 患者（后面简称 HIV/AIDS）627 030 例，报告死亡 194 435 例。艾滋病所具有的传播迅速、发病缓慢、病死率高等特点，对患者的身心所产生的影响很难用单一的指标（如治愈率、生存率等）进行评价。随着健康相关生命质量在临床的应用，这一综合性指标很快受到研究者的关注并成为临床研究的热点，生命质量量表不但能评估艾滋病患者的生命质量，还能多维度评价疗效，值得临床推广应用。

第一节 HIV/AIDS 的生命质量测定量表介绍

随着高效抗病毒疗法（highly active antiretroviral therapy，HAART）等方法在临床的应用，获得性免疫缺陷病毒（HIV）感染者的生存时间延长，机会感染发生率降低，在某种程度上可以说艾滋病成了一种慢性疾病。长期感染 HIV 将会给患者生理功能、社会功能造成一定的负面影响，加上社会对艾滋病患者存在歧视，患者对治疗的绝望、职业影响、经济困难、样貌的影响、性生活的影响、负罪感、悔恨感、对感染责任的认定、抗病毒药的副反应等诸多因素，都会严重影响 HIV 感染者的 HRQOL，因此对感染者的健康相关生命质量（health-related quality of life，HRQOL）的研究显得尤为重要。

一、国外特异性量表介绍

测量艾滋病病毒感染者的生命质量量表分为普适性量表和特异性量表两种。国外常用的特异性量表主要有 MOSHIV、MQOL-HIV、HAT-QOL、FAHI、HIV-QL31、ATHOS、WHOQOL-HIV、the General Health Self-assessment、HOPES、ISSQOL 等。

1. HIV 感染者医疗结局健康调查表（medical outcomes study-HIV health survey，MOS-HIU） 刚入院时完成。MOS-HIV 测定的是感染者最近 4 周的情况，维度内的各条目分数相加形成维度的总分，然后经线性转换为 0～100 分，较高的分数表示较好的生命质量状态。

2. HIV/AIDS 患者多维生命质量量表（multidimensional quality of life questionnaire for HIV/AIDS，MQOL- HIV） 共有 40 个条目。量表是测量感染者过去 2 周的情况，将维度内各条目分数相加形成的总分经线性转换为 0~100 分，分数越高，生命质量越好。

3. HIV/AIDS 专用生命质量量表（HIV/AIDS- targeted quality of life instrument，HAT-QOL） 是一个主要由感染者确定其内容的量表。量表制定者 Holmes 等希望编制一个新的 HIV 感染者特异性量表，该量表所测内容主要来自于 HIV 感染者的意见，从而能准确地测量与 HIV 感染者有关且对他们来说具有重要性的内容。HAT-QOL 量表总共有 42 个条目，9 个维度，通过测量感染者最近 4 周的情况，客观得分经线性转换到 0~100 分。从而能直观了解患者生命质量，分数越高代表生命质量越好。

二、国内特异性量表介绍

1. HIV/AIDS 生存质量量表 量表是由河南中医学院艾滋病研究所的郭选贤等（2007）在 WHO 对生命质量研究的基础上，通过文献查阅结合相关心理、生理学等知识，初步研制出 HIV/AIDS 生存质量量表，共 49 个条目，并纳入 108 例患者对量表的信度、效度进行评估。结果证明具有良好的信度、效度。但后期未应用到临床进一步考证。

2. HIV 感染者的特异性量表 QOL-CPLWHA（Chinese people living with HIV/AIDS）是由我国学者孟亚军等（2007）研制的特异性量表，但其量表的信度、效度如何，后续无相关文献支撑。

3. 慢性病患者生命质量测定量表体系之 HIV/AIDS 量表（quality of life instruments for chronic disease-Human immunodeficiency virus/Acquired immunodeficiency syndrome，QLICD-HIV） 是万崇华等（2005）开发的我国慢性病患者生命质量测定量表体系中针对 HIV/AIDS 的量表。QLICD-HIV（V2.0）量表的研制经临床医师、生命质量专家、护士等专业人士反复筛选，特异性较强，量表具有较好的信度和效度，各领域及总量表的克龙巴赫 α 系数均大于 0.70（心理功能除外，0.59），重测相关系数均在 0.80 以上（心理功能除外，0.69）。但量表的反应度不是很好，各领域的 SRM 在 0.04~0.20，还有待进一步考评。

为了便于查询，现将国内外常见的 AIDS/HIV 生命质量测定特异性量表概括于表 21-1。

表 21-1　AIDS/HIV 生命质量测定特异性量表

序号	量表	内容
1	量表名称	HIV 感染者医疗结局健康调查表（medical outcomes study-HIV heath survey HIV，MOS-HIV）
	量表简介	含 10 个维度，共 35 个条目（健康感知、疼痛、躯体功能、角色功能、社会功能、认知功能、精神健康、精力与劳累、健康压力、生活状况）
		MOS-HIV 的克龙巴赫 α 系数大于 0.80，具有良好的构想效度，而且反应性敏感，能够区分症状与无症状，预测效果良好
	文献来源	[1] Wu AW，Revicki DA，Jacobson D，et al.1997.Evidence for reliability，validity and usefulness of the medical outcomes study HIV health survey（MOS-HIV）. Qual Life Res，6（6）：481- 493.
		[2] Schifano P，Borqio P，Wu AW，et al.2003.Validity and reliability of the Italian translation of the MOS-HIV health survey in persons with AIDS. Qual Life Res，12（8）：1137- 1146.
		[3] Holmes WC，Shea JA，1998. A new HIV/AIDS-targeted quality of life（HAT-QOL）instrument：Development，reliability and validity. Med Care，36（2）：138-154.

续表

序号	量表	内容
2	量表名称	HIV/AIDS 患者多维生命质量量表（multidimensional quality of life questionnaire for patients with HIV/AIDS，MQOL-HIV）
	量表简介	含 10 个维度，共 40 个条目（心理健康、躯体健康、身体功能、社会功能、社会支持、认知功能、经济状况、伴侣亲密性、性功能、医疗保健各 4 个条目） 内部一致性克龙巴赫 α 系数及两周重测信度相关系数分别为 0.56～0.86、0.64～0.88
	文献来源	[1] Simith KW，Avis NE，1997. Use of the MQOL-HIV with asympotomatic HIV-positive patients. Quality of Life Research，6：555-560. [2] Remple VP，Hilton BA，2004. Psychometric assessment of the Multi-dimensional Quality of Life Questionnaire for Person with HIV/AIDS（MQOL-HIV）in a sample of HIV-infected women. Quality of Life Research，13：947-957.
3	量表名称	HIV/AIDS 专用生命质量量表（HIV/AIDS-targeted quality of life instrument，HAT-QOL）
	量表简介	含 9 个维度，共 42 个条目，简版含 30 个条目
	文献来源	[1] Holmes WC，Shea JA，1998. A new HIV/AIDS-targeted quality of life（HAT-QOL）instrument：development，reliability，and validity. Med Care，36（2）：138-154. [2] Holmes WC，Shea JA，1999.Two approaches to measuring quality of life in the HIV/AIDS population：HAT-QoL and MOS-HIV. Qual Life Res，8（6）：515-527. [3] Holmes WC，Ruocco JE，2008.Test -retest evaluation of HAT-QOL and SF-36 in an HIV-seropositive sample. AIDS Care，20（9）：1084-1092.
4	量表名称	HIV 感染者功能评估量表（functional assessment of HIV infection scale，FAHI）
	量表简介	含 5 个维度，共 44 个条目，5 级 Likert 等级计分，是 FACIT 系列量表中的 HIV 量表
	文献来源	[1] Cella DF，McCain NL，Peterman AH，et al.1996.Development and validation of the functional assessment of human immunodeficiency virus infection（FAHI）quality of life instrument. Qual Life Res，5（4）：450-463. [2] Peterman AH，Cella D，Mo F，et al.1997.Psychometric validation of the revised Functional Assessment of Human Immunodeficiency virus infection（FAHI）quality of life instrument. Qual Life Res，6（6）：572-584.
5	量表名称	世界卫生组织 HIV 感染者生命质量量表（World Health Organization's quality of life HIV instrument，WHOQOL-HIV）
	量表简介	WHOQOL-100 加上 HIV 感染者/AIDS 患者特异性条目组成。5 级 Likert 条目，计分方法与 WHOQOL-100 相同。测试版有 115 个特异条目，正式版减少到 20 个
	文献来源	[1] O'Connell K，Skevingtons，Saxena S，et al. 2003. Preliminary development of the World Health Organization's Quality of Life HIV instrument（WHOQOL-HIV）：analysis of the pilot version. Soc Sci Med，57：1259-1275. [2] WHOQOL HIV GROUP，2004.WHOQOL-HIV for quality of life assessment among people living with HIV and AIDS：results from the field test. AIDS CARE，16（7）：882-889.
6	量表名称	WHO HIV 感染者生命质量简表（World health Organization's quality of life HIV instrument- BREF，WHOQOL HIV-BREF）
	量表简介	是 WHOQOL-HIV 的简化版，增加了 5 个 HIV/AIDS 特异性条目。含 6 个领域，共 31 个条目（生理领域 4、心理领域 5、独立领域 4、社会关系领域 4、环境领域 8、信仰领域 4、外加 1 个总的生存质量条目、1 个总的健康状况条目）。各领域内部一致性信度克龙巴赫 α 系数为 0.75～0.86；与 SF-36 相应领域的相关系数在 0.48～0.75
	文献来源	Hsiung PC，Fang CT，Chang YY，2005.Comparison of WHOQOL-BREF and SF-36 in patient with HIV infection. Qual Life Res，14（1）：141-150.
7	量表名称	艾滋病时间性健康结局研究（AIDS time-oriented health outcome study，ATHOS）
	量表简介	含 9 个维度，共 116 个条目。总体内部一致性信度克龙巴赫 α 系数为 0.79～0.88；除认知功能 AIDS 不同期的患者各维度得分经检验存在差异（$P<0.01$）。
	文献来源	Lubeck DP，Fries JF，1997. Assessment of quality of life in early stage HIV-infected persons：data from the AIDS time-oriented health outcome study（ATHOS）. Qual Life Res，6（6）：494-506.
8	量表名称	HIV 总体问题评价系统（HIV overview of problems-evaluation system，HOPES）
	量表简介	包括 5 个领域（生理、社会-心理、性功能、医疗作用和伴侣关系）、33 个亚领域、106～163 个条目。5 级 Likert 等级答案。在癌症康复评价系统的基础上增加 HIV 相关问题形成。内部一致性信度克龙巴赫 α 系数为 0.55～0.95

续表

序号	量表	内容
8	文献来源	[1] Schag CA, Ganz PA, Petersen L, 1992.Assessment the needs and quality of life of patients with HIV infection: Development of the HIV Overview of Problem-Evaluation System (HOPES). Qual Life Res, 1 (6): 397-413. [2] Ganz PA, Coscarelli-Schag CA, Kahn B, et al.1993. Describing the Health-related quality of life impact of HIV infection: findingfrom a study using the HIV Overview of Problem-Evaluation System (HOPES). Qual Life Res, (2): 109-119.
9	量表名称	HIV 疾病生命质量 31 条目量表 (the HIV disease quality of life 31 item instrument, HIV-QL31)
	量表简介	31 个条目, 不分领域, 两分类答案, 记录总分。内部一致性信度克龙巴赫 α 系数为 0.93
	文献来源	Leplège A, Rude N, Ecosse E, et al.1997. Measuring quality of life from the point of view of HIV-positive subjects: the HIV-QL31. Qual Life Res, (6): 585-594.
10	量表名称	HIV 患者量表 (living with HIV scale, LWH)
	量表简介	32 个条目, 2 个领域, HIV struggles (含 6 个亚领域) 和 HIV reverence (含 3 个亚领域)。某些领域的内部一致性低 (HIV reverence<0.60); 有一定的判别效度
	文献来源	[1] Holzemer WL, Spicer JG, Wilson HS, et al.1998.Validation of the quality of life scale: living with HIV. J Adv Nurs, 28 (3): 622-630. [2] Kemppainen JK, 2001.Predictors of quality of life in AIDS patients. J Assoc Nurses AIDS Care, 12 (1): 61-70.
11	量表名称	一般健康自我评价问卷 (general health self-assessment questionnaire, GHSA)
	量表简介	49 个条目, 6 个核心领域: 健康感觉、生理功能、心理功能、角色/社会功能、卫生服务利用、症状困扰。是由 MOS、FSQ 及其他与 HIV 患者有关的条目和量表为基础修改合成的。其具有较好的内部一致性 (所有领域的克龙巴赫 α 系数>0.80)、收敛效度 (与 KPS 有统计相关); 在卡波西肉瘤治疗试验中对治疗和毒性显示了一定的反应度
	文献来源	[1] Lenderking WR, Testa MA, Katzenstein D, 1997. Measuring quality of life in early HIV disease: the modular approach. Qual Life Res, (6): 515-530. [2] Evans SR, Krown SE, Testa MA, et al.2002. Phase II evaluation of low-dose oral etoposide for the treatment of relapsed or progressive AIDS-related Kaposi's sarcoma: an AIDS Clinical Trials Group clinical study. J Clin Oncol, 20 (15): 3236-3241.
12	量表名称	中国 HIV 感染者生命质量量表 (QOL-CPLWHA)
	量表简介	44 个条目, 各条目为 5 级评分法
	文献来源	孟亚军, 李宁秀, 陈建华, 等, 2007.中国艾滋病毒感染者生命质量测定量表的编制.中华流行病学杂志, 28 (11): 1081-1084.
13	量表名称	HIV/AIDS 生存质量量表 (HIV/AIDS quality of life questionnaire, HIV/AIDSQOL-46)
	量表简介	本量表具有 4 个维度, 46 个题目, 包括身体状态 16 个、心理状态 12 个、社会状态 10 个和一般性感觉 8 个
	文献来源	张明利, 魏俊英, 吴毓敏, 等, 2010. HIV/AIDS 生存质量量表 (HIV/AIDSQOL-46). 中医学报, 25 (149): 599-601.

第二节　QLICD-HIV 的结构与特性

一、量表的结构

QLICD-HIV (V2.0) 是慢性病患者生命质量测定量表体系 QLICD (quality of life instruments for chronic diseases) 中的 HIV/AIDS (human immunodeficiency virus/acquired immunodeficiency syndrome) 量表, 由共性模块 QLICD-GM (V2.0) 及 1 个包含 15 个条目的 HIV/AIDS 特异模块构成。整个量表有 43 个条目, 每个条目均为五级等级式条目。其中, 特异模块含皮肤黏膜症状、其他症状、恐惧心理 3 个侧面。

二、量表的测量学特征

杨铮等（2015）采用 QLICD-HIV（V2.0）及 SF-36 量表对 124 例 HIV 感染者/AIDS 患者在治疗前和治疗 2 个月末进行了生命质量测定，评价了 QLICD-HIV（V2.0）特性。这里摘录一些主要结果。

1. 量表的效度

（1）内容效度：参见第二、三章陈述，具有较好的内容效度。

（2）结构效度：从条目–维度相关性看，生理、心理、社会功能领域、特异模块和所属领域内条目的相关系数明显高于其他领域内条目的相关系数。维度相关性看，大多数特异条目与其领域的相关性较强，而与其他领域的相关性较弱。从因子分析看，按特征根大于 1 原则提取公因子提取了 4 个主成分，累计方差贡献率为 55.21%，理论模型中特异模块有 3 个侧面（皮肤黏膜症状、其他症状、恐惧心理），因此根据统计方法提出的主成分与临床专家预先提出的理论结构基本上是吻合的。综合两方面可以认为该量表有较好的结构效度。

（3）效标效度：以 SF-36 为校标，分别计算 QLICD-HIV（V2.0）各个领域得分与 SF-36 校标的相关系数。结果显示，QLICD-HIV（V2.0）的特异模块与 SF-36 的 8 个领域的相关系数相对较低（0.15～0.37），原因可能是 SF-36 是普适性量表，是基于普通人群开发的量表，所以特异模块与 SF-36 所有领域相关性均不高。除此以外，两套量表相关领域的相关系数较大，且大于不相关领域的系数。

2. 量表的信度　用 HIV/AIDS 患者入院时测定的数据分别计算各个领域及总量表的内部一致性信度（克龙巴赫 α 系数）及分半信度，用第 1、2 次测定结果计算重测信度。结果显示，除了心理功能的克龙巴赫 α 系数为 0.59 以外，各领域及总量表的克龙巴赫 α 系数均大于 0.70（0.79～0.90）；除了心理功能领域的重测相关系数为 0.69 以外，其余均在 0.80 以上（0.80～0.88）。以上结果显示量表的信度良好。

3. 量表的反应度　用 HIV/AIDS 患者第 1 次和第 3 次测定（治疗前后）量表各领域及特异模块各小方面、量表总分进行配对 t 检验，同时计算标准化反应均数（SRM）来评价量表的反应度。结果显示，治疗前和治疗 2 个月末的特异模块有统计学意义（$P < 0.05$），SMR 为 0.20，其余无统计学意义。说明患者入院后经过针对性的治疗，直接改善的状况主要体现在疾病特异领域，可以认为 QLICD-HIV（V2.0）量表有一定的反应度。反应度不是很好，原因可能是患者治疗过程效果不明显导致，有待进一步延长治疗进行考评。

第三节　QLICD-HIV 的使用方法

一、使用 QLICD–HIV 的研究设计问题

1. 研究对象的选择　本量表适用于 HIV/AIDS 患者的生命质量测定，所以使用对象应该是确诊的 HIV/AIDS 患者。应该注意有关并发症和（或）合并症的规定，因为 HIV/AIDS 患者常常伴有其他并发症，如感染、继发性肿瘤等。

（1）纳入标准：①明确诊断为 HIV/AIDS 的患者；②年龄为 18～65 岁的男性或女性；③量表为自评式量表，患者需具备一定读写能力；④在知情同意的情况下，自愿参加测评。

（2）排除标准：①文盲、危重患者、精神异常不能表达内心感受的患者；②合并良性或恶性肿瘤者；③合并心、肺、肾等重要器官功能不全或衰竭的患者；④剔除不理解、不合作、违背治疗方案或中途自动退出的患者。

2. 研究设计与实施 在进行 HIV/AIDS 患者生命质量测评时，可根据不同治疗方法、不同治疗药物的效果评价等进行应用性研究，需遵循临床试验设计原则。根据研究目的可对治疗方法、药物效果评价等进行应用性研究，一般应采用随机、对照设计，并进行纵向测定（至少治疗前后各测定 1 次）。该量表可适用于各种类型的 HIV/AIDS 患者，可用于发病期、治疗期、康复期等时期患者生命质量的测定。调查者应注意患者的年龄、性别、职业等差异，以达到样本的同质性。样本含量可根据设计类型参阅有关统计学书籍进行估计。

具体的设计、问卷准备、质量控制等参见前面相关章节，这里从略。

二、量表的应用情况

QLICD-HIV（V2.0）研制完成后已经得到了一些应用。如杨铮等（2015）用于不同人口学特征（性别、民族、婚姻、职业、年龄等）的 AIDS 患者生命质量比较及不同治疗时间生命质量得分的变化分析。陈梅等（2017）用于探讨 HIV 感染者/AIDS 患者进行抗病毒治疗后的生命质量及影响因素，为建立适宜我国艾滋病抗病毒治疗管理方式提供依据。结果显示，各领域得分分别为：生理功能 65.16±14.28 分、心理功能 59.75±16.19 分、社会功能 61.71±17.68 分、特异模块 65.58±20.28 分。单因素分析显示：性别、不同年龄、婚姻状况、感染途径及 WHO 临床分期因素影响 HIV 感染者/AIDS 患者生命质量的不同领域。要提高患者整体生命质量，应把更多的心理关怀、社会支持融入抗病毒治疗管理工作中。

第四节　QLICD-HIV 的计分规则与得分解释

一、QLICD-HIV 的计分规则

1. 条目计分 由于 QLICD-HIV（V2.0）采取五点等距评分法，正向条目（即等级越高生命质量越好的条目）根据其回答选项（1~5）直接计 1~5 分，逆向条目（即等级越高生命质量越差的条目）则反向计为 5~1 分。

QLICD-HIV（V2.0）中正向条目有 GPH1、GPH2、GPH4、GPH5、GPH6、GPH7、GPH8；GPS1、GPS3、GPS10；GSO1、GSO2、GSO3、GSO4、GSO5、GSO8。其余均为逆向条目。

2. 领域、侧面及总量表计分 首先分别计算各领域、侧面、总量表的原始分（RS），同一领域/侧面的各个条目得分之和构成该领域/侧面的原始分，各个领域得分之和构成了总量表的原始分。其次，为了便于相互比较，需要将原始分转化为标准得分（SS），采用的是极差化方法，即 $SS=(RS-min)\times100/R$。见表21-2。

表 21-2 QLICD-HIV（V2.0）各个领域及其所属侧面的计分方法

领域/侧面	代码	条目数	min	max	RS	SS
生理功能	PHD	9	9	45	BPF+IND+EAD	（RS–9）×100/36
基本生理功能	BPF	4	4	20	GPH1+GPH2+GPH3+GPH4	（RS–4）×100/16
独立性	IND	3	3	15	GPH6+GPH7+GPH8	（RS–3）×100/12
精力不适	EAD	2	2	10	GPH5+GPH9	（RS–2）×100/8
心理功能	PSD	11	11	55	COG+EMO+WIP	（RS–11）×100/44
认知	COG	2	2	10	GPS1+GPS2	（RS–2）×100/8
情绪	EMO	7	7	35	GPS3+GPS4+…+GPS8+GPS9	（RS–7）×100/28
意志与个性	WIP	2	2	10	GPS10+GPS11	（RS–2）×100/8
社会功能	SOD	8	8	40	INC+SSS+SOR	（RS–8）×100/32
人际交往	INC	3	3	15	GSO1+GSO2+GSO3	（RS–3）×100/12
社会支持	SSS	3	3	15	GSO4+GSO5+GSO6	（RS–3）×100/12
社会角色	SOR	2	2	10	GSO7+GSO8	（RS–2）×100/8
共性模块总分	CGD	28	28	140	PHD+PSD+SOD	（RS–28）×100/112
特异模块	SPD	15	15	75	SMS+OTS+FEM	（RS–15）×100/60
皮肤黏膜症状	SMS	4	4	20	HIV1+HIV2+HIV14+HIV15	（RS–4）×100/16
其他症状	OTS	9	9	45	HIV3+HIV4+HIV5+HIV6+HIV7+HIV8+HIV11+HIV12+HIV13	（RS–9）×100/36
恐惧心理	FEM	2	2	10	HIV9+HIV10	（RS–2）×100/8
量表总分	TOT	43	43	215	PHD+PSD+SOD+SPD	（RS–43）×100/172

二、得 分 解 释

实际应用中，如果不需要进一步的深入分析，可以只计算领域得分和总量表得分。若是与其他慢性疾病相比较，可以比较不同疾病共性模块的得分的高低。若是衡量个体或群体健康状况，则根据其得分进行判断，越接近 100 说明生命质量（健康状况）越好。表 21-3 给出的是调查的 124 例 HIV/AIDS 患者的得分分布情况，参考这个结果并知道各自的得分情况就可知道其所处的位置，从而便于得分的解释。

表 21-3 QLICD-HIV（V2.0）各领域得分统计（N=124）

领域	得分频数分布（%）							得分统计量			
	<40	40–	50–	60–	70–	80–	≥90	min	max	$\bar{X}$	S
躯体功能	11（8.9）	16（12.9）	20（16.1）	36（29.0）	20（16.1）	18（14.5）	3（2.4）	8.33	94.44	62.61	17.11
心理功能	21（16.9）	25（20.2）	46（37.1）	23（18.5）	9（7.3）	0（0.0）	0（0.0）	15.91	79.55	52.44	13.05
社会功能	21（16.9）	21（16.9）	21（16.9）	19（15.3）	17（13.7）	14（11.3）	11（8.9）	9.38	93.75	60.18	19.94
特异模块	6（4.8）	12（9.7）	15（12.1）	21（16.9）	28（22.6）	29（23.4）	13（10.5）	31.67	100.00	71.21	16.44
总量表	7（5.6）	13（10.5）	28（22.6）	40（32.3）	26（21.0）	10（8.1）	0（0.0）	30.23	87.79	62.56	12.78

　　不同治疗方法的比较或治疗前后的比较，还需要知道最小临床重要性差值 MCID 才能很好地说明结果意义。杨铮等（2015）采用以分布为基础的方法，参照 Gerry 等（2004）的方法，当 ES=0.5 时为最小临床重要性差值（MCID=ES$_{0.5}$×S $_{治疗前}$），得到生理功能（PHD）的最小临床重要性差值为 8.25；心理功能（PSD）的为 6.53；社会功能（SOD）的为 9.97；共性模块（CGD）的为 6.55；特异模块（SPD）的为 8.22；总量表（TOT）的为 6.34。换言之，治疗前后或不同方法间至少改变 6 分以上才能认为有临床意义。

第二十二章 药物成瘾的生命质量测评

药物成瘾（drug addiction）指个人不是为了医疗用途而强制性地长期慢性或周期性地使用药物，也称药物依赖、药物滥用等。滥用的药物包括麻醉药品、精神药品、挥发性有机溶剂、烟草、酒精等，本文讨论的药物滥用主要指麻醉药品滥用，其种类包括阿片类、可卡因类、大麻类等，俗称毒品。

吸毒在全球范围内都是严重的社会问题，联合国毒品和犯罪问题办公室（UNODC）《2013 年世界毒品报告》显示，全球滥用药品人数为 1.67 亿～3.15 亿，占 15～64 岁成年人口的 3.6%～6.9%，其中，估计有 1400 万人注射吸毒。2011 年全球有 21.1 万人死因与毒品有关，其中多数是年轻人，很大程度上是可以预防的。中华人民共和国成立后短短的三年时间，烟毒便在中国基本禁绝，但 20 世纪 80 年代，毒品再次在我国成为严重的社会问题，吸毒人群不断壮大，主要为滥用海洛因等阿片类毒品，但近年来滥用苯丙胺类和氯胺酮类新型毒品的人数呈快速增长的趋势。截至 2016 年底，全国有吸毒人员 250.5 万人（不含戒断 3 年未发现复吸人数、死亡人数和离境人数），其中吸食合成毒品（主要为冰毒）的占 57.1%，大大超过吸食传统阿片类毒品的比例（中国国家禁毒委员会办公室，2017）。

药物滥用包括人的身体上和（或）精神上对药物的依赖。身体的依赖是指身体对药物形成的一种适应状态，一旦停用会导致严重的戒断反应；精神依赖是指人对药物产生的欣快感的渴求，从而不能自制地连续性或周期性地使用药物，为了毒品丧失了人性，加剧了违法犯罪行为，给社会安定带来极大的威胁。长期吸毒还可以导致精神障碍与变态，戒断反应的极度不适使吸毒者不愿停用，停用的又复吸。注射吸毒者由于共针行为及消毒措施缺乏，常出现感染性疾病，甚至因患 AIDS 而危及生命。

药物滥用是可导致高复发率的慢性病，难以彻底戒断。毒品不仅对吸毒者家庭、社会乃至国家造成严重的危害，同时对吸毒者的身体、心理、社会适应性等也造成了极大的影响，而难以戒断、反复复吸的特点，用戒断率或复吸率等评价干预措施的效果，其敏感性较差，而且吸毒行为对吸毒者本身的影响应该纳入评价指标体系，因此，有关吸毒者生命质量的研究成为该领域研究的热点问题，用于评价吸毒行为对吸毒者生命质量的影响，同时也可以用于戒断干预措施或药物的评价指标。

第一节 药物成瘾的生命质量测定量表介绍

国外自 20 世纪 70 年代末第 1 个用于药物滥用的特异性量表 ASI（addiction severity index）开发以来，有多个用于药物滥用生命质量的量表先后研制出来，我国学者也开发了用于海洛因滥用患者的生命质量特异性量表并得到广泛应用。常用的特异性量表见表 22-1。

表 22-1　药物成瘾者生命质量测定常用特异性量表

量表	参考译名	条目数	领域	填表方式	分制	测量时限
ASI	吸毒严重性指数	227 简表：161	医疗保健、职业/收入情况、酒精成瘾、药物成瘾、违法犯罪、家庭及社会关系、精神心理问题	自评	重要性为 0～4；严重程度为0～9	过去6个月
IDUQOL	注射吸毒者生命质量量表	17	HIV/AIDS 治疗、药物治疗、健康、是有用的人、教育、觉得自己好、独立和自由选择、精神、朋友、家庭、伴侣、性、房子、钱、资源、休闲活动、毒品	卡片及筹码	0～100	目前
DUQOL-Spanish	吸毒者生命质量量表——西班牙版	22	健康、药物和酒精、药物和酒精治疗、教育和培训、家庭、觉得自己好、朋友、减少伤害、是有用的人、健康保健、房子、别人怎么对你、自由选择、休闲活动、钱、邻里安全性、伴侣、社区资源、性、对未来的感觉、精神、交通	卡片	7 级 Likert	目前
HRQOLDA-test	吸毒者健康相关生命质量——测试版	20	生理领域（生理功能状况、症状和依赖）和心理社会领域（心理依赖、症状、认知功能退化、健康的总体感觉、社会功能、期望）	自填	1～5	—
DAH-RS	吸毒史等级量表	10	生理问题、心理问题、药物滥用、之前的治疗、相关治疗、就业状况、家庭状况、性问题、社会化和闲暇时间、和法律问题	自填	两分类	—
OTI	鸦片治疗指数	112	毒品使用、HIV 危险行为、社会功能、犯罪行为、健康状况和心理调节	访谈	0～5	1～6 月
QOL-DA（万崇华等，1997，1998）	药物成瘾者生命质量测定量表	40	躯体功能、心理功能、社会功能、戒断症状及副作用	自填	1～5	过去2周
阿片类药物依赖者生活质量量表（肖琳，等，2007）		61	身体健康、心理健康、家庭关系与社会支持、毒品依赖、日常生活活动与经济状况、满意度	自填	1～5	—

— 不详

1. Addiction severity index（ASI）　是美国宾夕法尼亚大学和宾夕法尼亚退伍军人医学中心的 McLellan 博士等于 1980 年研制的用于评价酒精滥用和药物滥用患者的严重程度、治疗需要及治疗效果的半结构式量表。量表包括 6 个可能导致治疗问题的领域：物质滥用（后分成两个领域：酒精滥用和药物滥用）、医疗状况、就业、违法犯罪、家庭社会支持、精神状况。每个领域包括若干客观问题，询问调查对象出现问题的数量、严重程度和持续时间等，同时要求患者用 5 级评分法（0：完全没有，4：非常）对过去 30 天内每个领域中困扰自己的问题及问题的重要性进行主观评价，然后由调查者根据患者给出的结果做出评价，分别给出被调查者的严重程度评分（interviewer severity ratings，ISRs）和综合得分（composite scores，CS）。严重程度评分为 0～9 分的 10 个等级，分数越高，问题越严重，是调查者根据患者对客观问题的回答进行估计，然后根据患者对主观问题的回答进行修正，是调查者的主观判断，一般不用于治疗效果的评价。综合得分则是综合每个领域中的问题得分、回答问题的最大值及该领域计分的条目数等按照特定的公式计算得到，CS 的范围为 0～1，越接近 1，该领域的问题越严重。问卷中的 7 个领域共有 227 个条目，调查需由经过严格培训的人员进行访谈，完成 1 份问卷需要 45～60min。

ASI 研制以后经过多次修订，1992 年形成的第 5 版 ASI-5 是使用最广的，因其省略了部分测定内容，使调查可以在 30min 内完成。在使用了 20 多年之后，作者根据量表测定中所发现的问题及物质滥用近年来出现的新问题、新特点及新的治疗方法等，对 ASI-5 进行了新的修订，形成第 6 版 ASI-6。与 ASI-5 相比，ASI-6 新增了一些条目，同时对一些条目的措辞加以调整以提高量表的信度和效度。评分方法也进行了修改，不再计算 CS，改为计算最近状况得分（recent status scores，RSS），共计算 6 个领域（医疗、工作/经济、酒精、药物、法律、精神疾病）及家庭/社会支持的 3 个领域（家庭/社会的问题、家庭/社会的支持、子女问题），共 9 个 0～100 的 RSS 得分，得分越高，问题越严重。为使调查容易完成并缩短调查时间，ASI-6 的条目更加结构化，还增加了筛选条目。

为扩大 ASI 的使用范围，ASI 的多种版本陆续被开发出来，如用于青少年物质依赖患者的 T-ASI（teen-addiction severity index）、用计算机多媒体处理的自填式 ASI-MV（ASI-multimedia version）、互联网使用的 ASI-Net（ASI-internet）、用于有阅读困难的 ASI-IVR（ASI-interactive voice response）等。

ASI 是针对物质依赖的治疗效果评价而开发，其涉及物质依赖患者的多个领域，包括生理、心理及社会关系等领域，较全面地评价了物质依赖对患者的影响，但 ASI 的条目主要是客观问题，不能算是真正的生命质量量表。此外，ASI 条目较多，评价方法复杂，也在一定程度上影响了量表的使用。

2. Injection drug user QOL scale（IDUQOL） 是加拿大 McGill 大学的 Julie 博士等于 2003 年研制的用于评价注射吸毒者生命质量的特异性量表。量表包含 17 个生活领域，即：HIV/AIDS 治疗、药物治疗、健康、是有用的人、教育、觉得自己好、独立和自由选择、精神、朋友、家庭、伴侣、性、房子、钱、资源、休闲活动、毒品。调查时，17 个领域被做成含有文字及相关图画的卡片，首先要求受试者从 17 个生活领域的卡片中选择 5 个他（她）认为对生命质量最重要的卡片，然后用 25 个筹码对选出的领域进行重要性评分，得到筹码越多的领域表示越重要，没有得到筹码的卡片将被拿掉。在放好筹码后，要求受试者对每个领域目前的状况进行等级评价，0 分代表最差，100 分代表最好。量表的总分为各领域的等级评分乘以重要性权重（得到的筹码/25）的总和，为 0～100 分，得分越高，表示生命质量越好。调查需要由接受过统一培训的人员完成，调查中的每个步骤都有统一的说明语对受试者进行概念及方法的解释，完成一份问卷需要 25～30min。量表具有较好的信度、效度，受试者认为生命质量最重要的领域前 5 位是房子、健康、钱、精神和家庭。2007 年，该量表被修订为西班牙语版（drug user quality of life scale-Spanish version，DUQOL-Spanish），可用于注射或非注射的吸毒者，增加了新的领域"对未来的感觉""采用 7 级 Likert 评分，分别计算重要的生活领域得分和不重要的生活领域得分及总分，此外还增加了一些生活质量变化方面的问题。

3. 药物成瘾者生命质量测定量表（QOL-DA） 是万崇华教授和方积乾教授于 1997 年研制的用于测定吸毒者生命质量的特异性量表（万崇华，1997；万崇华，1998）。量表包含 41 个条目、4 个领域及 1 个自我报告的总体健康状况评分，其中，躯体功能领域和心理功能领域分别有 9 个条目，症状/副作用领域有 11 个条目，社会功能领域也有 11 个条目。通过对 122 例强制戒毒的吸毒者的调查，量表具有较好的效度、信度和反应度。量表开发之后，迅速在国内得到广泛的应用，多数研究也显示量表具有较好的信度、效度及反应度，目前该量表已成为国内研究吸毒者生命质量测定的主要工具。

4. 慢性病患者生命质量测定量表体系 QLICD（quality of life instruments for chronic diseases）**之药物成瘾 DA**（drug addiction）**量表**［QLICD-DA（V2.0）］ 是万崇华教授负责研制的慢性病患者生命质量测定量表体系中的药物成瘾量表，由共性模块 QLICD-GM（V2.0）及 1 个包含 16 个条目的药物成瘾特异模块构成。整个量表有 44 个条目。详见后面章节。

第二节　QLICD-DA 的结构及特性

一、QLICD-DA 的结构

QLICD-DA（V2.0）由 44 个条目组成，其中包含 28 个条目的共性模块和 16 个条目的特异模块。QLICD-GM 包含躯体功能（9 个条目）、心理功能（11 个条目）和社会功能（8 个条目）3 个领域组成。特异模块由 3 个侧面组成，包括戒断症状及副作用（WSS，11 个条目）、特殊心理影响（SPM，4 个条目）和自伤行为（SIB，1 个条目）。

二、QLICD-DA 的测量学特征

QLICD-DA（V2.0）以 192 名药物滥用者的测定结果对量表的测量学特征进行了评价。评价的药物滥用者均为强制戒毒所的新入所人员，在征得同意后，由本人分别在入所第 1 天、间隔 3～4 天和 3 个月后各填写 1 次量表。评价的内容主要包括量表的效度、信度和反应度（蒋建明，2010）。

1. 量表的效度

（1）内容效度：参见第二、三章陈述，具有较好的内容效度。

（2）结构效度：以条目–维度相关性及因子分析的结果分析。

①条目–维度相关性：所有特异性条目与其领域的相关性较强，而与其他领域的相关性较弱。

②探索性因子分析：对量表特异模块进行探索性因子分析显示，KMO 统计量为 0.912，Bartlett 检验结果，$\chi^2=1402.563$，$P<0.0005$。按特征根大于 1 的原则共提取了 3 个主成分，累计方差贡献率为 59.752%。其中，第 1、2 主成分主要涵盖了戒断症状和副作用方面的条目，累计方差贡献率为 46.371%；第 3 主成分涵盖了特殊心理方面的条目，累计方差贡献率为 13.381%。

（3）效标效度：以 SF-36 为校标，计算 QLICD-DA（V2.0）各领域与 SF-36 各领域的相关系数，两量表相关领域的相关系数大于与其他领域的相关系数。

QLICD-DA（V2.0）显示了较好的效度，条目–领域相关性分析显示，各条目与其所在

领域的相关系数大于与其他领域的相关系数；探索性因子分析显示与量表特异模块理论构想基本相符，可以认为该量表有较好的结构效度。部分条目有一些交叉，没有完全按照理论构想落在相应的主成分内，可能是由于症状间的相互联系，同时也不能不考虑样本例数对结果的影响。本量表以 SF-36 为效标，结果提示 QLICD-DA（V2.0）量表的效标效度也较好。

2. 量表的信度

（1）内部一致性信度及分半信度：用吸毒者第 1 次测定的数据分别计算各个领域及总量表的内部一致性信度（克龙巴赫 α 系数）及分半信度，结果显示各领域及总量表的克龙巴赫 α 系数为 0.616～0.907，分半信度为 0.577～0.842。

（2）重测信度：用吸毒者第 1、2 次测定结果计算量表的重测信度，同时进行配对 t 检验，结果除心理功能领域外，其余领域及总量表均无统计学差异。两次测定的相关系数（重测相关系数）为 0.431～0.739。

量表的重测信度显示，仅总分及特异模块在 0.7 以上，心理领域则在 0.5 以下，本次调查的第 2 次测定是在吸毒者进入戒毒所第 3～4 天进行的，虽然时间短暂，但对于吸毒者来讲可能会有较大的影响。首先，进入到特殊的环境，与自己熟悉的生活环境有极大的差异；第二，进行了戒毒治疗，对长期依赖毒品的身体将会有较大的影响；第三，吸毒者本身的敏感性，可能对其生理、心理、社会功能等方面都造成影响，从而体现在量表测定的生命质量的小方面发生了改变，也即导致了重测信度较差的结果，提示在进行吸毒者量表重测信度评价时，应该适当缩短间隔时间。内部一致性克龙巴赫 α 系数为 0.616～0.907，在可接受范围；分半系数为 0.546～0.811，个别领域较差，可能与前述吸毒者特征及条目较少有关。综上所述，QLICD-DA（V2.0）量表的信度尚可。

3. 量表的反应度　分别计算吸毒者第 1 次和第 3 次测定量表各领域及特异模块各小方面、量表总分的均值，并进行配对 t 检验，计算标准化反应均数（SRM），结果除特异模块外，其余各领域及总量表均无统计学差异，SRM 的绝对值为 0.01～0.21。

通过进入戒毒所和戒毒治疗 3 个月两个时间点生命质量各领域及总分的比较来反映量表的反应度。反应度统计分析得到的结果显示，吸毒者量表除特异模块外，其余各领域及总分均无统计学差异。进一步的反应度测量指标标准化反应均数（SRM）的分析表明，总量表和特异模块 SRM 均在 0.5 以下，反应度较差。从小方面来看，吸毒者的特异领域中的戒毒症状及副作用小方面有所改善，心理领域的情绪小方面也得到改善，说明通过戒毒治疗，吸毒者身体的不适已经得到控制，烦躁、情绪低落、悲观失望等负面情绪有所减轻。按理说，生理功能领域也应该有所改善，但反而出现独立性下降的情况，这也可能与吸毒者好吃懒做的个性有关，身体的不适可以逃避劳动。同时测定的 SF-36 量表的数据显示，3 个月时的得分与入所时相比，8 个领域及生理、心理组分都没有统计学差异。可能是由于戒毒所的特殊环境和吸毒者本身的特性，导致吸毒者的生命质量变化极不确定。本组数据显示，QLICD-DA（2.0）的反应度较低，有待进一步证实。

第三节　QLICD-DA 的使用方法

一、使用 QLICD-DA 的研究设计问题

1. 诊断标准　本量表适用于药物依赖患者的生命质量测定，所以使用对象是药物依赖者，主要指阿片类及其他合成毒品的依赖者。

（1）阿片类药物依赖者：根据原卫生部 2009 年颁布的《阿片类药物依赖诊断治疗指导原则》，阿片类药物依赖诊断标准：①对阿片类药物有强烈的渴求及强迫性觅药行为；②对阿片类药物滥用行为的开始、结束及剂量难以控制；③减少或停止滥用阿片类药物时出现生理戒断症状；④耐受性增加，必须使用较高剂量药物才能获得原来较低剂量的感受；⑤因滥用阿片类药物而逐渐丧失原有的兴趣爱好，并影响到家庭和社会关系；⑥不顾身体损害及社会危害，固执地滥用阿片类药物。

在以往 12 个月内发生或存在 3 项以上即可诊断为阿片类药物依赖。

除参照以上诊断标准外，诊断时还应注意以下几点：①末次使用阿片类药物 72h 内的尿毒品检测结果；②疾病史、滥用药物史及有无与之相关的躯体并发症，如病毒性肝炎、结核等，还应注意有无精神障碍、人格障碍等心理社会功能的损害；③患者的一般情况、生命体征、意识状况、注射痕迹、皮肤瘢痕和感染等；④性病、艾滋病和病毒性肝炎等传染病的检测结果。

（2）其他药物依赖者：其他合成毒品依赖的诊断标准根据原卫生部 2009 年颁布的《苯丙胺类药物依赖诊断治疗指导原则》为：①具有非医疗目的滥用苯丙胺类药物的强烈意愿；②对苯丙胺类药物滥用行为的开始、结束及剂量难以控制；③滥用苯丙胺类药物的目的是减轻或消除戒断症状；④减少或停止滥用苯丙胺类药物后出现戒断症状；⑤滥用苯丙胺类药物的过程中耐受性逐步增加；⑥不顾社会约束，选择滥用方式的（时间、地点、场合等）自控力下降；⑦由于滥用苯丙胺类药物逐步丧失原有的兴趣爱好，并影响到家庭、社会关系；⑧知道滥用苯丙胺类药物的危害仍坚持滥用；⑨减少或停止滥用苯丙胺类药物后出现戒断症状，重新滥用时剂量较前增加。

在以往 12 个月内发生或存在以上条件 3 项以上即可诊断为苯丙胺类药物依赖。

除参照以上诊断标准外，诊断时还应注意以下几点：①末次使用苯丙胺类药物 48h 内的尿毒品检测结果；②疾病史、滥用药物史及有无与之相关的躯体并发症，如病毒性肝炎、结核等，还应注意有无精神障碍、人格障碍等心理社会功能的障碍；③患者的一般情况、生命体征、意识状况，有无注射痕迹、有无相关的精神症状；④性病、艾滋病和病毒性肝炎等传染病的检测结果等。

2. 纳入标准及排除标准　由于本量表为自填式量表，要求患者自己完成量表的填写过程，所以，选择的患者要有一定的阅读书写能力。纳入标准：①具有一定读写能力，文化程度为小学及以上；②对调查表示理解，并签署知情同意书。排除标准：①语言表达存在障碍；②入院时病情危重，神志不清，无法清楚表达自身真实感受；③拒绝参加研究或配合度较低者。

3. 研究设计与实施　本量表可用于不同治疗方法、不同治疗药物的效果评价等应用性研究，应遵循临床试验设计的原则，采用随机、有对照组的设计方法，并且在不同时间多次测定（至少在治疗前后各测定 1 次）。使用者可以根据自己的需要设计其他的调查项目，如可以包含患者的年龄、性别、职业、文化程度、家庭经济情况等和（或）患者的药物依赖类型、依赖时间、临床检查化验结果、所采用的治疗方法等基本情况。

具体的设计、问卷准备、质量控制等参见前面相关章节，这里从略。

二、QLICD-DA 量表的应用情况

QLICD-DA 量表研制完成后已经有了一些应用。如张晓磬等（2013）采用 QLICD-DA 对 121 名美沙酮维持治疗者的生命质量进行了测评，并对影响生命质量的因素进行了调查

分析，结果显示美沙酮维持治疗者生理功能、心理功能、社会功能、特异模块及总量表平均得分分别为：68.18、55.00、54.13、74.54、65.50；第 1 次使用美沙酮治疗、经济状况、对毒品的依赖程度、用药方式、既往家庭气氛及居住地社会风气对患者生命质量的领域得分及总得分有不同程度的影响。

唐雯奕等（2017）采用 QLICD-DA 对 312 名强制隔离戒毒的男性药物依赖志愿者的生命质量及影响因素进行了调查分析，结果显示量表共性模块、特异模块及总分的克龙巴赫 α 系数均大于 0.7，提示量表的信度较高。戒毒人员的生理领域、心理领域、社会关系领域、特异模块、共性模块、生存质量总得分分别为：（41.21±7.02）、（43.43±8.25）、（33.26±7.70）、（69.52±12.78）、（117.91±20.04）和（187.43±28.42）。多因素分析表明：家庭氛围与研究人群生存质量各领域均有关系，年龄、毒龄、营养状况、健康状况、医保情况、当地经济状况、朋友圈氛围、吸毒种类、吸毒方式等因素分别对部分领域有影响。

唐雯奕（2017）使用 QLICD-DA 与社会支持评定量表（SSRS）对男性药物依赖者生命质量和社会支持的影响因素进行研究。结构方程模型的结果显示：一般人口社会特征（general）、吸毒情况（drugs）、社会支持（SSRS）均对戒毒者的生命质量（QLICD-DA）有影响，社交地位通过社会支持间接影响生命质量。戒毒者吸毒时间越长、吸毒方式越极端、营养和健康状况越差生命质量则越差，生活的家庭和朋友圈的氛围越好、当地经济越发达，其获得的支持就越多，其生命质量也越高。

第四节　QLICD-DA 的计分规则与得分解释

一、QLICD-DA 的计分规则

QLICD-DA 量表的条目均采用五级 Likert 评分法，正向条目（即等级越高生命质量越好的条目）根据其回答选项（1～5）直接计 1～5 分，逆向条目（即等级越高生命质量越差的条目）则反向计为 5～1 分。

QLICD-DA（V2.0）中正向条目有 GPH1、GPH2、GPH4、GPH6、GPH7、GPH8、GPS1、GPS3、GPS10、GSO1、GSO2、GSO3、GSO4、GSO5、GSO8，其余均为逆向条目。

根据条目得分分别计算各侧面、领域、总量表的原始分（RS），同一领域/侧面的各个条目得分之和构成该领域/侧面的原始分，4 个领域得分之和构成了总量表的原始分。为便于各领域得分的相互比较，采用极差化方法将粗分转化为标准得分（SS）：SS =（RS−min）×100 / R。见表 22-2。

表 22-2　QLICD-DA（V2.0）各个领域及其所属侧面的计分方法

领域/侧面	代码	条目数	min	max	RS	SS
生理功能	PHD	9	9	45	BPF+IND+EAD	（RS−9）×100/36
基本生理功能	BPF	4	4	20	GPH1+GPH2+GPH3+GPH4	（RS−4）×100/16
独立性	IND	3	3	15	GPH6+GPH7+GPH8	（RS−3）×100/12
精力不适	EAD	2	2	10	GPH5+GPH9	（RS−2）×100/8
心理功能	PSD	11	11	55	COG+EMO+WIP	（RS−11）×100/44
认知	COG	2	2	10	GPS1+GPS2	（RS−2）×100/8

续表

领域/侧面	代码	条目数	min	max	RS	SS
情绪	EMO	7	7	35	GPS3+GPS4+…+ GPS8+GPS9	(RS－7)×100/28
意志与个性	WIP	2	2	10	GPS10+ GPS11	(RS－2)×100/8
社会功能	SOD	8	8	40	INC+SSS+SOR	(RS－8)×100/32
人际交往	INC	3	3	15	GSO1+GSO2+GSO3	(RS－3)×100/12
社会支持	SSS	3	3	15	GSO4+GSO5+GSO6	(RS－3)×100/12
社会角色	SOR	2	2	10	GSO7+GSO8	(RS－2)×100/8
共性模块总分	CGD	28	28	140	PHD+PSD+SOD	(RS－28)×100/112
特异模块	SPD	16	16	80	SPM+SIB+WSS	(RS－16)×100/64
特殊心理	SPM	4	4	20	DA2+DA3+DA4+DA5	(RS－4)×100/16
自伤行为	SIB	1	1	5	DA6	(RS－1)×100/4
戒断症状及副作用	WSS	11	11	55	DA1+DA7+DA8+DA9+DA10+DA11+ DA12+DA13+DA14+DA15+DA16	(RS－11)×100/44
量表总分	TOT	44	44	220	PHD+PSD+SOD+SPD	(RS－44)×100/176

二、QLICD-DA 的得分解释

QLICD-DA 量表用于测定药物依赖者的生命质量，其可用于评价药物依赖者的生命质量及其影响因素，为采取相应的干预措施提供依据，也可以用于评价干预措施的效果。作为评价药物依赖者健康状况的指标，可以采用计算总分及不同领域得分的方式，从现有的研究结果看，药物依赖者生命质量的变化是明显的，但又与其他疾病存在一定的差异，如疾病均会影响患者的生命质量，造成得分下降，但不同的疾病对不同的领域影响不同，药物依赖者的生理功能下降较大，使用越久，依赖程度越深，生理功能的影响越大，但其心理功能领域却相反，不降反升，是因为使用药物后使其产生欣快感，不良情绪随之减轻甚至消失，这也可能是其难以戒断的原因之一。只有充分了解药物依赖者的健康状况，有的放矢，才能取得满意的治疗效果。

如果以患者的生命质量作为评价干预措施效果的指标，同样也应该观察总分及各领域得分的变化情况，甚至更细到侧面/小方面的变化，同时还要注意评价的时效性，药物依赖者在戒断过程中会出现不同程度的戒断反应，如果时间较短，则因为戒断反应的缘故，生命质量可能出现恶化的情况，对干预措施的评价产生不利的影响。在评价干预措施效果的研究中还要注意研究对象的分组尽可能采用随机分组的方法，实在不能采用随机分组，可以选择两个社区进行类试验研究，切忌采用志愿参与的方法选择试验组，与没有参与者进行比较，这可能造成志愿者偏倚（volunteer bias），导致干预措施效果不佳的假象。

衡量个体或群体健康状况可根据其得分进行判断，越接近 100 说明生命质量（健康状况）越好。表 22-3 给出的是调查的 192 例药物成瘾者的得分分布情况，参考这个结果并知道各自的得分情况就可知其所处的位置，从而便于得分的解释。

表 22-3 QLICD-DA（V2.0）各领域得分统计（N=192）

领域	得分频数分布（%）							得分统计量			
	<40	40－	50－	60－	70－	80－	≥90	min	max	$\bar{X}$	S
躯体功能	10（5.2）	27（14.1）	66（34.4）	71（37.0）	15（7.8）	2（1.0）	1（0.5）	30.56	94.44	58.67	9.74
心理功能	53（27.6）	43（22.4）	41（21.4）	31（16.1）	23（12.0）	1（0.5）	0（0.0）	15.91	84.09	50.57	14.47

续表

领域	得分频数分布（%）							得分统计量			
	<40	40–	50–	60–	70–	80–	≥90	min	max	$\bar{X}$	S
社会功能	20（10.4）	53（27.6）	40（20.8）	40（20.8）	29（15.1）	10（5.2）	0（0.0）	18.75	87.50	57.18	14.51
特异模块	122（63.5）	29（15.1）	15（7.8）	14（7.3）	5（2.6）	5（2.6）	2（1.0）	4.69	100.00	36.84	19.24
总量表	41（21.4）	70（36.5）	53（27.6）	23（12.0）	4（2.1）	1（0.5）	0（0.0）	25.00	81.82	48.43	10.02

若是治疗（戒毒）方法比较评价等，除了统计学意义的差异外，还需要知道量表得分变化多少才有临床意义，即 MCID。在今后的应用中应注重 MCID 的研究，使量表更具有临床适用性。

第二十三章　精神分裂症的生命质量测评

精神分裂症（schizophrenia）是一种常见的严重性精神疾病，其概念较为复杂，临床主要表现为个性、思维、情感、行为的分裂，精神活动与环境的不协调，一般无意识和智力障碍。该病病因尚不明确，目前认为与遗传学、社会心理学、生物学、环境因素等有关。该病患者存在自杀、缺乏医疗照顾等危险因素，在被命名为精神分裂症后一个世纪，曾是被广泛关注的3大疾病（肺结核、麻风病及精神分裂症）中唯一还未被人类征服的疾病。该病在不同的人群中均有发病，我国的患病率为6.55‰，一般在青春期后发病，以15～35岁发病较多，城市高于农村，男性高于女性。

精神分裂症患者复发率高，每一次发作都可能会对患者的大脑造成不同程度的永久性损伤，导致患者认知功能障碍，部分患者出现社会功能衰退、生活不能自理。患者认知能力存在障碍，常会引起患者日常生活的各项功能下降，如不及时治疗，会给患者带来极大的危害，不仅影响患者的日常生活、工作和学习，严重时可能出现伤害自己及他人的极端行为。精神分裂症的治疗主要为药物治疗和心理干预。抗精神病药治疗是长期、持续的过程，需要患者、家庭、医务工作者的共同合作。目前，精神分裂症的治疗仍没有较为理想的药物，患者需要终身服药维持，其药物副作用不容忽视。精神分裂症给患者和家属带来了严重的经济压力和生活影响。患者在患病、治疗、康复中出现的生理、心理及社会问题对治疗的效果有着较大的影响，对患者的关注不仅是控制症状、预防复发，还包括了其社会功能的恢复、生活质量的提高等，因此，精神分裂症患者的生命质量测定成为研究的热点问题，得到越来越多的重视。

第一节　精神分裂症的生命质量测定量表介绍

精神分裂症为慢性病，其治愈困难，一般通过药物和心理治疗等方法缓解症状。由于精神分裂症患者存在认知功能和自制力受损，早期就有研究者针对精神分裂症患者是否适合进行生命质量自评进行了相关研究。Angermeyer MC等（1999）、Doylem等（1999）研究指出精神疾病患者的情绪、自知力不全和近期生活事件的发生会影响患者自我评价的效度；Franz M等（2000）、Voruganti L等（1998）指出尽管受到环境的约束，对于临床配合、病情稳定的精神分裂症患者进行生命质量自评，仍具有较高的信度和效度，可为临床提供一种有价值的评估方法，能够较好地指导临床治疗。目前，国际上应用较多的精神分裂症生命质量特异性量表大部分都是国外开发的，国内开发较少，且大都是近几年开发，利用国外量表译成中文版的研究较多。

一、国外特异性量表介绍

国外的精神分裂症生命质量测定的特异性量表较多，常用的包括BPRS、QOLI、QSL、SQLS等，各量表结构及测量学评价见表23-1。

表 23-1　国外精神分裂症生命质量特异性量表

序号	量表名称	量表简介	文献来源
1	Brief psychiatric rating scale（BPRS）	用于评定精神病性症状严重程度，有多个版本，常用的为 18 条目版本，得分越高，病情越重；量表的克龙巴赫 α 系数为 0.81；评定者间相关系数高于 0.8；条目相关系数为 0.63～0.83；大部分项目的 Kappa 值在 0.6 以上；与临床总体印象量表也具有良好的一致性	[1] Overall JE，Gorham DR，1962. The brief psychiatric rating. Psychological Report，10：799-812. [2] 宋建成，费立鹏，张培琰，等，2001. 简明精神病评定量表中各分量表的评价.临床精神医学杂志，11（2）：86-88.
2	Lehman quality of life interview（QOLI）	共 143 个条目，测定主观及客观生命质量。主观生命质量包括 7 个领域：经济、家庭关系、健康、生活状况、休闲活动、法律和安全、社会关系。简明量表包括 78 个条目和 30 个条目；该量表经测定具有良好的信度和效度	Anthony FL，1988. A quality of life interview for the chronically mentally ill. Evaluation and Program Planning，11（88）：51-62.
3	The quality of life scale（QLS）	包括 21 个条目的半结构式问卷，用于测定精神分裂症患者身心功能缺失症状，每个条目为 7 级评分。包括 4 类问题：内心基础、人际关系、有用角色、一般事物与活动。简明量表有 7 个条目、5 个条目和 4 个条目等；评分者间一致性信度为 0.53～0.94；因子分析显示与理论结构基本一致	[1] Heinrichs DW，Hanlon TE，Carpenter WT，1984. The quality of life scale：an instrument for rating the schizophrenic deficit syndrome. Schizophr Byll，10（3）：388-398. [2] Bilker WB，Brensinger C，Kurtz MM，et al. 2003. Development of an abbreviated schizophrenia quality of life scale using a new method. Neuropsychopharmacology，28（4）：773-777. [3] Ritsner M，Kurs R，Ratner Y，et al. 2005. Condensed version of the quality of life scale for schizophrenia for use in outcome studies. Psychiatry Res，135（1）：65-75.
4	Schizophrenia quality of life scale（SQLS）	共有 30 个条目，涵盖 3 个领域：心理社会、动力和经历、症状和不良反应。最新版 SQLS-R4 有 33 个条目，包括 2 个领域：心理社会、认知和活力；克龙巴赫 α 系数为 0.78～0.93，条目与总分之间的相关系数为 0.59～0.85	[1] Wilkinson G，Hesdon B，Wild D，et al. 2000. Self-report quality of life measure for people with schizophrenia：the SQLS. British Journal of Psychiatry，177（1）：42-46. [2] Martin CR，Allan R，2007. Factors structure of the schizophrenia quality of life scale revision 4（SQLS-R4）. Psychology，Health and Medicine，12（2）：126-134.
5	Patient-based health-related quality of life questionnaire in schizophrenia（S-QOL）	共 41 个条目，涵盖 8 个领域：心理健康、自尊、家庭关系、朋友关系、恢复力、生理健康、自主权和情感生活。简明量表有 18 个条目，仍为 8 个领域；克龙巴赫 α 系数为 0.72～0.92；重测信度为 0.64～0.79；条目-内部一致性为 0.63～0.90；反应度：30 天测定总分及 3 个领域有统计学意义，5 个领域的效应大小大于 0.2. 简明量表的克龙巴赫 α 系数为 0.72～0.84，与原量表有高度相似性；条目-内部一致性均大于 0.4	[1] Auquier P，Simeoni MC，Sapin C，et al. 2003. Development and validation of a patient-based health-related quality of life questionnaire in schizophrenia：the S-QoL. Schizophr Res，63（1-2）：137-149. [2] Boyer L，Simeoni MC，Loundou A，et al. 2010. The development of the S-Qol 18：a shortened quality of life questionnaire for patients with schizophrenia. Schizophr Res，121（1-3）：241-250.
6	Schizophrenia quality of life scale（SOL）	共有 74 个条目，涵盖 14 个领域：专业生活、情感生活、疾病知识、关系、生活满意度、药物应对、药物对身体影响、日常生活、家庭关系、未来、安全感、休闲、资金管理、自主权；克龙巴赫 α 系数为 0.75～0.95；重测信度各领域均大于 0.526	Martin P，Caci H，Azorin JM，et al. 2005. A new patient focused scale for measuring quality of life in schizophrenic patients：the schizophrenia quality of life scale（SOL）Encephale，31（5）：559-566.

续表

序号	量表名称	量表简介	文献来源
7	Quality of life enjoyment and satisfaction questionnaire（Q-LES-Q）	共有 60 个条目，涵盖 8 个领域：躯体健康、主观感受、工作、家庭责任、学业、业余活动、社会关系、一般活动。5 级 Likert 评分。完成一份时间较长，需要 40～45min。简明量表有 18 个条目，包括 4 个领域：躯体健康、主观感受、业余活动、社会关系；克龙巴赫 α 系数为 0.74～0.97；2 周重测信度为 0.71～0.90	[1] Endicott J，Nee J，Harrison W，et al. 1993. Quality of life enjoyment and satisfaction questionnaire：a new measure. Psychopharmacol Bull，29（2）：321-326. [2] Ritsner M，Kurs R，Gibel A，et al. 2005. Validity of an abbreviated quality of life enjoyment and satisfaction questionnaire（Q-LES-Q-18）for schizophrenia，schizoaffective，and mood disorder patients. Qual Life Res，14（7）：1693-1703.
8	The riedel-spellmann-musil scale（RSM）	共有 36 个条目，3 个侧面：主观健康、社会角色功能，以及社会、物质及医疗生活条件。也可以分 5 个领域：生理功能、认知功能、情感功能、社会功能和职业功能。分自评和访谈者评价两个版本；克龙巴赫 α 系数：自评量表总分为 0.915，侧面为 0.70～0.92，领域为 0.55～0.86；访谈者评价量表总分为 0.913，侧面为 0.68～0.87，领域为 0.54～0.81。重测信度：自评量表为 0.72～0.92，他评量表为 0.81～0.93。自评量表与他评量表相关性为 0.11～0.63。结构及判别效度较好	Riedel M，Spellmann I，Schennach-Wolff R，et al. 2011. The RSM-scale：a pilot study on a new specific scale for self- and observer-rated quality of life in patients with schizophrenia. Qual Life Res，20（2）：263-272.
9	The schizophrenia caregiver quality of life questionnaire（S-CGQol）	共有 25 个条目，涵盖 7 个领域：心理和躯体健康、心理负担和日常生活、与配偶的关系、与精神科小组的关系、与家庭的关系、与朋友的关系、物质负担；克龙巴赫 α 系数为 0.79～0.92；因子分析中 7 个因子的累计方差为 74.4%	Richieri R，Boyer L，Reine G，et al. 2011. The schizophrenia caregiver quality of life questionnaire（S-CGQol）：development and validation of an instrument to measure quality of life of caregivers of individuals with schizophrenia. Schizophr Res，126（1-3）：192-201.
10	Subjective quality of life analysis（S.QUA.L.A）	包含 22 个生活领域：食品、家庭关系等传统方面，以及政治、公平、自由、真理、美丽、艺术、爱情等抽象的生活成分；克龙巴赫 α 系数大于 0.87，内部一致性大于 0.81	Nadalet L，Kohl FS，Priguey D，et al. 2005. Validation of a subjective quality of life questionnaire（S.QUA.LA）in schizophrenia. Schizophr Res，76（1）：73-81.
11	Personal evaluation of transitions in treatment（PETiT）	共有 30 个条目，包括对抗精神病药的主观反应和容忍性、治疗的依从性、抗精神病药治疗对生命质量的总体影响；克龙巴赫 α 系数为 0.92；分半信度为 0.85；重测信度为 0.97；有较好的反应度；因子分析证实理论结构	Voruganti LN，Awad AG，2002. Personal evaluation of transitions in treatment（PETiT）：a scale to measure subjective aspects of antipsychotic drug therapy in schizophrenia. Schizophr Res，56（1-2）：37-46.
12	Lancashire quality of life profile（LQoIP）	是在 Lehman quality of life interview 的基础上进行的修改，包括客观指标和主观感受两个方面，共有 105 个条目，分为 9 个领域：生活状况、社会关系、工作和文化水平、人身安全、宗教信仰、家庭关系、娱乐活动、经济状况、健康状况；经多次测定，量表具有较好信度和效度	[1] Oliver JP，Huxley PJ，Priebe S，et al. 1997. Measuring the quality of life of severely mentally ill people using the Lancashire Quality of Life Profile. Soc Psychiatry Psychiatr Epidemiol，32（2）：76-83. [2] Van Nieuwenhuizen C，Schene A，Boevink W，et al. 1998. The Lancashire Quality of Life Profile：first experiences in The Netherlands. Community Ment Health J，34（5）：513-524.
13	Manchester short assessment of quality of life（MANSA）	包括 3 个部分，前两个部分为人口学资料和客观生活资料。第 3 部分是重点，由 4 个二分类的主观问题和 12 个客观问题组成；克龙巴赫 α 系数为 0.74；总体相关系数为 0.83	Priebe S，Huxley P，Knight S. et al. 1999. Application and results of the Manchester short assessment of quality of life（Mansa）. International Journal of Social Psychiatry，45（1）：7-12.

序号	量表名称	量表简介	文献来源
14	Schizophrenia caregiver questionnaire（SCQ）	是在 Zarit burden interviewed 的基础上开发成功的，开发时有 32 个条目，最终版本有 30 个条目，包括 9 个领域：人文主义的影响、疲惫护理、支持的缺乏、患者依赖性、患者担忧性、对关心的感知、患者经济依赖、照料的经济重要性、照料者的总体难度；经多次测定，量表具有较好的信度和效度	[1] Gater A，Rofail D，Marshall C，et al. 2015. Assessing the impact of caring for a person with schizophrenia：development of the schizophrenia caregiver questionnaire，Patient-patient Centered Outcomes Reseach，8（6）：507-520. [2] Rofail D，Acquadro C，Izquierdo C，et，al. 2015. Cross-cultural adaptation of the schizophrenia caregiver questionnaire（SCQ）and the caregiver global impression（CaGI）scales in 11 languages，Health and Quality of Life Outcomes，13（1）：76.

二、国内特异性量表介绍

国内开发量表较少，大部分研究都是利用国外量表的中文版，近几年来有几个特异性量表被开发出来，除刚开发出来的慢性病患者生命质量测定量表体系之精神分裂症患者测定量表（QLICD-SC）之外，还有精神病患者生存质量测定量表、国内特异性量表、精神分裂症患者自伤行为评估量表等。见表 23-2。

表 23-2　国内精神分裂症生命质量特异性量表

序号	量表名称	量表简介	文献来源
1	精神病患者生存质量测定量表	共有 45 个条目，涵盖 4 个领域：生存、心理、社会、症状，得分越高，生存质量越好；克龙巴赫 α 系数为 0.67～0.88；重测信度为 0.51～0.994；条目-领域相关系数说明内容效度高；因子分析中 14 个因子方差贡献率为 64%；校标效度：与 SF-36 相关系数为–0.682	潘润德，潘天伟，黄小明，等，2003. 精神病人生存质量测定量表的编制.柳州医学，16（2）：61-64.
2	生活质量量表（QULS）	共有 60 个条目，涵盖 7 个领域：日常生活、家庭生活、社会关系、经济状况、工作状况、法律与安全、健康状况。得分越高，生活质量越好；克龙巴赫 α 系数为 0.65；分半信度为 0.84；评定者一致性：ICC 为 0.97；条目-总分相关系数为 0.27～0.72；因子分析中 7 个因子方差贡献率为 75.65%；与临床判断的客观生命质量相关系数为 0.72	宋立升，张明园，吴洪明，等，1996. 社区精神障碍患者生活质量量表（QOLS）编制和测试.上海精神医学，8（4）：255-257.
3	精神分裂症患者自伤行为评估量表（SSMIS）	共有 33 个条目，涵盖 5 个维度：药物的自我管理、症状的自我管理、维持日常生活及社会功能、利用资源及支持、自我效能。得分越高，生活质量越好；各条目得分与量表总分间的相关性为 0.30～0.73 探索性因子分析显示 6 个因子累计方差贡献率为 61.70%；验证性因子分析显示 6 因子模型与数据拟合程度较好	邹海鸥，李峥，王红星，等，2014. 精神分裂症患者自我管理量表的编制.中国心理卫生杂志，28（1）：51-56.
4	慢性病患者生命质量测定量表体系之精神分裂症患者测定量表（QLICD-SC）	共有 41 个条目，包括 28 个条目的共性模块和 13 个条目的特异模块，其中特异模块包括精神症状、病耻感及药物副作用 3 个侧面；量表克龙巴赫 α 系数为 0.90，分半信度为 0.92，具有较好的内部一致性信度和分半信度	冼君定，2016. 精神分裂症和焦虑障碍患者生命质量测定量表的研制及其最小临床有意义差异的制定. 广东医科大学硕士论文.

第二节　QLICD-SC 的结构与特性

一、量表的结构

　　QLICD-SC 是慢性病患者生命质量测定量表体系（QLICD）中的精神分裂症量表，最新版本为第 2 版，即 QLICD-SC（V2.0），它由 41 个条目组成，其中包含 28 个条目的共性模块和 13 个条目的特异模块。特异模块由 3 个侧面组成：精神症状、病耻感及药物副作用。

二、量表的测量学特征

1. 量表的信度

　　（1）内部一致性信度和分半信度：量表克龙巴赫 α 系数生理功能为 0.59，社会功能为 0.57，除此两个领域低于 0.7 外，其他领域克龙巴赫 α 系数均大于 0.7，总量表为 0.90；分半信度除社会功能领域（0.60）、病耻感侧面（0.62）、药物副作用侧面（0.66）低于 0.7 外，其他领域及侧面分半系数为 0.72～0.92，总量表为 0.92。社会功能领域的内部一致性信度和分半信度普遍低，可能与该领域条目涉及的方面较多有关，生理功能领域内部一致性信度低可能是由于该领域包括的内容较多，有些条目间的相关性较差，也可能与调查的例数较少有关；病耻感、药物副作用分半信度是由于该侧面的条目较少，均为 3 个条目。量表的共性模块、特异模块、总量表的克龙巴赫 α 系数和分半系数全部大于 0.85，说明 QLICD-SC（V2.0）的内部一致性、分半信度较好，能够反映患者的真实感受。

　　（2）重测信度：精神分裂症患者各领域及总量表生命质量得分配对 t 检验差异无统计学意义，$P>0.05$，但相关系数为 0.47～0.71，这可能与精神分裂症疾病本身的原因有关，部分患者存在自知力轻微缺失，也可能是由患者入院后给予药物治疗，患者的症状明显缓解引起。本次调查部分精神分裂症患者为封闭式病房管理模式，住院期间与外隔绝，入院后环境改变使患者的社会功能和生活自由严重受阻，这严重影响了患者生理功能，如胃口、睡眠、情绪等方面。该量表的重测信度有待进一步探讨。

2. 量表的效度

　　（1）内容效度：参见第二、三章陈述，具有较好的内容效度。

　　（2）结构效度：结构效度又称构想效度，是指测量工具对某一理论概念或特质测量的程度，即研究者构想的理论架构与调查结果建立的结构拟合的程度。常用条目与维度的相关性和因子分析法验证量表的理论架构和实际架构是否一致。大多数特异性条目与其领域的相关性较强，而与其他领域的相关性较弱。探索性因子分析显示 3 个公因子的累计方差贡献率大于 57.77%，第 1 公因子反映了精神症状，第 2 公因子反映了病耻感，第 3 公因子反映了药物副作用，各因子载荷系数为 0.48～0.81。个别条目与构想存在偏差，条目"您对周围的人或事物失去兴趣吗？"理论构想是属于精神症状侧面，探索性因子分析结果将其归类到病耻感侧面，可能是因为精神分裂症患者自身存在病耻感，并受到社会的歧视，因此对外界事物和人不感兴趣，因此该条目的行为表现可能与病耻感有关。探索性因子分析结果显示，特异模块理论构想基本相符，可以认为该量表有较好的结构效度。

　　（3）校标效度：采用 SF-36 作为校标。研究显示，QLICD-SC（V2.0）生理功能、社会功能与 SF-36 相对应领域的相关系数低于 0.40，可能是因为 SF-36 和 QLICD-SC（V2.0）

的生理功能和社会功能所测定的方面不同影响的，心理功能和 SF-36 精神健康、心理综合的相关系数较高，分别为 0.62、0.68。由此认为 QLICD-SC（V2.0）的校标效度尚可。

3. 量表的反应度　评价反应度的方法是在患者入院和出院当天分别进行生命质量测定，对各领域及侧面、总量表得分进行配对 t 检验和计算标准化反应均数（SRM）。研究发现精神分裂症患者治疗前后生命质量独立性侧面、社会功能领域、社会支持侧面、社会角色侧面、药物副作用侧面配对 t 检验无统计学意义，且 SRM 为 0.01～0.16，其他领域及侧面配对 t 检验均有统计学意义，SRM 为 0.20～0.44，说明量表具有一定的反应度。精神分裂症患者在以上几个侧面和领域反应度较低，这与精神分裂症特点有关：①精神分裂症患者无器质性病变，在康复期其生理功能与正常人基本一样，生活能够自理，如吃饭、穿衣、独立行走等；②患者在得知患有精神疾病后会受到社会的歧视和同事或朋友的疏远，所以他们的社会支持和社会角色功能在出院后需很长一段时间才能恢复；③目前对精神分裂症仍没有较好的治疗方法，大部分患者需要长期服用抗精神病药控制症状，本调查的患者病程为 6.95±7.60 年，范围为 0.08～33 年，患者的药物副作用在较长一段时间内是不可避免的。

第三节　QLICD-SC 的使用方法

一、使用 QLICD-SC 的研究设计问题

1. 患者的选择　本量表适用于精神分裂症患者的生命质量测定，所以使用对象应该是确诊的精神分裂症患者。

（1）纳入标准：①符合 ICD-10（疾病及有关健康问题的国际分类第 10 版）的精神分裂症的诊断标准；②病情处于稳定期的患者；③小学及以上文化，能够独立完成问卷；④知情同意。

其中，精神分裂症的诊断标准为：①思维鸣响、思维插入、思维被撤走及思维广播；②明确涉及躯体或四肢运动，或特殊思维、行为或感觉的被影响、被控制或被动妄想、妄想性知觉；③对患者的行为进行跟踪性评论，或彼此对患者加以讨论的幻听，或来源于身体某一部分的其他类型的幻听；④与文化不相称且根本不可能的其他类型的持续性妄想，如具有某种宗教或政治身份，或超人的力量和能力；⑤伴转瞬即逝或未充分形成的任何感官的幻觉；⑥思潮断裂或无关语言插入，使言语不连贯，或不中肯或语词新作；⑦紧张性行为，如兴奋激动、装腔作势，或蜡样屈曲、违拗、缄默及木僵；⑧阴性症状，如明显情感淡漠、言语贫乏、情感迟钝或倒错或不协调，常导致社会退缩及社会功能下降；⑨个人行为的某些方面发生显著而持久的改变，表现为兴趣丧失、缺乏目的、生活懒散、自我专注及社会退缩。在 1 个月或以上时期的大部分时间内确实存在属于上述①～④中至少一个（如不明确常需两个或多个症状）或⑤～⑨中来自至少两组症状群中十分明确的症状。

（2）排除标准：①发育迟滞、脑器质性或躯体疾病所致的精神障碍的患者；②使用精神活性物质所致的精神障碍患者或既往有使用精神活性药物的患者；③神志不清、精神疾病的急性发作期的患者；④危重症患者及不自愿配合者。

2. 研究设计与实施　本量表用于精神分裂症患者生命质量测评，可用于不同治疗方法、不同治疗药物的效果评价等应用性研究，应遵循临床试验设计的原则，采用随机、对照的设计方法，并且在不同时间多次测定（至少在治疗前后各测定 1 次）。

具体的设计、问卷准备、质量控制等参见前面相关章节，这里从略。

二、量表的应用情况

从研制成功至今时间较短，在 CNKI 上标题或全文输入"QLICD-SC"尚不能搜到文献，期待以后该量表在临床领域得到广泛的应用。

第四节　QLICD-SC 的计分规则与得分解释

一、计　分　规　则

1. 条目计分　条目均采用五级 Likert 评分法，正向条目（即等级越高生命质量越好的条目）根据其回答选项（1～5）直接计 1～5 分，逆向条目（即等级越高生命质量越差的条目）则反向计为 5～1 分。

QLICD-SC（V2.0）中正向条目有 GPH1、GPH2、GPH4、GPH5、GPH6、GPH7、GPH8；GPS1、GPS3、GPS10；GSO1、GSO2、GSO3、GSO4、GSO5、GSO8。其余均为逆向条目。

2. 领域、侧面及总量表计分方法　首先分别计算各领域、侧面、总量表的原始分（RS），同一领域/侧面的各个条目得分之和构成该领域/侧面的原始分，各个领域得分之和构成了总量表的原始分。其次，为了便于相互比较，需要将原始分转化为标准得分（SS），采用的是极差化方法，即 $SS=(RS-min)\times100/R$。见表 23-3。

表 23-3　QLICD-SC（V2.0）各个领域及其所属侧面的计分方法

领域/侧面	代码	条目数	min	max	RS	SS
生理功能	PHD	9	9	45	BPF+IND+EAD	（RS−9）×100/36
基本生理功能	BPF	4	4	20	GPH1+GPH2+GPH3+GPH4	（RS−4）×100/16
独立性	IND	3	3	15	GPH6+GPH7+GPH8	（RS−3）×100/12
精力不适	EAD	2	2	10	GPH5+GPH9	（RS−2）×100/8
心理功能	PSD	11	11	55	COG+EMO+WIP	（RS−11）×100/44
认知	COG	2	2	10	GPS1+GPS2	（RS−2）×100/8
情绪	EMO	7	7	35	GPS3+GPS4+…+ GPS8+GPS9	（RS−7）×100/28
意志与个性	WIP	2	2	10	GPS10+ GPS11	（RS−2）×100/8
社会功能	SOD	8	8	40	INC+SSS+SOR	（RS−8）×100/32
人际交往	INC	3	3	15	GSO1+GSO2+GSO3	（RS−3）×100/12
社会支持	SSS	3	3	15	GSO4+GSO5+GSO6	（RS−3）×100/12
社会角色	SOR	2	2	10	GSO7+GSO8	（RS−2）×100/8
共性模块总分	CGD	28	28	140	PHD+PSD+SOD	（RS−28）×100/112
特异模块	SPD	13	13	65	BPS+STI+DSE	（RS−13）×100/52
精神症状	PSS	7	7	35	SC2+SC4+SC6+SC7+SC8+SC11+SC13	（RS−7）×100/28
病耻感	STI	3	3	15	SC1+SC9+SC12	（RS−3）×100/12
药物副作用	DSE	3	3	15	SC3 +SC5+SC10	（RS−3）×100/12
量表总分	TOT	41	41	205	PHD+PSD+SOD+SPD	（RS−41）×100/164

二、得 分 解 释

1. 得分分布情况　实际应用中，如果不需要进一步的深入分析，可以只计算领域得分和总量表得分。若是衡量个体或群体健康状况，则根据其得分进行判断，越接近 100 说明生命质量（健康状况）越好。表 23-4 给出的是调查的 163 例精神分裂症患者的得分分布情况，参考这个结果并知道各自的得分情况就可知其所处的位置，从而便于得分的解释。

表 23-4　QLICD-SC（V2.0）各领域得分统计（N=163）

领域	得分频数分布（%）							得分统计量			
	<40	40–	50–	60–	70–	80–	≥90	min	max	$\bar{X}$	S
躯体功能	7（4.3）	20（12.3）	41（25.2）	68（41.7）	17（10.4）	8（4.9）	2（1.2）	19.44	97.22	61.09	11.80
心理功能	51（31.3）	45（27.6）	37（22.7）	20（12.3）	7（4.3）	2（1.2）	1（0.6）	18.18	90.91	48.02	14.30
社会功能	13（8.0）	17（10.4）	41（25.2）	42（25.8）	26（16.0）	16（9.8）	8（4.9）	21.88	96.88	63.21	15.08
特异模块	105（64.4）	27（16.6）	12（7.4）	12（7.4）	5（3.1）	1（0.6）	1（0.6）	0.00	96.15	33.01	20.55
总量表	30（18.4）	66（40.5）	43（26.4）	20（12.3）	3（1.8）	1（0.6）	0（0.0）	22.56	83.54	49.09	10.26

2. MCID 制定　若是治疗方法的比较，可以对总量表得分进行比较，也可以比较领域得分、侧面得分。

除两组进行统计学比较外，临床最小重要性差值（MCID）是判断治疗是否有效的最主要指标。MCID 可以理解为判断组内评分改变或组间评分差异是否具有临床意义的最小阈值，因此该指标越来越引起临床医师及科研学者的关注。目前广为流行的方法主要有两种：锚定法和分布法。

（1）锚定法（校标法）：以 SF-36 量表中条目 q1 "总体来讲，您的健康状况："为主观锚，其选项为 "1.非常好 2.很好 3.好 4.一般 5.差" 5 个等级，筛选出治疗后该条目的选项较治疗前至少改变一个等级的患者，分别计算 QLICD-SC（V2.0）各个领域标准得分差值，若差值为正态分布则最小临床重要性差值为差值的均数，若为偏态分布则差值中位数为最小临床重要性差值，结果见表 23-5。

表 23-5　以 SF-36 q1 为主观锚计算 QLICD-SC（V2.0）各领域的 MCID

领域	条目数	正态性检验（P）	MCID
生理功能	9	0.122	5.14
心理功能	11	0.200	11.12
社会功能	8	0.025	6.25
共性模块	28	0.024	6.25
特异模块	13	0.027	9.61
总量表	41	0.016	3.05

（2）分布法：分布法制定量表 MCID，重要的评价指标为效应尺度（ES）和标准测量误差（$s_{\bar{x}}$）。Gerry F 等（2004）的研究表示，当 ES 等于 0.2 时计算 MCID 为低度差异，0.5 时为中度差异，0.8 时为高度差异。本研究小组讨论认为 ES 为 0.2 时，其反应度较低，ES 为 0.5 时，一般反应度较为认可，因此采用 ES=0.5 时的变化分数为 MCID。结果见表23-6。

表 23-6　以 $s_{\bar{x}}$ 和 ES 为中介计算 QLICD-SC（V2.0）各领域的 MCID

领域	$s_{\bar{x}}$	1.96 $s_{\bar{x}}$	ES	$S_{治疗前}$	0.2ES	0.5ES	0.8ES
生理功能	9.83	19.27	0.30	13.90	2.78	6.95	11.12
心理功能	10.62	20.82	0.07	18.95	3.79	9.47	15.16
社会功能	10.94	21.44	0.48	14.80	2.96	7.40	11.84
共性模块	7.89	15.46	0.38	12.63	2.53	6.32	10.10
特异模块	11.01	21.58	0.34	19.91	3.98	9.96	15.93
总量表	7.69	15.07	0.39	13.59	2.72	6.80	10.87

（3）综合两种方法制定 MCID：本研究采用锚定法和分布法计算量表各领域与量表总分的 MCID，两种方法所计算的 MCID 不一致，但相差不大。考虑 3 种方法来综合计算 MCID：①平均法；②取最小值法；③取最大值法。各 MCID 值分别取整数，结果见表 23-7，供选用。

表 23-7　基于 3 种方法 QLICD-SC（V2.0）的 MCID 比较

领域	校标法	分布法	平均值法	取最小值法	取最大值法
生理功能	5.14	6.95	6	5	7
心理功能	11.12	9.47	10	9	11
社会功能	6.25	7.40	7	6	7
共性模块	6.25	6.32	6	6	6
特异模块	9.61	9.96	10	10	10
总量表	3.05	6.80	5	3	7

若按平均法取 MCID，QLICD-SC（V2.0）的生理功能为 6、心理功能为 10、社会功能为 7、共性模块为 6、特异模块为 10、总量表为 5，即生理功能、心理功能、社会功能、共性模块、特异模块、总量表的生命质量得分分别改变 6 分、10 分、7 分、6 分、10 分、5 分时，患者的治疗效果才是具有临床意义的。

第二十四章　焦虑症的生命质量测评

焦虑症又称焦虑障碍（anxiety disorder），是指以广泛和持续性焦虑或反复发作的惊恐不安为主要特征的神经症，这些症状不是由生活事件或刺激、躯体疾病造成的，且与现实生活事件完全不相称的一种神经症性疾病。患者没有相应的器质性损伤，在临床上一般以惊恐障碍（PD）和广泛性焦虑（GAD）为多见。GAD 的躯体症状涉及全身多个系统器官，尤以神经、循环、呼吸及消化系统的表现突出，常见失眠（35%）、胸痛（33%）、腹痛（31%）、头痛（28%）、慢性疲劳（26%）等，其中 PD 常见的症状有心悸（86.7%）、气短（76.5%）、濒死感（69.9%）和头晕（63.3%）。焦虑障碍在普通人群中患病较高，而且存在认知功能的损害，何彦霞（2010）对焦虑症患者认知功能损害的比较研究发现首发焦虑症患者可能存在比较严重的全面认知功能损害，范围比较广，且焦虑症状能够影响患者的认知能力。因为焦虑症患者对自己的身体较为敏感，经常感觉到多个器官的临床症状，这些给患者带来了生理和心理的压力，甚至严重影响患者的工作和生活。

焦虑症的治疗主要为药物治疗、心理治疗及综合治疗等，焦虑症患者的复发率较高，可达到 20%～40%，所以症状延缓后患者还需要长期维持治疗。焦虑症对患者心理社会功能、角色功能及生产力的影响，使得对焦虑症干预措施的效果评价不能只限于临床指标，更应该关注患者的主观感受及自我功能评价，包括患者评价的生命质量，以便更为综合地评价干预的效果。

第一节　焦虑症的生命质量测定量表介绍

焦虑症患者生命质量的测定一般采用普适性量表，如 SF-36、WHOQOL-BREF、SF-12、EQ-5D、NPH 等。与疾病相关的焦虑症患者生命质量测定也采用原发性疾病测定特异性量表，如癌症采用 EORTCQLQ-C30、FACT 等量表。在百度学术及 CNKI 上输入关键词检索到少数的几篇文章介绍焦虑症的量表，因此以下量表的介绍不属于严格意义上的焦虑症患者生命质量测定量表的介绍，而是对常见的普适性量表之外有关焦虑症研究的量表做介绍。

一、国外量表介绍

在百度学术上以标题输入关键词 "AD" 或 "anxiety disorder" 且 "scale"，只能搜索到关于库彻普遍性社会青少年焦虑障碍量表（K-GSADS-A）的介绍，该量表共有 18 个条目，分为 4 个领域：恐惧和焦虑、逃避、情感困扰、躯体痛苦。通过对 251 名 11～17 岁青少年的调查显示，量表的领域间相关系数为 0.58～0.97，克龙巴赫 α 系数为 0.96。

许桦等（2006）对国外社会焦虑障碍（SAD）的临床量表做了介绍，梁思宇等（2011）对冠心病合并抑郁焦虑障碍常用的量表也做了评价。主要包括以下几种。

1. 李伯韦兹社交焦虑量表（LSAS）　该量表包括 24 个条目，具有良好的内部一致性，量表的克龙巴赫 α 系数在 0.82～0.92，该量表已经推出儿童和青少年版，经评估同样具有高度的内部一致性。

2. 社交恐怖和焦虑问卷（SPAI） 该量表具有良好的内部一致性，克龙巴赫 α 系数为 0.85～0.96，后来推出的儿童版通过 logistic 回归分析及 ROC 分析显示该量表是一种能更好区分 SAD 患者和惊恐障碍伴/不伴广场恐惧患者的工具。

3. 汉密尔顿焦虑量表（HAMA） 该量表共有 14 个条目组成，采用 5 级评分，具有良好的可靠性、有效性和内部一致性，克龙巴赫 α 系数为 0.79～0.86，一周重测信度为 0.64。

4. 医院焦虑抑郁情绪评定表（HADS） 该量表共有 14 个条目，采用 4 级评分，主要应用于综合医院患者中焦虑和抑郁情绪的筛查，是发现情绪障碍的可靠工具，有较好的信度和效度。

5. 抑郁自评量表（SDS）**和焦虑自评量表**（SAS） 都是采用 4 级评分法，SDS 用于衡量抑郁状态的轻重程度及其在治疗中的变化，SAS 是一种分析患者主观症状的常用量表，张铭（2006）研究了 SDS 在冠心病中的诊断作用，结果显示 SDS 在冠心病的鉴别诊断，尤其排除抑郁导致胸痛，是一项比较有意义的检查手段。

6. Beck 抑郁自评问卷（BDI）**和 Beck 焦虑自评问卷**（BAI） BDI 有多个版本，最早为 21 个条目，后来又推出了 13 个条目的量表，两个版本间的相关系数为 0.96。

7. 广泛性焦虑症状量表-7（GAD-7） 该量表有 7 个条目组成，采用 4 级评分法。Robert 等（2006）纳入 2740 例成年患者研究的结论为：GAD-7 是一个非常有用的工具，对筛查可能存在的焦虑非常有价值；GAD-7 在评估焦虑程度上也很有优势，它和社会功能损害及不能工作天数密切相关；即使很多患者抑郁和焦虑并存，但因子分析确证了 GAD-7 只有 1 个维度。Krowe 等（2008）研究表明，GAD-7 对广泛焦虑和惊恐障碍的筛查都有较好的内部一致性，Skapinakis P 等（2007）的研究表明 GAD-7 对广泛焦虑和惊恐障碍的筛查都有较好的敏感度和特异度。

二、国内量表介绍

目前国内除了 QLICD-AD（冼君定等，2016）之外，没有其他测定焦虑症患者生命质量的特异性量表，在网上搜索的诊断、疗效等类型的量表也大都是利用国外量表的中文版，其中应用最多的就是广泛性焦虑量表（GAD-7）的中文版（蔡丞俊，2013），除了该量表，还有一部分上文提到的量表的中文版。除此之外，研究过焦虑障碍的国外量表中文版的还有护士用住院患者观察量表（NOSIE-30）、简明幸福与生活质量满意度问卷（Q-LES-Q-SF）、焦虑敏感问卷中文修订版（ASI-CR）、应激量表（WSP）等。

近几年来，虽然国内没有制定特异性的焦虑症患者生命质量量表，但是也有几个中国自主研发的量表曾经应用在焦虑症患者中。

1. 中国人个性-情感量表（CPAI2-E） 共有 541 个条目，其中情感问题有 164 个条目，是张妙清等在中国人个性量表（CPAI）的修订版 CPAI2 的基础上制定的。通过对 153 例焦虑障碍患者的调查，证明该量表具有较好的信度及效度，总量表的克龙巴赫 α 系数在 0.80 以上，重测信度相关系为 0.718，各因子与总分的相关系数在 0.726～0.784。

2. 广泛性焦虑症功能量表（冯珊，2008） 主要包括功能状态、心理功能、中医证候 3 个方面内容，共 17 个条目，总量表克龙巴赫 α 系数为 0.8769，重测信度为 0.8459，因子分析显示提取的公因子与 3 个方面维度相吻合，因此认为该量表具有良好的信度和效度。

第二节 QLICD-AD 的结构与特性

一、量表的结构

QLICD-AD 是慢性病患者生命质量测定量表体系（QLICD）中的焦虑症量表，最新的版本是第 2 版，即 QLICD-AD（V2.0），由 40 个条目构成，包括 28 个条目的共性模块和 12 个条目的特异模块。特异模块由两个领域组成：躯体化症状（7 个条目）和焦虑症状（5 个条目）。

二、量表的测量学特征

1. 量表的信度

（1）内部一致性信度和分半信度：量表的内部一致性信度一般通过克龙巴赫 α 系数来考评，系数达到 0.7 为内部一致性好，0.7～0.8 为很好，达到 0.9 及以上为非常好。分半信度是按条目序号分成奇偶两半，计算两者的相关系数，其标准与克龙巴赫 α 系数一致。QLICD-AD(V2.0)量表各个领域和特异模块侧面的内部一致性信度和分半信度均大于 0.7，且总量表的克龙巴赫 α 系数为 0.93，因此认为 QLICD-AD（V2.0）量表的内部一致性信度和分半信度较好。

（2）重测信度：用患者入院当天即第 1 次测量的生理功能领域、心理功能领域、社会功能领域、共性模块、特异模块、总量表与患者入院 2～3 天即第 2 次测量的相应领域得分进行配对 t 检验、相关分析，考评量表的重测信度。QLICD-AD（V2.0）量表第 1 次和第 2 次得分在心理功能领域、共性模块、总量表配对 t 检验比较有统计学差异，$P<0.05$，相关分析结果显示在各个领域相关系数均大于 0.8，因此认为 QLICD-AD（V2.0）量表有较好的重测信度。

2. 量表的效度

（1）内容效度：参见第二、三章陈述，具有较好的内容效度。

（2）结构效度：QLICD-AD（V2.0）除条目 GPS3 外，其他条目与所属领域的相关系数大于 0.45，并大于其他领域的相关系数。探索性因子分析经主成分法提取的 2 个公因子的累计方差贡献率为 51.05%，可以认为 QLICD-AD（V2.0）量表有较好的结构效度。

（3）校标效度：以 SF-36 量表各个领域得分作为校标，统计 QLICD-AD（V2.0）量表各个领域与 SF-36 量表各个领域的相关性，结果为 0.12～0.75，两套量表的相关领域的相关系数较大，可以认为 QLICD-AD（V2.0）量表具有较好的校标效度。

3. 量表的反应度 计算 QLICD-AD（V2.0）量表的反应度，主要是对治疗前（即入院当天）和治疗后（即出院当天）测量的生命质量各领域得分及总量表得分进行配对 t 检验，并计算其标准化反应均数（SRM）。QLICD-AD（V2.0）量表的配对 t 检验除社会支持、社会角色侧面外，其他均有统计学意义，且 SRM$>$0.20。说明量表反应度较好。

第三节　QLICD-AD 的使用方法

一、使用 QLICD-AD 的研究设计问题

1. 患者的选择　本量表适用于焦虑症患者的生命质量测定，所以适用对象应该是确诊的焦虑症患者。

（1）纳入标准：①符合 ICD-10（疾病及有关健康问题的国际分类第 10 版）的焦虑障碍（广泛性焦虑症和惊恐障碍）的诊断标准；②病情处于稳定期的患者；③小学及以上文化，能够独立完成问卷；④患者知情同意。

其中，焦虑障碍（主要包括广泛性焦虑症和惊恐障碍）诊断标准为：①广泛性焦虑。一次发作中，患者必须在至少数周（通常为数月）内大多数存在焦虑的原发症状，这些症状通常包括以下要素：A.恐慌（为将来的不幸烦恼、感到"忐忑不安"、注意困难等）；B.运动性紧张（坐卧不安及紧张性头痛、颤抖、无法放松等）；C.自主神经活动亢进（头重脚轻、出汗、心动过速或呼吸急促、上腹不适、头晕、口干等）。②惊恐障碍。在 1 个月内存在几次严重植物性焦虑，包括：A.发作出现在没有客观危险的环境；B.不局限于一致的或可预测的情绪；C.发作期间基本没有考虑症状（尽管预期性焦虑常见），包括惊恐发作、惊恐状态。

（2）排除标准：①发育迟滞、脑器质性或躯体疾病所致的精神障碍患者；②使用精神活性物质所致的精神障碍患者或既往有使用精神活性药物患者；③神志不清、精神疾病的急性发作期的患者；④危重症患者及不自愿配合者。

2. 研究设计与实施　本量表用于焦虑症患者生命质量测评，可用于不同治疗方法、不同治疗药物的效果评价等应用性研究，应遵循临床试验设计的原则，采用随机、对照的设计方法，并且在不同时间多次测定（至少在治疗前后各测定 1 次）。

具体的设计、问卷准备、质量控制等参见前面相关章节，这里从略。

二、量表的应用情况

由于 QLICD-AD 从研制成功至今时间较短，在 CNKI 上标题或全文输入"QLICD-AD"并不能搜到文献，期待以后该量表在临床领域得到广泛的应用。

第四节　QLICD-AD 的计分规则与得分解释

一、计　分　规　则

1. 条目计分方法　条目均采用五级 Likert 评分法，正向条目（即等级越高生命质量越好的条目）根据其回答选项（1～5）直接计 1～5 分，逆向条目（即等级越高生命质量越差的条目）则反向计为 5～1 分。

QLICD-AD（V2.0）中正向条目有 GPH1、GPH2、GPH4、GPH6、GPH7、GPH8、GPS1、GPS3、GPS10、GSO1、GSO2、GSO3、GSO4、GSO5、GSO8，其余均为逆向条目。

2. 领域、侧面及总量表计分方法　首先分别计算各领域、侧面、总量表的原始分（RS），

同一领域/侧面的各个条目得分之和构成该领域/侧面的原始分，各个领域得分之和构成了总量表的原始分。其次，为了便于相互比较，需要将原始分转化为标准得分（SS），采用的是极差化方法，即 SS=（RS−min）×100/R。见表24-1。

表 24-1　QLICD-AD（V2.0）各个领域及其所属侧面的计分方法

领域/侧面	代码	条目数	min	max	RS	SS
生理功能	PHD	9	9	45	BPF+IND+EAD	（RS−9）×100/36
基本生理功能	BPF	4	4	20	GPH1+GPH2+GPH3+GPH4	（RS−4）×100/16
独立性	IND	3	3	15	GPH6+GPH7+GPH8	（RS−3）×100/12
精力不适	EAD	2	2	10	GPH5+GPH9	（RS−2）×100/8
心理功能	PSD	11	11	55	COG+EMO+WIP	（RS−11）×100/44
认知	COG	2	2	10	GPS1+GPS2	（RS−2）×100/8
情绪	EMO	7	7	35	GPS3+GPS4+⋯+ GPS8+GPS9	（RS−7）×100/28
意志与个性	WIP	2	2	10	GPS10+ GPS11	（RS−2）×100/8
社会功能	SOD	8	8	40	INC+SSS+SOR	（RS−8）×100/32
人际交往	INC	3	3	15	GSO1+GSO2+GSO3	（RS−3）×100/12
社会支持	SSS	3	3	15	GSO4+GSO5+GSO6	（RS−3）×100/12
社会角色	SOR	2	2	10	GSO7+GSO8	（RS−2）×100/8
共性模块总分	CGD	28	28	140	PHD+PSD+SOD	（RS−28）×100/112
特异模块	SPD	12	12	60	SOS+AEM	（RS−12）×100/48
躯体化症状	SOS	7	7	35	AD2+AD4+⋯+AD8+AD9	（RS−7）×100/28
焦虑症状	ANM	5	5	25	AD1+AD3+AD10+AD11+AD12	（RS−5）×100/20
量表总分	TOT	40	40	200	PHD+PSD+SOD+SPD	（RS−40）×100/160

二、得 分 解 释

实际应用中，如果不需要进一步的深入分析，可以只计算领域得分和总量表得分。若是衡量个体或群体健康状况，则根据其得分进行判断，越接近100说明生命质量（健康状况）越好。表24-2给出的是调查的120例焦虑症患者的得分分布情况，参考这个结果并知道各自的得分情况就可知道其所处的位置，从而便于得分的解释。

表 24-2　QLICD-AD（V2.0）各领域得分统计（N=120）

领域	得分频数分布（%）							得分统计量			
	<40	40−	50−	60−	70−	80−	≥90	min	max	$\bar{X}$	S
躯体功能	14（11.7）	28（23.3）	20（16.7）	34（28.3）	14（11.7）	8（6.7）	2（1.7）	11.11	94.44	58.17	15.81
心理功能	37（30.8）	26（21.7）	14（11.7）	20（16.7）	12（10.0）	8（6.7）	3（2.5）	2.27	95.45	50.85	20.73
社会功能	10（8.3）	15（12.5）	16（13.3）	30（25.0）	20（16.7）	17（14.2）	12（10.0）	18.75	100.00	66.04	18.23
特异模块	29（24.2）	15（12.5）	14（11.7）	21（17.5）	18（15.0）	19（15.8）	4（3.3）	12.50	95.83	58.58	20.69
总量表	11（9.2）	27（22.5）	28（23.3）	24（20.0）	18（15.0）	10（8.3）	0（0.0）	24.47	91.49	58.44	15.06

若是治疗方法的比较，可以对总量表得分进行比较，也可以比较领域得分、侧面得分。除两组进行统计学比较外，最小临床重要性差值（MCID）是判断治疗是否有效的最主要指标，它的定义为在不考虑副作用和成本的前提下，被患者认可的最小问卷维度得分变化

值。与以往的"差异具有统计学意义"相比，MCID 可以理解为判断组内评分改变或组间评分差异是否具有临床意义的最小阈值，因此该指标越来越引起临床医师及科研学者的关注。目前广为流行的方法主要有两种：以锚为基础的方法和以分布为基础的方法。

1. 以锚为基础的方法 以 SF-36 量表中条目 q1 "总体来讲，您的健康状况："为主观锚，其选项为"1.非常好 2.很好 3.好 4.一般 5.差" 5 个等级，筛选出治疗后该条目的选项较治疗前至少改变一个等级的患者，分别计算 QLICD-AD（V2.0）各个领域标准得分差值，若差值为正态分布则最小临床重要性差值为差值的均数，若为偏态分布则差值中位数为最小临床重要性差值。结果见表 24-3。

表 24-3 以 SF-36 q1 为主观锚计算 QLICD-AD（V2.0）各领域的 MCID

领域	条目数	正态性检验（P）	MCID
生理功能	9	0.003	8.33
心理功能	11	0.011	10.23
社会功能	8	0.054	5.26
共性模块	28	0.200	10.25
特异模块	12	0.175	10.32
总量表	40	0.200	10.29

2. 以分布为基础的方法 以分布为基础的方法制定量表 MCID，重要的评价指标为效应尺度（ES）和标准测量误差（$s_{\bar{x}}$）。Gerry F 等的研究表示，当 ES 等于 0.2 时计算 MCID 为低度差异，为 0.5 时为中度差异，为 0.8 时为高度差异，本研究小组讨论认为 ES 为 0.2 时，其反应度较低，ES 为 0.5 时，一般反应度较为认可，因此采用 ES=0.5 时的变化分数为 MCID。结果见表 24-4。

表 24-4 以 $s_{\bar{x}}$ 和 ES 为中介计算 QLICD-AD（V2.0）各领域的 MCID

领域	$s_{\bar{x}}$	$1.96\,s_{\bar{x}}$	ES	$S_{治疗前}$	0.2ES	0.5ES	0.8ES
生理功能	5.74	11.25	0.68	16.58	3.32	8.29	13.26
心理功能	9.04	17.72	0.55	20.76	4.15	10.38	16.61
社会功能	6.10	11.96	0.27	18.62	3.72	9.31	14.90
共性模块	4.78	9.37	0.60	15.92	3.18	7.96	12.74
特异模块	6.90	13.52	0.48	20.16	4.03	10.08	16.13
总量表	4.41	8.64	0.62	15.59	3.12	8.00	12.47

3. 综合两种方法制定 MCID 本研究采用以锚为基础的方法和以分布为基础的方法计算量表各领域与量表总分的 MCID 值，两种方法所计算的 MCID 不一致，但相差不大。考虑 3 种方法来综合计算 MCID：①平均法；②取最小值法；③取最大值法。本研究同时给出了多种结果，供选用。各 MCID 值分别取整数，结果见表 24-5。

表 24-5 基于 3 种方法 QLICD-AD（V2.0）的 MCID 比较

领域	校标法	分布法	平均值法	取最小值法	取最大值法
生理功能	8.33	8.29	8	8	8
心理功能	10.23	10.38	10	10	10
社会功能	5.26	9.31	7	5	9

续表

领域	校标法	分布法	平均值法	取最小值法	取最大值法
共性模块	10.25	7.96	9	8	10
特异模块	10.32	10.08	10	10	10
总量表	10.29	8.00	9	8	10

若按平均法，QLICD-AD（V2.0）量表的生理功能、心理功能、社会功能、共性模块、特异模块、总量表的 MCID 值分别为 8、10、7、9、10、9。治疗后超过这些值，治疗效果在该领域才是有临床意义的。

第二十五章　骨质疏松症的生命质量测评

骨质疏松症（osteoporosis，OP）是一种慢性代谢性骨骼疾病，主要的临床症状有疼痛、身长缩短、驼背及骨折等，是世界上威胁人类健康及生命的常见疾病之一。目前全球骨质疏松症的患者已达到 2 亿多人，仅在日本、欧洲、美国患骨质疏松症的患者约有 7500 万人。据《中国人口统计年鉴 2006》报道的数据显示，我国骨质疏松症的患者约有 9054 万人，患病率为 7.01%。我国是世界上老年人口最多的国家，估计到 2050 年我国骨质疏松症的患者将达 1.3 亿人。相关文献显示：骨质疏松症作为一种慢性代谢性骨骼疾病，我国 60 岁以上的人群中骨质疏松症患病率为 12.5%，每年髋骨骨折患者约 6.5 万，病死率高达 10%～20%（国家统计局人口和社会科技统计司，2006），有 1/3 的患者残疾，由于病程较长，骨质疏松症不但对患者的身体健康造成不同程度的伤害，而且也会影响患者的心理健康，对患者的身心所产生的影响很难用单一的指标进行评价，而传统的用于评价治疗效果的指标（如有效率、生存率等），也由于较低的敏感性而在使用中受到较大的限制。随着健康相关生命质量在临床的应用，这一综合性指标很快受到研究者的关注并成为临床研究的热点。

第一节　骨质疏松症生命质量测定量表介绍

一、国外特异性量表介绍

骨质疏松症患者生命质量特异性量表主要反映骨质疏松症患者症状的相关内容。量表的内容包括对患者的疼痛体验、主观情绪、跌倒的恐惧心理、生活自理能力及自我效能感等方面的评估，同时也能观察患者治疗前与治疗后病情变化的敏感指标。此类量表主要有以下一些（相关的比较见表 25-1）。

1. women's health questionnaire　含 9 个方面、35 个条目，包括抑郁情绪、躯体症状、焦虑/恐惧条目、血管舒缩症状、睡眠情况、性行为、月经情况、记忆力/注意力、吸引力。该问卷已被翻译成 27 种语言，用于跨文化的流行病学研究，适用于围绝经期妇女骨质疏松症患者的预防评估。

2. 骨质疏松症生命质量量表（osteoporosis quality of life questionnaire，OQLQ）　OQLQ 含 5 个方面、30 个条目，具体是疾病临床症状、日常生活活动能力、躯体功能、情感功能和休闲娱乐等方面，主要用于临床治疗效果的评价，对患者病情变化比较敏感。为了适应临床实践的需要，人们开发了简式版本（mini-OQLQ），它只含有 10 个条目，但仍包括疾病临床症状、日常生活活动能力、躯体功能、情感功能和休闲娱乐等方面，目前已广泛应用于脊椎骨折导致的腰背部疼痛的患者。

3. 骨质疏松症评估量表（osteoporosis assessment questionnaire，OPAQ）　为第 1 个骨质疏松症专用量表，分为躯体、心理、症状、社会等 4 个方面、79 个条目，广泛使用于非脊椎骨折的研究。由于患者自评问卷需时较长，该量表随后又修订为 OPAQ2 和 OPAQSV。修订版 OPAQ2 包括 67 个条目、4 个方面（躯体、心理、症状、社会），与 SF-36 量表躯体功能、一般健康、心理等领域相关系数分别为 0.76、0.70、0.86。简式版本（OPAQ SV）包括 34 个条目、3 个方面（躯体、心理、症状），但没有评估患者相关的日常活动和社会功能。

4. 骨质疏松症功能残疾评定量表（osteoporosis functional disability questionnaire，OFDQ）　分为疼痛、抑郁、功能状态、社会活动和提倡信心治疗等 5 个方面、59 个条目，主要应用于脊椎骨折后患者功能障碍的运动训练评估，以改善其日常生活活动能力，提高生命质量。重测信度为 0.76～0.93，内部一致性为 0.57～0.96。

表 25-1　国外用于骨质疏松症患者的特异性量表比较

量表	参考译名	条目数	领域	填表方式	分制	测量时限
WHQ	暂无	35	抑郁/焦虑/恐惧情绪、躯体症状、睡眠/月经情况、性行为、记忆力/注意力/吸引力	自填	4	2 周
OQLQ	骨质疏松症生命质量量表	30	疾病临床症状、日常生活活动能力、躯体功能、情感功能和休闲娱乐	自填	7	2 周
OPAQ	骨质疏松症评估量表	79	躯体、心理、症状、社会	自填	5	2 周
OFDQ	骨质疏松症功能残疾评定量表	59	疼痛、抑郁、功能、状态、社会活动和提倡信心治疗	自填	3～7	2 周
QUALEFFO	欧洲骨质疏松症基金会生命质量量表	31	疼痛、躯体功能、社会功能、一般健康观念、心理	自填	5	4 周
OPTQOL	骨质疏松症专用生命质量量表	32	躯体活动、适应、恐惧、临床诊断骨质疏松	自填	4	2 周
JOQLQ	日本骨质疏松症生命质量量表	38	疼痛、日常生活活动能力、娱乐和社交活动、一般健康、姿势和体形、跌倒和心理因素	自填	5	4 周
ECOS-16	骨质疏松症健康相关生命质量评估量表	16	躯体功能、疾病恐惧、心理功能、疼痛	自填	5	2 周
QUALIOST	骨质疏松症患者生命质量量表	46	躯体功能、角色功能、疼痛、一般健康、社会功能、活力、心理健康	自填	5	4 周

二、国内特异性量表介绍

目前国内研制的量表很少。原发性骨质疏松症生活质量专用量表主要包括疾病领域、生理领域、心理领域、社会领域、满意度领域等 5 个方面、75 个条目。而疾病领域有 20 个条目、主要包括疾病的临床症状、控制及相关活动等；生理领域有 13 个条目，主要包括生理功能、躯体活动、精力与活力等；心理领域有 13 个条目，主要包括心理感受及情绪等；社会领域有 17 个条目，主要包括人际交往及角色活动等；满意度领域有 8 个条目，主要包括对家庭状况、健康状况、人际关系、日常生活等的满意程度。该量表结合了普适性量表和疾病特异性量表研制而成，主要针对原发性骨质疏松症的患者，便于观察患者的病情变化，重测信度为 0.784～0.927，内部一致性为 0.835～0.979，14 个公因子累计解释变异量为 73.409%，与 SF-36 量表的相关系数为 0.301～0.846（刘健，2004），是目前国内原发性骨质疏松症患者生命质量测定及评估应用最多的量表，但是这量表没有涉及评估药物的副作用及疾病的特殊心理。

国内学者万崇华及其团队研制了慢性病患者生命质量测定量表体系之骨质疏松症量表 QLICD-OS（黎列娥，2014），总量表克龙巴赫 α 系数为 0.83，分半信度为 0.86，具有良好的内部一致性信度和分半信度。详见后面几节介绍。

为便于查询，我们将国内外常见的骨质疏松患者生命质量测定特异性量表概括于表25-2。

表 25-2　常见的骨质疏松生命质量测定特异性量表

序号	量表	内容
1	量表名称	The osteoporosis assessment questionnaire（OPAQ）
	量表简介	84 个条目、4 个维度加 5 个条目的总体健康评价：身体功能、心理状况、社会互动、症状，4 个维度包括 18 个方面。 第 2 版 OPAQ2：60 个条目、14 个方面，仍为 4 个维度。 简表 OPAQ-SV：3 个维度、7 个方面，包括生理功能、情感健康、背部疼痛。 男性简表 Male OPAQ：39 个条目、3 个维度、10 个方面，包括生理功能、情感状况、症状。 生理功能简表 OPAQ-PF：15 个条目、3 个方面，包括移动性、身体体位、转移
	文献来源	[1] Silverman SL, Mason J, Greenwald M, 1998. The osteoporosis assessment questionnaire（OPAQ）: A reliable and valid self-assessment measure of quality of life in osteoporosis. J Bone Miner Res, 8: 343. [2] Randell AG, Bhalerao N, Nguyen TV, et al.1998. Quality of life in osteoporosis: reliability, consistency, and validity of the osteoporosis assessment questionnaire.J Rheumatol, 25（6）: 1171-1179. [3] Silverman SL, 2000. The osteoporosis assessment questionnaire（OPAQ）: a reliable and valid disease-targeted measure of health-related quality of life（HRQOL）in osteoporosis. Qual Life Res, 9: 767-774. [4] Naegeli AN, Nixon A, Burge R, et al.2014. Development of the osteoporosis assessment questionnaire——physical Function（OPAQ-PF）: an osteoporosis-targeted, patient-reported outcomes（PRO）measure of physical function. Osteoporos Int, 25（2）: 579-588.
2	量表名称	The osteoporosis quality of life questionnaire（OQLQ）
	量表简介	30 个条目、5 个领域：症状、生理功能、日常生活活动、情绪功能和休闲娱乐。 简表 Mini-OQLQ 含 10 个条目、5 个领域，每个领域有 2 个条目。7 级评分
	文献来源	[1] McClung MR, Love B, Rosen CJ, 1995. Evaluation of a new osteoporosis quality of life questionnaire（OQLQ）for women with osteoporosis and back pain. J Bone Mineral Res, 419. [2] Cook DJ, Guyatt GH, Adachi JD, et al. 1999. Development and validation of the mini-osteoporosis quality of life questionnaire（OQLR）in osteoporotic women with back pain due to vertebral fractures. Osteoporos Int, 10（3）: 207-213.
3	量表名称	Quality of life questionnaire of the European Foundation for Osteoporosis（QUALEFFO）
	量表简介	48 个条目、5 个领域：疼痛、生理功能、社会功能、一般健康感觉、心理功能，此外还有 6 个 VAS 条目。41 条目简表（QUALEFFO-41）含 41 个条目、5 个领域。31 条目简表（QUALEFFO-31）含 31 个条目、3 个领域：疼痛、生理功能、心理状况
	文献来源	[1] Lips P, Agnusdei D, Caulin F, et al. 1996. The development of a European Questionnaire for Quality of Life in patients with vertebral osteoporosis. Scand J Rheumatol Suppt, 103: 84–85. [2] Lips P, Cooper C, Agnusdei D, et al. 1999. Quality of life in patients with vertebral fractures: validation of the quality of life questionnaire of the European Foundation for Osteoporosis（Qualeffo）. Osteoporos Int, 10（2）: 150–160. [3] van Schoor NM, Knol DL, Glas Caw, et al. 2006. Development of the Qualeffo-31, an osteoporosis-specific quality-of-life questionnaire. Osteoporos Int, 17（4）: 543–551.
4	量表名称	Osteoporosis-targeted quality of life questionnaire（OPTQOL）
	量表简介	26 个条目、3 个领域：身体活动、日常生活活动的适应性、恐惧；另外还有 6 个附加的关于骨质疏松症诊断和临床变化的条目
	文献来源	Lydick E, Zimmerman SI, Yawn B, et al. 1997. Development and validation of a discriminative quality of life questionnaire for osteoporosis（The OPTQoL）J Bone Min Res, 12（3）: 456-463.
5	量表名称	The osteoporosis functional disability questionnaire（OFDQ）
	文献来源	Helmes E, Hodsman A, LazowskiD, 1995. A questionnaire to evaluate disability in osteoporotic patients with vertebral compression fractures. J Gerontol A Biol Sci Med Sci, 50（2）: M91–98.

续表

序号	量表	内容
6	量表名称	Assessment of health related quality of life in osteoporosis（ECOS-16）
	量表简介	16 个条目、4 个领域：生理功能、疼痛、害怕疾病、心理社会功能。5 级评分
	文献来源	[1] Badia X, Prieto L, Roset M, et al. 2002. Development of a short osteoporosis quality of life questionnaire by equating items from two existing instruments. J Clin Epidemiol, 55（1）: 32-40. [2] Badia X, Díez-Pérez A, Lahoz R, et al. 2004. The ECOS-16 questionnaire for the evaluation of health related quality of life in post-menopausal women with osteoporosis. Health Qual Life Outcomes, 2: 41.
7	量表名称	Japanese osteoporosis quality of life questionnaire（JOQOL）
	量表简介	38 个条目、6 个领域：疼痛、日常生活活动、社会活动及闲暇、一般健康、姿势的认识、心理因素、跌倒
	文献来源	QOL Committee of Japanese Society for Bone and Mineral Metabolism, 1999. A questionnaire for the evaluation of QOL in osteoporosis（1999 version; in Japanese）J Jpn Soc Bone Miner Res, 17: 65–84.
8	量表名称	quality of life questionnaire in osteoporosis（QUALIOST）
	量表简介	23 个条目、2 个领域：生理影响、情感影响。与 SF-36 结合使用
	文献来源	Marquis R, Cialdella P, De La Loge C, 2001. Development and validation of a specific quality of life module in post-menopausal women with osteoporosis: the Qualiost. Qual Life Res, 10（6）: 555–566.
9	量表名称	骨质疏松症生活质量量表（OQOLS）
	量表简介	测试版有 75 个条目、5 个领域：疾病的症状和体征、生理、社会、心理、满意度
	文献来源	[1] 蔡太生, 刘健, 吴萍陵, 等, 2004. 原发性骨质疏松症生活质量量表的编制策略及条目筛选.中国行为医学科学, 13（2）: 221-222. [2] 刘健, 蔡太生, 吴萍陵, 等, 2004. 原发性骨质疏松症患者生活质量量表的信度与效度研究. 中国临床心理学杂志, 12（2）: 131-132.
10	量表名称	骨质疏松症患者生命质量量表
	量表简介	33 个条目、8 个领域：疼痛、虚弱度、生理功能、日常活动功能、心理健康、社会功能、治疗反应、总体健康评价
	文献来源	孙丁, 王津涛, 冯曦兮, 2007. 骨质疏松症患者生命质量量表的制定方法.中国医药导报, 4（11）: 130-131.
11	量表名称	慢性病患者生命质量测定量表体系之骨质疏松量表（QLICD-OS）
	量表简介	由共性模块 QLICD-GM（V2.0）及 1 个包含 14 个条目的骨质疏松特异模块构成，整个量表有 42 个条目。其中 QLICD-GM（V2.0）包括 3 个领域、9 个侧面、28 个条目，特异模块含临床症状、药物副作用、特殊心理生活影响 3 个侧面
	文献来源	黎列娥, 刘琼玲, 万崇华, 等, 2014. 骨质疏松症患者生命质量量表研制中的条目筛选.广东医学院学报, 32（2）: 244-247.

第二节　QLICD-OS 的结构与特性

一、量表的结构

QLICD-OS 是慢性病患者生命质量测定量表体系（QLICD）中的骨质疏松（OS）量表，最新的第 2 版即 QLICD-OS（V2.0）由 42 个条目组成，其中包含 28 个条目的共性模块和 14 个条目的特异模块。共性模块详见第二章。特异模块由 3 个侧面组成，包括临床症状（CLS，6 个条目）、药物副作用（DSE，5 个条目）、特殊心理（EML，3 个条目）。后面均指该版本。

二、量表的测量学特征

通过 127 名骨质疏松症患者的测定结果对量表的测量学特征进行了评价（黎列娥，2014）。

1. 量表的效度

（1）内容效度：参见第二、三章陈述，具有较好的内容效度。

（2）结构效度：从维度相关性看，大多数特异性条目与其领域的相关性较强，而与其他领域的相关性较弱。探索性因子分析显示，与骨质疏松症特异模块理论构想基本相符，可以认为该量表有较好的结构效度。

（3）效标效度：以 SF-36 为校标，计算 QLICD-OS 各领域和 SF-36 各领域的相关，结果为 0.17～0.65，两套量表相应领域的相关系数较大。

2. 量表的信度 用骨质疏松症患者入院时测定的数据分别计算各个领域及总量表的内部一致性信度（克龙巴赫 α 系数）及分半信度，用第 1、2 次测定结果计算重测信度，除了特异模块外，QLICD-OS 量表各个领域的内部一致信度大于 0.6；各个领域的分半信度在 0.40～0.93，总量表的内部一致性信度为 0.83，总量表的分半信度为 0.86，系数愈大则量表或侧面的信度愈高。有学者认为克龙巴赫 α 系数为 0.6 是最小接受值。以上结果显示量表的信度良好。

3. 量表的反应度 量表的反应度是指量表是否能够探查出患者因治疗等原因其生命质量在纵向时间上的变化。用骨质疏松症患者第 1 次和第 3 次测定（治疗前后）量表各领域及特异模块各侧面、量表总分进行配对 t 检验，同时计算标准化反应均数（SRM）来评价量表的反应度。Husted 认为 SRM 在 0.8 以上反应度非常好，0.5 左右反应度适中，0.2 左右则反应度较低。结果显示，生理功能、社会功能、共性模块及总量表治疗前后均有统计学意义（$P < 0.05$），SRM 均在 0.6 以上。在特异模块侧面领域临床症状、药物副作用及疾病的特殊心理治疗前后均有统计学差异，而特异模块总的领域反应度不敏感，可能因为骨质疏松症是一种慢性代谢性的骨骼疾病，需要长时间的治疗，而患者住院时间短，所以特异模块在短时间内治疗前后的反应度不敏感。特异模块总的领域 SRM 大于 0.2，而特异模块的 3 个侧面 SRM 大于 0.5，其他各个领域 SRM 均在 0.6 以上，说明 QLICD-OS 量表对骨质疏松症患者生命质量变化比较敏感，具有较好的反应度。

第三节　QLICD-OS 的使用方法

一、使用 QLICD-OS 的研究设计问题

1. 患者的选择 本量表适用于骨质疏松症患者的生命质量测定，所以使用对象应该是确诊的骨质疏松症患者。应该注意有关并发症和（或）合并症的规定，因为骨质疏松症患者通常是老年人，常伴有其他心血管疾病，如冠心病、高血压等。在纳入标准和排除标准中应加以详细说明。

由于本量表为自填式量表，要求患者自己完成量表的填写过程，所以，选择的患者要有一定的阅读能力。

此外，根据研究目的也可对患者的年龄、性别、病程、病情等进行规定，以达到样本的同质性。

样本含量可根据设计类型参阅有关统计学书籍进行估计。

2. 研究设计与实施 本量表用于骨质疏松症患者生命质量测评，可用于不同治疗方法、不同治疗药物的效果评价等应用性研究，应遵循临床试验设计的原则，采用随机、有

对照组的设计方法，并且在不同时间多次测定（至少在治疗前后各测定 1 次）。

具体的设计、问卷准备、质量控制等参见前面相关章节，这里从略。

二、量表的应用情况

目前 QLICD-OS 量表还没有广泛使用。

第四节 QLICD-OS 的计分规则与得分解释

一、计 分 规 则

1. 条目计分方法 条目均采用五级 Likert 评分法，正向条目（即等级越高生命质量越好的条目）根据其回答选项（1~5）直接计 1~5 分，逆向条目（即等级越高生命质量越差的条目）则反向计为 5~1 分。

QLICD-OS（V2.0）中正向条目有 GPH1、GPH2、GPH4、GPH6、GPH7、GPH8；GPS1、GPS3、GPS10；GSO1、GSO2、GSO3、GSO4、GSO5、GSO8。其余均为逆向条目。

2. 领域、侧面及总量表计分方法 首先分别计算各领域、侧面、总量表的原始分（RS），同一领域/侧面的各个条目得分之和构成该领域/侧面的原始分，各个领域得分之和构成了总量表的原始分。其次，为了便于相互比较，需要将原始分转化为标准得分（SS），采用的是极差化方法，即 $SS=(RS-min)\times 100/R$。见表 25-3。

表 25-3 QLICD-OS（V2.0）各个领域及其所属侧面的计分方法

领域/侧面	代码	条目数	min	max	RS	SS
生理功能	PHD	9	9	45	BPF+IND+EAD	（RS-9）×100/36
基本生理功能	BPF	4	4	20	GPH1+GPH2+GPH3+GPH4	（RS-4）×100/16
独立性	IND	3	3	15	GPH6+GPH7+GPH8	（RS-3）×100/12
精力不适	EAD	2	2	10	GPH5+GPH9	（RS-2）×100/8
心理功能	PSD	11	11	55	COG+EMO+WIP	（RS-11）×100/44
认知	COG	2	2	10	GPS1+GPS2	（RS-2）×100/8
情绪	EMO	7	7	35	GPS3+GPS4+…+ GPS8+GPS9	（RS-7）×100/28
意志与个性	WIP	2	2	10	GPS10+ GPS11	（RS-2）×100/8
社会功能	SOD	8	8	40	INC+SSS+SOR	（RS-8）×100/32
人际交往	INC	3	3	15	GSO1+GSO2+GSO3	（RS-3）×100/12
社会支持	SSS	3	3	15	GSO4+GSO5+GSO6	（RS-3）×100/12
社会角色	SOR	2	2	10	GSO7+GSO8	（RS-2）×100/8
共性模块总分	CGD	28	28	140	PHD+PSD+SOD	（RS-28）×100/112
特异模块	SPD	14	14	70	CLS+DSE+EML	（RS-14）×100/56
临床症状	CLS	6	6	30	OS1+OS2+OS3+OS4+OS5+OS6	（RS-6）×100/24
药物副作用	DSE	5	5	25	OS7+OS8+OS9+OS10+OS11	（RS-5）×100/20
特殊心理生活影响	EML	3	3	15	OS12+OS13+OS14	（RS-3）×100/12
量表总分	TOT	42	42	210	PHD+PSD+SOD+SPD	（RS-42）×100/168

二、得 分 解 释

实际应用中，如果不需要进一步的深入分析，可以只计算领域得分和总量表得分。若是衡量个体或群体健康状况，则根据其得分进行判断，越接近 100 说明生命质量（健康状况）越好。表 25-4 给出的是调查的 127 例骨质疏松症患者的得分分布情况，参考这个结果并知道各自的得分情况就可知道其所处的位置，从而便于得分的解释。

表 25-4　QLICD-OS（V2.0）各领域得分统计（N=127）

领域	得分频数分布（%）							得分统计量			
	<40	40–	50–	60–	70–	80–	≥90	min	max	$\bar{X}$	S
躯体功能	34（26.8）	20（15.7）	16（12.6）	24（18.9）	19（15.0）	13（10.2）	1（0.8）	8.33	91.67	55.01	19.53
心理功能	11（8.7）	16（12.6）	19（15.0）	30（23.6）	32（25.2）	14（11.0）	5（3.9）	25.00	100.00	64.24	16.06
社会功能	7（5.5）	10（7.9）	21（16.5）	20（15.7）	26（20.5）	21（16.5）	22（17.3）	25.00	100.00	70.87	17.65
特异模块	1（0.8）	3（2.4）	12（9.4）	40（31.5）	48（37.8）	23（18.1）	0（0.0）	25.00	89.29	70.30	9.92
总量表	1（0.8）	11（8.7）	27（21.3）	41（32.3）	32（25.2）	14（11.0）	1（0.8）	35.87	91.30	65.51	11.60

若是治疗方法的比较，可以对总量表得分进行比较，也可以比较领域得分、侧面得分。有统计学差异并且均数差异超过 MCID 可认为治疗方法对患者的生命质量有影响。目前量表得分变化多少才有临床意义，还没有结论，在今后的应用中应注重 MCID 的研究，使量表更具有临床适用性。

第二十六章　痛风的生命质量测评

痛风（gout）是由单钠尿酸盐（MSU）沉积所致的晶体相关性关节病，因嘌呤代谢紊乱和（或）尿酸排泄减少所致尿酸积累而引起的疾病，属于关节炎的一种，又称代谢性关节炎（metabolic arthritis）。近年来，各国关于痛风发病率的报道各不相同，但总体来说呈明显上升趋势。痛风一直以来就是欧美国家等发达国家的常见疾病，美国国民健康访问调查显示，1990～1999 年美国高尿酸血症和痛风的患病率呈上升趋势；英国的一项多中心研究显示，1991 年痛风的发病率是 1970 年的 4 倍；在新西兰的毛利人中痛风相对流行患病率估计高达 5%。相比于发达的欧美国家，中国的痛风发病率较低，但随着社会经济的发展和饮食结构的改变，痛风的患病率也在逐渐增多。20 世纪 90 年代，王庆文、杜蕙、姜宝法等人，分别对汕头市、上海市黄浦区、山东沿海地区进行了不同年份的多次痛风流行病学调查，结果显示，随着年份的逐年增长，痛风的患病率也在不断增加。由于痛风的不可根治性、反复性、致残性等特点，不仅对患者的身体造成一定的伤害，而且对患者的心理健康、社会活动等都造成不同程度的影响。这些影响很难用单一的指标进行评价，如有效率、生存率等这些传统的用于评价治疗效果的指标，由于其较低的敏感性而在使用中受到较大的限制。随着健康相关生命质量在临床的应用，这一综合性指标很快受到研究者的关注并成为临床研究的热点。

第一节　痛风的生命质量测定量表介绍

一、国外特异性量表介绍

目前国内外关于痛风生命质量量表十分少见，美国 2000 年以前的医学文献检索未能发现任何关于痛风特异性患者结局测量的量表，对于痛风生命质量的特异性研究多在 2000年以后，其关于痛风生命质量量表分为普适性量表和特异性量表，由于其各自的特点及局限性，故常常被推荐组合使用。

生命质量测定量表主要为普适性量表，其中常用于痛风的普适性量表有：健康状况调查问卷（MOS SF-36）、疾病影响程度量表（SIP）、欧洲生存质量测定量表（EQ-5D）（Johnson JA，1998）、世界卫生组织生命质量量表（WHOQOL-100）（Canavarro MC，2009）、诺丁汉健康调查问卷（NHP）和完好质量量表（WQB）等，这些量表已经翻译为多个语言版本，在国际上通过大量数据研究表明，这些量表具有良好的信度、效度。但由于其忽视了疾病的特性，因此在研究一些特异性疾病或者是疾病的特异性时，则很难达到其研究目的。

痛风的特异性量表还很少，表 26-1 比较了常见的量表。

1. 痛风评估量表（gout assessment questionnaire，GAQ 量表）　它涵盖了 21 项关于痛风特异性影响健康各个方面的评估，包括疼痛、幸福感、生产力（社会功能）及治疗满意度。它还与 SF-36 共同评价了新型的非嘌呤类黄嘌呤氧化酶抑制药（抗尿酸生成药）非布索坦的安全性和疗效。其反应度及与 SF-36 的相关性均较好，但其测量结果单一而且缺少心理性能的评估，因此，2008 年 Hirsch JD 等（2011）开发了（GAQ2.0），并对其信效度进行了初步评估，它包括 55 个条目、5 个维度，分别为痛风与健康相关的生命质量的影响（含 27 个条目）、痛风的整体描述（含 6 个条目）、最近痛风的发作（含 6 个条目）、痛风的治疗（含 4 个条目）及痛风的疾病史和人口学资料（含 12 个条目），并通过收集临床、个人背景和经济状况的数据以帮助解释。而 Taylor WJ 等（2011；2014）对其信度、效度、反应度等进行了进一步的评估，通过验证显示了良好的信度、效度及反应度，但其应用局限，目前只存在英文版本和荷兰文版本，临床应用率和人们的普遍公认程度较低，因此需要多种语言版本的开发和临床应用来弥补其不足。在 OMERACT 的第十次会议中，还提出了关于 GAQ2.0 结构混乱，在内部一致性和结构效度上存有争议等问题，因此量表还需完善和改进。

2. 痛风石影响问卷 20 条（tophus impact ouestionnaire-20，TIQ-20）　其目的是为了开发一个用来评估痛风石所致影响的量表。它包含 20 个条目、6 个维度，评估了因痛风石所导致的疼痛、活动受限、鞋子的改良、工作出勤率、心理变化、医疗卫生等方面的影响。初步验证其信度、效度较好，与 HAQ2.0 密切相关（$r=0.52$）。TIQ-20 开发时间较晚，因此跨文化的验证和在其他语言中进一步测试是十分必要的，而且此表只能用于出现痛风石的患者，存在一定的局限性。

表 26-1　国外用于痛风患者的特异性量表比较

量表	参考译名	条目数	领域	填表方式	分制	测量时限
GAQ（英文）	痛风评估量表	55	分别为痛风与健康相关的生命质量的影响、痛风的整体描述、最近痛风的发作、痛风的治疗及痛风的疾病史和人口学资料	提问、自填	5	痛风发作周期
TIQ-20（英文）	痛风石影响问卷 20 条	20	因痛风石所导致的疼痛、活动受限、鞋子的改良、工作出勤率、心理变化、医疗卫生	提问	2	出现痛风石

二、国内特异性量表介绍

目前国内除痛风患者自我管理能力问卷外，没有检索到痛风患者的生命质量量表。此问卷为自行设计，未形成系统量表。有报道用 SF-36 对痛风者进行生命质量测定与比较的研究。

国内学者万崇华及其团队研制了慢性病患者生命质量测定量表体系之痛风量表 QLICD-GO（V2.0），原先称为 QLICD-AR（柳旭，2016）。其克龙巴赫 α 系数为 0.70~0.90，分半信度系数为 0.51~0.84，具有良好的内部一致性信度和分半信度。后面几节将详细介绍。

第二节　QLICD-GO 的结构与特性

一、量表的结构

QLICD-GO 是慢性病患者生命质量测定量表体系（QLICD）中的痛风（GO）量表，

最新的第 2 版 QLICD-GO（V2.0）由共性模块 QLICD-GM（V2.0）及 1 个包含 12 个条目的痛风特异模块构成，共 40 个条目。其中，特异模块由 3 个侧面组成，包括生理症状及体征（6 条）、常见药物的副作用（2 条）、特殊心理变化（4 条）。

二、量表的测量学特征

通过 116 名痛风患者的测定结果对量表的测量学特征进行了考评。

1. 量表的效度

（1）内容效度：参见第二、三章陈述，具有较好的内容效度。

（2）结构效度：从探索性因子分析和条目-维度相关性两方面说明。由表 26-2 可以看出该表的几个因子所反映的内容与量表特异模块条目筛选讨论后的结果大致相符，而表 26-3 可以看出大多数特异性条目与其领域的相关性较强，而与其他领域的相关性较弱。故探索性因子分析和条目-维度相关性分析显示，与痛风特异模块理论构想基本相符，可以认为该量表有较好的结构效度。

表 26-2　条目公因子反映内容及贡献率（N=116）

公因子	条目	反映内容	贡献率
1	GO7、GO10～GO12	痛风患者的心理变化	34.79%
2	GO1～GO4	反映痛风患者的临床症状、体征	11.89%
3	GO5、GO6、GO8、GO9	痛风迁延病症和长期的药物副作用	10.86%

表 26-3　痛风患者生命质量测定量表条目与其所属领域的相关性

条目	生理功能	心理功能	社会功能	特异模块
GPH1	0.479	0.031	0.305	0.137
GPH2	0.461	0.167	0.172	0.161
GPH3	0.376	0.368	0.193	0.218
GPII4	0.530	0.239	0.410	0.279
GPH5	0.510	0.110	0.360	0.098
GPH6	0.521	0.206	0.164	0.223
GPH7	0.618	0.217	0.299	0.354
GPH8	0.605	0.214	0.184	0.230
GPH9	0.422	0.307	0.059	0.226
GPH10	0.537	0.396	0.208	0.407
GPS1	0.469	0.350	0.508	0.311
GPS2	0.184	0.381	0.102	0.163
GPS3	0.249	0.309	0.326	0.156
GPS4	0.118	0.447	0.141	0.260
GPS5	0.202	0.632	0.347	0.378
GPS6	0.144	0.593	0.137	0.492
GPS7	0.304	0.778	0.266	0.397
GPS8	0.233	0.686	0.437	0.360
GPS9	0.253	0.733	0.263	0.477

续表

条目	生理功能	心理功能	社会功能	特异模块
GPS10	0.359	0.394	0.531	0.234
GPS11	0.169	0.609	0.393	0.363
GSO1	0.391	0.253	0.692	0.220
GSO2	0.110	0.288	0.568	0.169
GSO3	0.080	0.066	0.561	0.052
GSO4	0.157	0.279	0.588	0.036
GSO5	0.260	0.266	0.711	0.080
GSO6	0.275	0.510	0.678	0.368
GSO7	0.298	0.482	0.554	0.460
GSO8	0.399	0.327	0.737	0.125
GO1	0.396	0.320	0.249	0.637
GO2	0.324	0.326	0.143	0.667
GO3	0.319	0.334	0.094	0.455
GO4	0.372	0.337	0.138	0.691
GO5	0.010	0.091	0.071	0.125
GO6	0.333	0.289	0.230	0.509
GO7	0.230	0.362	0.252	0.511
GO8	0.185	0.227	0.217	0.381
GO9	0.205	0.153	0.214	0.368
GO10	0.263	0.525	0.349	0.741
GO11	0.163	0.405	0.219	0.704
GO12	0.247	0.485	0.250	0.774

（3）效标效度：以 SF-36 为校标，计算 QLICD-GO 各领域和 SF-36 各领域的相关系数，其相关系数大都在 0.4 以上，两量表之间相同或相似领域具有良好的相关性。详见表 26-4。

表 26-4　QLICD-GO 各领域与 SF-36 领域间的相关系数

SF-36	QLICD-GO			
	PHD	PSD	SOD	SPD
生理功能（PF）	0.520	0.205	0.289	0.398
角色功能（RP）	0.356	0.267	0.317	0.379
躯体疼痛（BP）	0.436	0.298	0.215	0.390
健康状况（GH）	0.255	0.399	0.406	0.441
精力（VT）	0.472	0.387	0.483	0.542
社会功能（SF）	0.298	0.363	0.371	0.426
情感职能（RE）	0.321	0.219	0.318	0.342
精神健康（MH）	0.420	0.447	0.485	0.554

2. 量表的信度　用痛风患者问诊时测定的数据分别计算各个领域及总量表的内部一致性信度（克龙巴赫 α 系数）及分半信度，结果分半信度系数为 0.51～0.84，克龙巴赫 α 系数为 0.70～0.90。系数愈大则量表或层面的信度愈高，有学者认为克龙巴赫 α 系数大于 0.7 则内部一致性好。分析 QLICD-GO 量表的共性模块和特异模块的内部一致性信度和分

半信度。结果显示量表的信度良好。

3. 量表的反应度　用痛风患者问诊和复诊(治疗前后)量表各领域及特异模块各侧面、量表总分进行配对 t 检验，同时计算标准化反应均数（SRM）来评价量表的反应度。量表治疗前后各领域、共性模块、特异模块、总量表的差异均具有统计学意义（$P<0.05$）。标准化反应均数（SRM）方面，除心理功能和社会功能领域外，其余领域和总量表的 SRM 值均在 0.90 以上，由此可见，QLICD-GO 量表具有良好的反应度，能较为敏感地反映痛风患者生命质量的变化状况。

第三节　QLICD-GO 的使用方法
一、使用 QLICD-GO 的研究设计问题

1. 患者的选择　本量表适用于痛风患者的生命质量测定，使用对象应该是确诊的痛风患者。应该注意有关并发症和（或）合并症的规定，在纳入标准和排除标准中应加以详细说明。

入选标准：①根据 2015 年美国风湿病学会/欧洲抗风湿联盟痛风分类标准诊断为痛风（曾学军等，2015）；②小学及其以上文化程度，意识清楚能自行填写问卷；③自愿参加调查，无精神疾病和意识障碍；④无排除标准中的任何一项。

目前痛风诊断标准采用 2015 年美国风湿病学会/欧洲抗风湿联盟（ACR/EULAR）的痛风分类标准，此标准临床使用广泛，具体见表 26-5。

表 26-5　2015 年 ACR/EULAR 痛风分类标准

项目		分类	得分
临床特点	受累关节	累及踝关节或足中段的单关节炎或寡关节炎	1
		累及第一跖趾关节的单关节炎或寡关节炎	2
发作时关节特点			
患者自述成医师观察发现受累关节表面皮肤发红		符合 1 个发作特点	1
受累关节明显触痛或压痛		符合 2 个发作特点	2
受累关节活动受限或行走困难		符合 3 个发作特点	3
发作的时间特点（符合以下 3 点中的 2 点，且无论是否进行			
抗感染治疗）			
14d 之内疼痛缓解		多有 1 次典型发作	1
24h 之内疼痛达峰值		反复典型发作	2
2 次发作间期疼痛完全缓解			
痛风石的临床证据			
痛风石为皮下结节，常见于耳、关节。双肘鹰突滑囊、指腹、		有	4
肌腱，表皮薄且覆有较多血管，皮肤破囊后可向外排出粉			
笔屑样尿酸盐结晶			
实验室检查			
血尿酸水平（尿酸酶法）：应在发作 4 周后（即发作间期）		<40mg/L（<240μmol/L）	−4
且还未行降血尿酸水平下进行检测，有条件者可重复检		60～80mg/L（360～480 μmol/L）	2
测，取检测最高值进行评分		80～100mg/L（480～600 μmol/L）	3
		≥100mg/L（≥600 μmol/L）	4
对发作关节或者滑囊的滑液进行分析(应由受过培训者进行评估)		尿酸盐阴性	−2

续表

项目	分类	得分
影像学表现		
发作关节或滑囊尿酸盐沉积的影像学表现	有任意一种表现	4
超声表现有双边征		
双能 CT 有尿酸盐沉积		
痛风关节损害的影像学表现	有	4
X 线显示手和（或）足至少 1 处骨侵蚀		

注意：①该标准仅适用于至少发作过 1 次外周关节肿胀、疼痛及压痛，且在发作关节、滑囊或痛风结节中未找到尿酸盐结晶者。对于已在发作关节、滑囊或痛风结节中找到尿酸盐结晶者不适用此标准，但可直接诊断为痛风。②该标准最大得分是 23 分，当得分≥8 分时可诊断为痛风。③该标准必须要进行血尿酸水平的检测。关节受累表现为外周关节或滑囊肿胀、疼痛及压痛；如果血尿酸水平<40mg/L（240μmol/L）则减 4 分；如果血尿酸水平在 40～60mg/L（240～360μmol/L），则计 0 分；如果偏振光显微镜下发作关节或滑囊的滑液未找到尿酸盐结晶，则减 2 分；如果未进行滑液的检查，则计 0 分；如果未进行影像学检查，则计 0 分；透明软骨表面不规则的强回声不应随超声探头的角度变化而消失（若双边征随超声角度变化而消失则为假阳性）；双能 CT 成像常用的管电压条件是 80kV 和 140kV，对双能数据使用痛风分析软件通过彩色编码技术进行处理，若关节或关节周围出现尿酸对应编码颜色则为阳性结果，而甲床、皮肤、血管等部位出现痛风对应编码颜色及因痛风石体积过小活动射线硬化伪影等导致相同颜色出现均视为假阳性结果；骨侵蚀定义为除外远端指间关节侵蚀后，骨皮质破坏并伴有边缘硬化及突出。

排除标准：①合并有其他风湿疾病导致的关节疼痛及功能障碍；②合并高血压、糖尿病等慢性病史及癌症病史；③合并中、重度心、肝、肺、肾等内脏疾病；④文盲、神志不清、精神疾患、病危、不愿配合者。

由于本量表为自填式量表，要求患者自己完成量表的填写过程，所以，选择的患者要有一定的阅读能力。

2. 研究设计与实施　本量表用于痛风患者生命质量测评，可用于不同治疗方法、不同治疗药物的效果评价等应用性研究，应遵循临床试验设计的原则，采用随机、有对照组的设计方法，并且在不同时间多次测定（至少在治疗前后各测定 1 次）。

具体的设计、问卷准备、质量控制等参见前面相关章节，这里从略。

二、量表的应用情况

由于量表才刚刚研制形成，目前还没有研究使用此量表。

第四节　QLICD-GO 的计分规则与得分解释

一、计分规则

1. 条目计分方法　条目均采用五级 Likert 评分法，正向条目（即等级越高生命质量越好的条目）根据其回答选项（1～5）直接计 1～5 分，逆向条目（即等级越高生命质量越差的条目）则反向计为5～1分。

QLICD-GO（V2.0）中逆向条目有GPH3、GPH9、GPH10、GPS2、GPS4、GPS5、GPS6、GPS7、GPS8、GPS9、GPS11、GSO6、GSO7、GO1-GO12，其余均为正向条目。

2. 领域、侧面及总量表计分方法　首先分别计算各领域/侧面/总量表的原始分（RS），同一领域/侧面的各个条目得分之和构成该领域/侧面的原始分，各个领域得分之和构成了总量表的原始分。其次，为了便于相互比较，需要将原始分转化为标准得分（SS），采用的是极差化方法，即SS=（RS−min）×100/R。见表26-6。

表26-6　QLICD-GO（V2.0）各个领域及其所属侧面的计分方法

领域/侧面	代码	条目数	min	max	RS	SS
生理功能	PHD	9	9	45	BPF+IND+EAD	（RS−9）×100/36
基本生理功能	BPF	4	4	20	GPH1+GPH2+GPH3+GPH4	（RS−4）×100/16
独立性	IND	3	3	15	GPH6+GPH7+GPH8	（RS−3）×100/12
精力不适	EAD	2	2	10	GPH5+GPH9	（RS−2）×100/8
心理功能	PSD	11	11	55	COG+EMO+WIP	（RS−11）×100/44
认知	COG	2	2	10	GPS1+GPS2	（RS−2）×100/8
情绪	EMO	7	7	35	GPS3+GPS4+⋯+GPS8+GPS9	（RS−7）×100/28
意志与个性	WIP	2	2	10	GPS10+GPS11	（RS−2）×100/8
社会功能	SOD	8	8	40	INC+SSS+SOR	（RS−8）×100/32
人际交往	INC	3	3	15	GSO1+GSO2+GSO3	（RS−3）×100/12
社会支持	SSS	3	3	15	GSO4+GSO5+GSO6	（RS−3）×100/12
社会角色	SOR	2	2	10	GSO7+GSO8	（RS−2）×100/8
共性模块总分	CGD	28	28	140	PHD+PSD+SOD	（RS−28）×100/112
特异模块	SPD	12	12	60	GO1+⋯+GO12	（RS−12）×100/48
临床症状	CLS	6	6	30	GO1+⋯+GO6	（RS−6）×100/24
药物副作用	DSE	2	2	10	GO8+GO9	（RS−2）×100/8
特殊心理生活影响	EML	4	4	20	GO7+GO10+GO11+GO12	（RS−4）×100/16
量表总分	TOT	40	40	200	PHD+PSD+SOD+SPD	（RS−40）×100/160

二、得分解释

若是治疗方法的比较，可以对总量表得分进行比较，也可以比较领域得分、侧面得分。有统计学差异并且均数变化较大可认为治疗方法对患者的生命质量有影响。不同的疾病对生命质量影响的领域及大小可能不同，可以详细分析比较。领域得分也可以为患者采取个体化治疗提供依据，若患者生理功能得分较低，说明疾病对患者的功能影响较大，治疗应加强改善患者的症状及功能；若患者心理功能得分较低，则需要对患者进行适当的心理辅导，必要时可以采取药物治疗；若患者社会功能得分较低，则需要与患者家属及其他相关人员进行沟通，以取得较好的治疗效果；若特异模块得分较低，则患者的病情可能较为严重。

除了领域得分，还可以计算某些侧面的得分情况，从而更加细化生命质量的解释，如患者的特异模块得分较低，可以通过分析某些侧面，看出是由于特殊症状、并发症或药物副作用等生理和（或）心理方面受影响情况，如若是心理方面，可分析是因为疾病或治疗导致的心理问题哪个较为严重，从而可以采取更有效的措施以改善患者的生命质量。

表 26-7 给出的是根据我们调查的 116 例痛风患者测定得到的得分分布情况，参考这个结果并知道各自的得分情况就可知道其所处的位置，从而便于得分的解释。

表 26-7　QLICD-GO（V2.0）各领域得分统计（N=116）

领域	得分频数分布（%）							得分统计量			
	<40	40–	50–	60–	70–	80–	≥90	min	max	$\bar{X}$	S
躯体功能	6（5.2）	32（27.6）	32（27.6）	35（30.2）	8（6.9）	3（2.6）	6（5.2）	33.33	83.33	56.85	10.52
心理功能	32（27.6）	40（34.5）	22（19.0）	12（10.3）	7（6.0）	2（1.7）	1（0.9）	11.36	95.45	48.67	14.19
社会功能	4（3.4）	12（10.3）	27（23.3）	38（32.8）	29（25.0）	6（5.2）	4（3.4）	46.88	100.00	73.17	11.22
特异模块	45（38.8）	25（21.6）	16（13.8）	16（13.8）	11（9.5）	3（2.6）	0（0.0）	10.42	89.58	47.11	17.74
总量表	1（0.9）	25（21.6）	49（42.2）	35（30.2）	4（3.4）	1（0.9）	1（0.9）	38.83	92.55	57.09	8.81

目前量表得分变化多少才有临床意义，还没有结论，在今后的应用中应注重 MCID 的研究，使量表得分更容易解释，从而推进临床应用。

第二十七章 银屑病的生命质量测评

银屑病（psoriasis，PS）是一种常见的、由遗传和环境等多种因素相互作用引起的慢性炎症性免疫介导的皮肤病。不同地区与人群发病率不同，与种族、地理位置、环境等因素有关。国外调查显示银屑病患病率为 2%，我国于 1984 年全国流行病学调查表明：银屑病总患病率为 0.123%，且各地患病率高低不同，北方高于南方。随着中国城市化进程加快、环境污染、社会竞争加剧等各种因素，目前患病率已增长为 0.47%。银屑病发病机制复杂，至今尚未明确，也无彻底治愈的方法。近年来，有研究表明，银屑病主要与感染、遗传、免疫功能障碍、内分泌失调有关。该病具有反复发作、迁延不愈、皮肤受损、长伴瘙痒的特点，多发于中青年，可由心理精神因素触发或加重，属典型的慢性心身疾病，对患者的身心造成了不同程度的影响。这种影响很难用单一的指标进行评价，而传统的用于评价治疗效果的指标（如有效率、生存率等），也由于较低的敏感性而在使用中受到较大的限制。随着生物医学模式向生物-心理-社会的模式转变，医学的目的不单纯是延长患者的生存时间及提高患者的生存率，患者的生命质量受到越来越广泛的关注。因此，全面系统地评价银屑病患者的生活质量是很有必要的。随着健康相关生命质量在临床的应用，这一综合性指标很快受到研究者的关注并成为临床研究的热点。

第一节 银屑病的生命质量测定量表介绍

一、国外特异性量表介绍

国外的研究起步早，测评量表较多，银屑病特异性量表可以反映银屑病患者生活质量的特殊问题，且接受性较好。常见的银屑病特异性量表包括银屑病伤残指数（PDI）、银屑病生活紧张量表（PLSI）、Salfore 银屑病指数（SPI）、银屑病生活质量问卷-12（PQOL-12）、银屑病生活质量指数（PSORQOL）、银屑病耻感体验问卷（FSQ）等。具体详情见表 27-1。

1. 银屑病伤残指数（psoriasis disability index，PDI） 此量表是 Finlay 和 Kell 于 1987 年建立的，由 10 个条目组成，后经修订为 15 个条目，分为日常活动、学习和工作、社会交往、休闲世界的度过方式和治疗 5 个维度，使用 4 级评分法。主要用于测量住院及系统治疗的患者近 1 个月的感受。在德国、意大利、英国、荷兰等都有应用，研究表明其效度、信度、灵敏度都较高，能很好地反映银屑病患者生存质量状况。

PDI 侧重于日常活动、工作等方面受限程度，具有条目简洁明了、贴近患者感受、易被临床接受的优点，因此已被翻译成至少 16 种语言并在全球 20 多个国家得到广泛应用。量表内容主要局限为只强调生理的能力，却不包括心理的能力。

2. 银屑病生活紧张量表（psoriasis life stress inventory，PLSI） 此量表是 1 个 15 项的银屑病单项调查，其中 11 项是关于外表形象的压力，4 项是关于疾病的症状或治疗带来的不便的压力。它是被开发用来测量与银屑病有关的最近 1 个月潜在的压力和心理问题，已被用于评估年龄、性别的差异对银屑病的影响。与 PDI 相比，PLSI 更适于对轻中度银屑患者生活质量的测量。然而，PLSI 对健康相关生活质量的变化的敏感性尚未证实。

3. 银屑病生活质量问卷-12（psoriasis quality of life questionnaire-12，PQOL-12） 由 Koo J 等（2002）在 PQOL-41 的基础上研制，共有 12 个条目。分 3 个部分，第一部分为银屑病的症状和对患者生活质量的影响；第二部分是身体的简易图形的正背面，供患者将其受累皮肤标出；第三部分是关于患者关节受累情况及程度问题。因其具有简单、实用、严密、心理测量的有效性和对银屑病的专门性等特点，被选为测量银屑病患者生活质量的工具。

PQOL-12 其特征是普遍适用于不同种族、多中心、大样本的临床调查和研究。这种量表能区分出银屑病的严重程度，还能估计出患者从外用到系统性治疗的敏感性。然而，它的临床应用价值仍然需要通过长期使用去确定。

4. 银屑病生活质量指数（PSORQOL） 由 McKenna SP 等（2003）研发，主要基于患者的需求进行评估，而不是评定功能（无能、伤残、残疾）。共有 25 个条目、单一维度，在临床研究中简单实用。检测最后的版本有较好的可信度，而且构造有效性，可作为 Skindex 和皮肤病生活质量指数（DLQI）测量银屑病生活质量的补充。此为第一个有意义的银屑病专用生存质量评价量表，现已经翻译成多种文字，在美国及欧盟等多个国家使用。

5. 银屑病耻感体验问卷（FSQ） 此问卷是 Ginsburg 等（1989）最早使用的系统检测银屑病患者耻辱体验的问卷，以耻辱的自然特性和临床工作的特点为基础研制。分 6 个维度，共 33 个条目，另可附加两个条目用于测量银屑病所致的绝望程度。许多学者在其基础上发展出不同版本的 FSQ，被广泛应用于西方银屑病患者病耻感和绝望的研究，国外研究证明此问卷具有良好的信度、效度及在不同人群及文化背景下具有可用性，为目前使用最广泛的测量银屑病患者病耻感的工具。

表 27-1 国外主要的银屑病特异性量表比较

量表	参考译名	条目数	领域	填表方式	分制	测量时限
PDI（英文）	银屑病伤残指数	15	日常活动、学习和工作、社会交往、休闲世界的度过方式、治疗	提问、自填	4	过去 1 个月（4 周）
PLSI（英文）	银屑病生活紧张量表	15	外表形象的压力、社会耻辱、疾病的症状或治疗带来的相关压力	提问、自填	3	过去 1 个月（4 周）
PQOL-12（英文）	银屑病生活质量问卷-12	12	银屑病的症状和对患者生活质量的影响；身体的简易图形的正背面供患者将其受累皮肤标出；患者关节受累情况及程度	自填	10	—
PSORQOL（英文）	银屑病生活质量指数	25	调查患者感到的在他人眼中的自我形象	自填	1	—
FSQ（英文）	银屑病耻感体验问卷	33	对被拒绝的担心、感到有缺陷、对他人态度的敏感、内疚和害羞、积极的态度、隐匿病情	自填	6	—

— 不详

二、国内特异性量表介绍

国外的研究起步早，测评量表较多，相对于国外，国内则起步较晚，且存在一些不足。常见的银屑病特异性量表有周梅花（2008）的"银屑病中医生存质量量表"、王畅编制（2006）的具有中医内涵的"银屑病生存质量量表"、华西医院陈小玫等（2014）编制的"中国银屑病患者生命质量量表"。

周梅花初步建立了包括生理功能、心理功能、社会关系、环境影响 4 个维度、共 25

个条目的银屑病中医生存质量量表。总量表的克龙巴赫α系数为 0.8126，重测相关系数为 0.869。结构效度累计方差贡献率为 66.656%，该量表和 PASI、DLQI 有着良好的相关性。王畅编制的量表，由生理、心理、社会 3 个维度、共 25 个条目组成，重测信度为 0.975，克龙巴赫α系数为 0.896，分半信度系数为 0.870，PQOLS 总分与 PASI、DLQI 评分相关系数分别为 0.740、0.832。中国银屑病患者生命质量量表共包括 22 个条目，涉及疾病、生理、心理、社会，共 4 个维度，量表各维度及整个量表的克龙巴赫α系数均>0.8，因子分析发现单因素能够代表量表的大多数因子，PQOLS 与皮肤病生活质量指数（DLQI）的 Pearson 相关系数为 0.821。

另一个特异性量表是由我们研究团队完成的 QLICD-PS（V2.0）（冯丽等，2015），是慢性病患者生命质量测定量表体系（QLICD）中的银屑病（PS）量表，由共性模块 QLICD-GM（V2.0）及 1 个包含 13 个条目的银屑病特异模块构成。详见后面几节。

为便于查询，我们将国内外常见的银屑病患者生命质量测定特异性量表概括于表 27-2。

表 27-2　银屑病患者生命质量测定特异性量表概览

序号	量表	内容
1	量表名称	dermatology life quality index（DLQI）
	量表简介	10 个条目，涉及症状及感受、日常生活、业余活动、工作和学习、私人关系及治疗等受疾病影响的领域
	文献来源	[1] Finlay AY, Khan GK, 1994. Dermatology life quality index（DLQI）——A Simple Practical Measure for Routine Clinical Use. Clinical and Experimental Dermatology, 19（3）: 210-216.
		[2] Lewis V, Finlay AY, 2004. 10 Year experience of the dermatology life quality index（DLQI）. J Investig Dermatol Symp Proc, 9（2）: 169-180.
2	量表名称	children's dermatology life quality index（CDLQI）
	量表简介	10 个条目，涉及症状及感受、业余活动、上学或假期、私人关系、睡觉及治疗的影响
	文献来源	[1] Lewis-Jones MS, Finlay AY, 1995. The children's dermatology life quality index（CDLQI）: Initial Validation and Practical Use. Br J Dermatol, 132（6）: 942-949.
		[2] Holme SA, Man I, Sharpe JL, et al. 2003. The children's dermatology life quality index: Validation of the Cartoon Version. Br J Dermatol, 148（2）: 285-290.
		[3] Salek MS, Jung S, Brincat-Ruffini LA, et al. 2013. Clinical experience and psychometric properties of the children's dermatology life quality index（CDLQI）, 1995 ~ 2012. Br J Dermatol, 169（4）: 734-759.
3	量表名称	skindex
	量表简介	61 个条目、8 个领域：认知、社会功能、抑郁、恐惧、窘迫、愤怒、身体不适、身体受限。5 级或 6 级评分，转化为 0～100 分，领域得分为各条目得分平均值，得分越高，影响越大。
		简表 Skindex-29：29 个条目、3 个领域（情感、功能、症状）。
		简表 Skindex-16：16 个条目、3 个领域（症状、情感、功能）。
		青少年量表 Skindex-Teen：21 或 22 个条目、2 个领域（生理症状、心理社会功能）
	文献来源	[1] Chren MM, Lasek RJ, Quinn LM, et al. 1996. Skindex, a quality-of-life measure for patients with skin Disease: Reliability, Validity, and Responsiveness. The Journal of investigative dermatology, 107（5）: 707-713.
		[2] Chren MM, Lasek RJ, Flocke SA, et al. 1997. Improved discriminative and evaluative capability of a refined version of Skindex, a quality-of-life instrument for patients with skin diseases. Arch Dermatol, 133（11）: 1433-1440.
		[3] Chren MM, Lasek RJ, Sahay AP, et al. 2001. Measurement properties of skindex-16: a brief quality-of-life measure for patients with skin diseases. J Cutan Med Surg, 5（2）: 105-110.
		[4] Smidt AC, Lai JS, Cella D, et al. 2010. Development and validation of skindex-teen, a quality-of-life instrument for adolescents with skin disease. Arch Dermatol, 146（8）: 865-869.

序号	量表	内容
4	量表名称	dermatology quality of life scale（DQOLS）
	量表简介	41 个条目、3 个领域：生理活动（12 个条目）、心理社会（17 个条目）和症状（12 个条目）。5 级评分。得分越高，生命质量损害越多。Cronbach α：0.83～0.92；重测信度：0.66～0.86；与 NHP 相关领域结果一致；区分效度良好；有一定反应度
	文献来源	Morgan M，McCreedy R，Simpson J，et al. 1997. Dermatology quality of life scale – a measure of the impact of skin diseases. Br J Dermatol，136（2）：202-206.
5	量表名称	dermatology-specific quality of life（DSQL）
	量表简介	初步量表包含 49 个条目，以后修订为 36 个条目，分为两个部分，包括 28 个条目、5 个领域（躯体症状、日常活动、社会功能、工作/学习、自我感觉）的自评量表和 8 个总体评价条目。5 级 Likert 评分，条目得分相加即得领域分或总分，得分越高，影响越大。总体评价条目不计入得分
	文献来源	[1] Anderson RT，Rajagopalan R，1997. Development and validation of a quality of life instrument for cutaneous diseases. J Am Acad Dermatol，37（1）：41-50.
		[2] Anderson R，Rajagopalan R，1998. Responsiveness of the Dermatology-specific Quality of Life（DSQL）instrument to treatment for acne vulgaris in a placebo-controlled clinical trial. Quality of Life Research，7（8）：723-734.
6	量表名称	psoriasis index of quality of life（PSORIQoL）
	量表简介	25 个条目，涉及害怕别人的负面反应、难为情和自信差、社交问题、身体接触和亲密行为、个人自由受限和休闲受损等方面。两分类评分
	文献来源	McKenna SP，Cook SA，Whalley D，et al. 2003. Development of PSORIQoL, a Psoriasis-specific measure of quality of life designed for use in clinical practice and trials. Br J Dermatol，149（2）：323-331.
7	量表名称	psoriasis disability index（PDI）
	量表简介	第 1 版为 10 个条目、5 个领域：日常活动、工作/学习、私人关系、业余生活和治疗。7 级线性评分。 第 2 版增加为 15 个条目，领域不变。两种评分方式，7 级线性评分或 4 级 Likert 评分，得分越高，生命质量越差
	文献来源	[1] Finlay AY，Kelly SE，1987. Psoriasis – An Index of disability. Clinical and Experimental Dermatology，12（1）：8-11.
		[2] Finlay A Y，Khan GK，Luscombe D K，et al. 1990. Validation of Sickness Impact Profile and Psoriasis Disability Index in psoriasis. British Journal of Dermatology，123（6）：751-756.
8	量表名称	psoriasis life stress inventory（PLSI）
	量表简介	15 个条目，采用 4 级 Likert 评分。克龙巴赫 α 系数为 0.90；2 个因子累计方差贡献率为 68%
	文献来源	[1] Gupta MA，Gupta AK，1995. The psoriasis life stress inventory：a preliminary index of psoriasis-related stress. Acta Derm Venereol，75：240-243.
		[2] Fortune DG，Main CJ，O'Sullivan TM，et al. 1997. Assessing illness-related stress in psoriasis：the psychometric properties of the Psoriasis Life Stress Inventory. J Psychosom Res，42（5）：467-475.
9	量表名称	Salfore psoriasis index（SPI）
	量表简介	3 个领域：体征、心理社会失能、干预（治疗历史）。体征领域为 PASI（psoriasis area and severity index），得分经过标准化方法转化为 0～10 分；心理社会失能领域采用 0～10 的线性评分，得分越高，受疾病影响越大；治疗历史领域通过对患者治疗次数、时间、剂量及住院或发病次数判断患者的严重程度
	文献来源	Kirby B，Fortune DG，Bhushan M，et al. 2000. The Salford psoriasis index：an Holistic measure of psoriasis severity. Br J Dermatol，142（4）：728-732.
10	量表名称	Koo-Menter psoriasis instrument（KMPI）
	量表简介	量表分为两个部分：第一部分由患者自填，包括生命质量问卷（PQOL-12），指出病变部位、关节症状（4 个问题）；第二部分由医师填写，包括计算患者的生命质量总分、计算病变面积、评价银屑病严重性，通过 6 个问题快速评价光疗的可行性和临床适应性 4 个内容。PQOL-12 为单领域量表，采用 2 级 Likert 评分，得分越高，生命质量越差
	文献来源	Koo JYM，Lebwohl MG，Lee CS，2007. Mild-to-Moderate psoriasis. New York：Informa Healthcare，9-29.

续表

序号	量表	内容
11	量表名称	impact of psoriasis questionnaire（IPSO）
	量表简介	最初量表含有 16 个条目、3 个领域：生理功能、心理功能、社会功能。5 级评分。得分越高，受影响越大。经过 CTT 和 Rasch 模型分析形成两个版本，10 个条目的 CTT 版本和 11 个条目的 Rasch 版本。 CTT 版本包括 3 个领域：心理功能、心理健康和歧视。侧重疾病对患者的心理影响
	文献来源	Nijsten T, Unaeze J, Stern RS. Refinement and reduction of the Impact of psoriasis questionnaire：classical test theory vs. rasch analysis.Br J Dermatol, 154（4）：692-700.
12	量表名称	psoriasis quality of life questionnaire（PQLQ）
	量表简介	17 个条目、3 个领域：心理社会问题、日常生活困难、治疗的问题
	文献来源	Inanir I, Aydemir O, Gündüz K, et al. 2006. Developing a Quality of life instrument in patients with psoriasis：the Psoriasis Quality of Life Questionnaire（PQLQ）. Int Soc Dermatol, 45（3）：234-238.
13	量表名称	QualiPso questionnaire
	量表简介	39 个条目、4 个领域：社会生活、心理健康、治疗结果、皮肤症状
	文献来源	Quintard B, Constant A, Bouysso-Gauthier ML, et al. 2011. Validation of a specific health-related quality of life instrument in a large cohort of patients with psoriasis：The QualiPso Questionnaire. Acta Derm Venereol, 91：660-665.
14	量表名称	Nail psoriasis quality of life scale（NPQ10）
	量表简介	10 个问题，3 级评分（0～2 分），得分越高，生命质量越差
	文献来源	Ortonne JP, Baran R, Corvest M, et al. 2010. Development and validation of nail psoriasis quality of life scale（NPQ10）. J Eur Acad Demator Venerol, 24（1）：22-27.
15	量表名称	psoriasis quality of life（PSO-LIFE）
	量表简介	20 个条目，测量过去 7 天的情况，5 级 Likert 评分，得分越高，生命质量越好
	文献来源	Dauden E, Herrera E, Puig L, et al. 2012. Validation of a new tool to assess health-related quality of life in psoriasis：the PSo-LIFE questionnaire. Health and Quality of Life Outcomes, 10（1）：56.
16	量表名称	psoriatic arthritis quality of life（PsAQOL）
	量表简介	20 个条目，两分类（是/不是）回答。 重测信度为 0.89；效标效度与其他量表相关性良好；反应度良好
	文献来源	McKenna SP, Doward LC, Whalley D, et al. 2004. Development of the PsAQoL：a quality of life instrument specific to psoriatic arthritis. Ann Rheum Dis, 63（2）：162-169.
17	量表名称	银屑病患者生存质量量表（PQOLS）
	量表简介	25 个条目、3 个领域：生理功能、心理功能、社会功能。5 级 Likert 评分。 未见测量学特征评价
	文献来源	杨志波，王畅，2008. 银屑病患者生存质量量表的编制策略及条目筛选. 中医药导报，14（9）：4-7.
18	量表名称	银屑病中医生存质量量表
	量表简介	25 个条目、4 个领域：生理功能、心理功能、社会关系、环境影响。 克龙巴赫 α 系数：总量表为 0.8126，领域为 0.714～0.840；重测信度：总量表为 0.869，领域为 0.815～0.913；因子分析：4 个因子解释 66.66%的共同方差；效标效度：与 PASI 相关系数为 0.552～0.812，与 DLQI 相关系数为 0.609～0.811
	文献来源	周梅花，2008. 银屑病中医生存质量量表的初步建立. 广州中医药大学，硕士学位论文.
19	量表名称	银屑病患者生活质量（psoriasis quality of life, PQOL）
	量表简介	60 个条目、3 个领域：生物、心理、社会。4 级 Likert 评分
	文献来源	张开红，李洪亮，满孝勇，等，2001. 银屑病患者生活质量调查与分析. 中国行为医学科学，10（6）：558-561.
20	量表名称	慢性病患者生命质量测定量表体系（quality of life instruments for chronic diseases）之银屑病 PS（psoriasis）量表 QLICD-PS
	量表简介	41 个条目、4 个领域：生理、心理、社会、特异模块。5 级 Likert 评分
	文献来源	冯丽，刘琼玲，万崇华. 银屑病患者生命质量测定量表 QLICP-psoriasis 研制中的条目筛选.广东医学院学报，33（1）：63-66.

以上介绍的主要是作为皮肤疾病的银屑病患者生命质量测定的量表，还有许多测定其他类型银屑病的量表（冯丽等，2015b），如银屑病关节炎量表（psoriatic arthritis response criteria，PsARC）、psoriatic arthritis joint activity index（PsAJAI）、disease activity in psoriatic arthritis（DAPSA）、composite psoriatic disease activity index（CPDAI）等。另一类是用于测量银屑病对患者家庭成员生命质量影响的量表，如 psoriasis family index（PFI-15）、family dermatology life quality index（FDLQI）等，这里不再一一赘述。

第二节　QLICD-PS 的结构与特性

一、量表的结构

QLICD-PS（V2.0）由 41 个条目组成，包含 28 个条目的共性模块和 13 个条目的特异模块，其中特异模块由 3 个侧面组成，含特异症状（SPS，5 个条目）、治疗副作用（TSE，3 个条目）、心理社会影响（PSI，5 个条目）。整个量表有 41 个条目，每个条目均为五级等级式条目。

二、量表的测量学特征

通过 122 名银屑病患者的测定结果对量表的测量学特征进行了评价。

1. 量表的效度

（1）内容效度：参见第二、三章陈述，具有较好的内容效度。

（2）结构效度：大多数特异性条目与其领域的相关性较强，而与其他领域的相关性较弱。探索性因子分析显示，量表的结构与银屑病特异模块理论构想基本相符，可以认为该量表有较好的结构效度。

（3）效标效度：以 SF-36 为校标，计算 QLICD-PS 各领域和 SF-36 各领域的相关，结果为 0.12~0.66，两套量表相关领域的相关系数较大。

2. 量表的信度　用银屑病患者入院时测定的数据分别计算各个领域及总量表的内部一致性信度（克龙巴赫 α 系数）及分半信度，用第 1、2 次测定的结果计算重测信度，结果重测信度系数为 0.84~0.94，分半信度系数为 0.73~0.95，克龙巴赫 α 系数为 0.60~0.87。系数愈大则量表或层面的信度愈高，有学者认为克龙巴赫 α 系数为 0.6 是最小接受值。以上结果显示量表的信度良好。

3. 量表的反应度　用银屑病患者第 1 次和第 3 次测定（治疗前后）量表各领域及特异模块各侧面、量表总分进行配对 t 检验，同时计算标准化反应均数（SRM）来评价量表的反应度。结果显示，量表各领域均有统计学差异（$P<0.05$）。SRM 为 0.12~0.77。银屑病量表各领域，尤其是特异模块和总分的 t 值较大，SRM 达到 0.5 以上，反应度适中。而没有出现统计学差异的侧面也与实际情况相符：患者入院后经过针对性的治疗后，直接改善的状况主要体现在疾病特异领域，主要是临床症状的改善，而银屑病的临床症状不可能在短时间内有明显的改善。从上述结果可以认为量表能够较为敏感的反映患者住院期间生命质量的变化，具有较好的反应度。

4. 量表的其他测量学特征　本研究是由课题组的调查人员对住院患者现场发放问卷，对患者的依从性、量表完成时间等方面进行了分析。患者自评一份问卷大约需 20min。回收率及完成率分别为 92.59%、90.37%。在整个问卷调查过程中，大部分患者表示能理解问卷的每个条目，并根据自身的情况容易地回答选项，可认为该量表具有较好的可行性和可接受性。

第三节　QLICD-PS 的使用方法

一、使用 QLICD-PS 的研究设计

1. 患者的选择　本量表适用于银屑病患者生命质量测定,所以使用对象应该是确诊的银屑病患者。

（1）入选标准：①经组织病理学检测，结合临床症状诊断为银屑病（包括寻常型银屑病、关节病型银屑病、脓疱型银屑病和红皮病型银屑病等 4 种类型）的患者；②小学及其以上文化程度，意识清楚能填写问卷；③自愿参加本课题的测评。

（2）排除标准：①合并有中、重度心、肝、肺、肾等内脏疾病；②合并有糖尿病等慢性病史及癌症病史；③合并有其他皮肤病致皮肤及关节异常改变（脱屑、色素沉着、关节疼痛）者，如过敏性紫癜、副银屑病、玫瑰糠疹等；④妊娠期、哺乳期妇女；⑤精神疾患、神志不清、病危、文盲、不愿配合者。

由于本量表为自填式量表，要求患者自己完成量表的填写过程，所以，选择的患者要有一定的阅读能力。

2. 研究设计与实施　本量表用于银屑病患者生命质量测评,可用于不同治疗方法、不同治疗药物的效果评价等应用性研究,应遵循临床试验设计的原则,采用随机、有对照组的设计方法,并且在不同时间多次测定（至少在治疗前后各测定 1 次）。

此外，根据研究目的也可对患者的年龄、性别、病程、病情等进行规定，以达到样本的同质性。样本含量可根据设计类型参阅有关统计学书籍进行估计。

具体的设计、问卷准备、质量控制等参见前面相关章节，这里从略。

二、量表的应用情况

由于量表才刚刚研制完成，目前还没有研究使用此量表。

第四节　QLICD-PS 的计分规则与得分解释

一、计　分　规　则

1. 条目计分方法　由于 QLICD-PS（V2.0）采取五点等距评分法,正向条目（即等级越高生命质量越好的条目）根据其回答选项（1～5）直接计 1～5 分,逆向条目（即等级越高生命质量越差的条目）则反向计为 5～1 分。

QLICD-PS（V2.0）中正向条目有 GPH1、GPH2、GPH4、GPH6、GPH7、GPH8；GPS1、GPS3；GSO1、GSO2、GSO3、GSO4、GSO5、GSO8。其余均为逆向条目。

2. 领域、侧面及总量表计分方法　首先分别计算各领域/侧面/总量表的原始分（RS）,同一领域/侧面的各个条目得分之和构成该领域/侧面的原始分,各个领域得分之和构成了

总量表的原始分。其次，为了便于相互比较，需要将原始分转化为标准得分（SS），采用的是极差化方法，即 $SS=（RS-min）\times 100/R$。见表 27-3。

表 27-3　QLICD-PS（V2.0）各个领域及其所属侧面的计分方法

领域/侧面	代码	条目数	min	max	RS	SS
生理功能	PHD	9	9	45	BPF+IND+EAD	$（RS-9）\times 100/36$
基本生理功能	BPF	4	4	20	GPH1+GPH2+GPH3+GPH4	$（RS-4）\times 100/16$
独立性	IND	3	3	15	GPH6+GPH7+GPH8	$（RS-3）\times 100/12$
精力不适	EAD	2	2	10	GPH5+GPH9	$（RS-2）\times 100/8$
心理功能	PSD	11	11	55	COG+EMO+WIP	$（RS-11）\times 100/44$
认知	COG	2	2	10	GPS1+GPS2	$（RS-2）\times 100/8$
情绪	EMO	7	7	35	GPS3+GPS4+···+GPS8+GPS9	$（RS-7）\times 100/28$
意志与个性	WIP	2	2	10	GPS10+GPS11	$（RS-2）\times 100/8$
社会功能	SOD	8	8	40	INC+SSS+SOR	$（RS-8）\times 100/32$
人际交往	INC	3	3	15	GSO1+GSO2+GSO3	$（RS-3）\times 100/12$
社会支持	SSS	3	3	15	GSO4+GSO5+GSO6	$（RS-3）\times 100/12$
社会角色	SOR	2	2	10	GSO7+GSO8	$（RS-2）\times 100/8$
共性模块总分	CGD	28	28	140	PHD+PSD+SOD	$（RS-28）\times 100/112$
特异模块	SPD	13	13	65	SPS+TSE+PSI	$（RS-13）\times 100/52$
特异症状	SPS	5	5	25	PS1+PS5+PS6+PS7+PS8	$（RS-5）\times 100/20$
治疗副作用	TSE	3	3	15	PS9+PS10+PS11	$（RS-3）\times 100/12$
心理社会影响	PSI	5	5	25	PS2+PS3+PS4+PS12+PS13	$（RS-5）\times 100/20$
量表总分	TOT	41	41	205	PHD+PSD+SOD+SPD	$（RS-41）\times 100/164$

二、得 分 解 释

实际应用中，如果不需要进一步的深入分析，可以只计算领域得分和总量表得分。若是衡量个体或群体健康状况，则根据其得分进行判断，越接近 100 说明生命质量（健康状况）越好。表 27-4 给出的是调查的 122 例银屑病患者的得分分布情况，参考这个结果并知道各自的得分情况就可知道其所处的位置，从而便于得分的解释。

表 27-4　QLICD-PS（V2.0）各领域得分统计（$N=122$）

领域	得分频数分布（%）							得分统计量			
	<40	40-	50-	60-	70-	80-	≥90	min	max	$\bar{X}$	S
躯体功能	7（5.7）	20（16.4）	34（27.9）	37（30.3）	19（15.6）	5（4.1）	0（0.0）	27.78	88.89	59.70	11.76
心理功能	27（22.1）	44（36.1）	32（26.2）	11（9.0）	7（5.7）	1（0.8）	27（22.1）	25.00	95.45	49.07	11.92
社会功能	4（3.3）	9（7.4）	17（13.9）	25（20.5）	43（35.2）	19（15.6）	5（4.1）	31.25	100.00	69.44	13.40
特异模块	14（11.5）	30（24.6）	33（27.0）	20（16.4）	17（13.9）	4（3.3）	4（3.3）	17.31	94.23	56.83	16.46
总量表	0（0.0）	15（12.3）	57（46.7）	47（38.5）	3（2.5）	0（0.0）	0（0.0）	43.89	72.22	58.08	6.34

若是治疗方法的比较，可以对总量表得分进行比较，也可以比较领域得分、侧面得分。有统计学差异并且均数差异超过 MCID 可认为治疗方法对患者的生命质量有影响。量表得分变化多少才有临床意义，还没有结论，在今后的应用中可以注重 MCID 的研究，使量表更具有临床适用性。

第二十八章　其他常见疾病的生命质量测评

第一节　癫痫的生命质量测评

一、癫痫的流行病学及临床特征

癫痫（epilepsy），俗称"羊癫疯"或"羊角风"，是大脑神经元突发性异常放电，导致短暂的大脑功能障碍的一种慢性疾病。表现为突然发作、自动终止、反复出现的运动感觉、精神和意识方面的障碍。癫痫患者绝大多数在儿童及青少年时期发病，随年龄增大其发病率有所下降，但各年龄段均可能发病。导致癫痫的原因是多样的，主要有脑内疾病（肿瘤、感染、寄生虫、脑血管疾病等）、全身性疾病（低血糖、低血钙、甲状腺功能低下、尿毒症、休克等）、外伤（围生期脑损伤、颅脑外伤等）、中毒、先天性脑发育异常、遗传性代谢病（苯丙酮尿症、高氨血症等）等。美国国家健康访谈调查（NHIS）显示，2010 年，估计有 1.0%的美国成年人罹患癫痫，在神经系统疾病中位列第四，癫痫患者达 220 万（IOM，2012）。在我国，癫痫的年发病率为 28.8/10 万人口，患病率为 7.0‰，活动性癫痫患病率为 4.6‰。我国约有 1000 万癫痫患者，是仅次于脑卒中的第 2 位神经系统疾病（中国抗癫痫协会，2014）。

癫痫的症状与发作类型有关，大发作是一般人所熟知的癫痫类型，发作时患者突然出现意识丧失、跌倒在地、全身抽搐、口吐白沫、面色苍白转为发绀、呼吸暂停等，一般持续 1～3min 停止，若大发作持续出现，则称为癫痫持续状态，危险性很大，须迅速控制。小发作则有失神（短暂的意识丧失，不发生抽搐）、肌阵挛性小发作，还有非典型小发作及局限性发作和精神运动型发作等。

癫痫的治疗周期长，治疗过程复杂，不可能在短时间内完全控制发作，医师和患者等许多因素可能导致治疗失败而引起复发或病情加重，即使发作完全控制或手术治疗后，也还需要服用相当长一段时间的药物才能逐渐减量，直至停药。对发作和治疗的担心使患者及家庭长期处于焦虑状态，对患者身体、心理、社会交往、就业及经济等都有较大影响，而传统的临床研究指标仅关注药物和手术对癫痫发作的控制，而忽略了患者自身感受和疾病带给患者的影响，加之人们对癫痫的基本知识缺乏了解，导致对癫痫患者的偏见，甚至歧视，使患者及家庭成员产生羞耻感，从而直接影响他们的身体和生活。

二、癫痫生命质量特异性量表介绍

癫痫患者生命质量测定特异性量表包括华盛顿心理社会发作问卷、Liverpool 身体功能量表、癫痫患者生命质量量表等。

1. Quality of life in epilepsy inventory（QOLIE）　由纽约大学医学院神经科的 Devinsky 医师领衔的 QOLIE 研制组研制的癫痫生命质量调查问卷。问卷以 SF-36 作为共性核心（generic core），从 MOS 的长量表、epilepsy surgery inventory-55、Dartmouth COOP、faces scale 等量表中选择了 20 个相关条目，其余条目基于研究组人员的临床经验及对患者

关心的生命质量的文献回顾。最初的量表包含 99 个条目，通过对全美 25 个研究现场的 304 名成年癫痫患者的调查，筛选出由 89 个条目组成的癫痫生命质量调查表 QOLIE-89。量表包括 17 个方面，涵盖生理健康、心理健康、认知功能和癫痫相关 4 个领域，还有 3 个独立条目评价患者过去 4 周的健康变化、性关系及目前的总体健康状况。由于 QOLIE-89 的条目数量较多，完成时间长，研究组于 1998 年筛选出了由 31 个条目组成的简表 QOLIE-31，量表只保留了 7 个方面和 1 个评价总体健康状况的条目，保留了所有可视化条目。同时只有 10 个条目的更为简短的问卷 QOLIE-10 也已提出，其包含 3 个领域，主要为医师及患者提供快速的生命质量评价，以发现问题及选择合适的治疗措施。作者对两个简表进行了比较，两个量表的总分及不同领域对治疗的反应有统计学差异，认为 QOLIE-10 可以作为筛选工具，其总分可以识别不同治疗组间的差异，而 QOLIE-31 提供了更为详细的信息，如果时间和资源允许，应该优先选择 QOLIE-31。

2. Health-related quality of life measure for children with epilepsy（CHEQOL-25） 是由加拿大 McMaster 大学儿科的 Ronen GM 博士等与加拿大儿童癫痫网共同研制的量表，用于评价癫痫对儿童患者的影响及负担，作为儿童患者的干预效果指标。量表的条目来自于 6～12 岁活动性癫痫患儿的集中小组讨论，然后由 4 名临床研究者对条目进行整理和筛选，从 93 个条目中选出 67 个条目形成测试量表，通过对 381 名患儿及其 424 名家长的测试，应用因子分析对条目进一步筛选，最后形成了 25 个条目、5 个领域的儿童量表和父母代理量表 CHEQOL-25。儿童量表的 5 个领域为人际关系/社会影响、担心和关注、个人/情感问题、癫痫的秘密和对正常的追求。父母代理量表的领域为人际关系/社会影响、目前的担心和关注、将来的担心和关注、个人/情感问题、癫痫的秘密。CHEQOL 有儿童和父母两个版本，在研究中可以同时使用，也可以分别使用，两者提供的信息略有不同，合并使用可以了解癫痫对儿童本人及其家庭的影响，不过儿童和家长的观点会有一些差异，特别是抽象的领域，如癫痫的秘密、个人/情感问题、担心和关注等，在解释时需要注意。

3. 其他癫痫生命质量特异性量表 见表 28-1。此外，由万崇华等组织研制的慢性病患者生命质量测定量表体系中的癫痫测定量表（QLICD-EP）也即将完成。

表 28-1 常见的癫痫患者生命质量特异性量表

序号	量表名称	量表简介		文献来源
		组成	特性评价	
1	Washington psychosocial seizure inventory（WPSI）	共 132 个条目，包括家庭背景、情感适应、人际关系适应、职业适应、经济状况、对发作的适应、药物及医疗管理及总体心理社会功能 8 个领域	重测信度：0.66～0.87；分半信度：0.68～0.95；效标效度：与专家评分的相关系数为 0.50～0.75	[1] Dodrill CB, Batzel LW, Queisser HR, et al. 1980. An objective method for the assessment of psychological and social problems among epileptics. Epilepsia，21（2）：123-135. [2] Batzel LW, Dodrill CB, Fraser RT, 1980. Futher validation of the WPSI Vocational Scale : comparisons with other cowelates of employment in epilepsy. Epilepsia，21（3）：235-242. [3] Dodrill CB, 1983. Development of intelligence and neuropsychological impairment scales for the Washington psychosocial seizure inventory. Epilepsia，24（1）：1-10.

续表

序号	量表名称	量表简介		文献来源
		组成	特性评价	
2	Liverpool seizure severity scale（LSSS）and Liverpool quality of battery（LQOL）	LSSS 包含 20 个条目、2 个领域：感觉（发作的严重性、发作控制）和发作/发作后（发作前、发作时及发作后的特征） LQOL 包括的领域：焦虑、抑郁、幸福感、总体情绪、自尊、支配感、社会满意度、一般健康状况	LSS 的克龙巴赫 α 系数：0.68~0.86；重测信度：0.72~0.96；区分效度：可以区分严重发作和轻微发作 LQO 的克龙巴赫 α 系数：0.69~0.85；区分效度：可以区分不同心理功能水平的患者	[1] Baker GA, Smith DF, Dewey M, et al. 1991. The development of a seizure severity scale as an outcome measure in epilepsy. Epilepsy Res, 8（3）: 245-251. [2] Baker GA, Smith DF, Dewey M, et al. 1993. The initial development of a health-related quality of life model as an outcome measure in epilepsy. Epilepsy Res, 16（1）: 65-81. [3] Baker GA, Smith DF, Jacoby A, et al. 1998. Liverpool seizure severity scale revisited. Seizure, 7（3）: 201-205.
3	Epilepsy surgery inventory-55（ESI-55）	共 55 个条目、11 个领域：健康观念、精力/疲乏、总体生命质量、社会功能、情感健康、认知功能、生理功能、疼痛、因情感、生理、记忆导致的角色受限	克龙巴赫 α 系数：0.68~0.88	Vickrey BG, Hays RD, Graber J, et al. 1992. A health-related quality of life instrument for patients evaluated for epilepsy surgery. Med Care, 30（4）: 299-319.

第二节　抑郁症的生命质量测评

一、抑郁症的流行病学及临床特征

抑郁症（depression）是常见的严重精神疾病之一，以情绪低落为主要特征，维基百科的定义为"Depression is a state of low mood and aversion to activity that can affect a person's thoughts, behavior, feelings and sense of well-being"（抑郁症是一种情绪低落、厌恶活动，能影响其思维、行为、感觉及幸福感的状态）。抑郁症的病因尚不明确，与遗传、环境、心理、社会和生物化学等因素有关，某些疾病如脑卒中、糖尿病、癌症及感染性疾病等，以及某些药物等也会导致抑郁症，妇女在妊娠及分娩后也可能患抑郁症。

国外的抑郁症终生患病率为 5.2%~16.2%，女性可高达 25%。我国的抑郁症流行病学调查主要在局部地区开展，患病率为 0.67%~4.3%，比世界卫生组织估计的 7%~8% 要低，而中国的自杀率较高，而且抑郁症是自杀的主要原因，因此可以推断，现在的流行病学调查结果可能低估了实际的抑郁症患病率，可能与诊断标准、诊断工具、样本含量、流行病学调查方法等有关。

抑郁症的常见症状为情绪低落、悲观、对过去喜欢的事情失去兴趣或不再感到快乐、体重明显变化、睡眠障碍或嗜睡、疲劳或无精打采、感觉一无是处、想到死或出现自杀念头等。约有 15% 的患者死于自杀，在所有自杀死亡中，66% 是抑郁症患者，抑郁症患者的身体、心理及社会功能都受到明显的影响，而传统的医学检查可能没有明显的异常，患者治疗的时间长，可能复发导致病程迁延，需要长期维持治疗，给患者个人、家庭及社会带来了极大负担。

二、抑郁症生命质量特异性量表介绍

抑郁症患者的生命质量测定量表包括普适性量表，如 SF-36、SIP、NHP、social adjustment scale（SAS）等；心理学特异性量表，如 GHQ、Q-LES-Q 等；抑郁症特异性量表 3 类。目前开发的抑郁症特异性量表有以下 3 个。

1. The quality of life in depression scale（QLDS） 由英国曼彻斯特 Galen 与 Stephen P McKenna 博士及其同事于 1992 年进行的英格兰-荷兰联合研究项目所研制的第 1 个抑郁症患者生命质量的特异性量表。量表的条目全部来自对 30 名抑郁症的现患或曾经患抑郁症者的访谈，经过整理，在 426 个描述中选择 75 个作为条目池，删除了 34 个内容重复或叙述不适的条目，剩余 41 个条目作为测试版量表。通过对 35 名患者的现场预调查，6 个条目因区分度差或患者回答困难删除，35 个条目又经过 20 名患者的再次测试，没有发现其他问题，但有 1 个条目因被认为用于其他国家时不太适宜而删除。34 个条目的量表通过 74 名患者的测试，对量表的信度进行了评价，2 周的重测信度为 0.81，克龙巴赫 α 系数为 0.95（第 1 次测定）和 0.94（第 2 次测定），分半信度为 0.93。量表的开发过程显示了量表具有较好的结构效度和内容效度，效标效度则通过 65 名英国患者的测试进行了评价，量表与 GWBI（general well-being index）的相关系数为 0.79。QLDS 量表有 34 个条目，每个条目的回答采用两分类答案，真的（true，1 分）/不是真的（not true，0 分）。量表的总分为各条目得分的合计，得分越高，生命质量越差。

2. Depression-specific quality of life battery（DQOLB） 是由美国华盛顿 Battelle 医学技术评价与政策研究中心的 Revicki 等（1992）研制的用于评价抗抑郁治疗对患者生命质量影响的量表。量表的条目主要来自于对已有量表的回顾和临床医师的讨论，主要条目来自于 MOS 的 SF-36 量表、SIP 量表和 Turner 的社会行为量表（social behavior scale）。整个量表包括 7 个领域：3 个来自 SF-36（健康观念、精力和活力、认知功能）、3 个来自 SIP（警觉行为、工作行为、家庭管理）、1 个是社会行为。此外还有两个单独条目，1 个评价过去 2 周的失能天数，另外 1 个条目测量生活满意度。通过抑郁症患者的测试，量表具有较好的信度、效度和反应性，可为抗抑郁治疗提供综合性的效果评价。

3. Social adaptation and self-evaluation scale（SASS） 是由法玛西亚和普强（Pharmacia and Upjohn）法国巴黎医学部的 Bosc M 等（1997）研制的用于评价抑郁症患者社会动力及行为的量表。量表含 21 个条目，由患者自己填写，每个条目为 4 级评分，分值为 0～3 分，得分越高，生命质量越好。主要评价患者完成角色中的问题而不是患者对角色的认识。量表通过对 4000 名一般人群的调查及两个治疗抑郁症药物的对照研究，其效度、信度及对改变的敏感性（反应度）得到证实，可作为抗抑郁治疗时对患者社会动力行为影响的评价工具。

此外，由万崇华等组织研制的慢性病患者生命质量测定量表体系中的抑郁症测定量表（QLICD-DE）也即将完成。

第三节 炎性肠病的生命质量测评

一、炎性肠病的流行病学及临床特征

炎性肠病（inflammatory bowel disease，IBD）是一组病因及发病机制尚不明确的慢性非特异性肠道炎症性疾病,包括溃疡性结肠炎(ulcerative colitis, UC)和克罗恩病(Crohn's disease, CD)两组类型,临床以慢性发作性、症状多变及不可预测的消化道炎性病变为特征。IBD 的发病与遗传和种族、饮食、吸烟、感染、精神心理因素、环境因素及其他因素(如避孕药、阑尾切除、围生期及儿童时期的因素等)有关。该病主要在西方人群多见,但近年来西方国家的发病率趋于稳定,而亚洲及其他地区的发病率逐渐升高。欧洲和北美洲 UC 发病率最高分别为 24.3/10 万和 19.2/10 万, CD 最高发病率为 12.7/10 万和 20.2/10 万, UC 患病率最高为 505/10 万和 249/10 万, CD 最高患病率为 322/10 万和 319/10 万(Molodecky, 2012)。而亚洲国家虽然近年来发病呈增长趋势,但仍低于西方国家, UC 发病率为 7.6/10 万~14.3/10 万, CD 发病率为 14.6/10 万~17.4/10 万,患病率分别为 2.3/10 万~63.6/10 万和 1.3/10 万~21.2/10 万。我国的 IBD 病例近年来也迅速增多,发病率为 3.44/10 万,是亚洲发病率最高的国家。IBD 的发病以青壮年为主,老年人也曾出现发病高峰,但较青壮年高峰低,约 1/4 的发病在 18 岁之前,男女发病无明显差异, CD 女性略多。

UC 属于一种非特异性炎症,病变好发于大肠,呈弥漫的连续性分布,主要受累部位为直肠、乙状结肠,典型的临床特征过程包括黏液脓血便、腹痛和腹泻。CD 是一种病因未明的胃肠道慢性炎症,可发生于从口腔到肛门的腔道内任何部位,也可发生于胃肠道以外部位,如黏膜皮肤连接处、肌肉、眼、肝、胆等系统,回肠为病变主要位置。CD 主要表现为肠道黏膜炎症和溃疡,可出现消化障碍、腹痛、血便、营养不良、发育缓慢等现象。IBD 的危害还见于其发生的并发症,常见的并发症有消化道大出血、中毒性巨结肠、结肠穿孔、肠梗阻、瘘管(内瘘或外瘘)、直肠周围脓肿、癌变等,其他系统并发症也时有发生,如非特异性关节炎、皮肤损害(如结节性红斑、坏疽性脓皮病等)、眼部损害(虹膜炎、角膜炎等)、口腔溃疡及炎症、肝及胆管炎症等。CD 并发症的发生率高于 UC。

IBD 病程长、反复发作、发作时症状严重、并可产生严重并发症等特点,给患者及家庭成员的生活及工作、学习等都产生极大的影响,症状缓解后需长期使用激素等维持治疗,给患者的身体、心理功能造成进一步的损害,无法根治的现状也给患者的心理造成伤害,使患者的生命质量受到严重影响。

二、炎性肠病生命质量特异性量表介绍

1. Inflammatory bowel disease questionnaire(IBDQ) 是由加拿大 McMaster 大学护理学院临床流行病学与生物统计系的 Guyatt GH 等(1989)研制的用于成人 IBD 患者生命质量的测定量表。量表的开发采用了以下的标准程序:条目产生及筛选、条目缩减、条目描述、预实验、信度测试、反应度测试及效度测试。量表条目池的 150 个条目来自于对 77 名 IBD 患者(37 名 UC 患者和 40 名 CD 患者)及 17 名医务人员的开放式问卷调查及访谈,条目涵盖了 IBD 患者生命质量的 4 个领域:肠道症状、全身症状、情绪功能及社会功能。通过 97 名 IBD 患者对每个条目的发生频率及影响的评价,筛选出 30 个影响最大的条目,考虑到量表的内容效度,又增加了 2 个条目,形成测试版量表,经过预实验,进行了词汇的修改,形成了 32 个条目的正式版量表:肠道症状(10 个条目)、系统症状(5 个条目)、情感功能(12 个条目)及社会功能(5 个条目)。条目采用 7 级 Likert 评分,为 1(最差)~7 分(最好),各条目得分相加,即得各领域得分及总分,总分为 32~224 分,得分越高,生命质量越好。最初的量表采用由护士访谈的方式,1996 年修订为自填量表,其信度及反应度甚至优于最初的他评量表。

　　为方便量表在临床研究中的使用，Guyatt GH 博士等于 1996 年研制了 IBDQ 的简表（short IBDQ, SIBDQ），采用向后法逐步回归筛选出 10 个解释量表及领域得分最好的条目，组成 SIBDQ，经检验具有较好的信度、效度和反应度，扩大了 IBDQ 量表的临床应用。

　　研究显示，IBDQ 具有较好的信度、效度及反应度。信度评价显示其重测信度（ICC）为 0.73～0.96，克龙巴赫 α 系数为 0.72～0.96；效度评价显示，量表与 SF-36、EQ-5D、VAS 等的效标效度在可接受范围；反应度评价显示，在不同预后、干预、肠道状况、疾病严重性的患者之间的得分均有差异，反应度优于 SF-36 量表。国内学者周璐等于 2004 年将 IBDQ 翻译成中文，周薇等（2006）在对其进行修订的基础上，对效度和信度进行了评价，为该量表在我国的使用提供了必要的条件。

　　2. 其他特异性量表　IBDQ 及其简表是目前国内外使用最广的 IBD 特异性量表，其他特异性量表见表 28-2。

　　此外，万崇华等正在组织研制慢性病患者生命质量测定量表体系中的 IBD 测定量表（QLICD-IBD）。

表 28-2　炎性肠病生命质量测定特异性量表

序号	量表名称	量表简介 组成	量表简介 特性评价	文献来源
1	炎性肠病生命质量测定量表（IMPACT）	加拿大原版包含 33 个条目、6 个领域：肠道症状、身体形象、功能/社会损害、情感损害、检查/治疗、全身症状。IMPACT-Ⅱ（NL）为荷兰修订版，增加到 35 个条目，采用 Likert 评分。IMPACT-Ⅲ（UK）为修订版，35 个条目、5 个领域：IBD 担心/关注、难为情、身体形象、精力、IBD 症状	加拿大原版克龙巴赫 α 系数：0.96；重测信度：0.90。IMPACT-Ⅱ 的克龙巴赫 α 系数：0.57～0.85；重测信度：0.67～0.91。IMPACT-Ⅲ 的克龙巴赫 α 系数：0.74～0.88；重测信度：ICC0.66～0.84	[1] Griffiths AM, Nicholas D, Smith C, et al. 1999. Development of a quality-of-life index for pediatric inflammatory bowel disease: dealing with differences related to age and IBD type. J Pediatr Gastroenterol Nutr, 28 (4): S46-S52. [2] Otley A, Smith C, Nicholas D, et al. 2000. The IMPACT questionnaire: a valid measure of health-related quality of life in pediatric inflammatory bowel disease. Journal of Pediatric Gastroenterology and Nutrition, 35 (4): 557-563. [3] Loonen HJ, Grootenhuis MA, Last BF, et al. 2002. Measuring quality of life in children with inflammatory bowel disease: the impact-Ⅱ（NL）. Quality of life Research, 11 (1): 47-56. [4] Ogden CA, Akobeng AK, Abbott J, et al. 2011. Validation of an instrument to measure quality of life in British children with inflammatory bowel disease. J Pediatr Gastroenterol Nutr, 53 (3): 280-286.
2	rating form of IBD patient concerns（RFIPC）	25 个条目、4 个领域：疾病的影响、性关系、疾病的并发症、身体耻辱感。0～100VAS 评分，总分为各条目得分的平均值	重测信度为总分 0.87，条目得分为 0.47～0.79	Drossmann DA, Leserman J, Li ZM, et al. 1991. The rating form of IBD patient concerns: a new measure of health status. Psychosomatic Medicine, 53 (6): 701-712.

续表

序号	量表名称	量表简介		文献来源
		组成	特性评价	
3	Edinburgh inflammatory bowel disease questionnaire（EIBDQ）	共15个条目、3个领域：疾病特异因子、肠道特异因子、信息因子。两分类条目及4级Likert条目	克龙巴赫 α 系数：0.55～0.86；领域间相关系数：-0.24～0.04	[1] Atkinson FI, 1991. Survey design and sampling. In: Cormack DFS. The research process in nursing 2nd Edition Oxford：Blackwell Science Publication，196-206. [2] Smith GD, Watson R, Palmer KR, 2002. Inflammatory bowel disease：developing a short disease specific scale to measure health related quality of life. International Journal of Nursing Studies，39（6）：583-590.

第四节 肥胖症的生命质量测评

一、肥胖症的流行病学及临床特征

肥胖症（obesity）是一组常见的代谢症群，是体内脂肪，尤其是甘油三酯（三酰甘油）积聚过多而导致的一种状态。通常由于食物摄入过多或机体代谢的改变而导致体内脂肪积聚过多，造成体重过度增长，并引起人体病理生理的改变。正常男性成人脂肪组织重量占体重的15%～18%，女性占20%～25%。随着年龄增长，体脂所占比例相应增加。体重指数（body mass index，BMI）为体重（kg）除以身高（m）的平方，是评估肥胖程度的指标。在欧美，BMI≥25kg/m² 为超重，BMI≥30kg/m² 为肥胖。亚太地区人群根据 BMI 不同可分为：健康 18.5～22.9kg/m²；超重 23～24.9kg/m²；1度肥胖 25～29.9kg/m²；2度肥胖30～34.9kg/m²；3度肥胖＞35kg/m²。如无明显病因者称单纯性肥胖，有明确病因者称为继发性肥胖。1997年，世界卫生组织宣布肥胖症已成为全球性流行病，正式将肥胖症归为威胁健康最重要的慢性流行病之一。在发达国家，肥胖症发病率达25%。全世界超重及肥胖人群总数从1980年8.57亿增长到2013年的21亿，美国肥胖症人数居于榜首，占全球肥胖人群的13%，中国位列第二，印度第三，中国和印度共占全球肥胖人群的15%，俄罗斯、巴西、墨西哥、德国、巴基斯坦、印度尼西亚紧随其后（Ng，2014）。

单纯性肥胖可见于任何年龄，约1/2成年肥胖者有幼年肥胖史，一般呈体重缓慢增加（女性分娩后除外）；短时间内体重迅速地增加，应考虑继发性肥胖。男性脂肪分布以颈项部、躯干部和头部为主，而女性则以腹部、下腹部、胸部乳房及臀部为主。肥胖者以身材外形显得矮胖、浑圆及脸部上窄下宽、双下颏、颈粗短、向后仰头枕部皮褶明显增厚为特征，以及胸圆、肋间隙不显、双乳因皮下脂肪厚而增大。站立时腹部向前凸出而高于胸部平面，脐孔深凹。短时间明显肥胖者在下腹部两侧、双大腿和上臂内侧上部和臀部外侧可见细碎紫纹或白纹。儿童肥胖者外生殖器埋于会阴皮下脂肪中而使阴茎显得细小而短。手指、足趾粗短，手背因脂肪增厚而使掌指关节突出处皮肤凹陷，骨突不明显。轻至中度原发性肥胖可无任何自觉症状，重度肥胖者则多有怕热，活动能力降低，甚至活动时有轻度气短，睡眠时打鼾，可有高血压病、糖尿病、痛风等临床表现。

二、肥胖症生命质量特异性量表介绍

1. Obesity specific quality of life（OSQOL） 是由法国学者 Pen 等（1998）开发的肥胖症生命质量特异性测定量表。量表包含 11 个条目，包括身体状态、活力、人际关系、心理状态 4 个维度。该量表首先被运用于法国的队列调查，结果发现肥胖者生命质量严重受损，肥胖主要影响生理功能，心理和社会反响本该对肥胖人群有影响，但未体现出来，不能排除个体适应了社会环境的假设。该量表的主要优点是简短、易于实施。特异性量表 OSQOL 与普适性量表 SF-36 相比，两种量表对应于不同的测量目标，但被认为是相辅相成的，其测量结果通过与 SF-36 量表的结果比较，认为具有较好的信度和效度。

2. Obesity related well-being questionnaire（ORWELL97） 由意大利学者 Mannucci 等（1999）开发，通过对 147 名肥胖者（99 名女性、48 名男性）进行测评，证实该量表具有很好的效度、内部一致性和重测信度。ORWELL97 包括 ORWELL97-1 和 ORWELL97-2 两个子量表，ORWELL97-1 与心理状态和社会适应能力相关，而 ORWELL97-2 与生理症状损害相关。ORWELL97 简便、可靠，该量表具有 18 个条目，包括心理状态、社会适应和身体症状，得分越高，说明生命质量越低。

3. Obesity and weight-loss quality-of-life（OWLQOL）与 **weight-related symptom measure**（WRSM） 由 Niero 等（2002）开发，OWLQOL 量表主要用于超重和肥胖患者描述体重对其生活质量造成的影响，原版 OWLQOL 量表有 41 个条目，后删减为 17 个条目，所有的条目都以 6 分制（1～6 分）计算。WRSM 量表主要测量在过去的 4 周内患者是否存在肥胖和减重相关的症状及受该症状影响的大小，共有 20 个条目，所有条目均以 7 分制（0～6 分）计算。OWLQOL 量表和 WRSM 量表常联合使用，但两者侧重点不同。

此外，万崇华等正在组织研制慢性病患者生命质量测定量表体系中的肥胖症测定量表（QLICD-OB）。

第五节 甲状腺功能亢进的生命质量测评

一、甲状腺功能亢进的流行病学及临床特征

甲状腺功能亢进，简称甲亢（hyperthyroidism），是指甲状腺腺体本身产生甲状腺激素过多而引起的甲状腺毒症，其病因主要是毒性弥漫性甲状腺肿（Graves 病最多见）、多结节性甲状腺肿和甲状腺自主高功能腺瘤（Plummer 病）。甲亢发病率大约为 0.5%，可发生于任何年龄，男女均可发病，从新生儿到老年人都可能患甲亢，但以中青年女性为多见，发病高峰在 20～40 岁。甲亢的发病率逐年递增，英国一组资料显示，甲亢总发病率为 1.9%，男性发病率为 1.6%；女性每年的发病率估计为 2%～3%。在我国，甲亢总发病率为 3%，女性发病率是 4.1%，男性发病率为 1.6%。本病患者男女之比有显著的遗传倾向，目前发现它与组织相容性复合体（MHC）基因有关。存在高滴度甲状腺过氧化物酶抗体（TPOAb）和甲状腺球蛋白抗体（TgAb）的患者，在治疗中易于发生甲状腺功能减退症。细菌感染、性激素、应激等都对本病的发生和发展有影响。临床表现主要由循环中甲状腺激素过多引起，其症状和体征的严重程度与疾病史长短，激素升高的程度和患者年龄等因素相关。主要表现为易激动、烦躁失眠、心悸、乏力、怕热、多汗、消瘦、食欲亢进、排便次数增多

和腹泻、女性月经稀少。可伴发周期性瘫痪和近端肌肉进行性无力、萎缩，后者称为甲亢性疾病，以肩胛带和骨盆带肌群受累为主。少数老年患者高代谢症状不典型，相反表现为乏力、心悸、厌食、抑郁、嗜睡、体重明显减少，称之为"淡漠型甲亢"（atpathetic hyperthyroidism）。Graves 病大多数患者有不同程度的甲状腺肿大，心血管系统表现为心率增快、心脏扩大、心律失常、心房颤动、脉压增大等。少数病例下肢胫骨前皮肤可见黏液性水肿，白色人种多见。

二、甲亢生命质量特异性量表介绍

Wong 等（2016）的系统综述结果显示，甲状腺疾病生命质量特异性量表中没有甲亢相关生命质量特异性量表。由于对甲亢患者生活质量的研究相对很少，国内外对甲亢患者的生命质量研究一般采用普适性量表，如 SF-36 量表、WHOQOL-BREF、GQOLI/74 等。SF-36 量表是国际上普遍认可的生命质量测评工具，包括生理功能、生理职能、躯体疼痛、总体健康、活力、社会功能、情感职能和精神健康 8 个维度，共 36 个条目。董莉萍等（2008）研究发现 SF-36 量表用于甲亢患者生命质量测定具有较好的信度和效度。黄祝娇等（2015）采用 SF-36 量表探讨护理干预对 131I 治疗甲状腺功能亢进患者生活质量的影响。周红兰等（2016）也采用 SF-36 量表探讨了健康教育对甲亢患者服药依从性及生活质量的影响。潘海燕等（2016）采用 WHOQOL-BREF 中文版量表对 112 例住院老年甲亢患者进行问卷调查，探讨住院老年甲亢患者生存质量的影响因素。曹悌鸿等（2016）则采用 GQOLI/74 量表评估 76 例甲亢患者的生命质量。

杨铮等正在研制慢性病患者生命质量测定量表体系中的甲亢量表（QLICD-HT）。

第六节　颈椎病的生命质量测评
一、颈椎病的流行病学及临床特征

颈椎病（cervical spondylosis），泛指颈段脊柱病变后所表现的临床症状和体征。目前国际上较一致的看法是指颈椎间盘退行性变及其继发性椎间关节退行性变所致脊髓、神经、血管损伤而表现的相应症状和体征。在世界卫生组织最新公布的"全球十大顽症"中，颈椎病排序第二，患病人数高达 9 亿。我国最新报道该病的发病率为 17.3%，全国有 2 亿多患者，每年用于颈椎病治疗的费用高达 5 亿多，50～60 岁年龄段颈椎病的发病率为 20%～30%，60～70 岁年龄段达 50%。

由于颈椎病临床表现多样化，故其分型方法也不尽相同。从本病定义看是脊髓、神经、血管受到刺激或压迫而表现的一系列症状、体征，有 4 种基本分型：①神经根型颈椎病，在颈椎病中发病率最高（50%～60%），是由于颈椎间盘侧后方突出、勾椎关节或关节突关节增生、肥大，刺激或压迫神经根所致。②脊髓型颈椎病，约占颈椎病的 10%～15%，中央后突之髓核、椎体后缘骨赘、增生肥厚的黄韧带及钙化的后纵韧带等是脊髓受压的主要原因。③交感神经型颈椎病，颈椎各种结构病变的刺激通过脊髓反射或脑—脊髓反射而发生一系列交感神经症状。④椎动脉型颈椎病，颈椎横突孔增生狭窄、上关节突明显增生肥大可直接刺激或压迫椎动脉；颈椎退变后稳定性降低，在颈部活动时椎间关节产生过度移动而牵拉椎动脉；或颈交感神经兴奋，反射性地引起椎动脉痉挛等均是本型病因。

二、颈椎病生命质量特异性量表介绍

李丽娟等（2013）对颈椎病患者生命质量研究进行了综述，国内外对其生命质量的研究较少，主要采用国际标准版本测量表（SF-36 量表）、自制问卷调查表等，如娄渊敏等（2006）采用症状自评量表（SCL-90）及 GQOLI/74 对患者生命质量进行评定。谭春红（2005）采用 SF-36 量表并结合自制的主观问卷调查表对女性颈椎病患者生命质量及影响因素进行研究。林勋等（2015）采用 SF-36 量表分析手术疗法对患者生命质量的影响。

另外，盛锋等于 2011 年研制出神经根型颈椎病生存质量评价量表，5 级 Likert 评分法进行分级，共 15 个条目，包括生理功能、日常生活能力、心理功能、社会功能 4 个维度。其对该量表进行考评之后认为该量表具有较好的信度、效度和反应度，可尝试作为神经根型颈椎病生命质量评价量表。

第七节　网络成瘾的生命质量测评

一、网络成瘾的流行病学及临床特征

网络成瘾（internet addiction）是指个体反复过度使用网络导致的一种精神行为障碍，表现为对网络的再度使用产生强烈欲望，停止或减少网络使用时出现戒断反应，同时可伴有精神及躯体症状。网络成瘾有如下症状：

（1）对网络的使用有强烈的渴望或冲动感。

（2）减少或停止上网时会出现全身不适、烦躁、易激惹、注意力不集中、睡眠障碍等戒断反应，上述戒断反应可通过使用其他类似的电子媒介（如电视、掌上游戏机等）来缓解。

（3）下述 5 条内至少符合 1 条：①为达到满足感而不断增加使用网络的时间和投入的程度；②使用网络的开始、结束及持续时间难以控制，经多次努力后均未成功；③固执地使用网络而不顾其明显的危害性后果，即使知道网络使用的危害仍难以停止；④因使用网络而减少或放弃了其他兴趣、娱乐或社交活动；⑤将使用网络作为一种逃避问题或缓解不良情绪的途径。中国目前网瘾的发病率大约为 10%，并且有年轻化的趋势，网瘾的高发人群多为 12～18 岁的青少年，以男性居多，男女比例为 2∶1。网络成瘾在大学生中的发生率为 4.0%～14.2%，中学生的发生率为 3.5%～15%（曹建琴，2011）。据中国青少年网络协会第 3 次网络成瘾调查研究报告显示，我国城市青少年网民中网络成瘾青少年约占 14.1%，约有 2404 余万人；在城市非网络成瘾青少年中，约有 12.7%的青少年有网络成瘾倾向，人数约为 1800 余万。网络成瘾已严重影响了成瘾者的身心健康和社会功能，主要表现为学业、工作受挫及社会角色混乱，以及道德感、法律观念弱化和人格异化、身心健康的损害等，严重影响了网络成瘾者生命质量。

二、网络成瘾生命质量特异量表介绍

国内外对网络成瘾患者生活质量的研究较少，一般采用普适性量表，如 WHOQOL-BREF、GQOLI/74 等，如肖蓉等（2010）等运用 Youny's 网络成瘾量表和 WHOQOL-BREF 量表对 363 名大学生进行调查，探讨网络成瘾与生命质量的关系。冯琼华等（2012）采用 GQOLI/74 量表探讨心理干预对网络成瘾青少年生命质量的影响。

另外，刘腾飞等正在研制慢性病患者生命质量测定量表体系中的网络成瘾者测定量表（QLICD-IA）。

参 考 文 献

安静洁，2015.健康教育干预在治疗肠易激综合征中的临床效果观察 [J].中国初级卫生保健，29（09）：68-70.

蔡丞俊，2013.广泛性焦虑障碍量表在基层医疗中应用的信度和效度 [D].上海：复旦大学.

蔡太生，刘健，吴萍陵，等，2004.原发性骨质疏松症生活质量量表的编制策略及条目筛选 [J].中国行为医学科学，13（2）：221-222.

曹建琴，周郁秋，才运江，2011.网络成瘾的国内外研究现状 [J]. 现代预防医学.38（4）：654-657.

曹卫华，李俊，郭春晖，2003.脑卒中患者生活质量量表的制订及其评价 [J].中华老年心脑血管病杂志，5（4）：252-254.

常丽英，鲁瑞珍，赵雷娜，2016.品管圈活动对老年消化性溃疡患者依从性、主观幸福感及生命质量的影响[J].现代消化及介入诊疗，21（06）：909-911.

陈波，方志聪，熊芳丽，2011.针刺治疗对膝骨性关节炎患者生活能力与生活质量影响的研究 [J].贵阳中医学院学报，33（3）：7-9.

陈发祥，张朝驹，2006.膝关节骨性关节炎 266 例分型治疗分析 [J].中国误诊学杂志，6（24）：4796-4797.

陈留萍，2012.慢性病患者生命质量测定量表体系之肺结核患者生命质量测定量表 QLICD-PT 研制与应用 [J].昆明医科大学学报，75.

陈梅，蒋建明，霍松，等，2017.HIV 感染者/AIDS 患者进行抗病毒治疗生命质量研究[J].卫生软科学，31（03）：61-64.

陈旻湖，熊理守，王伟岸，等，2003.肠易激综合征患者生存质量的评价研究 [M].胃肠病学，（S1）：29.

陈明显，蔡淦，2011.肠易激综合征生活质量评价的研究现状及展望 [J].世界华人消化杂志，19（01）：1-6.

陈铭扬，梁维，吕昭萍，等，2016.类风湿关节炎患者生命质量/患者报告结局影响因素分析：QLICD-RA 的应用 [J].中华疾病控制杂志，20（04）：383-386，391.

陈铭扬，张传猛，万崇华，等，2016.系统性红斑狼疮患者生命质量与患者报告结局关联因素分析：QLICD-SLE 量表的应用 [J].实用医学杂志，32（10）：1696-1698.

陈淑洁，李耿心，王良静，等，2004.应用 SF-36 生活质量对肠易激综合征进行疗效评价 [J].世界华人消化杂志，12（04）：920-923.

陈小玫，程燕，张敏，2014.中国银屑病患者生活质量量表的编制与考评 [J].临床皮肤科杂志，43（10）：590-593.

陈晓敏，周福生，2005.生存质量量表对肠易激综合征疗效评价的思考 [J].中医药学刊，23（11）：2031-2033.

陈莹，和丽梅，李红樱，等，2014.慢性胃炎患者生命质量及其影响因素分析 [J].昆明医科大学学报，35（2）：8-11.

陈圆生，李黎，崔富强，等，2011.中国丙型肝炎血清流行病学研究[J].中华流行病学杂志，32（9）：888-891.

程若莺，周郁秋，孟丽娜，2010.脑卒中患者生活质量量表研究进展 [J].护理学杂志，25（11）：91-94.

程威，唐根富，2008.良性前列腺增生患者的生活质量研究 [J].现代预防医学，35（23）：4623-4624.

邓开叔，汤旦林，李晓强，1997.一种自测生命质量量表的评分与参考范围 [J].中国行为医学科学，6（02）：91-93.

邓燕青，徐涛，祖丽安，等，2006.肾移植后患者生活质量评分专用量表的制订及相关因素分析 [J].护理学杂志，21（24）：7-10.

董虹，李桂林，2012. 结核病患者生活质量及其影响因素的研究进展 [J]. 中国医药导刊，14（03）：415-416.

董莉萍，杨丽芬，杜瑞红，2008.SF-36 量表用于甲亢患者生活质量测定的信度与效度评价[J].中国地方病防治杂志，23（1）：20-21.

范东，罗阳，2009.HIV 感染者和艾滋病病人健康相关生命质量测定量表的研究进展 [J].护理研究，23（7）：1881-1883.

方积乾，2000.生存质量测定方法及应用 [M].北京：北京医科大学出版社.

冯立天，戴星翼，1996. 中国人口生活质量再研究 [M].北京：高等教育出版社.

冯丽，刘琼玲，2015.银屑病人生命质量量表研究现状 [J].护理研究，（8）：900-903.

冯丽，刘琼玲，万崇华，2015.银屑病患者生命质量测定量表 QLICP-psoriasis 研制中的条目筛选 [J].广东医学院学报，33（01）：63-66.

冯珊，2008.针灸治疗广泛性焦虑症疗效评价量表的初步建立 [D]. 广州：广州中医药大学.

冯天立，1992. 中国人口生活质量研究 [M].北京：北京经济学院出版社.

高丽，万崇华，李红缨，等，2010.消化性溃疡患者生命质量测定量表研制及评价[J].中国公共卫生，26（2）：168-170.

高丽，万崇华，李红樱，等，2009.慢性病生命质量量表体系中慢性胃炎量表测评 [J].中国公共卫生，25（1）：32-34.

高丽，万崇华，周曾芬，等，2008.慢性病生命质量量表中慢性胃炎量表研制 [J].中国公共卫生，24（12）：1447-1449.

郭兰，冯建章，李河，等，2013.冠心病患者生存质量评定量表构建 [J].岭南心血管病杂志，9（4）：229-231.

郭小玲，2010.冠心病 PRO 量表的研制与评价 [D].太原：山西医科大学.

郭选贤，张明利，徐立然，等，2007.HIV/AIDS 生存质量量表的初步研制 [C].中华中医药学会防治艾滋病国际学术研讨会论文集，11（1），218-220.

郭燕芳，史静珍，胡明，等，2008.良性前列腺增生症患者生活质量量表的修订与考评 [J].中国卫生统计，25（3）：260-263.

郭永彬，王恩雨，蔡玲红，等，2009.生活质量量表在脑卒中评价中的应用 [J].中国康复理论与实践，15（7）：632-634.

何成松，杨大鉴，南登昆，等，1995.脑卒中生活质量量表的编制和测试[J].中国康复，10（3）：111-114.

何庆勇，王阶，朱明军，等，2010.基于冠心病心绞痛患者报告临床结局评价量表的条目筛选分析 [J].中华中医药杂志，25（12）：2216-2221.

侯艳，2016.住院 2 型糖尿病患者健康相关生命质量及其影响因素探讨 [D].昆明：昆明医科大学.

侯煜，吴晓尉，梁铭铭，等，2016.老年肠易激综合征患者的生活质量及其影响因素 [J].实用老年医学，30（02）：111-113.

黄文杰，张国超，简松胜，等，2012.手法改善膝骨关节炎患者生存质量的临床研究 [J].实用医学杂志，28（7）：1216-1217.

黄新萍，2012.慢性病患者生命质量测定量表体系之慢性肾衰竭量表 QLICD-CRF 的研制与应用 [D]. 昆明：昆明医科大学.

黄新萍，张锡堂，杨德林，等，2010.慢性前列腺炎患者生命质量测定量表 QLICP-CP 研制中的条目筛选 [J].吉林医学，31（19）：2984-2986.

黄聿明，杨德林，万崇华，等，2014.良性前列腺增生患者生命质量量表 QLICD-BPH 研制与评价 [J].中国公共卫生，30（1）：60-63.

黄聿明，张明楠，杨德林，等，2011.前列腺增生患者生命质量测定量表 QLICD-BPH 研制中的条目筛选 [J].现代泌尿外科杂志，16（1）：14-17.

姜林娣，季建林，王吉耀，等，1999.类风湿关节炎生命质量量表的编制 [J].中国行为医学科学，8（1）：9-12.

蒋建明，2010.药物依赖者生命质量测定量表的研制与考评 [D]. 昆明：昆明医学院.

蒋建明，马晓林，陈朝明，等，2017.红河州 671 例冠心病患者生命质量及影响因素分析 [J].卫生软科学，31（08）：59-62.

蒋玉华，孙凤英，周琦，2016.反复住院的慢性阻塞性肺病患者生命质量影响因素的调查分析 [J].当代护士（下旬刊），3（04）;24-26.

黎列娥，刘琼玲，万崇华，等，2014.骨质疏松症患者生命质量量表研制中的条目筛选 [J].广东医学院学报，32（2）：244-247.

李凡，蔡映云，2001.支气管哮喘生存质量评估表的制定、评估和临床应用 [J].现代康复，5（2）：18-19.

李凡，唐世和蔡映云，等，1997.成人哮喘生命质量量表的评价 [J].中国行为医学科学，5（02）：98-100.

李红缨，高丽，李宁秀，2004.IBS-QOL 专用量表在肠易激综合征患者中的运用 [J].中国循证医学杂志，4（12）：875-877.

李鹏，王宏，汪洋，2010. 生命质量在社会医学领域的研究进展.中国社会医学杂志，27（02）：65-67.

李立志，董国菊，王承龙，等，2008."基于心血管疾病病人报告的临床疗效评价量表"的研制及统计学分析 [J].中西医结合心脑血管病杂志，6（07）：757-759.

李凌江，郝伟，杨德森，等，1995.社区人群生活质量研究——Ⅲ生活质量问卷（QOLI）的编制 [J].中国心理卫生杂志，9（5）：227-231.

李凌江，杨德森，胡治平，等，1997.慢性脑卒中患者生活质量评估工具的研究 [J].中国行为医学科学，6（1）：4-7.

李武，杨善华，王超秀，等，2010.慢性肝炎患者生命质量测定量表 QLICD-CH 研制中的条目筛选 [J].中国全科医学，13（7）：722-724.

梁国添，郝元涛，2011.肺结核病患者生存质量测定量表的反应度研究 [J].中国卫生统计，28（1）：47-49, 51.

梁思宇，李向平，2011.冠心病合并抑郁焦虑障碍常用量表评价 [J].中国实用内科杂志，31（2）：135-138.

林南，王玲，潘允康，等，1987.生活质量的结构与指标——1985 年天津千户问卷调查资料分析[J].社会学研究，（06）：73-89.

刘朝杰，1997.问卷的信度与效度评价 [J].中国慢性病预防与控制，5（4）174-177.

刘凤斌，赵利，郎建英，等，2007.中华生存质量量表的研制 [J].中国组织工程研究与临床康复，11（52）：10492-10495, 10515.

刘健，蔡太生，吴萍陵，等，2004.原发性骨质疏松症患者生活质量量表的信度与效度研究 [J].中国临床心理学杂志，12（2）：131-132.

刘秀惠，2008.结核病患者生存质量测定量表的研制及应用 [D]. 济南：山东大学，88.

柳旭，刘琼玲，万崇华，等，2016.痛风病人生命质量量表研究现状 [J].护理研究，30（7）：2561-2563.

柳旭，刘琼玲，万崇华，等，2016.痛风患者生命质量测定量表中条目筛选 [J].广东医学院学报，34（4）：390-394.

路桃影，2012.匹兹堡睡眠量表的测量特性及其最小重要差值的研究 [D]. 广州：广州中医药大学.

罗健，孙燕，周生余，1997.中国癌症患者化学生物治疗生活质量量表的编制 [J].中华肿瘤杂志，19（06）：39-43.

罗娜，李红，万崇华，等，2012.糖尿病患者生命质量量表研制及评价 [J].中国公共卫生，28（5）：588-590.

罗鑫，雷秀兵，田黎，等，2014.世界卫生组织艾滋病生存质量简表中文版应用于 HIV/AIDS 患者的信度和效度评价 [J].传染病信息，27（5）：289-291.

罗雪婷，李风雷，刘健，等，2011.运动干预对大一新生生命质量的影响 [J].东华理工大学学报（社会科学版），30（4）：383-386.

骆晓霞，2010.心功能不全健康状况测量工具的临床最小重要差异值研究 [D].北京：北京中医药大学.

孟亚军，李宁秀，陈建华，等，2007. 中国艾滋病病毒感染者生命质量测定量表的编制 [J].中华流行病学杂志，28（11）：1081-1084.

潘海燕，杨铮，万崇华，等，2012.慢性病患者生命质量测定量表共性模块的二次评价研究 [J].中国全科医学，15（10）：1101-1107.

潘润德，潘天伟，黄小明，等，2003.精神病人生存质量测定量表的编制 [J].柳州医学，16（2）：61-64.

彭艳芬，程茜，2010.中文版儿童生命质量哮喘特异性量表的信度和效度评价 [J].中国当代儿科杂志，12（12）：943-946.

戚艳波，孙松，万崇华，等，2009.类风湿性关节炎患者生命质量测定量表 QLICD-RA 研制中的条目筛选 [J].昆明医学院学报，

30（10）：5-9.

冉孟冬，刘冰清，陈龙妹，等，2015.EQ-5D 和 SF-12 评价脑卒中患者生命质量的比较 [J].四川大学学报（医学版），46（1）94-98.

任建萍，阎正民，张玉润，等，2002.AQ20 问卷在慢阻肺社区干预评价中的应用 [J].卫生软科学，16（03）：19-20.

阮景昊，周甲东，万崇华，等，2017.慢性肺源性心脏病患者生命质量与临床客观指标的相关性研究 [J].中国全科医学，20（1）：45-50.

沈显山，2012.建立脑卒中康复运动功能评定量表的临床最小意义变化值和最小可测变化值 [D].安徽：安徽医科大学硕士论文.

史静琤，孙振球，蔡太生，2003.良性前列腺增生症患者生活质量量表的编制与应用—量表的编制及条目筛选方法 [J].中国卫生统计，20（3）：158-161.

史静琤，孙振球，蔡太生，2004.良性前列腺增生症患者生活质量量表的编制与应用—量表的考评及应用 [J].中国卫生统计，21（2）：93-96.

宋建成，费立鹏，张培琰，等，2001.简明精神病评定量表中各分量表的评价 [J].临床精神医学杂志，11（2）：86-88.

宋立升，张明圆，吴洪明，等，1996.社区精神障碍患者生活质量量表（QOLS）编制和测试 [J].上海精神医学，8（4）：255-257.

苏楠，林江涛，刘国梁，等，2014. 我国 8 省市支气管哮喘患者控制水平的流行病学调查 [J]. 中华内科杂志，53（8）：601-606.

孙丁，王津涛，冯曦分，2007.骨质疏松症患者生命质量量表的制定方法 [J].中国医药导报，4（11）：130-131.

孙凤琴，2011.脑卒中患者生命质量量表的研制与考评.昆明：昆明医学院.

汤学良，张灿珍，卢玉波，等，2009. 生命质量测评在肿瘤临床中的应用 [M].昆明：云南科技出版社.

田建军，周曾芬，万崇华，等，2010.肠易激综合征患者生命质量测定量表研制及评价 [J].中国公共卫生，26（02）：172-173.

万崇华，1999. 生命质量测定与评价方法 [M].昆明：云南大学出版社.

万崇华，陈明清，张灿珍，等，2005.癌症患者生命质量测定量表 EORTCQLQ-C30 中文版评介 [J].实用肿瘤杂志，20（04）：353-355.

万崇华，方积乾，张玉祖，等，1998.药物成瘾者生存质量测定量表的制定方法 [J].中国公共卫生，14（1）：59-60.

万崇华，高丽，李晓梅，等，2005.慢性病患者生命质量测定量表体系共性模块研制方法（一）—条目筛选及共性模块的形成 [J].中国心理卫生杂志，19（11）：723-726.

万崇华，李晓梅，杨铮，等，2015. 慢性病患者生命质量测评与应用 [M].北京：科学出版社.

万崇华，李晓梅，赵旭东，等，2005.慢性病患者生命质量测定量表体系研究 [J].中国行为医学科学，14（12）：1130-1131.

万崇华，罗家洪，杨铮，等，姜润生审，2007. 癌症患者生命质量测定与应用 [M].北京：科学出版社.

万崇华，孟琼，罗家洪，等，2007.癌症患者生命质量测定量表体系共性模块的研制（一）：条目筛选及共性模块的形成 [J].癌症，26（02）：113-117.

万崇华，孟琼，汤学良，等，2006.癌症患者生命质量测定量表 FACT-G 中文版评介 [J].实用肿瘤杂志，21（01）：77-80.

万崇华，禹玉兰，谭健烽，等，2016. 生命质量研究导论：测定·评价·提升 [M].北京：科学出版社.

万丹丹，2014.高血压患者生命质量测定量表 QLICD-HY（V2.0）的研制及其初步临床应用 [J]. 东莞：广东医学院学报.

万丹丹，杨瑞雪，万崇华，2013.高血压患者生命质量的影响因素分析：QLICD-HY 的应用.中国卫生统计，30（6）：849-852.

王畅，2006.建立银屑病患者生存质量量表的研究 [D].长沙：湖南中医药大学.

王超秀，万崇华，李武，等，2011.慢性肝炎患者生命质量测定量表的研制与考评 [J]. 中国全科医学，14（31）：3562-3565.

王国辉，李晓梅，万崇华，等，2009.慢性病患者生命质量测定量表体系之肺源性心脏病量表 QLICD-CPHD 的研制及其评价 [J].中国公共卫生，25（10）：1224-1226.

王乐三，孙振球，蔡太生，等，2005.2 型糖尿病患者生活质量量表的研制与考评 [J].中南大学学报（医学版），30（1）：21-27.

王乐三，孙振球，胡明，等，2006.2 型糖尿病生活质量量表的编制策略及条目筛选 [J].中国卫生统计，23（2）：146-148.

王伟，2009.冠心病中西医结合生存质量量表的研制及考评 [D]. 广州：广州中医药大学.

王秀丽，2014.音乐疗法对改善癌症患者身心症状和睡眠质量的效果研究 [D]. 沈阳：辽宁医学院.

王伊龙，马建国，王拥军，2003.脑卒中患者生活质量的评定及其测量工具的选择标准 [J].世界医学杂志，7（8）：25-27.

王永军，陈大方，王传跃，2012.中医证候量表在广泛性焦虑障碍患者应用中的信度和效度研究 [J].新乡医学院学报，29（4）：271-273.

王远萍，傅益飞，奚磊，等，2016.中医健康干预对社区慢性乙型肝炎患者生存质量的效果评价.实用预防医学，23（01）：54-56.

王重鸣，2001. 心理学研究方法[M]. 2 版. 北京：人民教育出版社：125-215.

魏良洲，2000. 消化性溃疡的流行病学现状 [J]. 厂矿医药卫生，16（2）：67-68.

温文沛，郝元涛，徐琦，等，2005.肺结核病人健康行为量表初步编制与评价 [J].广州医药，36（4）：67-69.

翁敏，高赛，黄新萍，等，2009.维持性血液透析患者生命质量测定量表研制中的条目筛选 [J].国际移植与血液净化杂志，7（6）：25-28.

吴寒光，1991.社会发展与社会指标 [M].北京：中国社会科学出版社：160-167.

吴昊，王建平，蔺秀云，等，2003.AIDS 患者生活质量及测查工具研究状况 [J].中国艾滋病性病，1（9）51-53.

吴钧俊，叶卓丁，陈静玲，等，2015.中医治疗湿热内蕴型 2 型糖尿病疗效及对生命质量的影响 [J].现代中西医结合杂志，24

（25）：2759-2761.

吴尚洁，诸兰艳，2001.慢性呼吸系统疾病问卷临床应用评估 [J]. 湖南医科大学学报，2 6（2）：141-142.

武阳丰，谢高强，李莹，等，2005.国人生活质量普适性量表的编制与评价 [J].中华流行病学杂志，26（10）：751-756.

冼君定，2016.精神分裂症和焦虑障碍患者生命质量测定量表的研制及其最小临床有意义差异的制定 [J]. 湛江：广东医科大学.

肖琳，吴尊友，李建华，等，2007.阿片类药物依赖者生活质量量表的初步编制 [J].中国心理卫生杂志，21（6）：386-388.

肖蓉，宋鸽，姚星光，等，2010.大学生网络成瘾及其与生存质量的关系研究 [J]. 广东医学，31（11）：1464-1465.

谢莹，2016.慢性肝病患者内在力量、自我效能与生命质量的相关性研究. 延吉：延边大学.

徐东，徐健，阮晓云，等，2001.支气管哮喘患者生活质量问卷的开发与应用 [J].中国康复医学杂志，16（3）：169-172.

徐琦，温文沛，梁国添，2010.肺结核患者健康行为量表初步编制及应用 [J].实用医学杂志，26（15）：2755-2758.

徐伟，王吉耀，MichaelPhillips，等，2000.老年原发性高血压患者生活质量量表编制的商榷 [J].实用老年医学，14（5）：242-244.

许传志，杜茸茸，常履华，等，2009.脑卒中患者生命质量测定量表 QLICD-ST 研制中的条目筛选 [J].昆明医科大学学报，30（5）：59-63.

许桦，张新凯，2006.国外社交焦虑障碍的临床常用量表介绍 [J].上海精神医学，18（3）：175-178.

许军，谭剑，王以彭，等，2003.自测健康评定量表修订版（SRHMSV1.0）的考评 [J].中国心理卫生杂志，17（5）：301-305.

许军，王斌会，胡敏燕，等，2000.自测健康评定量表测试版的效度研究 [J].中国卫生统计，17（3）：141-145.

琊文荣，邵元福，张纯，等，2002.类风湿关节炎患者生命质量评估工具的研究 [J].中华医药荟萃杂志，1（1）：40-43.

杨本付，宋红梅，庄斌，等，2008.结核病患者生存质量测评量表的应用与适用性评价 [J].中国全科医学，11（21）：1954-1956.

杨瑞雪，潘家华，万崇华，等，2007.慢性病患者生命质量测定量表体系之冠心病量表的效度及反应度分析 [J].中国全科医学，10（21）：1788-1791.

杨瑞雪，潘家华，万崇华，等，2008.高血压患者生命质量量表研制及评价 [J].中国公共卫生，24（3）：266-269.

杨绍基，任红.2008.传染病学 [M]，2 版. 北京：人民卫生出版社：26.

杨燕君，张晖，吴少敏，等，2014.MOS-HIV 量表测量 PLWHA 生存质量现状 [J].中国艾滋病性病，05：349-352.

杨铮，黄新萍，万崇华，等，2015.基于经典测量理论与概化理论的慢性肾功能衰竭生命质量测定量表 QLICD-CRF 的信度评价 [J].中国卫生统计，32（2）：224-226.

杨铮，黄新萍，翁敏，等，2014.慢性病患者生命质量测定量表体系之慢性肾功能衰竭量表 QLICD-CRF 的效度评价 [J].广东医学院学报，32（3）：401-404.

杨铮，李晓梅，赵芝焕，等，2007.慢性阻塞性肺疾病患者生命质量测定量表的研制与考评 [J].中国全科医学，10（13）：1080-1083.

杨志波，王畅，2008.银屑病患者生存质量量表的编制策略及条目筛选 [J].中医药导报，14（9）：4-7.

叶颖，王新月，张长征，等，2012.腹泻型肠易激综合征生存质量状态及其影响因素分析 [J].世界科学技术（中医药现代化），14（03）：1683-1687.

于磊，陈莹，万崇华，等，2015.慢性消化性溃疡生命质量及患者报告结局的影响因素分析 [J].重庆医学，44（7）：869-872.

于普林，杨超元，何慧德，1996.老年人生活质量调查内容及评价标准建议（草案）[J].中华老年医学杂志，15（5）：320.

禹玉兰，吕昭萍，万崇华，等，2013.慢性病患者生命质量测定量表体系——系统性红斑狼疮量表的研制及信度与效度分析 [J].中华疾病控制杂志，17（11）：997-1001.

曾学军，2015.《2015 年美国风湿病学会/欧洲抗风湿联盟痛风分类标准》解读 [J].中华临床免疫和变态反应杂志，9（04）：235-238.

张标新，王维利，2011.中国系统性红斑狼疮病人生活质量研究存在的问题与思考 [J].护理研究，25（1）：83-85.

张凤兰，2011.慢性病患者生命质量测定量表体系之骨关节炎量表 QLICD-OA 的研制与初步应用 [J]. 昆明：昆明医学院.

张海娇，古艳云，赵芝焕，等，2012.支气管哮喘患者生命质量量表研制中条目的再筛选 [J].中国全科医学，15（7）：741-743.

张海娇，赵芝焕，万崇华，等，2011.慢性病患者生命质量测定量表体系之支气管哮喘量表的考评 [J].中国全科医学，14（25）：2871-2874.

张明利，魏俊英，吴毓敏，等，2010.HIV/AIDS 生存质量量表（HIV/AIDSQOL-46）[J].中医学报，25（4）：599-601.

张晴晴，2014.糖尿病患者生命质量测定量表 QLICD-DM（V2.0）的研制及其初步临床应用 [J].湛江：广东医科大学.

张晴晴，罗娜，万崇华，等，2013.糖尿病患者生命质量与临床客观指标的关系 [J].实用医学杂志，29（10）：1684-1686.

张文彤，2004. SPSS 统计分析高级教程 [M].北京：高等教育出版社：278-289.

张晓磐，张凤兰，万崇华，等，2013.慢性病患者生命质量测定量表体系之骨关节炎量表的研制及考评 [J].昆明医科大学学报，34（8）：23-27.

张燕，2011.泰山市警察群体生命质量及影响因素研究 [J].泰安：泰山医学院.

张映芬，冯丽芬，陈若青，等，2010.儿童生存质量量表 PedsQL™3.0 哮喘模块中文版父母报告的信度效度分析 [J].中山大学学报：医学科学版，31（5）：710-714.

章玉玲，2008.家庭干预对系统性红斑狼疮病人生活质量的影响 [J].全科护理，6（28）：2624-2625.

赵利，刘凤斌，梁国辉，等，2006.中华生存质量量表的信度和效度 [J].中国临床康复，10（8）：1-3.

郑红卫，徐小燕，周春亭，等，2018.家庭护理干预对类风湿性关节炎患者生存质量的影响 [J].中国乡村医药，25（12）：64-65.

郑良成，2005. 医学生存质量评估 [M].北京：军事医学科学出版社.

郑晓辉，王建凯，沈泽培，等，2006.膝骨关节炎患者中医生存质量量表的建立及应用评价 [J].广州中医药大学学报，23（3）：228-231.

中国高血压防治指南修订委员会，2011.中国高血压防治指南 2010 [J].中华高血压杂志，（07）：701-708.

中华医学会骨科学分会，2007.骨关节炎诊治指南（2007 年版）[J].中华骨科杂志，27（10）：793-796.

中华医学会呼吸病学分会哮喘分组，2016.支气管哮喘防治指南（2016 年版）[J].中华结核与呼吸杂志，39（9）：675-697.

中华医学会糖尿病学分会，2014.中国 2 型糖尿病防治指南（2013 年版）[J].中华糖尿病杂志，30（8）：893-942.

周甲东，2012.慢性病患者生命质量测定量表体系之慢性阻塞性肺疾病量表 QLICD-COPD 的应用研究 [J]. 昆明：昆明医科大学.

周璐，陆星华，2004. 炎症性肠病患者的健康相关生存质量 [J]. 中华内科杂志.43（5）：392-394.

周梅花，2008.银屑病中医生存质量量表的初步建立 [D]. 广州：广州中医药大学：3-4.

周薇，尤黎明，李瑜元，等，2006.中文版炎症性肠病问卷的信度和效度研究 [J].国际护理学杂志，25（8）：620-622.

周长城，2003. 全面小康：生活质量与测量：国际视野下的生活质量指标 [M].北京：社会科学文献出版社.

周长城，2003. 中国生活质量：现状与评价 [M].北京：社会科学文献出版社.

周长城，2009. 生活质量的指标构建及其现状评价 [M].北京：经济科学出版社.

朱建林，章亚萍，庞连智，等，2006.关节炎生活质量测量量表 2-短卷的信度与效度研究 [J].中国慢性病预防与控制，14（2）：75-77.

朱婷，毛静远，2008.中医特色冠心病生存质量量表的制定及考评 [J].辽宁中医杂志.35（06）：854-855.

朱燕波，2010. 生命质量（QOL）测量与评价 [M].北京：人民军医出版社.

Aaronson N K，1991. Methodologic issues in assessing the quality of life of cancer patients [J]. Cancer，67（3 Suppl）：844-850.

Aaronson N K，Ahmedzai S，Bergman B，et al，1993. The European organization for research and treatment of cancer QLQ-C30：a quality-of-life instrument for use in international clinical trials in oncology [J]. J Natl Cancer Inst，85（5）：365-376.

Andrews FM，Withey SB，1976. Society Indicators of Well-Being [M]. New York：Plenum Press.

Bergner M，Bobbitt R A，Carter W B，et al，1981. The sickness impact profile：development and final revision of a health status measure [J]. Medical Care，19（8）：787-805.

Birren JE，Lubben JE，1991. The Concept and Measurement of Quality of Life in the Frail Elderly [M]. New York：Academic Press.

Calman KC，1984. Quality of life in cancer patients--an hypothesis [J]. J Med Ethics，10（3）：124-127.

Campbell A，1981. The sense of well-being in America; recent patterns and trends [M]. New York：McGraw-Hill.

Canavarro M C，Serra A V，Simões M R，et al，2009. Development and psychometric properties of the World Health Organization Quality of Life Assessment Instrument（WHOQOL-100）in Portugal [J]. Int J Behav Med. 16（2）：116-124.

Cella DF，Tulsky DS，Gray G，et，1993. The functional assessment of cancer therapy scale：Development and validation of the general measure [J]. J Clin Oncol，11（3）：570-579.

de Bruin AF，Diederiks JP，de Witte LP，et al，1994. The development of a short generic version of the Sickness Impact Profile [J]. J Clin Epidemiol，47（4）：407-418.

Drummond M F，1987. Resource allocation decisions in health care：a role for quality of life assessments [J]. J Chronic Dis，40（6）：605-619.

Fayers P，Hays R. 2005. Assessing quality of life in clinical trials [M]. 2nd ed. New York：Oxford University Press.

Gilson BS，Gilson JS，Bergner M，et al，1975. The Sickness Impact Profile：Development of an Outcome Measure of Health Care [J]. Am J Public Health，65（12）：1304-1310.

Hunt sm，Mckenna sp，McEwen J，et al，1981. The Nottingham Health Profile：subjective health status and medical consultations [J]. Social science & medicine. Part A，Medical sociology，15（3）：221-229.

Johnson JA，Coons SJ，1998. Comparison of the EQ-5D and SF-12 in an adult US sample [J]. Quality of Life Research. 7（2）：155-166.

Kaplan RM，Bush JW，Berry CC，1979. Health status index：category rating versus magnitude estimation for measuring level of well-being [J]. Med Care，17：501-525.

Kaplan RM，Ganiats TG，Sieber WJ，et al，1998. The Quality of Well-Being Scale：critical similarities and differences with SF-36 [J]. Int J Qual Health Care，10（6）：509-520.

Khan S，Tangiisuran B，Imtiaz A et al，2017. Health Status and Quality of Life in Tuberculosis：Systematic Review of Study Design，Instruments，Measuring Properties and Outcomes. Health Science Journal，11（1）.

Li L，Wang H M，Shen Y，2003. Chinese SF-36 Health Survey：translation，cultural adaptation，validation，and normalization [J]. J Epidemiol Community Health，57（4）：259-263.

Martin M，Blaisdell-Gross B，Fortin E W，et al，2007. Health-related quality of life of heart failure and coronary artery disease patients improved during participation in disease management programs：a longitudinal observational study [J]. Dis Manag，10（3）：164-178.

Martini CJ，McDowell I，1976. Health status：patient and physician judgements [J]. Health Serv Res，11（4）：508-515.

McHorney CA，Ware JE，Rachel Lu JF，et al. 1994. The MOS 36-Item Short-Form Health Survey（SF-36）III. Teats of Data Quality，

Scaling Assumptions, and Reliability Across Diverse Patient Groups [J]. Medical Care. 32（1）: 40-66.

McHorney CA, Ware JE, Raczek AE, 1993. The MOS 36-Item Short-Form Health Survey（SF-36）II. Psychometric and Clinical Tests of Validity in Measuring Physical and Mental Health Constructs [J]. Medical Care, 31（3）: 247-263.

Mendez L C, Raman S, Wan B A, et al, 2017. Quality of life in responders after palliative radiation therapy for painful bone metastases using EORTC QLQ-C30 and EORTC QLQ-BM22: results of a Brazilian cohort[J]. Ann Palliat Med, 6（Suppl 1）: S65-S70.

Molodecky NA, Soon IS, Rabi DM, et al, 2012. Increasing incidence and prevalence of the inflammatory bowel diseases with time, based on systematic review [J]. Gastroenterology. 142（1）: 46-54.

Mosteller F, 1987. Implications of measures of quality of life for policy development [J]. J Chron Dis, 40（6）: 645-650.

Najafi M, Sheikhvatan M, Montazeri A, et al, 2009. Reliability of World Health Organization's Quality of Life-BREF versus Short Form 36 Health Survey questionnaire for assessment of quality of life in patients with coronary artery disease [J]. Journal of Cardiovascular Medicine, 10: 316-321.

Najman J M, Levine S, 1981. Evaluating the impact of medical care and technologies on the quality of life: a review and a critique [J]. Soc Sci Med, 15F（2-3）: 107-115.

Ng M, Fleming T, Robinson M, et al, 2014. Global, regional, and national prevalence of overweight and obesity in children and adults during 1980-2013: a systematic analysis for the Global Burden of Disease Study 2013 [J]. The Lancet. 384（9945）: 766-781.

Nord E, 1991. EuroQol: health-related quality of life measurement. Valuations of health states by the general public in Norway [J]. Health Policy, 18（1）: 25-36.

Norman GR, Sloan JA, Wyrwich KW, 2003. Interpretation of changes in health-related quality of life: The remarkable universality of half a standard deviation [J]. Med Care, 41（5）: 582-592.

Peyrot M, Rubin RR, 2005. Validity and Reliability of an Instrument for Assessing Health-Related Quality of Life and Treatment Preferences: The Insulin Delivery System Rating Questionnaire [J]. Diabetes Care, 28（1）: 53-58.

Pickard AS, Neary MP, Cella D, 2007. Estimation of minimally important differences in EQ-5D utility and VAS scores in cancer [J]. Health and Quality of Life Outcomes, 5: 70

Song WJ, Kang MG, Chang YS, et al, 2014. Epidemiology of adult asthma in Asia: toward a better understanding [J]. Asia Pac Allergy, 4（2）: 75-85.

Stang P, Lydick E, Silberman C, et al, 2000. The prevalence of COPD: using smoking rates to estimate disease frequency in the general population [J]. Chest, 117（5）: 354s-359s.

Sun S, Irestig R, Burström B, et al, 2012. Health-related quality of life（EQ-5D）among homeless persons compared to a general population sample in Stockholm County, 2006 [J].Scand J Public Health. 40（2）: 115-125.

Sun Y, Yang Z, Wan C, et al, 2018. Development and validation of the pulmonary tuberculosis scale of the system of Quality of Life Instruments for Chronic Diseases（QLICD-PT）[J]. Health Qual Life Outcomes. 16（1）: 137.

Szalai A. 1980. The meaning of cooperative research on the quality of life [M]. London: Sage.

Tennant C, 1977. The general health questionnaire: a valid index of psychological impairment in Australian populations [J]. Med J Aust, 2（12）: 392-394.

Theeke L A, Goins R T, Moore J, et al, 2012. Loneliness, depression, social support, and quality of life in older chronically ill Appalachians [J]. J Psychol, 146（1-2）: 155-171.

Torrance GW, Boyle MH, Horwood SP, 1982. Application of multi-attribute utility theory to measure social preferences for health states [J]. Oper Res, 30（6）: 1043-1069.

van Agt HM, Essink-Bot ML, Krabbe PF, et al, 1994. Test-retest reliability of health state valuations collected with the EuroQol questionnaire[J]. Soc Sci Med, 39（11）: 1537-1544.

Varni JW, Seid M, Knight TS, et al, 2002. The PedsQL 4.0 Generic Core Scales: sensitivity, responsiveness, and impact on clinical decision-making [J]. J Behav Med, 25（2）: 175-193.

Varni JW, Seid M, Kurtin PS, 2001. PedsQL 4.0: reliability and validity of the Pediatric Quality of Life Inventory version 4.0 generic core scales in healthy and patient populations [J]. Med Care, 39（8）: 800-812.

Walters SJ, Brazier JE, et al, 2005. Comparison of the minimally important difference for two health state utility measures: EQ-5D and SF-6D [J]. Quality of Life Research, 14: 1523-1532.

Wan CH, Fang J, Jiang R, et al, 2011. Development and Validation of a Quality of Life Instrument for Patients with Drug Dependence: Comparisons with SF-36 and WHOQOL-100 [J]. int J Nurs Stud, 48: 1080-1095.

Ware JE, Sherbourne CD, 1992. The MOS 36-Item Short-Form Health Survey（SF-36）. I. Conceptual Framework and Item Selection [J]. Med Care, 30（6）: 473-483.

Webster K, Odom L, Peterman A, et al, 1993. The Functional Assessment of Chronic Illness Therapy（FACIT）measurement system: Validation of version 4 of the core questionnaire [J]. Qual Life Res, 8（7）: 604.

WHO, 1993. The development of the WHO quality of life assessment instrument [C]. Geneva.

WHOQOL Group，1994. Development of the WHOQOL：rationale and current status [J]. Int J Mental Health，23：24-56.

WHOQOL Group，1998. Development of the World Health Organization WHOQOL-BREF Quality of Life assessment [J]. Psychol Med，28：551-558.

WHOQOL Group，1998. The World Health Organization Quality of Life assessment（WHOQOL）：development and general psychometric properties [J]. Soc Sci Med，46（12）：1569-1585.

Wyrwich KW Bullinger M，et al，2005. Estimating clinically significant differences in quality of life outcomes [J]. Qual Life Res，14（2）285-295.

Zhong N，Wang C，Yao W，et al，2007. Prevalence of chronic obstructive pulmonary disease in China：a large，population-based survey [J]. AM J Respir Crit Care Med，176（8）：753-760.

附录一 健康状况调查问卷 SF-36

填表指导：该表问题是询问您对自己健康状况的看法及您做日常生活活动的能力。请您根据您的情况选择一个答案，在相应的数字上画个圈即可。如选择1，①。

1. 总体来讲，您的健康状况是：

以下方框

由审核员填

非常好	很好	好	一般	差
1	2	3	4	5

☐

2. 跟一年前相比，您觉得您现在的健康状况是：

好多了	好一些	差不多	差一些	差多了
1	2	3	4	5

☐

健康和日常活动

3. 以下这些问题都与日常生活活动有关，请您想一想，您的健康状况是否限制了这些活动？如果有限制，程度如何？

活动	限制很大	有些限制	毫无限制
a 重体力活动（如跑步、举重物等）	1	2	3
b 适度活动（如移桌子、扫地等）	1	2	3
c 手提日杂用品（如买菜、购物等）	1	2	3
d 上几层楼梯	1	2	3
e 上一层楼梯	1	2	3
f 弯腰、屈膝、下蹲	1	2	3
g 步行1600m以上的路程	1	2	3
h 步行800m以上的路程	1	2	3
I 步行约100m的路程	1	2	3
J 自己洗澡、穿衣	1	2	3

4. 在过去的4个星期里，您的工作和日常活动是否因为身体健康的原因而出现以下这些问题？

	是	否	
a 减少了工作或其他活动的时间	1	2	☐
b 本来想要做的事情只能完成一部分	1	2	☐
c 想要干的工作和活动的种类受到限制	1	2	☐
d 完成工作或其他活动困难增多（如需要额外的努力）	1	2	☐

5. 在过去的4个星期里，您的工作和日常活动有无因为情绪的原因（如压抑或忧虑）而出现以下问题？

是 否

a 减少了工作或活动的时间	1	2	☐
b 本来想要做的事情只能完成一部分	1	2	☐
c 干事情不如平时仔细	1	2	☐

6. 在过去的 4 个星期里，您的健康或情绪不好在多大程度上影响了您与家人、朋友、邻居或集体的正常社会交往？

　　完全没影响　有一点影响　中等影响　影响较大　影响极大
　　　　1　　　　　2　　　　3　　　　4　　　　5　　　　☐

7. 过去的 4 个星期里，您有身体疼痛吗？

　　没有疼痛　很轻微疼痛　轻微疼痛　中度疼痛　严重疼痛　极严重疼痛
　　　1　　　　2　　　　3　　　　4　　　　5　　　　6　　　☐

8. 过去的 4 个星期里，身体上的疼痛影响你的工作和家务事吗？

　　完全没有　有一点影响　中等影响　影响较大　影响极大
　　　1　　　　2　　　　3　　　　4　　　　5　　　☐

您的感觉

9. 以下这些问题有关过去 1 个月里您自己的感觉，对每 1 条问题所说的事情，请圈出最接近您情况的那个答案。

持续的时间	所有的时间	大部分时间	比较多时间	一部分时间	小部分时间	没有此感觉
a 您觉得生活充实	1	2	3	4	5	6
b 您是一个精神紧张的人	1	2	3	4	5	6
c 您情绪非常不好，什么事都不能使您高兴	1	2	3	4	5	6
d 您心里很平静	1	2	3	4	5	6
e 您做事精力充沛	1	2	3	4	5	6
f 您的情绪低落	1	2	3	4	5	6
g 您觉得筋疲力尽	1	2	3	4	5	6
h 您是个快乐的人	1	2	3	4	5	6
i 您感觉累	1	2	3	4	5	6
j 不健康影响了您的社会活动（如走亲访友）	1	2	3	4	5	6

总体健康情况

10. 请看下列的每 1 个问题，请圈出最符合您情况的答案。

	绝对正确	大部分正确	不能肯定	大部分错误	绝对错误
a 我好像比别人容易生病	1	2	3	4	5
b 我跟周围人一样健康	1	2	3	4	5
c 我认为我的健康状况在变坏	1	2	3	4	5
d 我的健康状况非常好	1	2	3	4	5

如果您有要补充或解释的，请写在下面：

附录二　健康状况调查问卷 SF-8

1. 总的来说，您认为自己在过去 4 个星期内的健康状况如何?

□极好　□很好　□好　□一般　□差　□很差

2. 在过去的 4 个星期内，您的身体健康问题对您进行日常的体力活动（如步行、上楼梯）有多大影响?

□毫无限制　□限制很小　□有一定限制　□很大程度被限制　□完全受限，不能活动

3. 在最近 4 周内，你的健康状况是否影响了你的日常生活，如工作或做家务?如果影响了，程度如何?

□完全没有影响　□有一点影响　□中等影响　□影响很大　□影响非常大，不能工作

4. 在过去的 4 个星期内，您的身体上有多大的疼痛?

□完全没有疼痛　□有一点疼痛　□中等疼痛　□严重疼痛　□非常严重疼痛

5. 在过去的 4 个星期内，您感到自己有多大的精力?

□很充沛　□比较充沛　□一般　□有一点　□完全没有

6. 在过去的 4 个星期内，您的身体健康或情绪问题在多大程度上妨碍了您与家人或朋友之间的日常社交活动?

□完全没有妨碍　□有很小的妨碍　□有一些妨碍　□有很大的妨碍　□完全不能进行任何社交活动

7. 在过去的 4 个星期内，您的情绪问题（如焦虑、压抑或烦躁）对您有多大的影响?

□完全没有影响　□有很小的影响　□有一些影响　□有很大的影响　□有极大的影响

8. 在过去的 4 个星期内，您个人的情绪问题在多大程度上妨碍了您从事正常工作、学习或其他日常活动?

□完全没有妨碍　□有很小的妨碍　□有一些妨碍　□有很大的妨碍　□完全不能从事任何日常活动

附录三　欧洲五维健康量表 EQ-5D

请在下列各组选项中，指出哪一项最能反映您今天的健康状况，并在空格内打（√）。

行动

我可以四处走动，没有任何困难。 □

我行动有些不方便。 □

我不能下床活动。 □

自己照顾自己

我能照顾自己，没有任何困难。 □

我在洗脸、刷牙、洗澡或穿衣服方面有些困难。 □

我无法自己洗脸、刷牙、洗澡或穿衣服。 □

日常活动（如工作、学习、家务事、家庭或休闲活动）

我能进行日常活动，没有任何困难。 □

我在进行日常活动方面有些困难。 □

我无法进行日常活动。 □

疼痛/不舒服

我没有任何疼痛或不舒服。 □

我觉得中度疼痛或不舒服。 □

我觉得极度疼痛或不舒服。 □

焦虑（如紧张、担心、不安等等）/抑郁（如做事情缺乏兴趣、没乐趣、提不起精神等等）

我不觉得焦虑或抑郁。 □

我觉得中度焦虑或抑郁。 □

我觉得极度焦虑或抑郁。 □

为了帮助您反映健康状况的好坏，我们画了一个刻度尺（有点像温度计），在这个刻度尺上，100 代表您心目中最好的状况，0 代表您心目中最差的状况。请在右边的刻度尺上标出您今天的健康状况。请从下面方格中划出一条线，连到刻度尺上最能代表您今天健康状况好坏的那一点。

心目中最好的
健康状况

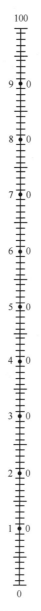

心目中最差的
健康状况

附录四　世界卫生组织生存质量测定量表简表（WHOQOL-BREF）

填表说明：

下列问题是要了解您对自己的生存质量、健康状况及日常活动的感觉如何，请您一定回答所有问题。如果某个问题您不能肯定如何回答，就选择最接近您自己真实感觉的那个答案。

所有问题都请您按照自己的标准、愿望或自己的感觉来回答。

例如：得到您所需要的支持吗？

根本不能	很少能	能（一般）	多数能	完全能
1	2	3	4	5

请您根据最近两个星期您从他人处获得所需要的支持的程度在最适合的数字处打1个×，如果您多数时候能得到所需要的支持，就在数字"4"处打1个×，如果根本得不到所需要的帮助，就在数字"1"处打1个×。请阅读每1个问题，根据您的感觉，选择最适合您情况的答案。

1.（G1）您怎样评价您的生存质量？

很差	差	不好也不差	好	很好
1	2	3	4	5

2.（G4）您对自己的健康状况满意吗？

很不满意	不满意	不好也不差	既非满意也非不满意	很满意
1	2	3	4	5

下面的问题是关于最近两星期内您经历某些事情的感觉。请阅读每1个问题，根据您的感觉，选择最适合您情况的答案。

3.（F1.4）您觉得疼痛妨碍您去做自己需要做的事情吗？

根本不妨碍	有点妨碍	有妨碍（一般）	比较妨碍	极妨碍
1	2	3	4	5

4.（F11）您需要依靠医疗的帮助进行日常生活吗？

根本不需要	很少需要	需要（一般）	比较需要	极需要
1	2	3	4	5

5.（F4.1）您觉得生活有乐趣吗?

根本没乐趣	很少有乐趣	有乐趣（一般）	比较有乐趣	极有乐趣
1	2	3	4	5

6.（F24.2）您觉得自己的生活有意义吗?

根本没意义	很少有意义	有意义（一般）	比较有意义	极有意义
1	2	3	4	5

7.（F5.3）您能集中注意力吗?

根本不能	很少能	能（一般）	比较能	极能
1	2	3	4	5

8.（F16.1）日常生活中您感觉安全吗?

根本不安全	很少安全	安全（一般）	比较安全	极安全
1	2	3	4	5

9.（F22.1）您的生活环境对健康好吗?

根本不好	很少好	好（一般）	比较好	极好
1	2	3	4	5

下面的问题是关于最近两个星期您做某些事情的能力。请阅读每 1 个问题，根据您的感觉，选择最适合您情况的答案。

10.（F2.1）您有充沛的精力去应付日常生活吗?

根本没精力	很少有精力	有精力（一般）	多数有精力	完全有精力
1	2	3	4	5

11.（F7.1）您认为自己的外形过得去吗?

根本过不去	很少过得去	过得去（一般）	多数过得去	完全过得去
1	2	3	4	5

12.（F18.1）您的钱够用吗?

根本不够用	很少够用力	够用（一般）	多数够用	完全够用
1	2	3	4	5

13.（F20.1）在日常生活中您需要的信息都齐备吗？

根本不齐备	很少齐备	齐备（一般）	多数齐备	完全齐备
1	2	3	4	5

14.（F21.1）您有机会进行休闲活动吗？

根本没机会	很少有机会	有机会（一般）	多数有机会	完全有机会
1	2	3	4	5

15.（F9.1）您行动的能力如何？

很差	差	不好也不差	好	很好
1	2	3	4	5

下面的问题是关于最近两个星期您对自己日常生活各个方面的满意程度。请阅读每1个问题，根据您的感觉，选择最适合您情况的答案。

16.（F3.3）您对自己的睡眠情况满意吗？

很不满意	不满意	既非满意也非不满意	满意	很满意
1	2	3	4	5

17.（F10.3）您对自己做日常生活事情的能力满意吗？

很不满意	不满意	既非满意也非不满意	满意	很满意
1	2	3	4	5

18.（F12.4）您对自己的工作能力满意吗？

很不满意	不满意	既非满意也非不满意	满意	很满意
1	2	3	4	5

19.（F6.3）您对自己满意吗？

很不满意	不满意	既非满意也非不满意	满意	很满意
1	2	3	4	5

20.（F13.3）您对自己的人际关系满意吗？

很不满意	不满意	既非满意也非不满意	满意	很满意
1	2	3	4	5

21.（F15.3）您对自己的性生活满意吗?

很不满意	不满意	既非满意也非不满意	满意	很满意
1	2	3	4	5

22.（F14.4）您对自己从朋友那里得到的支持满意吗?

很不满意	不满意	既非满意也非不满意	满意	很满意
1	2	3	4	5

23.（F17.3）您对自己居住地的条件满意吗?

很不满意	不满意	既非满意也非不满意	满意	很满意
1	2	3	4	5

24.（IU9.3）您对得到卫生保健服务的方便程度满意吗?

很不满意	不满意	既非满意也非不满意	满意	很满意
1	2	3	4	5

25.（F23.3）您对自己的交通情况满意吗?

很不满意	不满意	既非满意也非不满意	满意	很满意
1	2	3	4	5

下面的问题是关于最近两个星期来您经历某些事情的频繁程度。

26.（F8.1）您有消极感受吗?（如情绪低落、绝望、焦虑、忧郁）

没有消极感受	偶尔有消极感受	时有时无	经常有消极感受	总是有消极感受
1	2	3	4	5

附录五　慢性病患者生命质量测定量表体系共性模块 QLICD-GM（V2.0）

【指导语】

这份问卷是从整体上了解您最近一周内对自己健康状况的感受，从而方便医师有针对性地采取治疗和康复措施。请认真阅读以下每1个问题，并按照您自己的感觉或判断圈出最适合您情况的数字。答案无所谓对错，只要是您的真实感受即可，您所提供的资料将绝对保密。谢谢您的支持与配合！

例如：您觉得生活有乐趣吗？

如果您觉得生活比较有乐趣，就在"4"处画1个圈，如下。

一点也没有	有一点	一般	比较	非常
1	2	3	④	5

	过去一周	非常差	比较差	一般	比较好	非常好
GPH1	您胃口好吗？	1	2	3	4	5
GPH2	您睡眠好吗？	1	2	3	4	5
GPH4	您的大便正常吗？	1	2	3	4	5
GSO2	您和家人的关系好吗？	1	2	3	4	5
GS03	您和朋友的关系好吗？	1	2	3	4	5

	过去一周	一点也没有	有一点	一般	比较	非常
GPH3	您觉得生病或治疗影响您的性功能了吗？	1	2	3	4	5
GPH5	您有疼痛或其他不舒服的感觉吗？	1	2	3	4	5
GPH9	您感到容易疲乏吗？	1	2	3	4	5
GPS2	疾病使您的记忆力下降了吗？	1	2	3	4	5
GPS3	您觉得生活有乐趣吗？	1	2	3	4	5

	过去一周	一点也没有	有一点	一般	比较	非常
GPS4	您感到烦躁或易怒吗？	1	2	3	4	5
GPS5	您担心被家人视为家庭负担吗？	1	2	3	4	5
GPS6	您担心自己的健康状况变糟吗？	1	2	3	4	5
GPS7	您感到情绪低落或忧伤吗？	1	2	3	4	5

GPS8	您感到悲观失望吗？	1	2	3	4	5
GPS9	您对自己的疾病感到恐惧吗？	1	2	3	4	5
GPS11	疾病使您的脾气（性格）变坏了吗？	1	2	3	4	5
GSO6	患病及治疗造成您家庭经济困难了吗？	1	2	3	4	5
GSO7	生病及治疗影响您工作或劳动中的地位或作用了吗？	1	2	3	4	5

	过去一周	完全不能	有一点能	一般能	多数能	完全能
GPH6	您能料理自己的日常生活（如吃饭、穿衣、洗漱、上厕所）吗？	1	2	3	4	5
GPH7	您能劳动（如做家务、上班或务农等）吗？	1	2	3	4	5
GPH8	您能独立行走吗？	1	2	3	4	5
GPS1	您做事情时能集中注意力吗？	1	2	3	4	5
GPS10	您能够积极乐观地看待自己的疾病吗？	1	2	3	4	5
GSO1	您能像生病前一样与别人来往吗？	1	2	3	4	5
GSO4	您能得到家庭的关心或支持吗？	1	2	3	4	5
GSO5	您能得到家人以外的其他人的关心或支持吗？	1	2	3	4	5
GSO8	您能承担相应的家庭角色（如父母、子女、夫妻）吗？	1	2	3	4	5